国家卫生健康委员会"十四五"规划教材

全国高等学校教材

供本科护理学类专业用

中医护理学

第 5 版

主　编　孙秋华

副主编　李明今　陆静波　葛　莉

编　者　（以姓氏笔画为序）

丁富平（广州中医药大学）　　　　王红艳（山东第一医科大学）

孙秋华（浙江中医药大学）　　　　李明今（延边大学护理学院）

杨　艳（青海大学医学部）　　　　陆静波（上海中医药大学）

金　红（湖南师范大学医学院）　　郑贤月（大连大学护理学院）

勇入琳（浙江中医药大学）　　　　葛　莉（福建中医药大学）

谢　薇（贵州中医药大学）　　　　黎贵湘（四川大学华西医院）

人民卫生出版社

·北 京·

图书在版编目（CIP）数据

中医护理学 / 孙秋华主编. —5 版. —北京：人民卫生出版社，2022.4（2024.11重印）

ISBN 978-7-117-32829-6

Ⅰ．①中… Ⅱ．①孙… Ⅲ．①中医学－护理学－高等学校－教材 Ⅳ．①R248

中国版本图书馆 CIP 数据核字（2022）第 014793 号

| 人卫智网 | www.ipmph.com | 医学教育、学术、考试、健康，购书智慧智能综合服务平台 |
| 人卫官网 | www.pmph.com | 人卫官方资讯发布平台 |

中医护理学
Zhongyi Hulixue
第 5 版

主　　编：孙秋华
出版发行：人民卫生出版社（中继线 010-59780011）
地　　址：北京市朝阳区潘家园南里 19 号
邮　　编：100021
E - mail：pmph @ pmph.com
购书热线：010-59787592　010-59787584　010-65264830
印　　刷：人卫印务（北京）有限公司
经　　销：新华书店
开　　本：850×1168　1/16　印张：17
字　　数：503 千字
版　　次：2002 年 8 月第 1 版　　2022 年 4 月第 5 版
印　　次：2024 年 11 月第 6 次印刷
标准书号：ISBN 978-7-117-32829-6
定　　价：59.00 元
打击盗版举报电话：010-59787491　E-mail：WQ @ pmph.com
质量问题联系电话：010-59787234　E-mail：zhiliang @ pmph.com

第七轮修订说明

2020 年 9 月国务院办公厅印发《关于加快医学教育创新发展的指导意见》(国办发〔2020〕34 号),提出以新理念谋划医学发展、以新定位推进医学教育发展、以新内涵强化医学生培养、以新医科统领医学教育创新,并明确提出"加强护理专业人才培养,构建理论、实践教学与临床护理实际有效衔接的课程体系,加快建设高水平'双师型'护理教师队伍,提升学生的评判性思维和临床实践能力。"为更好地适应新时期医学教育改革发展要求,培养能够满足人民健康需求的高素质护理人才,在"十四五"期间做好护理学类专业教材的顶层设计和规划出版工作,人民卫生出版社成立了第五届全国高等学校护理学类专业教材评审委员会。人民卫生出版社在国家卫生健康委员会、教育部等的领导下,在教育部高等学校护理学类专业教学指导委员会的指导和参与下,在第六轮规划教材建设的基础上,经过深入调研和充分论证,全面启动第七轮规划教材的修订工作,并明确了在对原有教材品种优化的基础上,新增《护理临床综合思维训练》《护理信息学》《护理学专业创新创业与就业指导》等教材,在新医科背景下,更好地服务于护理教育事业和护理专业人才培养。

根据教育部《关于加快建设高水平本科教育 全面提高人才培养能力的意见》等文件要求以及人民卫生出版社对本轮教材的规划,第五届全国高等学校护理学类专业教材评审委员会确定本轮教材修订的指导思想为:立足立德树人,渗透课程思政理念;紧扣培养目标,建设护理"干细胞"教材;突出新时代护理教育理念,服务护理人才培养;深化融合理念,打造新时代融合教材。

本轮教材的编写原则如下:

1. 坚持"三基五性" 教材编写坚持"三基五性"的原则。"三基":基本知识、基本理论、基本技能;"五性":思想性、科学性、先进性、启发性、适用性。

2. 体现专业特色 护理学类专业特色体现在专业思想、专业知识、专业工作方法和技能上。教材编写体现对"人"的整体护理观,体现"以病人为中心"的优质护理指导思想,并在教材中加强对学生人文素质的培养,引领学生将预防疾病、解除病痛和维护群众健康作为自己的职业责任。

3. 把握传承与创新 修订教材在对原有教材的体系、编写体裁及优点进行继承的同时,结合上一轮教材调研的反馈意见,进一步修订和完善,并紧随学科发展,及时更新已有定论的新知识及实践发展成果,使教材更加贴近实际教学需求。同时,对于新增教材,能体现教育教学改革的先进理念,满足新时代护理人才培养在知识结构更新和综合能力提升等方面的需求。

4. 强调整体优化 教材的编写在保证单本教材的系统和全面的同时,更强调全套教材的体系性和整体性。各教材之间有序衔接、有机联系,注重多学科内容的融合,避免遗漏和不必要的重复。

5. 结合理论与实践 针对护理学科实践性强的特点,教材在强调理论知识的同时注重对实践应用的思考,通过引入案例与问题的编写形式,强化理论知识与护理实践的联系,利于培养学生应用知识、分析问题、解决问题的综合能力。

6. 推进融合创新 全套教材均为融合教材,通过扫描二维码形式,获取丰富的数字内容,增强教材的纸数融合性,增强线上与线下学习的联动性,增强教材育人育才的效果,打造具有新时代特色的本科护理学类专业融合教材。

全套教材共 59 种,均为国家卫生健康委员会"十四五"规划教材。

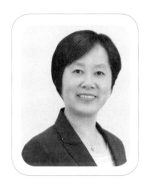

孙秋华，浙江中医药大学二级教授，博士生导师。享受国务院政府特殊津贴专家；兼任教育部高等学校护理学类专业教学指导委员会副主任委员，全国高等学校护理学类教材评审委员会副主任委员，浙江省高等学校护理学类专业教学指导委员会主任委员。

其擅长护理教育与中西医结合护理研究。现为国家一流本科专业建设点、国家中医药管理局中医药重点学科、浙江省一流学科负责人。主持国家自然基金项目2项以及省部级课题近10项；主持的项目获浙江省科学技术进步奖二等奖2项、三等奖2项，浙江省教学成果奖二等奖3项，中华护理学会科技进步奖三等奖2项，浙江省中医药科技进步奖一、二等奖多项。先后在SCI和一级杂志上发表教学及科研论文40余篇，主编出版省重点教材和行业规划教材13部（其中国家级规划教材4部）。同时，培养了一批品学兼优的硕博研究生。

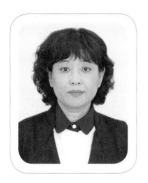

李明今，教授，硕士生导师，延边大学护理学院教授委员会主任。兼任中华护理学会护理教育领域专家库成员、中国民族医药学会朝医护理分会专家委员会成员、吉林省护理学会护理教育分会常务委员。

研究方向：护理教育、社区护理、老年护理。主持教科研课题 20 余项，其中国家级 3 项。获省级以上成果奖 6 项，其中一等奖 2 项；发表论文 50 余篇；编写《中医护理学》等国家规划教材 11 部，其中主编 3 部。荣获延边大学建校 70 周年优秀教师称号。

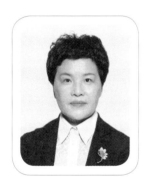

陆静波，教授，主任护师，硕士生导师，上海中医药大学附属岳阳中西医结合医院护理党总支书记、护理部总督导、护理教研室主任；兼任上海市护理学会常务理事及中医、中西医结合护理专委会主任委员等学术职务。

主编教材 6 本，编审教材 1 本，参编护理教材 14 部，发表论文 50 余篇。作为第一负责人的教学课程中医护理学获上海市教委及上海中医药大学精品课程建设项目，并获得上海市教委重点课程的立项资助、2021 年获国家教育部思政示范课程；领衔"千名社区护士中医药知识与技能培训"项目获得上海市"优质护理资源向基层辐射区域联动"优秀项目。

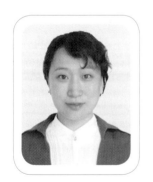

葛莉，教授，硕士生导师，福建中医药大学护理学院副院长（主持工作）。国家级一流本科专业建设点护理学专业负责人，福建中医药大学中医护理学科带头人。兼任中国康复医学会中西医结合专业委员会康复护理学组组长，福建省护理学会护理教育专业委员会副主任委员。

主要从事中医康复护理及中医护理教育研究。主持福建省自然科学基金项目、福建省高等教育教学改革项目等课题 30 余项，发表学术论文 75 篇。主编、副主编《中医健康管理》《儿科护理学》等教材 6 部。荣获福建省高等教育教学成果奖一等奖、福建省科学技术进步奖三等奖、中国康复医学会科学技术奖二等奖、三等奖各 1 项。

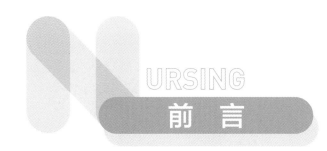

中医药是中华民族在长期的生产与生活实践中认识生命、维护健康、战胜疾病的宝贵经验的总结，也是中国传统优秀文化的重要组成部分。中医护理学是中医药学的重要组成部分，中医护理的方法与技术在疾病的预防、治疗和康复中具有独特的作用。高等院校本科护理教育教学设置中医护理学课程，对培养学生的中医思维以及应用中医护理知识和方法解决健康问题的能力，传承中医药文化，推动中西医结合护理学术的发展具有重要意义。

全国高等学校本科护理学类专业"十四五"规划教材《中医护理学》(第5版)的修订编写依据国家护理学类专业教学质量国家标准，遵循教材编写规律，在上版《中医护理学》教材的基础上，充实了中医基本理论部分的内容，吸纳了本学科最新的理论和实践成果，结合课程教学改革的实际需要进行修订。教材基本保留了前版原有的整体框架，对部分章节的内容以及知识拓展、案例等进行了补充、更新、修正或优化，增加了体质调护、中医康复护理、中医护理健康教育等方面的内容。强化学生的知识、能力、素质培养，力求使教材的内容、体例等方面符合新时代护理本科教学的需要。

第5版《中医护理学》教材共九章，主要介绍中医护理学发展简史、中医护理学基本特点、中医护理学发展展望、中医基本理论、方药基本知识、经络腧穴基本知识、中医护理基本知识、常用中医护理技术、中医养生保健与康复护理、中医护理健康教育以及常见病证辨证施护等内容。其教学目标是通过本课程的学习，使学生了解中医学理论体系的内容，理解中医基础理论知识，掌握中医护理知识和技能，培养中医思维，提高对中医护理的认知，为将来在预防保健、疾病治疗及康复中更好地发挥作用奠定基础。

本教材的编写得到了全国高等学校护理学类专业教材评审委员会和各参编院校的大力支持，在此一并表示感谢！由于我们水平有限，书中难免存在疏漏之处，敬请各院校师生和广大读者提出宝贵意见，以便我们进一步修正完善。

孙秋华

2021 年 12 月

NURSING 目 录

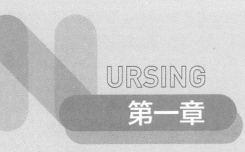

第一章

绪　论

01章　数字内容

━━━━━━ 学 习 目 标 ━━━━━━

- 知识目标
  1. 熟悉中医护理学的概念。
  2. 掌握中医护理学的基本特点。
  3. 了解学习中医护理学的意义。
- 能力目标
  1. 理解中医护理与现代护理相互关系。
  2. 结合课堂教学内容,了解中医护理学的发展趋势。
- 素质目标
  了解博大精深中医药文化发展历程,增进中医药文化的自信。

中医药学是发祥于中国古代的研究人体生命、健康、疾病的科学,是中华民族的伟大创造,也是中国传统优秀文化的重要组成部分。它具有系统的理论体系、丰富的临床经验和科学的思维方法,在疾病的预防、治疗和康复中具有明显的特色和优势,为我国人民的健康事业和世界医学的发展做出了巨大的贡献。中医护理学是中医药学的重要组成部分,是随着中医学的形成与发展而逐渐兴起的学科。它是在中医学理论体系指导下,以整体观念为主导,运用辨证施护的方法以及独特的传统护理技术,指导临床护理、预防保健、康复养生等方面,贯穿全生命周期的,以促进和保护人民健康的一门应用学科。中医护理强调以人为中心的整体护理,不但注重在生理上为患者护理,也注重从心理、社会等方面进行护理,其护理的方法与措施散见于各种医籍中。

中医护理学的内容十分丰富,涉及基本理论知识与护理方法技能等方面。基本理论知识包括中医基本理论知识、方药基础知识、经络腧穴基本知识等。护理方法技能包括中医护理基本知识、常用中医护理技术以及病证辨证护理等内容。

第一节 中医护理学发展简史

中医护理学的形成与发展伴随着中医药学的发展,经历了漫长的历史阶段。它的发展与自然科学和技术的进步以及哲学思想的发展密不可分。自古以来,中医治病集医、药、护为一身,护理职责一般由医者、学徒、助手、患者以及患者家属所承担。所以在我国传统医药学中一直包含着丰富的中医护理内容,呈现出医中有护、医护合一的特征。虽然历史上没有形成专门的护理学科,但是许多护理理论和护理技术都散在记录于历代医药学文献中。数千年来,在历代医家的共同努力下,中医护理学的内容不断完善并逐渐成为一门独立的学科。

一、古代中医护理学的形成与发展

早在远古时期,原始人类为了生存,以植物和野兽为食,用兽皮或树叶遮体,过着"穴巢而居"的生活。在生活和劳动过程中,偶然受伤便设法涂裹包扎,身体疼痛不适便揉捏按压,天气变化则趋避寒温,并通过对动、植物的长期观察和尝试,逐渐熟悉和认识了动、植物的营养、毒性和药用价值。原始人类这些本能的保护自身、减轻痛苦的自疗和互助活动,即是医护的开始。当人们发现一些本能的方法具有预防疾病和康复的作用,从而有目的地去实施时,即形成了护理学的萌芽。

夏商周时期,社会生产力的发展为医、护知识的积累和提高创造了有利的条件。人们对于预防疾病和保护健康的认识及方法有了很大的发展变化。至周代,宫廷医学已出现了"医师""食医""疾医""疡医""兽医"等医学分科。人们对卫生防疫的认识也有了进一步的提高,改善环境卫生的措施得到了加强。如《礼记》中指出:"五日则燂汤清沐,三日具沐""头有创则沐,身有疡则浴",对个人卫生提出了要求。"鸡初鸣,咸盥漱"则是口腔护理的雏形。在饮食护理方面,《礼记》中记载:"炮生为熟,令人无腹疾",并提出不吃腐败食物,主张饮食与四时季节相适应,为食物与疾病的关系提供了资料。《诗经》记载了大量的动物、植物的性状、产地、形态、功效以及使用方法等。《周礼》将七情作为病因的概念,提出"喜、怒、哀、惧、爱、恶、欲之情,过则有伤",就是对情志护理的认识。

战国至东汉时期,随着科学文化的迅速发展,为中医学理论体系的逐步形成奠定了基础。初步建立了中医学的理论体系。《黄帝内经》《难经》《神农本草经》和《伤寒杂病论》等医学典籍相继问世,标志着中医学理论体系的初步形成,为中医护理的发展奠定了理论基础。

《黄帝内经》始于战国而成形于西汉,是现存最早的一部医经典著,包括《素问》和《灵枢》两部分,共18卷,162篇。《黄帝内经》不仅反映了当时的医学成就,同时也初步确立了中医学独特的理论体系,成为中医学进一步发展的基础和源泉。千百年来,它始终有效地指导着我国传统医学的临床实践,为历代医家所重视,而且对世界医学的发展也有着重要的影响。《黄帝内经》全面系统地阐述了人体的结构、生理、病因、病理,以及疾病的诊断、预防、治疗、养生、护理等。书中还详细论述了中医护理的基本原则，包括生活起居、饮食宜忌、情志护理、服药护理、病情观察等，奠定了中医护理学的基础。在饮食护理方面，指出"毒药攻邪，五谷为养，五果为助，五畜为益，五菜为充，气味合而服之，以补益精气"。《灵枢·五味》指出"肝病禁辛，心病禁咸，脾病禁酸，肺病禁苦，肾病禁甘"。在情志护理方面，《素问·汤液醪醴论》提出"精神不进，意志不治，故病不可愈"，并阐述了情志与疾病的关系。《素问·阴阳应象大论》指出"喜伤心""怒伤肝""思伤脾""恐伤肾""忧伤肺"，并提出以情制情的护理方法，如"悲胜怒""恐胜喜""喜胜悲""怒胜思""思胜恐"。在生活起居护理方面，《素问·上古天真论》提出"法于阴阳，和于术数，食饮有节，起居有常，不妄作劳""顺四时而避寒暑"；《素问·四气调神大论》曰："夫四时阴阳者，万物之根本也，所以圣人春夏养阳，秋冬养阴，以从其根，故与万物沉浮于生长之门，逆其根则伐其本，坏其真矣。"在中医护理技术操作方面，对劳逸和情志变化所致的各种病证提出了针灸、导引、推拿、热熨、熏洗等护理方法。

《难经》原名《黄帝八十一难经》，共计3卷，书名中"难"是质难的意思，即问答之意。成书约在秦汉之际，作者不详，托名秦越人撰。全书共有81个问答，用假设问答、解释疑难的方式论述了人体的脏腑、经络、腧穴、脉学、针法等内容，其中以基础理论为主，还分析了一些病证，丰富了中医护理的内容，是继《黄帝内经》之后的又一部中医经典著作。

《神农本草经》是我国现存最早的药物学专著，全书载药365种，并根据毒性的大小，将药物分为上、中、下三品。书中概括了中药的药性，如四气（寒、热、温、凉）、五味（酸、苦、甘、辛、咸）及用药七情（单味、相须、相使、相畏、相杀、相恶、相反）等药物学理论，还提出了"治寒宜热药，治热宜寒药"的治疗原则，为中药学和方剂学的理论发展奠定了基础。

东汉末年，著名医家张仲景在所著《伤寒杂病论》中，论述了对疾病的辨证施护理论和措施，开创了辨证施护的先河。《伤寒杂病论》在护理操作技术方面有详细的论述，首创了多种中医护理操作技术，如蜜煎导方及猪胆汁灌肠法、熏洗法、含咽法、烟熏法、坐浴法等；在急救护理方面，书中记载了救治猝死、自缢死、溺水死患者的具体措施，发明了口对口呼吸救治自缢者的方法，具体方法与现代人工呼吸、体外心脏按压法极其相似；在服药护理方面，对煎药方法、服药注意事项、服药后观察反应及饮食禁忌等方面都有具体的介绍。如桂枝汤方后注明"以水七升，微火煮服三升，去渣，适寒温，服一升"，服药后应"啜热稀粥一升余，以助药力"，并加盖被子，观察汗出要以微有汗为佳，不可大汗淋漓，否则病必不除；在服药后的饮食禁忌方面，主张服桂枝汤后要"禁生冷、黏滑、肉面、五辛、酒酪、臭恶等物"；在饮食护理上也有详细论述，指出饮食的辨证："所食之味，有与病相宜，有与身为害，若得宜则益体，害则成疾。"注意五脏病食忌、四时食忌、冷热食忌、妊娠食忌，在饮食卫生方面应注意"秽饭、馁肉、臭鱼，食之皆伤人""梅多食，坏齿""猪肉落水浮者，不可食""肉中有米点者，不可食"等。

三国时期的名医华佗以发明麻醉术而闻名于世。在养生健身方面，他认为锻炼可以帮助消化，疏通气血，增强体质，减少疾病。他倡导的"五禽戏"，就是在古代导引方法的基础上，模仿虎、鹿、猿、熊、鸟5种动物的姿态动作，把体育与医疗护理结合起来的保健方法，是最早的康复护理方法。

晋隋唐时期是中医护理理论和专科护理全面发展的时期，这一时期医学理论和技术得到迅速发展，出现了众多名医名著，促进了中医药理论体系的进一步发展。晋代王叔和在《脉经》一书中，对诊脉的理论、方法和每一种脉象的临床意义等进行了全面系统阐述，确立了寸口诊脉法，首创"三部九候"及脏腑分配原则。《脉经》为我国最早的脉学专著，为护士通过脉诊观察病情提供了理论依据。

东晋葛洪所著的《肘后救卒方》集中医急救、传染病、内、外、妇、五官、精神、骨伤各科之大成，书中对各科护理均有详细的阐述。如对腹水患者的饮食护理提出"勿食盐，常食小豆饭，饮小豆汁，鲤鱼佳也"，书中还记载了烧灼止血法，提出用"海藻治疗瘿疾"，用"狗脑敷治疯狗咬伤"，为中医临床护理实践提供了方法和技术。

隋朝巢元方所著的《诸病源候论》是我国第一部病因病机、证候学专著，对1700多种病候的病因、病机、症状、诊断进行了详细的论述，发展和补充了各种疾病的中医护理方法。在病情观察方面，记载着通过肤温、脉象对中风、淋证、温热病患者进行病情观察，如"凡皮肤热盛，脉盛燥者，病温也"。

对外科肠吻合术后患者的饮食护理,提出"当作研米粥饮之,二十余日,稍作强糜食之,百日后,乃可进饭耳。饱食者,令人肠痛、决漏"。对妇女则强调妊娠期间,应注意饮食起居与情志调护,提出用呼吸法、健身法、搂肚法等增强自身体质。此外,书中还介绍了乳痈的护理方法,"手助捻去其汁,并令旁人助嗍饮",以使淤积的乳汁排出,这些护理方法一直沿用至今。

唐代孙思邈所著的《千金翼方》和《备急千金要方》是两本以记载处方和其他各种治病手段为主的方书,《备急千金要方》一书载方5 300余首,较系统地总结和反映了自《黄帝内经》以后至唐代初期的医学成就,并详细论述了临床各科的临证护理、投药、食疗及养生、婴幼儿保健、护理等内容,对妇女怀孕、养胎、分娩乃至产褥期的护理作了详细的叙述,同时还记载了许多小儿喂养和护理方法。该书还记录了各种饮食疗法,如食动物肝脏治疗夜盲症;用桑白皮煎汤煮粥或食牛羊乳防治脚气等。在精神调护方面,提出"莫忧思、莫大怒、莫悲愁、莫大惧"原则。书中记载的"葱管尖端纳尿道三寸,以口吹之,便自通",描述了用细葱管行导尿术的方法,比1860年法国人发明的橡皮管导尿术早1 200多年。对消渴病的护理提出所慎者有三,"一饮酒,二房事,三咸食及面",并强调"能慎此者,虽不服药而自可无他;不知此者,纵有金丹亦不可救",这些论述至今还指导着临床医疗和护理实践。孙思邈在《备急千金要方》第一卷中所撰的《大医精诚》一文:"凡大医治病,必当安神定志,无欲无求,先发大慈恻隐之心,誓愿普救含灵之苦……勿避险巇、昼夜、寒暑、饥渴、疲劳,一心赴救,无作功夫形迹之心",是论述医德的重要文献,开创了中国医学伦理之先河。

唐代医家王焘所编撰的《外台秘要》对于临证护理中的病情观察有独特的见解,书中详细记载了伤寒、肺结核、疟疾、天花、霍乱等病证病情观察的方法和内容,如观察黄疸病情时,应"每夜小便里浸少许帛,各书记日,色渐退白则瘥"。此外,书中还提出了传染病患者的护理探视制度,如禁止感染者入产房和"不得家有死丧或污秽之人来探"等。

宋金元时期是中医学百家争鸣、百花齐放的时期,医学发展迅速,流派纷呈。医学家们各抒医理,各创新说,对中医药学的发展产生了重大影响。宋代陈无择的《三因极一病证方论》,在中医病因学说方面提出了著名的"三因学说",将病因归纳为三大类,外感六淫为外因,内伤七情为内因,而饮食所伤、虫兽所伤、跌打损伤、中毒、金疮为不内外因。"三因学说"不仅是对宋代以前病因理论的总结,也对后世病因学的研究产生了深远的影响。同时,对如何针对病因进行病证护理提供了方法和措施。

金元时期刘完素、张从正、朱震亨、李杲四位著名医家,在医学实践和理论方面各有创见,从不同的角度丰富发展了中医学理论,为中医学的发展做出了重要贡献,被后人尊称为"金元四大家"。刘完素(河间)倡导火热论,主张"六气皆能化火""五志过极皆生火",在治疗中力主寒凉清热,后人称之为寒凉派;张从正(子和)则认为"病由邪生,攻邪已病",弘扬"汗、吐、下"祛邪三法,并将针灸、熏洗、按摩、导引等中医技术灵活运用于各种疾病的护理中,后人称之为攻邪派;朱震亨(丹溪)在"相火论"的基础上认为人体"阳常有余,阴常不足",所谓"大怒则火起于肝,醉饱则火起于胃,房劳则火起于肾,悲哀动中则火起于肺,心有君火,自焚则死矣",治疗上倡导"滋阴降火",提出摄护阴精是防止相火妄动和养生保健的主要原则,后人称之为滋阴派;李杲(东垣)认为"内伤脾胃,百病由生",强调百病皆由脾胃衰而生也,主张有病无病均要注重饮食调护,治疗上善用温补脾胃之法,后人称之为补土派。李杲在《脾胃论》一书中,详细论述了脾胃内伤病的精神调养、饮食宜忌、生活起居以及用药宜忌等方面的护理内容和方法,还认为在饮食、劳倦、情志三者形成的内伤中,精神因素起着主导作用,强调情志护理的重要性。元代宫廷饮膳太医忽思慧编撰的《饮膳正要》是这一时期饮食营养学的代表作。该书记载了大量饮食养生宜忌及各种珍奇食品的食谱,对每一食品的食用、药用、养生宜忌都做了详细论述,并列举了"妊娠食忌""乳母食忌""食疗诸病""养生避忌"等饮食护理内容,且提倡先饥而食,勿令食饱;先渴而饮,饮勿过冷;不可饱食而卧,尤其夜间不可多食;勿食不洁或变质之物;不可大醉。

明清时期是中国医药学深化发展时期,这一时期的诸多医家在丰富的临床经验的基础上,结合哲学研究成果,经过反复探讨,提出了许多创见,大大提高了中医学对正常人体和疾病的认识水平,使中医学理论体系得到了进一步的发展。同时中医护理的理论和实践也更加充实,尤其在温病护理方面积累了丰富的临床护理经验,中医护理逐步向独立和完整的体系发展。明代的《普济方》是一部规模巨大的方书,共收载医方 61 739 首,成为当时方剂学发展的高峰。1578 年明代伟大的医学家李时珍以毕生精力从事药学研究,著成了药学巨著《本草纲目》一书,该书共载药 1 892 种,详述了各种药物疗法和用药注意事项,不仅丰富了我国医药学的内容,而且奠定了植物学的基础,是世界医学和生物学的重要典籍。明代张景岳所著的《景岳全书》,在阴阳学说和藏象学说等方面的学术观点对后代中医学的发展产生了较大影响,书中对孕妇、产妇的起居和饮食护理提出了详细的具体措施。明代李中梓《医宗必读》在总结前人对脏腑认识的基础上,明确提出了"肾为先天之本,脾为后天之本"。明代冷谦所著的《修龄要旨》提出了发宜常梳、面宜多擦、目宜常运、耳宜常弹、齿宜数叩、舌宜舔腭、津宜数咽、浊宜常呵、背宜常暖、胸宜常护、腹宜常摩、谷道宜常撮、肢节宜常摇、足心宜常擦、皮肤宜常干沐浴、大小便宜闭口勿言等,至今仍对养生康复护理起着重要的指导作用。

明清时期中医学的另一大成就为温病学说的形成,这一时期涌现了一批温病学家。明末吴有性所著的《温疫论》一书,在当时没有显微镜的条件下,提出了传染病为"戾气"所致,且从口鼻而入,这种科学的见解成为我国病因学说发展中的里程碑之一。《温疫论》在"论食""论饮""调理法"三篇专著中详细论述了传染病的护理措施,提出焚烧檀香、沉香之类的药物进行空气消毒。指出烦渴、大渴患者在护理上可饮服西瓜汁、梨汁等。清代著名医家叶天士、吴鞠通、薛生白、王孟英对温热病的病因、传变、诊断及治疗进行了总结,创立了卫气营血辨证和三焦辨证,形成了比较系统而完整的温病学说,被称为"温病四大家"。吴鞠通在《温病条辨》一书中,针对流行性热病的不同病程和病情提出"阳明温病,下后热退不可即食,食之必复"的饮食调护原则,阐明饮食调摄在温病治疗中的作用,并对不同的病情制订了合理具体的食谱,如用雪梨浆治温病口渴。叶天士的《温热论》提出,在通过观察温病患者的舌象、脉象,以判断病情、推测预后的同时还应做好口腔护理,重视饮食护理,主张用质重味厚的血肉有情之品,来填补体内精血等;提出了对温病孕妇以"井底泥或蓝布浸冷覆盖腹上"的护理措施;对温病首创察舌、验齿、辨斑疹等病情观察方法;对老年病的防护提出"颐养功夫,寒暄保摄,尤当加意于药饵之先"。此外,叶天士还收集整理了民间广为流传的"十叟长寿歌",介绍 10 位百岁老人延年益寿、防病抗老的经验,从饮食、起居、锻炼、情志修养等方面指出延年益寿的方法和措施。清代钱襄编著的《侍疾要语》是第一部中医护理学专著,书中记载了饮食护理、生活起居护理和老年患者的护理。

二、近代中医护理学的发展

鸦片战争以后,随着西方科学文化的传入,中西文化出现了碰撞与交融,西医学逐渐为广大民众所了解,这时期中医学理论的发展呈现出新旧并存的趋势:一是走收集继承和整理前人的学术成果之路,如《理瀹骈文》一书,总结了数十种中医外治法,为中医护理提供了许多简便实用的操作技术。二是出现了中西汇通和中医学理论科学化的思潮,采用现代科学技术手段研究中医学,促进中医学进一步发展。以唐宗海、朱沛文、恽铁樵、张锡纯为代表的中西汇通学派,认为中西医各具特色和优势,可以殊途同归,如张锡纯的《医学衷中参西录》,体现了中西医结合的思想。在这一时期中医办学得到了发展,清末开办的"京师同文馆",可谓近代最早的医学院,由各国教会合办的齐鲁大学医学院(1911年)和北京协和医学院(1917 年)所附设的护士学校,在全国颇有影响。这一时期上海等地先后创办了中医医院,中医护理队伍随之扩大。

三、现代中医护理学的发展

中华人民共和国成立以后,党和政府大力扶持和发展中医药事业,高度重视中医药的继承和创新,积极支持和推进中医药的学术进步和发展,采取一系列的政策和措施,推动中医临床、教学、科研不断进步,使中医药学同其他学科一样得到了蓬勃发展,并逐步走向科学化、现代化、国际化。随着中医药事业的发展,中医护理临床、教育、科研也得到了快速的发展。中医护理教育体系不断得到健全,硕士、本科、专科、中专、成人教育、网络教学、短期培训班等多层次、多渠道、多形式的中医护理教育在全国范围内形成。20世纪50年代,北京、南京、上海等地率先开办了中医护士学校及中医护理培训班。1958年江苏省中医院出版了中华人民共和国第一部中医护理专著《中医护病学》,接着修订编写了《中医护理学概要》。20世纪80年代初,各种中医护理专著相继问世,1999年以后全国各中医院校相继开始招收培养护理学本科学生,至今全国24所高等中医院校均开设了本科护理学专业,2003年以后各中医院校在发展本科教育的基础上,积极发展研究生教育,相继开始培养护理硕士研究生,"十二五"以来,专业学位的研究生教育以及在职护士中医护理继续教育蓬勃发展,使中医护理人才培养层次不断得到拓展,培养体系进一步得到完善,为社会培养了一大批具有中医护理理论和技能优势中西医结合的护理人才。广大护理教育工作者不断总结探索中医护理教育模式,开展教育教学研究与改革,规范教学内容与方法,制订中医护理教学质量标准,组织编写并出版系列规划教材,使中医护理教学更加规范,推动中医护理教育发展。2010年国家中医药管理局颁布的《中医医院中医护理工作指南(试行)》和出版的《中医护理常规　技术操作规程》,对规范和推动中医临床护理工作起到了积极的作用。近些年来,中医护理临床实践得到进一步发展,各级中医及中西医结合医院在临床护理实践中积极发挥中医护理的特色和优势,开展专科专病中医护理,对常见病证实施辨证施护和健康教育,并运用中医护理技术和方法减轻患者痛苦,促进患者康复。2015年以来国家中医药管理局组织确定了优势病种中医护理方案,促进了中医临床护理工作的规范化,推动了中医护理工作的开展。中医护理学术交流也日趋活跃,1984年第一次召开全国中医、中西医结合护理学术交流会之后,全国和各省市均先后成立了各级中医、中西医结合护理学术委员会,各级学会积极搭建平台,创造条件,组织、指导和引领开展中医护理学术研究和学术交流,对中医护理学科发展起到了较大的促进作用。中医护理的科学研究也得到了较快的发展,护理人员的科研意识及科研能力不断增强,科研项目数量及成果不断增加,学术氛围日益浓厚,将现代护理与中医护理相结合,进行研究与实践,使中医护理理论更加完善、系统、丰富。近年来,护理人员不断挖掘、整理、总结和发展中医护理理论,开展中医护理传承和创新研究,承担省级和国家级的研究项目以及获得省部级以上的科研成果日益增多,学术水平不断得到提升,科研反哺临床和教育日益加强,为繁荣中医护理学术、推动中医护理事业的发展做出了贡献。

改革开放为中医药的国际交流带来了契机,同样也为中医护理的国际化奠定了基础。2013年"世界中医药学会联合会护理专业委员会"成立,为加强与国际护理界的中医护理学术交流,推动中医护理国际化创造了条件。中医护理的地位和作用越来越受到国际卫生组织及护理界的关注和青睐,中医、中西医结合的护理学术交流日益频繁,中医护理学术日益繁荣。

第二节　中医护理学基本特点

中医药学历史悠久,是中华民族在长期的生产与生活实践中认识生命、维护健康、战胜疾病的宝贵经验的总结,它具有独特的理论体系、丰富的临床经验和科学的思维方法。中医护理学是中医药学的重要组成部分,其理论体系的主要特点是整体观念、恒动观念、辨证施护及防护结合。

一、整体观念

整体观念是对事物和现象的完整性、统一性和联系性的认识。中医学认为人体是一个有机的整体,构成人体的各个组成部分在生理上相互协调,在病理上相互影响。同时还认为人体、自然环境、社会环境之间也是一个不可分割的整体。这种内外环境的统一性和机体自身整体性的思想,称之为整体观念。整体观念作为中医学的方法论和指导思想,贯穿于生理、病理、诊法、辨证、养生、治疗、

Note:

护理等整个中医学理论体系之中,构成了中医学的一大特点。中医护理的整体观念主要体现在人体自身的整体性、人与自然环境的统一性、人与社会环境的统一性三个方面。

1. 人体是一个有机整体 人体由若干脏腑、组织和器官组成,以五脏为中心,通过经络系统把六腑、五体、五官、九窍、四肢等全身组织器官联系成一个有机整体,并通过精、气、血、津液的作用,完成人体的功能活动,形成人体内环境的统一性。

在人体结构上,按五脏配属联络关系,形成五大系统。如心配小肠,在躯体联血脉,在五官联舌,外华在面,构成心与小肠 - 脉 - 舌 - 面系统;其他还有肺与大肠 - 皮 - 鼻 - 毛系统,脾与胃 - 肉 - 口 - 唇系统,肝与胆 - 筋 - 目 - 爪系统,肾与膀胱 - 骨 - 耳 - 发系统,从而组成了一个完整的人体。在生理功能上,各个脏腑、组织、器官都有各自不同的功能,而在整体活动中又是分工合作的,它们之间既有相辅相成的协同作用(如心主血脉,肝藏血,脾统血),又有相反相成的制约作用(如心肾相交,水火既济),共同维系着人体生理活动的协调平衡。

在病理变化上,各个脏腑、组织、器官是相互联系和影响的,如肾阴亏损可致肝血不足,反之肝血不足也可引起肾精亏虚。局部某一区域内的病变,往往会影响到全身脏腑、气血功能活动。

在诊治和护理疾病上,可以通过五官、形体、色脉等外在变化,了解和判断内脏病变,进而做出正确的诊断。在治疗护理上,体表局部的病变,可以采取调整脏腑功能的方法,如用清心泻小肠火的方法治疗口舌糜烂。同样,脏腑的病变也可采取外治的方法,如针灸治疗疾病就是典型的例子。

2. 人与自然环境的统一性 人与外界环境有着物质同一性,外界环境提供了人类赖以生存的必要条件,即所谓"人与天地相应"。人类适应外界环境的变化而生存,但当外界环境的变化超过了人体的适应能力,或者由于人体的功能失常,不能适应外界环境的变化,就会发生疾病。外界环境包括自然环境和社会环境两个方面。自然环境对人体功能的影响涉及许多方面,如一年四季的气候变化,昼夜阴阳的消长,居住条件、环境和生活习惯等,都使人表现出规律性的适应过程。中医把人与自然看成是一个整体,因此在护理疾病时,还必须考虑自然的因素,做到因时、因地制宜。

3. 人与社会环境的统一性 人生活在社会环境中,人能影响社会,社会环境的变化也会影响人体身心功能。人在适应社会环境的过程中,维持着生命的稳定、协调、平衡、有序,这体现了人与社会环境的统一性。当社会环境发生剧变而人体不能做出相应的改变和调整,就势必造成人体心理功能紊乱。一般来说,良好的社会环境、有力的社会支持、融洽的社会关系,能使人精神愉悦,勇于进取;而不利的社会环境,可使人精神抑郁,产生恐惧、紧张、焦虑、悲伤等不良情绪,从而影响身心健康,引发或加重疾病。因此,中医提倡"精神内守",主张"护身"更要"护心"。

二、恒动观念

恒动,就是不停顿的运动、变化和发展。中医学理论认为,一切物质,包括整个自然界,都处于永恒而无休止的运动之中。"动而不息"是自然界的根本规律,运动是物质的存在形式及其固有属性。自然界的各种现象包括生命活动、健康、疾病等都是物质运动的表现形式,因此,运动是绝对的、永恒的。摒弃一成不变、静止、僵化的观点,称之为恒动观念。

中医理论认为,"天主生物,故恒于动;人有此生,亦恒于动"(元代朱震亨《格致余论》)。自然界生化万物有赖于恒动不休,人维持自身生命活动也有赖于恒动不休。人的生、长、壮、老、已的生命活动全过程,始终体现了"动"。又如人体对饮食物的吸收,津液的输布与代谢,气血的循环贯注,物质与功能的相互转化等,无一不是在机体内部以及机体与外界环境之间阴阳运动之中实现。

一方面,中医理论不只强调以恒动观念来认识人的生理,更强调以此来把握患者的疾病过程及病理变化。从病因作用于机体到疾病的发生、发展、转归,整个疾病的病理亦处于不停的发展变化之中。如外感表寒证未及时治疗,则可入里化热,转成里热证;实证日久可转为虚证;旧病未愈又添新疾,新疾又往往引动旧病等。另一方面,疾病的病理变化多表现为一定的阶段性,发病初、中、末期都有一定规律和特点。如风温,初在肺卫,中在气分,末期多致肺胃阴伤。又如气血瘀滞、痰饮停滞等,都是机体发病、脏腑气化运动失常的结果。

中医理论更强调疾病防治的恒动观。中医学主张未病先防,既病防变的思想,就是运用运动的观点去处理健康和疾病的矛盾,以调节人体的阴阳偏盛偏衰而使之处于生理活动的动态平衡。中医学在临床治疗、护理时,更是要针对患者不断出现的新情况、新变化,随时调整处方用药,以期药证相合,取得良好疗效。如张仲景在《伤寒论》中就太阳病证这一类情况,列出相关处方75首,许多方下还列有加减法,这就是治疗用药上贯彻恒动观念、以变应变的典范。

三、辨证施护

辨证施护是中医护理的基本特点之一。"症""证""病"是中医学中三个不同的概念。"症"即症状,是疾病的具体临床表现,如发热、咳嗽、头痛等。"证"即证候,是指在疾病发展过程中某一阶段的病理概括。证比症状更全面、更深刻、更准确地揭示疾病的本质。"病"是对疾病发展全过程中特点与规律的概括,如感冒、中风等。一病可以有数证,而一证又可见于多病之中。辨证施护是中医护理的精髓,所谓辨证就是在中医基本理论指导下,将四诊(望、闻、问、切)所收集的病情资料通过分析、综合而辨清疾病的原因、性质、部位和邪正之间的关系,从而概括判断为某种性质的证;施护则是根据辨证的结果,确定相应的护理原则和方法。辨证是实施护理措施的前提和依据,施护是辨证的目的,辨证与施护是护理疾病过程中相互联系、不可分割的两个方面,是理论和实践相结合的体现,是指导临床中医护理工作的基本法则。

辨证施护不同于对症护理,也不同于辨病护理。对症护理是针对疾病的症状采用的一种护理方法,它只能减轻患者一时的痛苦,不能解决其根本原因。辨病护理是在确立疾病的诊断之后,根据疾病确定护理的原则。由于一种疾病的不同阶段可以出现不同的证候,而不同的疾病有时在其发展过程中,却可以出现相同的证候。因此,同一疾病由于证候不同,治疗也就不同,而不同的疾病只要出现相同的证候,就可以采用相同的治疗和护理方法,这就是中医"同病异护"和"异病同护"的意义所在。这种针对疾病发展过程中不同的本质矛盾、不同的状态,用不同的方法进行治疗、护理的思想,是辨证施护的精髓所在。

四、防护结合

防护即预防与护理。预防,是指采取一定的措施,防止疾病的发生和发展。中医学在总结劳动人民与疾病作斗争的经验中,已认识到预防疾病的重要性,强调防护结合。早在《黄帝内经》中就有了"治未病"的思想,强调"防患于未然",如《素问·四气调神大论》中说:"不治已病治未病,不治已乱治未乱……",中医的预防医学思想,主要阐述人体应顺应自然环境,增强体质,预防疾病及病后调理,防病复发,从而延年益寿,这种"防护结合,以防为主"的思想,具有现实指导意义。防护结合包括未病先防和既病防变两个方面。

(一)未病先防

未病先防是指在疾病发生之前,采取一定的预防措施,防止疾病的发生。疾病的发生,关系到正邪两个方面,正气不足是疾病发生的内在因素,邪气侵袭是发病的重要条件。因此,固护人体正气、防止病邪侵入是护理预防工作的两个重要方面。

1. 养生以固护正气

(1)顺应自然:"人与天地相应",人类的生活与自然界息息相关,人必须根据四时气候的变化调整阴阳,"春夏养阳,秋冬养阴",对于外界不正常的气候和有害的致病因素,要及时避开,顺从四时寒暑的变化,保持与外界环境的协调统一。

(2)调摄情志:中医学早在两千年前就注意到调摄精神的重要性,并作为摄生要素而提出。《素问·上古天真论》说:"恬惔虚无,真气从之,精神内守,病安从来?"它强调了调摄精神对人体健康的重要性,认为应尽量减少不良的精神刺激和过度的情绪变动,才能保持人体的身心健康。现今,心身医学在国际上崛起,提出了生物 - 心理 - 社会医学模式,说明精神心理因素的调摄在疾病预防和治疗中的作用,已为国际医学界所重视。

（3）起居有常：即起居作息、日常生活要有规律。这是强身健体、延年益寿的重要原则。若起居作息毫无规律,恣意妄行会导致机体适应能力减退,抵抗力下降,发病率增加等。因此,生活起居要有规律,注重保养正气,调整机体内外阴阳平衡,增强机体抗御外邪的能力,促进疾病的预防、治疗与康复。

（4）饮食有节：饮食是人体生长发育必不可少的物质,古代有"药食同源"之说。《备急千金要方•食治》指出："食能排邪而安脏腑,悦神爽志,以资血气。若能用食平疴,释情遣疾者,可谓良工。"饮食要有节制,既要养成良好的饮食习惯,又要注重饮食质与量的合理安排及饮食卫生。对未病之人进行饮食调护,可以补益身体,预防疾病;对患者进行饮食调护,则能调治疾病,促进康复。

（5）锻炼健身：锻炼身体是增强体质、预防疾病发生的一项重要措施。《素问•四气调神大论》提出的"春三月……夜卧早起,广步于庭,被发缓形,以使志生"的健身运动,就是锻炼身体的一种方法。五禽戏、太极拳、八段锦、易筋经等多种健身方法,不仅对增强体质、预防疾病的发生有良好效果,而且对某些慢性疾病也有一定的治疗作用。

2. 防止病邪毒气侵入

（1）慎避外邪："虚邪贼风,避之有时",要谨慎躲避病邪的侵害,如春天防风,夏天防暑,秋天防燥,冬天防寒,这是预防疾病的重要措施。

（2）避疫毒,防疠气：巢元方在《诸病源候论》一书中指出,"人感乖戾之气而生病,则病气转相染易,乃至灭门。"在气候反常或遇传染病流行时,应做好隔离,注意环境卫生。

（3）预施药物,防止传播：我国很早以前就开始了药物预防工作,早在《素问遗篇•刺法论》中,就有"小金丹……服十粒,无疫干也"的记载。民间以雄黄、艾叶、苍术等烟熏以消毒防病,用板蓝根、大青叶预防流感、腮腺炎,用茵陈、贯众预防肝炎等,这些方法行之有效,简便易行。

（二）既病防变

既病防变,是指疾病既然发生,应力求早诊断、早治疗,以防止疾病的发展与传变。《素问•阴阳应象大论》说："邪风之至,疾如风雨。故善治者治皮毛,其次治肌肤,其次治筋脉,其次治六腑,其次治五脏。治五脏者,半死半生也。"说明古人早已认识到外邪侵入人体,应及早进行治疗。张仲景的《金匮要略•脏腑经络先后病脉证》指出对内伤疾病也要重视其传变规律,如"见肝之病,知肝传脾,当先实脾"。即对肝病实证的治疗,除治肝本身之外,还要注意调治脾胃,防止肝病传脾而导致脾病。这些均为"既病防变"的预防医学思想,也是中医整体观念的独到之处。

1. 早期诊治　病位较浅,病情多轻,正气未衰,病较易治。如不及时诊治,病邪就有可能步步深入,使病情加重。因此,一旦疾病发生,应早期诊断、早期治疗,护理人员要密切观察病情变化,给予恰当的护理。

2. 控制传变　疾病一般都有其一定的传变规律和途径,在实施护理过程中,要密切观察病情变化,掌握疾病的传变规律,早期诊治与护理,阻截其病传途径,先安未受邪之地。

知 识 拓 展

中医学的思维方法

科学哲学认为方法是学科体系中最本质的内容,并反映出科学的众多特点。中医学的思维方法,是近年来学者们研究的热点之一。它是中医学理论体系构建过程中理性认识的方法学体系。它借助语言工具,以抽象、归纳、分析、综合等方法,运用概念、判断、推理等思维形式来反映人体内外的本质联系及其规律性。中医学常用的思维方法主要有：

Note：

1. 整体思维　指在观察分析和处理问题时,注重事物的统一性、完整性和联系性的思维方法。

2. 辨证思维　指在观察分析和处理问题时,注重以整体的、变化的、相对的方式从对立统一关系认识事物的运动变化规律的思维方法。

3. 功用思维　指在分析和处理问题时,注重事物的功用、属性、效应,而不是形态、结构、组成;注重解决实际问题,而不是侧重分析、验证具体物质机制的思维方法。

4. 综合思维　指在分析和处理问题时,注重使事物发展过程中各种关系处于和谐、协调与平衡状态的思维方法。

5. 意象思维　指以"立象尽意"为目的,在大量"象"观察经验基础上,对事物现象乃至本质进行逻辑类推、归纳,找出共性基础,确定其抽象属性,再借助一定的标识形式,以类相从,通过模拟、象征等方式来认知世界的本质规律的思维方法。

6. 顺势思维　指在观察分析和处理问题时,重视顺应自然与事物发展趋势的思维方法。

第三节　中医护理学发展展望

中医药历史悠久,在中华民族五千年的历史长河中,始终担负着健康促进的重要使命,是中华民族长期同疾病作斗争的智慧结晶,它为中华民族的繁衍昌盛发挥着重要的作用,也为世界医学的发展做出了重要的贡献。

一、中医药的重要地位和作用

中医学是我国独特的卫生资源,也是潜力巨大的经济资源、具有原创优势的科技资源、优秀的文化资源和重要的生态资源,在健康事业和经济社会发展中具有越来越重要的地位和作用。中医药作为我国重要的卫生资源,它具有系统的理论体系、丰富的临床经验和科学的思维方法,在疾病的预防治疗和康复护理中具有明显的特色和优势,有显著的临床疗效及较大的社会需求,能广泛适用于城乡或社区的医疗卫生服务,深受群众的欢迎。

"坚持中西医并重"是我国卫生工作长期坚持的基本方针。党和政府高度重视中医药工作。十八大以来,是中医药事业发展承前启后,继往开来的重要时期,各级政府对中医药事业给予了前所未有的重视和支持,从战略高度进行了规划布局。2016年2月颁布的《中医药发展战略规划纲要(2016—2030年)》是新时期推进我国中医药事业发展的纲领性文件,明确了未来15年我国中医药发展方向和工作重点,使中医药事业发展的政策和社会环境更加优化。2016年12月颁布了《中华人民共和国中医药法》(2017年7月正式实施),是专为继承和弘扬中医药,保障和促进中医药事业发展,保护人民健康制定的法规。2019年10月召开了全国中医药大会,颁布《关于促进中医药传承创新发展的意见》,在国家战略层面进行支持与推动,为新时代传承创新发展中医药事业指明方向。2019年10月,习近平总书记对中医药工作做出重要指示:强调要遵循中医药发展规律,传承精华,守正创新,加快推进中医药现代化,坚持中西医并重,推动中医药和西医药相互补充、协调发展,为建设健康中国、实现中华民族伟大复兴的中国梦贡献力量。2021年2月,我国又发布了《关于加快中医药特色发展的若干政策措施》的通知。中医药在卫生健康事业和经济社会发展中具有越来越重要的地位和作用。广大中医药工作者弘扬科学精神,围绕中医药基础研究和国家战略需求,发挥中医药原创科技优势,使中医学理论体系不断完善,并运用现代科学技术,发掘中医药宝库精华,创造出了一批令人瞩目的科研学术成果,尤其是屠呦呦研究员开展的青蒿素研究,获得2015年诺贝尔生理学或医学奖,引起了海内外对中医药的广泛关注,在中国的医学和世界传统医学的发展史上谱写了璀璨的一页。

中医药发展具有广阔的发展前景，传承和发展中医药，对客观、科学地认识健康与疾病的关系，弘扬中医学术，充分发挥中医药在健康事业发展中的作用，使人与自然、人与社会环境相协调、相统一，促进中医学沿着正确、健康的方向发展，推动中医药的国际化和现代化的进程，对构建世界新医学具有重要的意义，也必将为人类的健康事业做出重大贡献。这也要求护理事业发展要顺应健康服务业发展的新任务、新要求，更加关注人的健康。

二、中医护理学发展背景

中医护理学是中医药学的重要组成部分，它伴随着中医药事业的发展而得到重视和发展。随着医学模式的转变、人口老龄化以及健康观念的改变，社会对中医药的需求发生了根本变化，中医护理的地位和作用不断凸显。尤其是疫情防控常态化的背景下，充分发挥中医护理在健康保健和康复中的作用符合社会发展的需求，也是传承和发展中医护理特色的需要，更是实施健康中国战略的要求。

各级政府积极支持中医护理事业的发展，对继承、发展、研究和总结中医护理学术，推动中医护理学术的繁荣和发展给予政策上的保证。全国护理事业发展规划明确指出了中医护理发展的目标和任务："要大力发展中医护理，提高中医护理水平，发挥中医护理特色和优势，注重中医药技术在护理工作中的应用。积极开展辨证施护和中医特色专科护理，加强中医护理在老年病、慢性病防治和养生康复中的作用，提供具有中医药特色的康复和健康指导，加强中西医护理技术的有机结合，促进中医护理的可持续发展。"中医护理的整体观念，强调"天人合一"，认为人是一个整体，人与社会是一个整体。人与自然也是一个整体，只有人体自身、人与自然、人与社会相协调，才能达到平衡状态。中医护理强调以人为中心的整体护理，不但注重在生理上为患者护理，也注重从心理、社会等方面进行护理，其护理的方法与措施散在于各种医籍中。中医护理的内容包括养生保健、情志调养、饮食调理、起居调适及药物调护等。现代护理的生物 - 心理 - 社会模式，就是根据人是一个有机的整体，其疾病的发生发展与生物、心理、社会环境因素不可分割的理论而建立的，要求在护理活动中，以现代护理观为指导，以护理程序为框架，对护理对象实施包括生理、心理、社会、文化、精神等全方位的整体护理。由此可见，中医护理学的整体观念和现代护理的整体护理观念具有相同性和一致性，在护理理念、护理内容及方法上有许多共同和相似之处。中医辨证施护闪烁着中医个体化护理的智慧，治未病等思想更展现出了防护结合的超前意识。现代护理注重以防为重，防护结合，而中医早就提出了"不治已病治未病"的思想，强调未病先防、既病防变。情志护理是中医护理学的重要内容，这与现代护理的心理护理完全一致。近些年，在各级政府的重视、支持和广大护理工作者的努力下，中医护理工作得到有效的推动，中医护理方法和技术在临床的应用也越来越广泛，在疾病治疗、预防、保健和康复中的作用得到了更好发挥。

中医护理方法和技术是临床护理实践中的重要手段。在"健康中国"建设的背景下，要求护理事业发展必须顺应卫生健康事业发展的新任务、新要求，因此，学习和传播中医护理知识，继承和发展中医护理学术，围绕社会需求更好地发挥中医护理在疾病防护、养生保健和康复中的作用，不仅是传承中国传统优秀文化，服务卫生健康事业发展，助力健康中国建设的迫切要求，也是发展中西医结合护理学术，促进中医护理国际化，构建中国特色的护理模式，推动护理学科的发展的需要，更是广大中医护理工作者的责任和使命。

三、中医护理创新发展策略

中西医结合是在我国中医和西医并存的历史条件下产生的，是我国卫生事业的一大特色。根据我国的国情，继承和发展中医护理学术并吸取现代护理的新理论、新方法，使中、西医护理在理论体系、护理实践等方面相互联系、相互补充、相互渗透、相互完善，使辨病、辨证、辨症护理相结合，不断总结，取长补短，加以提高，促进中医护理理论更加系统、科学、全面，推动中西医结合护理学术进步，是中西医结合护理的发展方向。

Note:

中、西医是两种不同的理论体系背景下产生的医学。如产生的时代,中医为经验医学时代,西医为实验医学时代;思维方式,中医为形象思维,西医为逻辑思维;医学模式,中医为自然哲学医学模式,西医为生物医学模式;研究的对象,中医为阴阳五行、脏腑、气血、四诊辨证、经络等,西医为人体解剖、生理、病理、病因、诊断等;观察方法,中医为直接领悟、取象比类,西医为实验分析方法。中医学是以经验总结为基础的实践医学理论体系,西医学是以"探究结构、功能以及结构和功能的统一"为基础的医学科学理论体系;中医学以"整体观念""辨证论治"为优,西医则是以病理解剖结构变化,客观诊断见长,各自循着富有自身特色的诊疗模式。中医学认知事物方法的整体性、动态性、客观性,注重取象比类,强调观察,重视调查和综合等,构成了中医的思维优势;而西医学认识疾病的方法、治疗手段的多样性,揭示疾病发生发展的客观性,形成了西医较为成熟的研究法。在现实条件下,两种不同文化背景中产生的医学体系既有相互斗争和不协调的一面,也有相互渗透、相互吸收、取长补短、相互促进的一面,使用多学科交叉和移植方法有助于深化对传统医学的研究,开拓新的视野。因此,运用中医的思维优势和西医的研究方法,开展中西医结合护理研究,在现有理论基础上,应用流行病学方法、循证护理方法、医学统计学方法、计算机科学方法等,多学科交叉渗透,提出研究设想和思路。以提高临床护理效果为目的,在辨证与辨病相结合的基础上,在中医的思维优势和西医成熟的科研方法指导下,对中医护理理论和临床护理实践进行深入研究,使其标准化、客观化,切实解决临床护理中存在的问题,通过护理研究,提高护理质量,促进学科发展,将有广阔的发展前景。

改革开放为中医药的国际交流带来契机,中医护理发展的国际化是中医药国际化和现代化的重要内容,也是时代发展和创立世界新医学的需要。随着中医药的国际化发展,中医护理学的地位和作用也越来越受到国际护理界的关注和重视。将中医护理与现代护理的理论与方法相互渗透,取长补短,不断总结,加以提高,使中医护理理论更加系统、科学、全面发展中西医结合护理学术。充分利用数字技术、网络技术、移动技术,通过互联网+中医护理,利用手机等移动终端,传播和推广中医护理知识与方法。通过传播、发展、创新,使中医理论不断完善,方法和技术在实践中得到更好推广应用,创造具有中国特色(本土化)的护理模式,并逐渐走向国际化,更好地为人类的健康事业做出贡献,这是中医护理事业发展的必然趋势。

思 政 元 素

通过本章节内容的学习,在了解博大精深的中医药文化发展历程的基础上,增进中医药文化的自信。深入理解唐代医家孙思邈在《备急千金要方》第一卷中所撰《大医精诚》一文的含义,学习孙思邈高尚的医德和职业操守,做一个品德高尚的护理工作者。领会学习《中医护理学基础》课程的目的意义,提升学习动力,为学习后续知识奠定思想基础。

(孙秋华)

思 考 题

1. 中医护理学的基本特点。
2. 中西医护理的异同及中西医结合护理的优势。
3. 中医护理在养生保健和疾病防治中的特色作用。
4. 中医药的地位和作用以及学习中医护理学的意义。

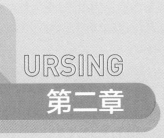

URSING

第二章

中医基本理论

02章 数字内容

—— 学 习 目 标 ——

- 知识目标
  1. 掌握阴阳五行的特性和阴阳五行学说的基本内容。
  2. 掌握脏腑与气血津液的生理功能。
  3. 熟悉六淫与七情的性质及致病特点。
  4. 熟悉四诊、八纲辨证及脏腑辨证的基本内容。
- 能力目标
  1. 应用阴阳五行学说指导中医护理实践。
  2. 运用四诊方法进行临床病情观察、分析与判断。
  3. 分析疾病发生发展的基本规律。
  4. 应用八纲辨证和脏腑辨证方法开展临床辨证施护。
- 素质目标
  激发学生学习动力,掌握中医基本知识,培养中医思维,为将来维护和促进人民健康奠定理论基础。

中医基本理论包括阴阳学说、五行学说、藏象学说、精气血津液、病因病机、四诊、辨证等内容，是中医护理学的重要组成部分。中医护理学以中医基本理论为指导，运用整体观念及独特的中医护理技术，结合预防、保健、医疗和康复等措施，对健康人、亚健康人及患者实施中医健康管理和辨证施护以维护和促进人体健康。

第一节　阴 阳 学 说

阴阳学说是运用阴阳对立统一关系来研究、阐释物质世界万物万象相互对立依存及其消长变化规律的学说，是古人用以认识自然和解释自然的一种世界观和方法论，是中医基础理论的重要组成部分，它属于中国古代朴素的唯物论和辨证法范畴。我国古代医家在长期医疗实践的基础上，用阴阳学说来说明人体的生理功能和病理变化，并指导疾病的预防、保健、治疗、康复和护理。

一、阴阳学说的基本概念与特性

（一）阴阳的基本概念

阴阳，是对自然界相互关联的某些事物和现象对立双方属性的概括，它既可代表两个相互对立的事物，也可代表同一事物内部相互对立的两个方面。

阴阳最初的含义是日光的向背，即向日者为阳，背日者为阴。宇宙间一切事物和现象都包含着阴阳相互对立的两个方面，如白昼与黑夜、晴天与雨天、炎热与寒冷等。由于阴阳的变化构成了一切事物和现象，并推动其发生发展，故《素问·阴阳应象大论》说："阴阳者，天地之道也，万物之纲纪，变化之父母，生杀之本始，神明之府也。"

阴阳的抽象含义是明代张介宾在《类经·阴阳类》中概括的"阴阳者，一分为二也"。阴阳学说认为，世界本身是阴阳二气对立统一的结果。《灵枢经·阴阳系日月》中指出"阴阳者，有名而无形"，即指阴阳是对自然界一切事物和现象对立统一双方的概括，并不专门代表个别具体的事物和现象。一般来说，凡是明亮的、温暖的、运动的、上升的、兴奋的、功能的、外在的、无形的事物和现象都属于阳；晦暗的、寒冷的、静止的、下降的、抑制的、物质的、内在的、有形的都属于阴。阴和阳的相对属性引入医学领域，将人体上部的、外部的、背部的，具有推动、温煦、兴奋等作用的物质和功能，归属于阳；将人体下部的、内部的、腹部的、内守的、形体的，具有凝聚、滋润、抑制等作用的物质和功能，归属于阴。

（二）阴阳的基本特性

1. 阴阳的普遍性　是指阴阳的对立统一是天地万物运动变化的总规律，并不局限于某一特定的事物和现象，而是普遍存在于自然界各种事物或现象之中，代表着相互对立而又相互联系的两个方面。凡属于相互关联的一对事物或现象，或一个事物的两个方面，都可以用阴阳对其各自的属性加以概括分析，如天与地、热与寒、男与女、动与静等。

2. 阴阳的相关性　用阴阳所概括的事物或现象，应该是在同一范畴、同一层次，即相关的基础之上的，只有相互关联的事物或现象，或一个事物的两个方面，才可分阴阳。如以方位而言，则上为阳，下为阴；以水火而言，则火为阳，水为阴；以性别而言，则男为阳，女为阴。因此，未相互关联的事物或现象不能构成一对矛盾，没有比较基础，就不能分阴阳。

3. 阴阳的相对性　是指具体事物的阴阳属性，并不是绝对的，而是相对的。它是指各种事物或现象的阴阳属性不是一成不变的，而是在一定条件下可以发生转化。阴阳的相对性表现为：

（1）相互转化性：在一定条件下，阴和阳之间可以发生相互转化，阴可转化为阳，阳也可转化为阴。如我国中原十月份的气候较之七月份的炎夏，属阴；但较之十二月份的严冬，又属阳。这种认知属性的转变是比较条件（时间）发生了改变。由此可见，阴阳属性不是绝对的，而是相对的。在人体气化运动过程中，人体物质和生理功能之间，物质属阴，功能属阳。二者在生理条件下，是可以互相

Note:

转化的，物质可以转化为功能，功能也可以转化为物质。如果没有这种物质和功能之间的相互转化，生命活动就不能正常进行。

（2）无限可分性：是指阴阳一分为二的普遍性。阴中有阳，阳中有阴，阴阳之中又有阴阳，不断地一分为二，以至无穷。如昼为阳，夜为阴。而上午为阳中之阳，下午则为阳中之阴；前半夜为阴中之阴，后半夜则为阴中之阳。五脏属阴，六腑属阳；而五脏之中，心、肺在膈上属阳，肝、脾在膈下属阴；且每脏之中又可再分阴阳，如心阴、心阳，肾阴、肾阳等。随着对立面的改变，阴阳之中又可以再分阴阳。自然界任何相互关联的事物都可以概括为阴和阳两类，任何一种事物内部又可分为阴和阳两个方面，而每一事物中的阴或阳的任何一方，还可以再分阴阳。事物这种相互对立又相互联系的现象，在自然界中是无穷无尽的。所以《素问•阴阳离合论》中说："阴阳者，数之可十，推之可百，数之可千，推之可万，万之大不可胜数，然其要一也。"这种阴阳属性的相对性，不但说明了事物或现象阴阳属性的规律性、复杂性，而且也说明了阴阳概括事物或现象的广泛性，即每一事物或现象都包含着阴阳，都是一分为二的。

二、阴阳学说的基本内容

阴阳学说的基本内容包括阴阳对立制约、阴阳相互依存、阴阳消长平衡、阴阳相互转化等四个方面。

（一）阴阳对立制约

阴阳对立，是指阴阳属性相反的双方在一个统一体中相互斗争、相互制约和相互排斥，这是自然界普遍存在的规律。阴阳双方只有相互制约才使事物取得统一，维持相对的动态平衡状态。在正常的生理状态下，阴阳两个对立面，不是静止地处于一个共同体内，而是一直处于相互抑制、相互斗争中完成人的生、长、壮、老、已的过程。

（二）阴阳互根互用

阴阳互根互用，是指阴阳双方具有相互依存、相互为用的关系。阴阳双方都是以对方的存在作为自己存在的前提条件，如无热就无所谓寒；没有动也就无所谓静。而且阴阳双方还存在着不断相互资生的关系，如《素问•阴阳应象大论》所言"阴在内，阳之守也；阳在外，阴之使也"。相互为用的阴阳双方，若一方虚弱，则另一方亦不足，而出现阴阳互损的病理变化。阴阳互根互用是阴阳转化的内在依据。

（三）阴阳消长平衡

阴阳消长是指阴阳的对立、互根不是静止不变的，而是始终处于不断消减与增长的变化之中。如四季气候的变化，从冬季到夏季，气候逐渐变热，即所谓"阴消阳长"的过程；从夏季到冬季，气候逐渐变冷，即所谓"阳消阴长"的过程，维持了四季相对的动态平衡。阴阳消长是绝对的，阴阳平衡是相对的。在生理状态下，阴阳消长变化维持在一定范围内，阴阳双方处于和谐有序的、相对动态平衡中，称为阴阳平衡、阴平阳秘，说明人体生命活动正常；在疾病状态下，阴阳消长变化超过一定范围，阴阳平衡遭到破坏，称为阴阳失调、阴阳失衡，说明人体生命活动失常。

（四）阴阳相互转化

阴阳相互转化，是指阴阳双方在一定条件下各自向其对立面转化，依据转化方式一般有渐变和突变两种形式。阴阳相互转化是一个由量变到质变的飞跃，也可以称作"物极必反"的现象，在疾病发展过程中是常见的。如热证与寒证之间的转化，高热患者，初期表现为面红、咳喘、气粗等，若热盛伤气，则出现四肢厥冷、面色㿠白、脉微欲绝等虚寒表现。《素问•阴阳应象大论》曰"寒极生热，热极生寒"即是此意。

三、阴阳学说在中医护理学中的应用

阴阳学说奠定了中医学理论体系的基础，并贯穿于中医护理学的各个领域，指导着中医护理实践。

（一）说明组织结构

《素问•宝命全形论》说："人生有形，不离阴阳。"人体的组织结构皆可用阴阳学说加以说明。从人体部位来分，上半身为阳，下半身为阴。体表为阳，体内为阴。背部为阳，腹部为阴。四肢外侧为阳，内侧为阴；从脏腑来分，六腑为阳，五脏为阴。五脏分阴阳，心为阳中之阳，肺为阳中之阴，肝为阴中之阳，肾为阴中之阴，脾为阴中之至阴；而且每一脏之中又有阴阳之分，如心有心阴、心阳，肾有肾阴、肾阳；从经络来分，经属阴，络属阳。十二正经中，属腑的行于肢体外侧面的为阳经，属脏的行于肢体内侧面的为阴经；从气血来分，气为阳，血为阴。气还可再分阴阳，卫气为阳，营气为阴。

（二）概括生理功能

人体正常的生命活动，是阴阳双方相互对立制约、互根互用，保持协调平衡的结果。如以人体的功能与物质的关系而言，人体的生理功能活动属阳，物质基础属阴，物质是功能的基础，没有物质的摄入就没有生理功能；而生理功能又不断促进物质的摄入、化生和贮藏，也就是阴阳的相互依存、相互消长的关系。功能与物质之间的相互对立制约和互根互用，使人体的阴阳保持相对平衡，维持着正常的生命活动。否则，阴阳分离，人体的生命活动停止。

（三）阐释病理变化

人体的阴阳消长平衡是维持正常生命活动的基本条件，而阴阳失调是疾病发生发展的内在依据。疾病过程即是正邪斗争的过程，其结果引起机体的阴阳偏盛偏衰。阴阳失调包括阴阳的偏盛、偏衰、互损、格拒、亡失等多种病理变化，其中以阴阳的偏盛偏衰最为常见。

1. **阴阳偏盛** 是指人体在邪气作用下所致的阳或阴高于正常水平的病理变化，包括阳偏盛和阴偏盛。一般情况下，阴阳偏盛所形成的病证是实证。阳盛是指阳邪侵袭人体，导致机体阳气亢盛，阳盛则热，出现高热、面赤、口渴、汗出、脉数等实热证的临床表现。阳气亢盛还可耗伤人体的阴液，形成阳盛则阴病的病理变化。阴盛是指阴邪侵袭人体，导致人体阴气亢盛，阴盛则寒，出现形寒肢冷、面色㿠白、腹痛、泄泻、脉沉等实寒证的临床表现。阴气亢盛可损耗人体的阳气，而形成阴盛则阳病的病理变化。正如《素问•阴阳应象大论》所说："阴胜则阳病，阳胜则阴病。阳胜则热，阴胜则寒。"

2. **阴阳偏衰** 是指人体内的阳或阴低于正常水平的病理变化，包括阳偏衰和阴偏衰。一般情况下，阴阳偏衰所形成的病证是虚证。由于体内阳虚不能制约阴寒，而出现阳虚则寒的虚寒证病理变化和临床表现；由于体内阴虚无力制约阳热，而出现阴虚则热的虚热证病理变化和临床表现。正如《素问•调经论》所说："阳虚则外寒，阴虚则内热。"

3. **阴阳互损** 是阴阳偏衰的另一种表现形式，是阴阳互根互用失调所致。阳损及阴是指阳虚到一定程度则出现阴虚。阴损及阳是指阴虚到一定程度会出现阳虚。无论是阳损及阴或阴损及阳，最终均导致阴阳两虚。阴阳两虚是阴阳双方均处于低于正常水平的平衡状态，是病理状态，而非生理状态。

总之，无论疾病的病理变化有多复杂，均可以阴阳的偏盛偏衰进行概括。"阳胜则热，阴胜则寒；阳虚则寒，阴虚则热"是中医学的病机总纲。

（四）指导疾病诊断

中医运用阴阳学说诊断疾病时，首先要分析望、闻、问、切四诊所收集的患者的病情资料，辨别其阴阳属性。《素问•阴阳应象大论》说："善诊者，察色按脉，先别阴阳。"如望诊中，色泽鲜明属于阳，色泽晦暗属于阴；闻诊中，语声高亢者多属于阳，语声低微无力者多属于阴；呼吸微弱，声低气怯属于阴，呼吸有力，声高气粗属于阳；问诊中，口渴喜冷饮者属于阳，口渴喜热饮者属阴；切诊中，脉象浮大洪滑为阳，沉涩细小为阴。所以任何疾病的临床表现均可以用阴阳加以概括，并通过分析临床证候的阴阳属性，来判断病证的本质。

（五）指导养生保健

中医学认为，人与自然界息息相通，自然环境的阴阳消长必然影响到人体的阴阳变化。人体内部的阴阳变化与自然界的阴阳变化协调一致，就能祛病益寿。《素问•至真要大论》说"谨察阴阳所在而调之，以平为期"，提出调整人体阴阳是养生保健的最终目标，主张必须顺应自然界的四时阴阳变

Note：

化规律,即春夏养阳、秋冬养阴、精神内守、饮食有节、起居有常,维持人体内外环境的统一,达到增进健康、预防疾病的目的。反之,则不能顺应四时,导致疾病的发生。

(六)确立护治原则

由于疾病发生发展的内在依据是阴阳失调,因此,调整阴阳、泻其有余、补其不足、恢复阴阳的协调平衡是疾病护治的基本原则。

1. 阴阳偏盛的护治原则　阴阳偏盛为阴或阳的有余之证,宜泻其有余,如阳盛则热属于实热证,用寒凉的药物来泻其热,即所谓"热则寒之";如阴盛则寒属于实寒证,用温热的药物来祛其寒,即所谓"寒则热之"。

2. 阴阳偏衰的护治原则　阴阳偏衰为阴或阳的虚损不足之证,宜补其不足。如阴虚不能制约而致阳亢,属于虚热证,用滋补阴液的方法,以抑制阳亢火盛,正如《素问·至真要大论》(王冰注)所说:"壮水之主,以制阳光",《素问·至真要大论》称其为"阳病治阴";若阳虚不能制约阴而造成阴盛,属于虚寒证,用扶阳益火的方法,以消退阴盛,即"益火之源,以消阴翳",又称"阴病治阳"。

阴阳互根互用原理在护治原则中的应用价值在于阴中求阳和阳中求阴。对阳虚为主的虚证,在补阳的基础上兼以补阴,以更好地发挥补阳的作用;对阴虚为主的虚证,在补阴的基础上兼以补阳,以更好地发挥补阴的作用。如对阳虚阴盛体质者,夏天可用温热之药培护其阳,则冬不易发病;对阴虚阳亢体质者,冬宜用凉润之品预养其阴,则夏不易发病。此即所谓冬病夏护、夏病冬养之法。

(七)归纳药食性能

阴阳学说还用来概括药物和食物的性味功能,从而确定用药护理和饮食护理的原则。药物和食物的性味中,四气属阳,五味属阴;四气中,寒性或凉性的药物、食物属阴,能清热泻火,多用于阳热证。热性或温性的药物、食物属阳,能温里散寒,多用于阴寒证。五味中,辛、甘属阳,如桂枝、甘草等;酸、苦、咸属阴,如大黄、芍药、芒硝等;淡味属阳(物质的浓淡比较而言,浓属阴,淡属阳),如茯苓、通草等。升降浮沉特性中,升、浮属阳,如桑叶、菊花等;降、沉属阴,如龟板、赭石等。

(李明今)

第二节　五 行 学 说

五行学说是用来解释宇宙间各种事物和现象发展变化的一种古代朴素的哲学思想,是中医学理论体系的哲学基础之一和重要组成部分。它认为宇宙间的一切事物和现象都是由木、火、土、金、水五种基本物质构成的,五种物质之间存在相生、相克的关系,通过不断的运动变化和相互作用,维系和推动着客观世界的生存与发展。五行学说运用于中医学领域,阐述人体局部与局部、局部与整体之间的有机联系,以及与外界环境的统一,从而指导养生保健、诊疗、护理、康复等。五行学说是中医学基本理论的重要组成部分。

一、五行学说的基本概念与特性

(一)五行的基本概念

五行是指木、火、土、金、水五类物质及其运动变化。其中"五"是指木、火、土、金、水五种构成客观世界的基本物质;"行"是指这五种物质的运动变化。人们用五行来概括、归纳自然界的各种事物和现象,使五行成为一个高度抽象的哲学范畴。五行不仅仅是指木、火、土、金、水五种物质本身的运动变化,还可表达为自然界或人类社会中具有木、火、土、金、水五种物质特性的一切事物和现象的运动变化。

(二)五行的基本特性

五行特性是指木、火、土、金、水五种物质所具有的特有属性的统称。它是古人在长期的生活和生产实践中,对木、火、土、金、水五种物质的朴素认识基础上,进行抽象而逐步形成的理论概念,因此,五行的特性已超越了木、火、土、金、水这五种物质的本身,而具有更加广泛的含义。五行特性是识别和判断各种事物和现象五行属性的基本依据。《尚书·洪范》曰:"水曰润下,火曰炎上,木曰曲直,金曰从革,土爱稼穑",是对五行特性的高度概括。

1. **木的特性** "木曰曲直","曲直"是指树木主干挺直向上、枝条曲折向外舒展的生长态势,进而引申为凡具有升发、生长、条达、舒畅等作用或性质的事物和现象,均归属于木。

2. **火的特性** "火曰炎上","炎上"是指火具有温热、上升、光明的特性,进而引申为凡具有温热、升腾、光明等作用或性质的事物和现象,均归属于火。

3. **土的特性** "土爱稼穑","稼穑"是指庄稼的播种与收获,所谓"春种曰稼,秋收曰穑"。"土爱稼穑"指土具有载物,生长万物的作用,进而引申为凡具有受纳、承载、生化等作用或性质的事物和现象,均归属于土。

4. **金的特性** "金曰从革","从革"是指顺从、变革的意思,指金具有肃杀、收敛、潜降、清洁的特性,进而引申为凡具有肃杀、沉降、收敛、清洁等作用或性质的事物和现象,均归属于金。

5. **水的特性** "水曰润下","润下"是指水具有滋润、向下的特性,进而引申为凡具有滋润、向下、闭藏、寒凉等作用或性质的事物和现象,均归属于水。

(三)事物的五行归类

五行学说采用取象比类和推演络绎等两种方法对事物属性进行五行归类。取象比类法是从事物和现象中寻找能反映本质的属性,直接与五行特性比较,以确定其五行属性的一种方法,如方位、四时、五脏的五行归类;推演络绎法是根据已知的某事物的五行属性,推断与此事物相关的其他事物的五行属性,如五色、五味、五腑、五官、五体、五志等的五行归类。五行归类将自然界和人类社会的事物和现象按照性质、作用与形态将其归属于木、火、土、金、水的五行系统之中。对人体而言,五行归类将人体的各种组织和功能,归纳为以五脏为中心的五个生理、病理系统,借以阐述人体脏腑组织之间的复杂联系以及与外界环境的相互关系(表2-1)。五行归类方法既有合理性,又有一定的局限性。

表2-1 事物属性五行归类表

自然界							五行	人体						
五音	五味	五色	五化	五气	五方	五季		五脏	五腑	五官	形体	五液	五志	五声
角	酸	青	生	风	东	春	木	肝	胆	目	筋	泪	怒	呼
徵	苦	赤	长	暑	南	夏	火	心	小肠	舌	脉	汗	喜	笑
宫	甘	黄	化	湿	中	长夏	土	脾	胃	口	肉	涎	思	歌
商	辛	白	收	燥	西	秋	金	肺	大肠	鼻	皮	涕	悲	哭
羽	咸	黑	藏	寒	北	冬	水	肾	膀胱	耳	骨	唾	恐	呻

二、五行学说的基本内容

五行学说的基本内容包括五行相生、相克、相乘、相侮。

(一)五行生克

五行生克是五行之间关系的正常状态,用于阐释自然界的正常变化和人体的生理活动(图2-1)。

1. **五行相生** 是指五行之间有序的相互滋生、促进的关系。五行相生的次序是木生火、火生土、土生金、金生水、水生木。在相生关系中,任何一行都有"生我"和"我生"两方面的关系,生我者为母,我生者为子,因此,五行相生关系又称母子关系。以土为例,生"我"者火,火能生土,故火为土之母。"我"生者金,土能生金,故金为土之子,以此类推。

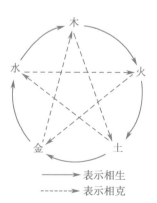

图2-1 五行生克规律示意图

2. **五行相克** 是指五行之间有序的相互克制、制约的关系。相克的次序是木克土、土克水、水克火、火克金、金克木。在五行相克关系中，任何一行都有"克我"和"我克"两方面的关系，克我者为所不胜，我克者为所胜，因此，五行相克关系又称"所胜"与"所不胜"的关系。以水为例，克"我"者土，土能克水，故土为水之"所不胜"。"我"克者火，水能克火，故火为水之"所胜"，以此类推。

（二）五行乘侮

五行乘侮是五行之间的异常克制现象，用于阐释自然界的异常变化和人体的病理变化（图2-2）。

1. **五行相乘** 是指五行中一行对其所胜之行的过度克制、制约，又称"过克"。五行相乘的次序与相克相同，即木乘土、土乘水、水乘火、火乘金、金乘木。五行相乘分为太过相乘和不及相乘两种情况。太过相乘是指五行中的某一行过于亢盛，对其所胜之行过度克制，引起其所胜行的虚弱，从而导致五行之间的协调关系失衡。如"木旺乘土"；不及相乘是指五行中的某一行过于虚弱，对其所不胜行的正常限度的克制难以承受，引起本行更加虚弱。如"土虚木乘"。

2. **五行相侮** 是指五行中一行对其所不胜之行的反向克制、制约，又称"反克"。五行相侮的次序与相克相反，即木侮金、金侮火、火侮水、水侮土、土侮木。五行相侮分为太过相侮与不及相侮两种情况。太过相侮是指五行中的某一行过于强盛，使其所不胜行不仅不能克制

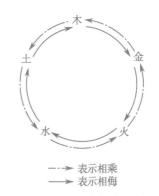

--- 表示相乘
→ 表示相侮

图 2-2 五行乘侮规律示意图

本行，反而受到本行的反向克制。如"木亢侮金"；不及相侮是指五行中某一行过于虚弱，不仅不能克制其所胜行，反而受到其所胜行的"反克"，如"木虚土侮"。

相乘与相侮有联系，相乘时可同时出现相侮，相侮时亦可同时伴有相乘。

三、五行学说在中医护理学中的应用

五行学说是解释各种事物和现象发展变化的一种古代哲学思想，它是中医学理论体系的基础之一，用五行之间的生克制化来阐释人体脏腑组织、经络之间以及各生理功能之间的相互关系；用五行之间乘侮来阐释病理状态下的相互影响，指导着临床诊疗和护理实践。

（一）说明组织结构

五行学说，将人体的内脏分别归属于五行，以五行的特性来说明五脏的生理功能。说明人体组织结构主要体现在天人相应的整体观与五脏为中心的系统观等方面。首先，五行学说将自然界的五方、五时、五气、五色等分别归属于五行，认为同一行中的事物之间存在着相互感应的现象，据此将自然界与五脏联系起来，形成了天人相应的整体观。其次，五行学说将人体的脏、腑、形、窍等组织器官分别配属于五行，构成了以五脏为中心的五个生理病理系统。如人体五脏中的肝，在五行属木，与自然界的春季、东方、风气、青色等相通，与人体中的胆、目、筋等相联系。又如人体五脏中的心，在五行属火，与自然界的夏季、南方、暑气、赤色等相通，与人体中的小肠、舌、脉等相联系。

（二）概括生理功能

五行学说概括人体生理功能，主要体现在五脏各自生理功能特点以及五脏之间相互关系两个方面。首先，五行学说将人体的五脏分别归属于五行，用五行的特性来阐释五脏的生理功能特点。如木的特性是生长、条达、舒展，肝喜疏通畅达，表现出疏泄的功能特点，故肝属木。其次，五行学说运用五行生克关系说明五脏之间的相互滋生与相互制约的关系，如木生火，肝属木而心属火，故肝生心，肝藏血可以济心。又如水克火，肾属水而心属火，故肾克心，肾水可上济于心而制约心火。

（三）阐释病理变化

五行学说还可以说明在病理情况下人体脏腑间的相互影响。人体病理变化主要体现在本脏有病可以传至他脏、他脏有病可以传至本脏等两种情况。五脏在病理上的相互影响称为传变，传变可分为相生关系的传变和相克关系的传变两类。相生关系的传变，又称母子相及，是五行之间相生关系

Note：

的异常变化。母病及子,是指母脏有病传及子脏,如肺有病传及肾。子病及母,是指子脏有病可传及母脏,如心病及肝。相克关系的传变,包括相乘和相侮。太过相乘是指某脏过盛而致其所胜之脏受到过分克制,如木旺乘土;不及相乘是指某脏过弱不能耐受其所不胜之脏的正常克制,从而出现相对克制太过,如土虚木乘;太过相侮,指某脏过于亢盛而导致其所不胜无力克制而被反克,如木火刑金;不及相侮,指由于某脏过于虚弱而导致其所胜之脏出现反克,如土虚水侮。

(四)指导养生保健

五行生克关系,对于情志调适与养生有一定的指导意义,可用由情志所伤导致的各种疾病。在生理上由于人的情志变化有着相互抑制的作用,在病理上和内脏有密切关系,故在临床上可以根据情志的相互制约关系来达到治疗和护理的目的,称为"情志相胜法"。如《素问·阴阳应象大论》说:"怒伤肝,悲胜怒……喜伤心,恐胜喜……思伤脾,怒胜思……忧伤肺,喜胜忧……恐伤肾,思胜恐。"此外,五行学说还可用于指导药膳食疗和中医护理技术操作。

(五)指导疾病诊断

五行学说运用五行特性和生克乘侮关系确定五脏病变的部位来指导疾病诊断,主要用于确定病位与判断疾病预后。根据本脏所主之色、味、脉来诊断本脏主病,如面见黄色,喜食甘味,脉缓,可诊断为脾病。面见黑色,口味咸,脉沉,可诊断为肾病。根据本脏是否具有他脏所主之色、味、脉来确定本脏兼病,若本来是脾虚的患者,而面见青色,可诊断为土虚木乘。运用五行的生克关系推测疾病预后。以色诊为例,"主色"是指五脏的本色,"客色"为应时之色。"主色"胜"客色",其病为逆,如肝病色青,不随四季而变者,预后较差;反之,"客色"胜"主色",其病为顺,如肝病色青,但随四季而变者,预后较好。

(六)确立护治原则

根据五行相生规律确定的疾病护治基本原则是虚则补其母,实则泻其子。补母,主要用于母子两脏虚弱之证,即通过补母以治疗子脏虚弱之证以及母子两脏皆虚之证。泻子,主要用于母子两脏盛实之证,即通过泻子以治疗母脏盛实之证以及母子两脏皆实之证。根据五行相克规律确定的疾病护治基本原则是抑强扶弱。抑强,抑制其强盛一行而使虚弱一行易于恢复。扶弱,扶助其虚弱一行而使其免受乘侮。例如:抑木扶土、培土制水、佐金平木、泻南补北等,以控制其传变,有利于恢复正常的生理功能活动。

五行学说作为中国古代哲学思想,对中医护理学的理论及临床的发展,起着积极的促进作用。但由于受到当时生产力发展水平的限制,不可避免地存在一定的局限性。对于五行学说,不能生搬硬套,而应从临床实际出发,灵活应用。

(李明今)

第三节　藏象学说

藏象一词,首见于《素问·六节藏象论》。藏与脏同,指藏于体内的脏腑;象指形象、征象。藏象是藏于体内的内脏表现于外的生理和病理现象。藏象学说是通过观察人体表现于外的各种现象来探究隐藏于体内的脏腑生理功能、病理变化及其相互关系的学说。其形成基础是古代的解剖知识、长期的医疗实践经验及中国古代哲学思想的影响。藏象学说的主要特点是以五脏为中心的整体观,主要体现在:五脏与六腑相互配合,五脏与形体诸窍相互联系,五脏生理活动与精神情志相互影响。同时,五脏之间又相互为用。藏象学说中的脏腑,不仅是解剖学概念,而且是人体某一系统的生理和病理学概念。中医某一个脏腑的生理功能,可能包含现代医学多个脏器的生理功能;而现代医学某一个脏器的生理功能,亦可分散在中医多个脏腑的生理功能之中。

脏腑,是内脏的总称,包括五脏、六腑、奇恒之腑。五脏,即心、肝、脾、肺、肾;六腑,即胆、胃、小肠、大肠、膀胱、三焦;奇恒之腑,即脑、髓、骨、脉、胆、女子胞。五脏共同的生理特点是化生和贮藏精气。六腑共同的生理特点是受盛和传化水谷。奇恒之腑共同的生理特点是功能似五脏,贮藏精气,而形态似六腑,多为中空。

一、五脏

五脏，即心、肝、脾、肺、肾的合称。在藏象学说中，将心包络附属于心。而在经络学说中，心包络也作为一脏，合成为六脏。五脏共同的生理特点是化生和贮藏精气，藏而不泄。五脏皆藏神，故又称"五神脏"。五脏功能各有所司，又相互协调，共同维持人体生命活动过程，并且与六腑、形体官窍、环境等密切联系，形成了五个特殊的功能系统。

（一）心

心位于胸中，两肺之间，膈膜之上，有心包卫护于外。心五行属火，为阳中之阳，与小肠相表里。心主宰着整个人体生命活动，故称为"君主之官""五脏六腑之大主"。

1. 主要生理功能

（1）心主血脉：血，指血液；脉，指脉管，又称脉道。心主血脉是指心气推动血液在脉管中运行，周流不息，循环无端，发挥濡养作用。心主血脉包括主血和主脉两个方面。心主血是指心主司一身血液的运行及生成，主要依赖心气的推动和调控作用。心主血的内涵还包括心有生血作用，即所谓"奉心化赤"。主要是指饮食水谷经脾胃运化生成的水谷精微，必须依赖心气的作用，才能转化为营气和津液，化赤而形成血液。心主脉是指心气推动和调控心的搏动和脉管的舒缩，使脉道通利，血液通畅。脉为血之府，是血液循行的通道，营气与血并行于脉中。心、血、脉密切相连，形成一个密闭的循环系统。心气充沛、脉管通畅、血液充盈是心正常发挥主血脉功能的前提条件，其中心的正常搏动起着主导作用。心主血脉功能外在表现于面部、舌象、脉象、胸部感觉等方面。心主血脉功能正常，则面色红润有光泽，舌色淡红而润泽，脉和缓有力，胸部舒畅；反之，则面色淡白无华，舌色淡白，脉细无力，心悸；若心血瘀阻，则面色晦暗，舌色紫黯或有瘀斑，脉涩或结代，胸前区憋闷刺痛。

（2）心主神志：亦称心藏神或心主神明。心藏神，是指心具有主宰人体生命活动和精神、意识、思维活动的功能。人的精神意识思维活动虽由五脏协同完成，但是在心主宰下完成的。心神能驾驭五脏之精气，调节各脏腑的生理功能，故称心为"五脏六腑之大主"（《灵枢•邪客》）。血液是心神的主要物质基础，故心主血脉与心主神志密切相关。心主血脉是心藏神的基础，而心藏神则是心主血脉的主宰。心气充沛、心血充盈，脉道通利，则心藏神功能正常，表现为精力充沛，意识清楚，思维敏捷；反之，则出现精神萎靡，心神不宁，思维迟钝。

2. 心与形、窍、志、液的关系

（1）在体合脉，其华在面：在体合脉是指全身的血脉均归属于心。其华在面是指心的功能正常与否，可通过面部色泽的变化反映出来。如心气足，心血充盈，脉道通畅，则面部红润光泽；心气血虚，则面白无华；心脉瘀阻，则面色青紫。

（2）开窍于舌：舌为心之苗，为心之外候。开窍于舌是指心的精气盛衰及其功能可反映于舌的变化。舌的味觉、言语功能有赖于心主血脉和心藏神的功能。心经的别络上系于舌，故舌的色泽反映心主血脉的功能，舌的运动反映心藏神的功能。如心气血足，则舌质红润，运动自如，味觉灵敏，言语流利；心火上炎，则舌尖红，口舌生疮。

（3）在志为喜：是指心的功能与喜的情志密切相关。一般而言，喜属于人体对外界刺激产生的良性反应，有益于心的功能，如《素问•本神》说"喜则气和志达，营卫通利"。但喜乐过度，则可使心神涣散，甚至心神错乱，出现"喜伤心"的病理表现。

（4）在液为汗：是指心功能与汗液有密切关系。汗为津液化生，津液又是血液的重要组成部分，血为心所主，故称"汗为心之液"。心功能正常与否直接影响汗液的排出。心气不足，卫表不固，则自汗；心阴虚，火热内扰，则盗汗。

心包络，又称心包，是心外的包膜，其上附有脉络，是通行气血的经络。心包络有保护心的作用。外邪侵袭于心，则心包络首先受邪。心包与三焦相表里。心包受邪所表现的病证、诊疗与护理与心相似。

（二）肺

肺位于胸中，上通于喉咙，左右各一。肺五行属金，为阳中之阴，与大肠相表里。肺为气之本。在脏腑中，肺位置最高，故称"华盖"。肺通过鼻与外界相通，易受邪，又称"娇脏"。

1. 主要生理功能

（1）主气、司呼吸：肺主气的功能，包括主一身之气和呼吸之气两个方面。肺主一身之气，是指肺有主持、调节全身之气的作用。一是体现在宗气的生成。宗气是由肺吸入的清气与脾胃运化的水谷精气相结合而成，因此，呼吸功能正常与否，直接影响宗气的生成；二是体现在对全身气机的调节。肺有节律的呼吸运动，调节着全身之气的升降出入运动。呼吸是机体与外界环境进行气体交换的过程。肺司呼吸的功能，是指肺主呼吸之气。肺是体内外气体交换的场所。通过肺的呼吸，吸入自然界的清气，呼出体内的浊气，实现了体内外气体的交换。肺不断地呼浊吸清，吐故纳新，从而保证了人体正常的生命活动。

肺主气和肺司呼吸密不可分。肺吸入的清气是人体一身之气的来源之一，肺的呼吸运动对全身气机运动起重要的调节作用。可见，肺司呼吸是肺主气功能的基础，肺的呼吸匀调通畅，则全身之气生成充足，气机调畅。

（2）主宣发、肃降：是肺气运动的两种基本形式。宣发是指肺气向上、向外的运动，肃降是指肺气向下、向内的运动。肺的宣发和肃降，在生理上相互配合，在病理上相互影响。肺主宣发主要表现在：排出体内浊气；将脾转输来的水谷精微布散周身；宣发卫气，布散全身，外达肌表，司腠理开合，化津液为汗液，由汗孔排出体外。肺主肃降主要表现在：吸入自然界清气；将清气和水谷精微向下布散，以濡养脏腑组织，维持其正常的生理功能；肺气肃降还能通调水道，下输水液，经肾气化作用化浊液为尿液，注入膀胱，排出体外；清肃肺和呼吸道内异物，保持其洁净通畅。肺的清肃特性是保证肺气宣降运动正常进行的重要条件。

（3）主行水：又称肺主通调水道，是指肺的宣发肃降对体内水液的输布和排泄起着疏通和调节的作用。由于肺位置最高，又在水液代谢中发挥重要作用，故称"肺为水之上源"。肺通过宣发运动，将水液向上、向外布散全身，外达皮毛，最终以汗液形式由汗孔排出体外；通过肃降运动，将水液向下、向内输布，后经肾和膀胱的气化，以尿液的形式由尿道排出体外。如肺失宣发，则出现无汗、水肿等症；如肺失肃降，则出现小便不利、水肿等症。

（4）朝百脉：朝百脉是指全身的血液通过百脉会聚于肺，经肺的呼吸，进行体内外清浊之气的交换，将富有清气的血液通过百脉输送全身。肺朝百脉的功能是肺气宣降运动的具体体现，同时也是肺助心行血功能的依据。说明全身的血和脉虽统属于心，但血液运行有赖于肺气的敷布和调节。若肺气壅塞，则致血脉瘀滞，出现心悸、胸闷、唇舌青紫等症。

（5）主治节：主治节是指肺对全身各脏腑组织器官的生理功能起着治理调节的作用。肺的治节作用主要表现在：一是肺司呼吸，呼浊吸清，对完成体内外气体交换起着调节作用；二是调节气机，肺的呼吸运动是气的升降出入的具体表现，使气机调畅；三是肺朝百脉，而助心行血，能推动和调节血液的运行；四是调节水液，肺通过宣肃运动，推动和调节水液的输布和代谢。故肺主治节，是对肺主要生理功能的高度概括。

2. 肺与体、窍、志、液的关系

（1）在体合皮，其华在毛：皮毛，包括皮肤、汗孔、毛孔和毫毛等组织，是一身之表，具有防御外邪、调节津液代谢、调节体温和辅助呼吸的作用。在体合皮是指全身的皮肤都归属于肺，依赖肺宣发的卫气来温养和润泽。其华在毛，是指肺具有润泽皮毛的作用。肺与皮毛相互为用。肺的生理功能正常，则皮肤、毛发润泽，抵御外邪能力较强。

（2）开窍于鼻：是指鼻位于呼吸道最上端，与肺系（喉咙、气管等）相通而联于肺，具有主通气和主嗅觉的功能。鼻是呼吸的门户，是气出入肺的通道。鼻的通气和嗅觉均依赖肺气的功能，因此，肺气宣畅则呼吸平和、嗅觉灵敏；肺失宣肃则鼻塞、呼吸不利、嗅觉失灵，故《灵枢•脉度》说"肺气通于

Note：

鼻,肺和则鼻能知臭香矣"。

（3）在志为悲（忧）：是指肺与悲或忧的情志有密切关系。生理状态下,悲与忧皆为由肺的精气所化生,是肺的生理功能的表现形式。病理状态下,过度悲伤或忧愁属于不良的情志变化,皆可损伤肺的精气,导致肺气宣降失常,而出现呼吸气短等肺气虚之证,即所谓的"悲忧伤肺"。反之,当肺气虚时,易产生悲忧情绪。

（4）在液为涕：涕指鼻涕,生理状态下,鼻涕有润泽鼻窍的作用。鼻为肺窍,肺的功能状态可从涕的变化中反映出来,故肺在液为涕。若寒邪袭肺,肺气不宣,则鼻流清涕；肺热壅盛,则鼻流黄涕；燥邪伤肺,则见鼻干而痛。

（三）脾

脾位于中焦,在膈之下。脾五行属土,为阴中之阴,与胃相表里。脾的主要生理特性是脾气宜升,喜燥而恶湿。脾为后天之本,气血生化之源,与胃共为"仓廪之官"。

1. 主要生理功能

（1）主运化：运,即输送转运；化,即消化吸收。脾主运化是指脾具有将水谷转化为精微,并将其吸收、转输至全身,以维持人体生命活动的功能。脾的运化功能包括运化水谷和运化水液两个方面。

运化水谷：水谷,泛指各种饮食物。运化水谷是指脾对饮食物的消化、吸收及输布作用。饮食入胃,经胃初步消化,下达小肠,进一步消化分解成精微和糟粕,再经胃肠道吸收水谷精微,最终将水谷精微转输到全身,以濡养脏腑组织器官。但是以上过程必须依赖脾的运化、转输和散精功能,才能对水谷进行彻底消化,精微物质上输于肺,经肺的宣降功能输布于周身。由于水谷精微是人体气血生成的主要物质基础,是人体出生后维持生命活动所必需的营养物质的主要来源,故称脾为"气血生化之源""后天之本"。如脾气健运,则气血充沛,身体健康；若脾失健运,则出现食欲缺乏、腹胀、便溏、消瘦、倦怠等症。

运化水液：是指脾对水液具有吸收、输布的功能,是脾主运化的组成部分。人体全身水液代谢主要通过脾、肺、肾三脏的协调配合来完成。水液入胃,脾将其清者吸收后,上输于肺,经肺布散全身；将水液之浊者,转输于肺肾,经肺的宣降及肾的气化,化为汗液和尿液排出体外。脾运化水液功能健旺,则水液在人体内运行正常,以滋养全身脏腑组织器官。反之,则水湿停聚,产生痰饮。

（2）主升清：升,即上升；清,即水谷精微等营养物质。脾主升清是指脾气的运化特点是以上升为主,故称"脾气主升"。脾气将水谷精微向上输送至心、肺、头、目,通过心肺的功能化生气血,布散全身,以发挥濡养作用。脾气宜升则健,若脾不升清,则水谷不能运化,气血生化乏源,出现神疲乏力、头晕目眩、腹胀、便溏等症；此外,脾主升清,还可维持内脏位置相对固定。若脾气下陷,升举无力,可见久泄脱肛、内脏下垂等症。

（3）主统血：统,即统摄、控制。脾主统血是指脾有统摄血液在脉管中运行,防止其溢出脉外的功能。脾统血功能通过气的固摄作用来实现。脾气健运,则气血生化有源,气的固摄力强,血不溢于脉外。脾失健运,则气血不足,气的固摄力弱,血不归经,导致出血,称为脾不统血。

2. 脾与形、窍、志、液的关系

（1）在体合肉,主四肢：是指全身的肌肉、四肢靠脾运化和输布的水谷精微来濡养。若脾气健运,气血充足,则肌肉丰满壮实,四肢活动灵活,动作敏捷。脾失健运,气血不足,则肌肉瘦削,四肢痿软无力。

（2）开窍于口,其华在唇：开窍于口是指饮食口味、食欲与脾的运化功能密切相关。如脾运化正常,则食欲旺盛。若脾失健运,则不思饮食、口淡无味,或出现口甜、口腻等症。其华在唇,是指口唇的色泽反映脾的功能状态。口唇的色泽与人体气血是否充盛有关,而脾为气血生化之源,因此,脾气健运,则口唇红润有光泽；脾失健运,则口唇淡白无华。

（3）在志为思：思,即思虑,正常限度内的思虑属于人体正常的情志或心理活动。在志为思是指脾的生理功能与思的情志有关。思虽为脾志,但与心神有关。思虑太过最易影响脾气的运化功能,

Note：

致脾胃气结,脾不升清,而出现不思饮食、脘腹胀满、头晕目眩等症,称为"思伤脾"。

（4）在液为涎：涎为口津,即唾液中较清稀的部分,具有润泽口腔的作用,有助于食物的咀嚼、吞咽和消化。脾在液为涎是指脾与口中涎液有密切关系,涎是由脾气所化生,并转输布散,脾气健旺,则津液上注于口而为涎,不溢出口外。若脾胃不和,则涎液分泌增加,出现流涎等症。若脾精不足,津液不充,则涎液分泌量减少,见口干舌燥。

知 识 拓 展

系统论思想与脾藏象理论的整体性原则

脾藏象与自然环境、社会环境有着密切的联系。它贯穿了"五脏应四时,各有收受"和"生物 - 心理 - 社会医学模式"的一般系统分析法,也决定了脏腑生理的统一性和协调性,为脾藏象病机五行传变奠定了整体观基础。脾藏象理论的形成与控制论的原理有吻合之处。从本质上来说,这种不打开黑箱形成的脏变量是一种模糊数学方法。脾脏作为人体这一开放性的巨系统中的一个子系统,与其他四脏有着紧密的联系。但是,它们之间的关系是不可叠加的,不是简单的一次函数关系。脾藏象内部包含太多物质转运、能量转换、信号转导等生命过程。与系统论所强调的整体性原则相一致,即整体大于部分之和原则。要素与要素之间有着极其复杂的相互作用,而相互作用是系统运动变化的根本原因。

（四）肝

肝位于右胁部,横膈之下。肝五行属木,为阴中之阳,与胆相表里。肝的主要生理特性是主升、主动,喜条达而恶抑郁,故称之为"刚脏"。肝为罢极之本,将军之官,魂之处,血之藏,筋之宗。

1. 主要生理功能

（1）主疏泄：疏,即疏通;泄,即发泄,升发。肝主疏泄,是指肝具有疏通、畅达、升发全身气机,通而不滞,散而不郁的作用,反映了肝主升、主动、主散的生理特点。气机是指气的升降出入运动。人体脏腑、经络、形体官窍的功能活动,均依赖气的升降出入运动。肝主疏泄对于气机调畅具有重要的调节作用,同时也是维持肝本身及相关脏腑功能协调有序的重要条件。

肝主疏泄的功能主要表现：

1）调畅气机：肝疏泄正常,则气血调和;肝失疏泄,根据所致病证的不同表现,可分为肝气疏泄太过或不及两个方面。疏泄太过,可致肝气上逆,出现急躁易怒,面红目赤,胸胁乳房走窜胀痛,甚则吐血、咯血,猝然昏仆;若疏泄不及,可致肝气郁结,出现郁闷、悲忧欲哭、胁肋乳房少腹胀痛,癥积、臌胀等。

2）维持气血运行：肝主疏泄功能直接影响人体的气机。只有肝疏泄功能正常,肝气调达,才能充分发挥心、肺、脾和肝对血液的调节作用,气血运行才能得以维持。若肝失疏泄,则必然影响气血的运行。如气滞血瘀,则出现胸胁刺痛,甚至痞积、肿块、痛经、闭经等症;若气机紊乱,或血随气逆,或血随气陷,均可导致血不循常道,溢于脉外而出血。

3）促进消化：肝主疏泄功能一方面可调节脾胃气机升降,脾升胃降,一运一纳,共同完成饮食物的消化、吸收与输布。肝失疏泄,犯脾克胃,则脾不升清,出现腹胀痛、飧泄,称肝脾不和;胃不降浊,则出现嗳气、呃逆、呕吐、恶心、脘腹胀痛,称肝胃不和;另一方面脾促进胆汁的分泌与排泄。肝气郁结,胆汁分泌排泄异常,则出现胁肋苦满、黄疸等。

4）调节情志：情志是人的精神意识对人体内外环境刺激的不同反应,属于狭义之神,包括精神、意志、情绪活动,亦称为七情。人的情志,主要由心神所主,并与肝的疏泄功能密切相关。肝疏泄功能正常,则气机调畅、气血和调,心情舒畅;若肝失疏泄,则气机郁滞,出现郁闷、抑郁、多愁善感等症。情志异常,气机失调,也可影响肝的疏泄功能。郁怒可直接影响肝主疏泄功能,致肝气郁结,影响脾胃功能，导致肝脾不和或肝胃不和，称为"怒伤肝"。

5）调理冲任：肝的疏泄与肾的封藏协调配合，共同调节男子排精和女性月经。肝主疏泄功能正常，气机调畅，则男子精液排泄通畅有度，女子月经周期稳定，行经通畅；反之，则出现男子排精不畅或女子月经不调等症。

（2）主藏血：是指肝有贮藏血液、调节血量的生理功能。肝贮藏血液，不仅濡养肝自身，而且，可制约肝阳，防止过亢，保证血液不溢出脉外，以防止出血，又可调节血量，当人体处于安静状态时，人体血液需求量减少，部分血液回流到肝中贮藏起来；当人体处于活动状态时，人体血液需求量增加，肝内血液又输送到全身，满足人体活动所需。如肝气虚弱，肝藏血失职，或肝火旺盛，灼伤脉络，迫血妄行，则可致各种出血，如吐血、衄血、咯血、月经过多、崩漏等，称为肝不藏血。

2. 肝与体、窍、志、液的关系

（1）在体合筋，其华在爪：在体合筋是指人体筋膜的运动有赖于肝血的濡养。筋膜附于骨而聚于关节，筋的收缩和舒张调节人体运动功能。若肝血充足，筋有所养，则肢体运动灵活有力；肝血不足则筋失所养，筋骨活动无力，易疲劳，甚则手足震颤，肢体麻木，故称"肝者罢极之本"。爪，即爪甲，肝其华在爪，是指爪甲的情况可以反映肝的功能。肝血的盛衰可影响爪甲的荣枯。肝血充足则爪甲坚韧光亮；反之，则爪甲软薄色枯脆裂，故称"爪为筋之余"。

（2）开窍于目：是指肝的经脉上连目系，肝之气血循肝经上注于目，目的功能有赖于肝的疏泄和藏血功能。肝的功能状态可以从目反映出来。如肝血充足，肝气调达，则目能视物辨色；肝阴血不足，则两目干涩、视物昏花或夜盲；肝火上炎，则目赤肿痛，甚至生翳；肝阳上亢，则头晕目眩；肝风内动，则两目斜视等。

（3）在志为怒：是指肝与怒的情志有关。怒属于不良的情志刺激，可使气血上逆。肝主疏泄，阳气升发，为肝之用，故怒为肝之志。怒易伤肝，暴怒可致肝气上逆，甚则血随气逆，上逆于头部而突发昏厥。反之，肝阴不足，肝阳上亢，则易急躁易怒。

（4）在液为泪：是指肝开窍于目，泪从目出，肝与泪有密切的关系。在正常状态下，泪液滋养目而不外溢。但在病理状态下，肝的病变可以从泪的分泌情况反映出来，如肝阴血不足则两目干涩；肝经风热，则目眵增多、迎风流泪等。

（五）肾

肾位于腰部，在脊柱两侧，左右各一。肾五行中属水，与膀胱相表里，为阴中之阴。肾的主要生理特性是主闭藏，主守位，主一身阴阳。肾为先天之本，精之处，又称为"作强之官""水脏"等。腰为肾之府。

1. 主要生理功能

（1）主藏精：是指肾具有封藏、贮存人体之精气的功能。精是构成和维持人体生命活动的基本物质，有广义和狭义之分。肾中所藏之精，是指狭义的精，一是来源于先天之精，即父母的生殖之精；二是来源于后天之精，即脾胃运化生成的水谷之精。二者藏于肾中，相互依存，相互为用，统称肾精。先天之精，藏于肾。人出生后，依赖后天之精不断培育和充养，成为人体生育繁衍的基本物质，又称为"生殖之精"；后天之精，是人出生后由脾胃化生并输送到五脏六腑的水谷之精，供给脏腑生理活动所需，故称为五脏六腑之精。后天之精依赖先天之精的资助。肾精与肾气是同一物质的两种状态，肾精是有形的，肾气是无形的。精能化气，气能生精，肾精和肾气相互转化，相辅相成，合称为肾中精气。肾中精气是人体生命活动的根本。其主要功能有两个方面：一是促进人体的生长发育和生殖。人体的生长发育包括先天和后天两个阶段。从父母生殖之精形成胚胎至出生前，人在母体内的生长发育依靠先天之精的濡养和母体提供营养。人出生后，由于先天之精得到后天之精的不断充养，肾中精气发展到一定阶段，人体就产生出一种叫作"天癸"的物质，具备了生殖能力。人体生、长、壮、老、已的规律与肾中精气及其天癸的盛衰密切相关，并以齿、骨、发的生长状况，作为判断精气盛衰和人体发育阶段的标志。二是调节机体的生理活动，是通过肾阴和肾阳来实现的，肾阴和肾阳是肾中精气所含的两种相反相成的功能。肾阳具有促进机体温煦、运动、兴奋和化气的功能,又称"真阳""元阳"。肾阴具有滋养机体、制约阳热和成形的功能,又称"真阴""元阴"。全身脏腑经络及组织器官的阳和阴均根于肾阳和肾阴。肾阴和肾阳的平衡对人体阴阳平衡起着至关重要的调节作用。

(2)主水:是指肾有主持和调节人体津液代谢的功能。肾主水的功能主要靠肾阳对水液的蒸腾气化作用。肾的蒸腾气化对水液具有升清降浊的作用。当水液通过肾时,肾阳会将大部分水液蒸腾气化,重新输送到全身,而将小部分代谢后的水液化为尿液,向下注入膀胱,排出体外。津液的代谢由肺、脾、肾、肝、胃、小肠、大肠、膀胱、三焦等脏腑共同协调配合,也有皮肤、鼻、前后二阴等体窍的参与。肾精对参与津液代谢的各个器官均具有调节作用,主宰着津液代谢的全过程。肾阳主开,肾阴主合,若肾的阴阳平衡,则开合有度,水液代谢正常;肾的阴阳失衡,则开合失调,水液代谢异常。若肾阳虚,气化无力,则出现尿少、尿闭、水肿等症;肾阳虚,不能固摄,则出现小便清长、夜尿多等症。

(3)主纳气:是指肾摄纳肺所吸入之清气而调节呼吸功能,有助于保持吸气深度,防止呼吸表浅的功能。人体的呼吸功能,虽由肺主宰,但吸气要保持一定深度,必须依赖肾的纳气功能,故《类证治裁·喘证》说:"肺为气之主,肾为气之根,肺主出气,肾主纳气。"肾主纳气的功能是肾主封藏功能在呼吸运动中的具体表现,其物质基础是肾中精气。如肾精充盈,则封藏有权,吸气有深度;肾精不足,则封藏无力,吸气表浅,或呼多吸少,出现气喘,称为肾不纳气。

2. 肾与体、窍、志、液的关系

(1)在体合骨,生髓,其华在发:在体合骨,生髓,是指肾藏精,精生髓,髓养骨,骨髓、脊髓和脑髓等由肾中精气所化生,肾精与骨骼的生长发育、智力发育等有密切关系。如肾精充盈,髓化有源,骨得髓养,则骨骼生长发育正常;反之,骨髓空虚,骨失所养,则骨骼生长发育迟缓,出现小儿囟门迟闭,骨软无力以及骨质疏松、脆弱易折等症。其华在发,是指头发的生长有赖于肾之精血的滋养。由于肾藏精,肝藏血,精血相互转化,故又称"发为血之余"。如肾精血旺盛,则发长而润泽;肾精血不足,发失滋养,则出现发枯、脱发、白发等症。

(2)开窍于耳和二阴:肾与耳、二阴有密切的关系。耳的听觉功能有赖于脑髓的充养,而脑髓为肾中精气所化,与肾中精气的盈亏密切相关,故肾开窍于耳。如肾精充盈,则脑髓充盈,耳得所养而听觉灵敏;肾中精气虚衰,则脑髓虚衰,耳失所养而听力减退,耳鸣、耳聋。二阴,即前阴和后阴。前阴包括尿道和外生殖器,是排尿和生殖的器官;后阴指肛门,是排泄粪便的通道。肾藏精、肾的气化和固摄作用与二便及生殖功能密切相关,故肾开窍于二阴。若肾气亏虚,则致二便、生殖功能异常;肾阴不足,则肠燥津枯而便秘;肾阳虚损,则气化无权而阳虚便秘或阳虚泄泻。

(3)在志为恐:恐是一种不良的情志刺激。肾在志为恐是指肾与恐的情志有密切关系。恐为肾之志。肾藏精而居下焦,人在恐惧状态下,由肾精所化生的肾气不能行,反迫于下,则肾气不固,布散失司,出现下焦胀满,甚至二便失禁,故称恐伤肾。

(4)在液为唾:唾,是唾液中较稠厚的部分,多出于舌下,有润泽及滋养肾精的功能。肾在液为唾,是指肾与唾液关系密切。唾为肾精所化,循肾经而上行于舌,若咽而不吐,则能滋养肾精。若肾阴不足、肾精亏虚则出现口燥、咽干等症;若多唾或久唾,则易耗伤肾精。因此,常以舌抵上腭,待津唾渗出至满后再咽下,可以养肾精。

二、六腑

六腑,即胆、胃、小肠、大肠、膀胱、三焦的合称。《素问·五脏别论》说:"六腑者,传化物而不藏,故实而不能满也。"六腑多为管腔性器官,共同的生理功能特点是受盛和传化水谷,泄而不藏,实而不满。

(一)胆

胆为囊状器官,位于右胁下,附于肝,肝与胆有经脉相络属。胆的主要生理功能是贮存与排泄胆汁,主决断。胆的主要生理特性是胆主畅达,性喜宁谧,主勇怯。胆居六腑之首,形态似腑,但因胆藏精汁,故有中精之腑、中清之腑、清净之腑之称,虽无传化水谷的功能,但能帮助饮食物的消化吸收,又称为奇恒之腑。

1. 贮存和排泄胆汁 胆汁源于肝,胆内所藏胆汁为肝血所化生,聚于胆。贮存于胆内的胆汁,排泄至小肠,助消化。胆的排泄功能由肝的疏泄功能来调节。如肝疏泄正常,则胆汁排泄通畅,脾胃健运;若肝疏泄失常,则胆汁排泄不利,脾胃失运,则出现胁肋胀痛、纳呆、厌油腻、腹胀、泄泻等症;若胆汁随肝气上逆,则见口苦、呕吐黄绿色苦水等症;胆汁随肝气横逆外溢肌肤,出现黄疸。

2. 主决断 是指胆与人的勇怯以及决断能力相关。《素问·灵兰秘典论》说:"胆者,中正之官,决断出焉。"肝胆相为表里,肝为将军之官,主谋略,但做出决断,取决于胆。胆主决断功能对于防御和消除某些不良精神刺激的影响,调控气血的正常运行,维持脏腑功能协调具有重要作用。胆喜升发调畅。若胆气壮,则善于判断与应变;胆气虚则善恐,易惊悸、善太息,遇事谋虑不决等。

(二)胃

胃位于中焦,上口为贲门接食管,下口为幽门通小肠,又称胃脘,分上脘、中脘、下脘等三部分。胃的主要生理功能有主受纳、腐熟水谷,主降浊。胃与脾被称为"仓廪之官""后天之本"。胃又称"太仓""水谷之海"等。

1. 主受纳、腐熟水谷 是指饮食入口,由胃接受、容纳,并进行初步消化,形成食糜,故称胃为"水谷之海""太仓"。人体的生理活动和气血津液的化生,都需要依靠饮食的营养,故又称胃为"水谷气血之海"。食糜经胃下传至小肠,其精微物质经脾的运化与转输而濡养全身。中医所说的胃气包括脾与胃的功能。如胃功能失常,则出现胃脘胀痛、纳呆、嗳腐吞酸,或消谷善饥。

2. 主降浊 胃气以降为和,以通为用。是指胃将饮食物腐熟成食糜后,食物残渣必须由胃下输于小肠和大肠,进而不断消化吸收。胃通降是胃受纳的前提。胃不受纳则无以通降,胃不通降则不能受纳。如胃失和降,浊气上泛,可出现食欲缺乏、口臭、脘腹胀满、腹痛、便秘等症;如胃气上逆,则出现嗳气、呃逆、恶心、呕吐等症。胃的降浊与脾的升清保持协调平衡,才能保证正常的消化功能。

(三)小肠

小肠位于腹中,上与胃相接,下与大肠相连。小肠主要的生理功能有受盛化物,主泌别清浊。小肠被称为"受盛之官"。

1. 受盛化物 受盛,即接受,以器盛物之意;化物,即变化、消化、化生之意。如《素问·灵兰秘典》说:"小肠者,受盛之官,化物出焉。"小肠受盛化物的功能主要表现在两个方面:一是指小肠接受由胃下传而来的初步消化的食糜,即受盛作用;二是指经胃初步消化的食糜,在小肠内须停留一定的时间,进一步消化,将饮食水谷化为精微和糟粕两部分,即化物作用。小肠受盛功能失调,则气机阻滞,表现为腹胀、腹痛;若小肠化物功能失常,则消化吸收功能障碍,出现腹胀、腹泻、便溏等症。

2. 主泌别清浊 泌,即分泌;别,即分别。清,指水谷精微;浊,指食物糟粕。小肠泌别清浊是指小肠将消化后的水谷精微与食物残渣分开,吸收水谷精微,由脾转输于全身,称为"分清";将食物残渣下输大肠,同时吸收大量的水液,称为"别浊"和"小肠主液"。小肠泌别清浊的功能是脾胃升降功能的具体体现。若小肠清浊不分,水液不能渗入膀胱而走大肠,则出现小便短少、便溏等症。

(四)大肠

大肠居于腹中,上端在阑门处与小肠相接,下端紧接肛门,为管道器官。大肠主要的生理功能是传化糟粕。是指大肠接受小肠下传的食物残渣,形成粪便后传送至大肠末端,由肛门排出体外。同时,重吸收其中的水液,又称"大肠主津"。如大肠传化糟粕功能失常,则出现泄泻、便溏或便秘等症;大肠湿热下注,则见里急后重、下利脓血等症。大肠传导功能与胃的和降、肺的肃降、肾的气化有密切关系。如胃失和降、肺失肃降、肾气化不利均可影响大肠传化糟粕的功能。

(五)膀胱

膀胱位于下腹部,居肾之下,大肠之前,是中空的囊状器官,其上与肾相连,其下有尿道,开口于尿道。膀胱的主要生理功能是贮存和排泄尿液。膀胱的主要生理特性是司开合,被称为"州都之官"。

膀胱的贮尿功能必须依赖肾气的固摄作用，如肾气不固，则膀胱不约，出现遗尿、小便失禁等症。膀胱的排尿功能依赖肾和膀胱的气化作用，如肾气化失司，则出现癃闭等现象。

（六）三焦

三焦是上焦、中焦、下焦的总称。三焦的概念有两种内涵，一是为六腑之一，又被称为"决渎之官""孤腑"等；二是指部位划分的概念。上焦指横膈以上，功能特点是宣发、布散，即心、肺输布水谷精微和气血的功能，有如雾露之溉，称"上焦如雾"；中焦指横膈以下至脐上，功能特点是"泌糟粕，蒸津液"，即脾升胃降的运化功能，有如酿酒，称"中焦如沤"；下焦指脐以下部位，包括肝、肾、小肠、大肠、膀胱、女子胞和阴部等，功能特点是排泄糟粕和尿液，有如浊水向下疏通和向外排泄，称"下焦如渎"。肝在部位上虽居中焦，但因功能与肾密切相关，因此，亦与肾一同划归下焦。

作为六腑之一的三焦，其主要的生理功能有通行元气，运行水液。三焦通行元气，是指三焦作为元气的通道使根于肾的元气充沛全身，以推动、激发各脏腑组织器官的功能活动。故《难经》称三焦为"原气之别使"。三焦通利则元气通畅，全身气机运行正常。三焦运行水液，是指全身水液的输布代谢虽然是在许多脏腑共同作用下完成的，但必须以三焦为通道。如三焦水道不通，则影响肺、脾、肾等脏腑调节水液的功能。"三焦气化"就是指三焦对水液代谢具有协调平衡的作用。三焦运行水液功能与通行元气功能相辅相成，气行则水行，气停则水阻；反之，水行则气行，水聚则气滞。

三、奇恒之腑

奇恒之腑包括脑、髓、骨、脉、胆与女子胞。奇恒之腑形态似六腑，功能似五脏。因其似腑非腑，似脏非脏，故被称为奇恒之腑。因髓、骨、脉、胆在前面已经论述，故此处仅介绍脑与女子胞。

（一）脑

脑，居于颅内，由髓汇集而成，被称为髓海。脑的主要生理功能是主精神活动，主感觉运动。脑的主要生理特性是脑为清灵脏，喜静而恶躁。脑主精神活动是指脑为精髓汇聚之处，是精神的发源地，故又称"脑为元神之府"。脑主宰人的生命活动，是与生命休戚相关的重要器官。故《素问•刺禁论》说："刺头，中脑户，入脑立死。"脑主感觉运动，是指脑与听觉、视觉、嗅觉及思维、记忆、言语等功能相关。《灵枢•海论》中指出髓海不足，则出现脑转耳鸣、目无所见等症。清代汪昂在《本草备要》中有"人之记忆，皆在脑中"之说。清代王清任《医林改错》中有关于脑与思维、记忆及视、听、嗅、言的功能等的记载。

（二）女子胞

女子胞，又称"胞宫""子宫"，位于小腹部，在膀胱之后，直肠之前，下口与阴道相连，呈倒梨形。女子胞主要的生理功能是主持月经和孕育胎儿。

女子胞的生理功能是人体脏腑、经络、气血作用于胞宫的正常生理现象，主要与天癸、冲任二脉、心肝脾三脏有密切相关。天癸是肾中精气充盈到一定阶段的产物，是促进生殖器官发育和维持生殖功能的物质。天癸的至与竭取决于肾中精气的盛衰。冲脉和任脉同起于胞中，冲脉为血海，十二经脉之海；任脉为阴脉之海，主胞胎。冲任二脉气血充足，脉道通畅，月事以时下，女子胞才有孕育胎儿的作用。冲任的盛衰受天癸的调节，天癸又受肾中精气的调节，因此，肾精充盈是维持正常月经和孕育胎儿的基本条件。心肝脾三脏调节全身血液的产生与运行。心主血脉，肝主藏血，脾主运化而生血，又主统血。"女子以血为本"，月经的来潮和胎儿的孕育皆需要血的濡养和运行。

四、脏腑之间的关系

人体是一个有机的整体，脏腑之间在生理上相互依存，在病理上相互影响。脏腑之间的关系主要包括脏与脏的关系、脏与腑的关系、腑与腑的关系。

（一）脏与脏的关系

1. 心与肺 心肺同居膈上，心主行血，肺主气司呼吸，朝百脉，主治节。心与肺的关系，主要表现于气和血的关系。气能行血，血能载气。心气的推动和肺气的宣降，是血液正常循行的必备条件，积于胸中的宗气是连接心之搏动和肺之呼吸的中心环节。正常血行又能维持正常的肺主气功能。若心肺功能失调，则出现胸闷、气短、咳喘等气血运行失调、心血瘀阻之证。

2. **心与脾** 心主行血，脾主生血统血。心与脾的关系，主要表现在血液的生成和运行方面。心血依赖脾气健运而化生，脾主运化功能有赖心气推动和心血滋养。血在脉中循行，既需要心气的推动，又需要脾气的统摄。心脾功能协调，血亦充足，行于脉中而不溢出脉外。心脾功能异常，如心血不足，行血无力，则见血行迟缓或瘀滞；脾气虚损，统摄无权，则出现各种血证；心脾两脏病变又相互影响，而出现失眠、健忘、心悸、纳呆、便溏等心脾两虚之证。

3. **心与肝** 心主行血，肝主藏血；心藏神，肝主疏泄、调情志。心与肝的关系，主要表现在血液运行和情志调节方面。心主行血，既需肝藏血提供物质基础，又赖肝之疏泄协助推动；心行血正常，肝才有血可藏，肝疏泄正常，血行才不致瘀滞。心肝功能正常，血行才能正常。反之，则相互影响，出现心肝血虚、心肝血瘀等证。人体的精神情志既由心所主，又受肝气的调节。心肝功能正常，气血运行平和，则精神安和，反之则出现心烦、失眠、急躁易怒或悲忧善虑、抑郁不快等症。

4. **心与肾** 心位于上焦，五行属火，属阳；肾位于下焦，五行属水，属阴。心藏神，肾藏精。心与肾的关系主要表现在水火既济和精神互用方面。故心肾之间的关系是心火下降以温肾水，使肾水不寒；肾水上升以济心火，使心火不亢，心肾这种协调的关系称为"心肾相交"或"水火既济"。如心肾不交，则出现失眠、男子遗精、女子梦交等症。精能化气生神，积精可全肾；神能控精驭气，神清可御精，所以心与肾之间还存在着精神互用的关系。

5. **肺与脾** 肺主气司呼吸，脾主运化；肺主行水，脾主运化水液。肺与脾的关系，主要表现在气的生成与水液的输布方面。肺主气司呼吸，摄纳自然界之清气，脾主运化水谷之精气，二气在胸中形成宗气。肺脾功能正常，宗气充足，则促进血行、协助呼吸，故有"肺为主气之枢，脾为生气之源"之说。如肺脾功能异常，影响气的生成，则致肺脾气虚之证。脾主运化水液，上输于肺，肺主宣降，通调水道而布散全身，可见肺脾两脏协调配合，相互为用，是保证水液正常输布的重要环节。如肺脾功能失调，则出现痰饮、水肿等证，故有"脾为生痰之源，肺为贮痰之器"之说。

6. **肺与肝** 肝属木，主升发，肺属金，主肃降。肺与肝的关系，除存在五行相克关系外，主要表现在气机的调节方面。在生理上，肝升肺降，升降协调，对全身气机的调畅起着重要的调节作用。在病理上，常可相互影响。如肝郁化火，或肝气上逆，反侮肺金，耗伤肺阴，致肺失肃降，则出现咳嗽、胸痛、咯血等肝火犯肺之证，称为"木火刑金"或"木旺侮金"；若肺热壅盛，亦可耗损肝阴，致肝阳过亢，则出现胁肋胀痛、易怒、头痛等肺病及肝的表现。

7. **肺与肾** 肺属金，主行水；肾属水，主水；肺主气司呼吸，肾主纳气。肺与肾的关系，主要表现在水液代谢、呼吸运动及阴阳互资方面。肺为水之上源，肾为主水之脏，肺的肃降和通调水道功能有赖于肾的蒸腾汽化。反之，肾主水亦有赖于肺的宣降和行水功能。肺肾功能协调，全身水液代谢正常。如肺肾功能失调，常出现咳逆、水肿等症。在呼吸方面，肺肾协调，相互为用，呼吸有深度，呼吸才能正常，故称"肺为气之主，肾为气之根"。如肺肾功能失调，则出现气短、呼吸表浅、呼多吸少等肾不纳气之证。生理上，肺肾阴阳，相互资生、相互为用，则咳喘不作，痰饮不生；病理上，肺肾阴虚，互为因果，亦可同时并见，出现颧红、潮热、盗汗、干咳或痰中带血、喑哑、腰膝酸软、男子遗精、女子月经不调等症。

8. **肝与脾** 肝主疏泄，脾主运化；肝主藏血，脾主统血。肝与脾的关系，主要表现在饮食物的消化和血液的调控方面。肝主疏泄，调畅气机，协调脾胃升降，并能化生和排泄胆汁，促进脾胃对饮食物的消化吸收。若肝木乘脾土，则出现抑郁、胸闷太息、纳呆、腹胀、泄泻等肝脾不和之证。脾化生气血，保障血液来源充足；脾统血，肝主疏泄，藏血，则可促进血行。肝脾协调，不仅血液化生充足，而且运行正常。如脾气虚弱，则血液生化乏源而血虚，或统摄无权而出血，均可导致肝血不足。肝不藏血与脾不统血同时并见，称为"藏统失司"。

Note:

9. 肝与肾　肝主疏泄,主藏血,肾主封藏,主藏精。肝与肾的关系主要表现在精血互生、藏泄互用和阴阳相通方面。肝血肾精相互资生、相互转化,故有肝肾同源、精血同源之说。如肾精亏损可致肝血不足,肝血不足可致肾精亏损。肝主疏泄,肾主封藏,二者藏泄相互制约,相互协调,调节男子排精或女子月经来潮。若肝肾功能失衡,可出现排精和月经方面的病变。肝肾阴阳相通,若肾阴不足则不能滋养肝木,出现肝阳上亢之证。肝阴不足则可累及肾阴,出现相火妄动之证。肝火亢盛则下劫肾阴,致肾阴不足。

10. 脾与肾　脾主运化而化生精微,为后天之本,肾主藏精而主水纳气,为先天之本。脾与肾的关系主要表现在先天与后天的关系。脾的运化功能有赖于肾阳的温煦,肾藏精有赖于脾运化的水谷精微充养。如肾阳不足则脾阳亏虚,脾阳久虚则损及肾阳,出现腹部冷痛、下利清谷或五更泻、水肿等症。

（二）脏与腑之间的关系

由于脏为阴、腑为阳,脏为里、腑为表,通过经络的相互络属,脏腑之间形成了阴阳表里的密切关系。

1. 心与小肠　心与小肠通过经络相互络属构成表里关系。心与小肠功能相互为用,心主血脉,有助于小肠的化物供给;小肠化物,泌别清浊,吸收水谷精微,可以化血养心脉。但二者关系主要表现在病理方面。如心火可以下移小肠,出现尿少、尿赤、尿痛等症。小肠有热也可循经上炎于心,出现心烦、舌赤、口舌生疮等症。

2. 肺与大肠　肺与大肠通过经络相互络属构成表里关系。肺的肃降有助于大肠的传导,大肠的传导又有助于肺气的肃降。如大肠实热,腑气不通,导致肺失肃降,则出现胸满、咳喘等症。若肺失清肃,则津液不能下行去润泽大肠,则出现大便秘结等症。

3. 脾与胃　脾与胃通过经络相互络属构成表里关系。脾主运化而胃主受纳,脾主升清而胃主降浊,脾喜燥恶湿而胃喜润恶燥。二者共为后天之本,阴阳纳运协调,升降平衡,燥湿相济,共同完成饮食物的传化过程。病理上,二者相互影响,如脾为湿困则运化失司,则胃失受纳和降,出现恶心、呕吐、食少、腹胀等症;如食滞胃脘,胃失和降,则脾失运化升清,出现泄泻、腹痛、头晕、目眩等症。

4. 肝与胆　胆附于肝,肝胆通过经络互相络属构成表里关系。肝血化生胆汁,胆贮存和排泄胆汁,有赖于肝的疏泄功能。肝失疏泄则影响胆汁的分泌与排泄。胆汁排泄不畅又可影响肝的疏泄功能。肝胆之病常相互影响,而出现肝胆火旺、肝胆湿热等肝胆同病之证。

5. 肾与膀胱　肾与膀胱通过经络相互络属构成表里关系。膀胱的贮尿和排尿功能有赖于肾的气化与固摄,肾气充足则膀胱开合有度。若肾气不足,则膀胱失约,开合失司,出现尿频、尿失禁等症,也可导致膀胱气化不利,出现小便不畅、尿少、癃闭等症。

（三）腑与腑的关系

腑与腑的关系主要体现在六腑对饮食物的消化、水谷精微的吸收以及糟粕的排泄过程方面。饮食入胃,经胃的受纳、腐熟形成食糜,通过胃的通降将食糜下传入小肠。经过小肠进一步消化和泌别清浊,其清者,即水谷精微经脾转输全身,发挥其濡养作用;其浊者,渗入膀胱,经肾的气化而化生尿液排出体外。食物残渣下传大肠,燥化形成粪便,经大肠传导而排出体外。胆排泄胆汁,注入小肠以助消化,三焦则为水液运行的通道。因此,六腑在生理上是相互联系的。六腑共同的生理功能特点是以通为用。六腑之间在病理上又相互影响,任何一腑功能失常,都会影响整个消化系统对饮食物的消化、吸收和排泄,出现各种病变。如大肠传导失司,腑气不通,影响胃的通降,则胃失和降,胃气上逆,进而影响大肠的传导,则出现恶心、呕吐、腹胀、便秘等症。

（李明今）

第四节　精、气、血、津液

精、气、血、津液是构成和维持人体生命活动的基本物质,是脏腑、经络等组织器官进行生理活动的物质基础和产物。精、气、血、津液等的生成和代谢,依赖于脏腑、经络等组织器官的正常生理

Note:

活动。人体脏腑、经络等组织器官进行生理活动，依靠气的推动和温煦，以及精、血、津液的濡养；因此，精、气、血、津液与脏腑、经络等组织器官，在生理和病理上始终存在着密切关系。

一、精

精，是指构成人体和维持人体生命活动的精微物质，也是人体生长发育及各脏腑器官生理功能活动的物质基础，是人体生命的本源，对机体具有极其重要的作用。如《素问·金匮真言论》说："夫精者，身之本也。"精有广义和狭义之分。广义之精，是泛指一切生理作用十分重要的精微物质，如机体中的气、血、津液以及从饮食物中吸收的水谷精微、脏腑之精气等，均属于"精"的范畴；狭义之精，是指生殖之精。

（一）精的来源与生成

人体之精，来源于父母，长养于后天。分为先天之精与后天之精。先天之精是指禀受父母的生殖之精，与生俱来，是构成胚胎发育的原始物质。《灵枢·本神》说："故生之来谓之精。"后天之精是指出生之后，人体摄入饮食物，经脾胃运化、吸收的水谷精微，又称后天水谷之精气。精是维持人体生长发育和生命活动的物质基础。人体之精，禀受于先天，长养于后天，人体先后天之精气虽来源有异，但二者相互依存、相互为用。"先天之精"需要"后天之精"的不断培育和充养，才能充分发挥其生理功能；"后天之精"则需"先天之精"的活力资助，才能源源不绝。

（二）精的功能

精的主要生理功能是促进机体的生长、发育和繁衍生殖。人体精气贮藏于五脏，但主要藏之于肾，如《素问·上古天真论》说："肾者主水，受五脏六腑之精而藏之。"先后天精气相辅相成，同归于肾，在肾中结合而形成肾中精气。肾中精气的盛衰盈亏决定着机体的生、长、壮、老、已过程。生理上，精推动、激发脏腑的生理功能。病理上，肾精衰少与某些先天性疾病、生长发育不良、生殖功能低下和衰老等密切相关，可出现生长发育迟缓，脏腑柔弱，功能活动减退等表现；同时，脏腑功能不足，精气化生无力，又会进一步亏耗精气。因此，精是人体生命起始、生长发育和生殖的重要物质，是生命形成与维持的基本力量。

二、气

中国古代哲学认为气是宇宙的本原，是构成宇宙间万事万物的最基本的物质。中医学认为气是人体内不断运动着的具有极强活力的精微物质，是构成和维持人体生命活动的最基本物质之一。人体的精、血、津液等生命基本物质，也都是由气所化生的。

（一）气的来源与生成

气的来源主要有肾中精气、肺吸入的清气和水谷精气。肾中精气是禀受于父母的生殖之精，是构成胚胎的原始物质，因其先身而生，也称为先天之精气。肺吸入的清气，同体内之气在肺内不断交换，并呼出浊气，吐故纳新，被称为自然界之清气、天气、呼吸之气。水谷之精气，又称水谷精微、谷气，是饮食物中的营养物质。水谷精微滋养脏腑，化生气血。清气和水谷精气合称为后天之精气。

人体气生成的基本条件是物质来源充足、脏腑功能正常。人体的气，是由先天之精气、后天之精气结合而成。气的生成有赖于全身各脏腑组织器官的综合作用，其中与肺、脾胃、肾关系密切。肺为气之主。肺主气，司呼吸，通过呼吸运动，吸清呼浊，化生宗气，进而生成一身之气；脾胃为气血生化之源。脾主运化，胃主受纳，将饮食物化生为水谷精气，由脾转输于肺，进而布散全身，营养脏腑、经络等组织器官，并化生为脏腑经络之气；肾为生气之根。肾主藏精，包括先天之精气和后天之精气，乃生身之本。肾一方面贮藏精气，另一方面又不断供给补充，循环往复，生生不息。肾所藏精气，不仅为一身之气的生成奠定了基础，而且还促进后天之精气的生成，使脏腑之精气源源不竭。

（二）气的分类、分布及功能

整体而言，人体的气是由肾中精气、自然界清气、水谷精气在脏腑的综合作用下而形成的。根据气的组成、分布部位及功能特点,可分成元气、宗气、卫气、营气等(表2-2)。

1. 元气　又称原气、真气,元气是人体最基本、最重要的根源于肾脏的气,包括元阴、元阳之气。元气以先天精气为基础,又依赖后天水谷精气的充养,通过三焦循行全身,内至五脏六腑,外达肌腠皮毛,无处不到。元气的主要功能是推动人体的生长、发育和生殖,与机体的生、长、壮、老、已的过程息息相关,能激发、温煦各脏腑、经络等组织器官的生理功能,是人体生命活动的原动力。

2. 宗气　宗气是由肺吸入的清气和脾胃化生的水谷精气结合而成的。宗气积聚于胸中,贯注心肺。其上出于肺,循喉咙而走息道,贯于心而入血脉。其下蓄于丹田,注入气街而下行于足。宗气的主要功能是走息道以行呼吸,贯心脉以行气血,与人体的视、听、言、动等功能有关。

3. 营气　又称荣气、营血、营阴,营气是血脉中具有营养作用的气。营气主要由水谷精气中的精纯柔和部分所化生。营气行于脉中,循行全身,内入脏腑,外达肢节、孔窍,营周不休。营气的主要生理功能是化生血液和营养全身。

4. 卫气　又称卫阳,卫气是循行于脉外的具有护卫、温养作用的气。主要由水谷精气中慓疾滑利部分所化生。卫气在脉外,不受脉道约束。卫气的主要生理功能:①防御作用。卫气具有护卫机体、御邪祛邪的功能。②调节作用。卫气司腠理开合,调节汗液排泄。③温养作用。能维持体温恒定,为人体正常的功能活动提供热能。

表2-2　营气和卫气比较表

种类	相同点	不同点			
		属性	性质	分布	功能
营气	源于脾胃,生于肺脏,为宗气所分。	精纯柔和	阴	行于脉中	化生血液营养周身
卫气		慓疾滑利	阳	行于脉外	温养脏腑护卫肌表

(三)气的生理功能

气的多种功能对于人体十分重要,主要表现在以下方面:

1. 推动作用　气能激发和促进人体的生长发育及脏腑经络等组织器官的生理功能。气能推动血的生成与运行,以及津液的生成、输布和排泄等。

2. 温煦作用　人体的脏腑经络等组织器官的生理活动需要在气的温煦作用下进行;人体血、津液的生成、输布和排泄,保持体温恒定都需要气的温煦作用来推动和维持。

3. 防御作用　气有护卫肌肤、抗御邪气的作用。气可以抵抗外邪入侵,祛邪外出。如果气的防御功能减弱,机体容易遭受外邪侵袭,或者患病后迁延不愈。

4. 固摄作用　气对体内的液态物质具有稳固、统摄和控制作用,如固摄血液、精液、汗液、尿液、唾液、胃液、肠液等。

5. 气化作用　气化泛指人体内气的运动变化,即脏腑的功能活动,精气血津液等不同物质之间的相互化生。气化运动是生命的基本特征,气化失常,会导致脏腑功能失调,影响物质代谢过程,形成多种复杂病变。

6. 营养作用　主要指气为人体脏腑经络功能活动提供营养物质。脾胃把饮食物化生为水谷精气,进而化生为营气以营养全身。营气与津液结合化生为血液,行于脉中,运往全身,发挥营养作用;肺气宣发卫气,以温阳肌肉、筋骨、皮肤,腠理。

(四)气的运动及形式

气的运动称为气机,运动是气的根本属性。气的基本运动形式是升降出入。气在人体内不断运动,流行于全身各脏腑经络等组织器官,激发和推动人的生理活动。气的运动一旦停止,则生命活动也将终止。

五脏六腑的功能活动与气机的升降出入有密切的联系。一般说来，肺为气机升降的治节，肝调畅气机，脾胃为气机升降的枢纽，肾为气机升降的根本，气的运动只有在脏腑经络功能相对协调平衡状态下，才能发挥其作用。气的运动平衡协调的生理状态称为气机调畅。气机失调表现形式多种多样，如气的运动受阻，称气机不畅；受阻较甚而阻滞局部称为气滞；气上升或下降太过，称为气逆或气陷；气的外出太过而不能内守，称为气脱。气的运动失调表现在脏腑上，可有肺失宣降、脾气下陷、胃气上逆、肾不纳气、肝气郁结等。

三、血

血是富有营养和滋润作用的红色液体物质，运行于脉内，循环流注全身，是构成和维持人体生命活动的基本物质之一。

（一）血的来源与生成

血液的来源有水谷精微、营气、津液、精髓等。脾胃为气血生化之源，脾胃化生的水谷精微是化生血液的最基本物质。水谷精微所化生的营气和津液进入血脉，心将营气和津液化赤而为血。故《灵枢·决气》说："中焦受气取汁，变化而赤，是谓血。"这里的"气"指营气，"汁"是津液。肾精归于肝，由肝之气化而转化为血。肾精能化为血，肾中元气也能促进脾胃运化水谷精微生成血液。因此，血液生成与脏腑的功能活动关系密切。

（二）血的运行

脉是血液循行的管道，又称"血府"。血液不在脉内循行而溢出脉外，称为离经之血，即出血。血液正常运行的基本条件是血液充盈、脉管完整通畅、脏腑功能正常。血的运行与脏腑的推动和固摄作用有关。血液正常运行，既需要心、肺、肝之气的推动，又需要脾与肝的固摄，推动与固摄协调平衡，血液才能正常运行。

（三）血的生理功能

1. 营养作用 血液中的营气随血液循行全身，为全身各脏腑组织器官的功能活动提供营养，可表现于面色、肌肉、皮肤、毛发等方面。

2. 滋润作用 血液中的津液，在发挥营养作用的同时，也发挥着滋润作用。血虚的患者，常可见面色无华、肌肤干燥、毛发枯槁等症。

3. 养神作用 血是神志活动的物质基础，血液充足，气血调和，则人体精力充沛，神志清晰，思维敏捷，反应灵活。如血虚，则出现失眠、惊悸、多梦、健忘等症。大量失血时，甚至出现精神恍惚、昏迷等症。

四、津液

津液是人体一切正常水液的总称，包括各脏腑组织的内在体液和正常的分泌液，是构成和维持人体生命活动的基本物质之一。津与液，本属一体，同源于水谷之精气，在生理上，相互为用，相互转化；在病理上，相互影响，故津与液常并称。二者在性状、流动性、分布及功能等方面又有一定区别。一般而言，津，清稀，流动性大，主要分布于体表肌肤、肌肉、孔窍、血脉等部位，渗入血脉，其滋润作用明显。液，稠厚，流动性小，主要灌注于骨节、脏、腑、脑、髓等组织器官，其濡养作用显著。

（一）津液的代谢

津液的代谢包括津液的生成、输布和排泄。津液代谢是由多个脏腑共同参与的复杂的生理过程。《素问·经脉别论》对津液代谢过程进行了概括："饮入于胃，游溢精气，上输于脾，脾气散精，上归于肺，通调水道，下输膀胱，水精四布，五经并行。"

1. 津液的生成 津液的生成取决于两个因素；一是充足的水饮类食物，是生成津液的物质基础；二是脏腑功能正常，尤其是脾胃、大小肠的功能正常。其中任何因素异常，均可导致津液生成不足，引起津液亏乏的病变。

脾主运化,胃主受纳腐熟,依赖游溢精气而吸收水谷中的精微部分。脾气升清,将人体吸收的津液上输于心肺,而后布散全身。小肠主液,泌别清浊,吸收饮食物中大部分的营养物质和水分,上输于脾,而布散全身。并将代谢产物经肾输入膀胱,把糟粕下输于大肠。大肠主津,参与人体津液的生成。大肠接受小肠下注的饮食物残渣和剩余水分后,将其中部分水液重吸收,使残渣形成粪便而排出体外。大肠通过其主津功能参与人体内津液的生成。

2. 津液的输布 主要依靠五脏和三焦等脏腑生理功能的综合作用而完成的。

心主血脉,心属火,为阳中之阳。津液和血液赖心阳之动力,方能正常运行,环周不休。脾主运化,脾气散精,一方面,将津液上输于肺,由肺的宣降,将津液输布全身,灌溉脏腑、形体和诸窍。另一方面,直接将津液向四周布散至全身,如《素问·太阴阳明论》说:"脾主为胃行其津液"的作用。肺主行水,为水之上源。肺接受从脾转输来的津液,通过宣发作用,将津液输布于人体肌表;通过肃降作用,将津液输布至肾和膀胱。肾主水,肾对津液输布起着主宰作用,主要表现在两个方面:①肾中阳气的蒸腾汽化作用,是胃游溢精气,脾气散精,肺通调水道以及小肠分别清浊等功能活动的动力,推动着津液的输布;②由肺下输至肾的津液,在肾的气化作用下,清者蒸腾,经三焦上输于肺而布散于全身,浊者化为尿液注入膀胱。肝主疏泄,气机调畅,三焦气治,气行则津行,促进了津液的输布环流。三焦为"决渎之官",气能化水布津,三焦是津液在体内流注输布的通道。

3. 津液的排泄 主要依赖肺、脾、肾、膀胱、大肠和三焦等脏腑的综合作用。津液的排泄主要是通过肺将宣发至体表的津液,化生为汗液,通过汗孔排出体外,而且,肺在呼气时带走部分水分;肾将水液蒸腾汽化生成尿液,并排出体外;大肠排出的水谷糟粕所形成的粪便中亦带走一些残余的水分。

总之,津液的代谢,依赖于诸多脏腑组织器官,以脾、肺、肾尤为重要。脾肺肾功能失调,均可影响津液的生成、输布和排泄,导致伤津、脱液等津液不足的病变,或形成内生水湿、水肿、腹水、痰饮等津液运行障碍或停滞积聚的病变。

(二)津液的生理功能

津液源于饮食物,富含精微,且遍布全身,无处不及,具有重要的生理功能。

1. 滋润濡养 津液是液态物质,具有营养和滋润作用,能够濡润脏腑,充养脑髓,滑利关节,润泽肌肤、孔窍。

2. 化生血液 津液渗入脉中,既可滑利脉道,又能参与血液生成,是血液生成的重要来源。故《灵枢·痈疽》说:"中焦出气如雾,上注溪谷,而渗孙脉,津液和调,变化而赤为血。"

3. 调节阴阳 津液在维护人体阴阳平衡方面发挥着重要的作用。津液有形性凉而属阴,如人体阳热有余则水液摄入量增加,阴寒过盛则水液摄入量减少,还可通过汗、尿等途径,调节人体的阴阳。

4. 排泄废物 津液在人体脏腑经络等组织器官的功能活动中,在精、气、血的化生过程中,全程参与并发挥着重要的作用,其自身在以汗、尿、呼气、粪便等形式排出体外时,也可将全身代谢废物排出体外。

五、精、气、血、津液之间的关系

精、气、血、津液有着各自不同的性状特点、运动方式与生理功能,但都是构成和维持人体生命活动的基本物质。精、气、血、津液之间在生理和病理上密切相关。

(一)精与气血的关系

精能化气,气能生精,精与气相互资生、相互依存。肾精和肾气互生互化,互为体用,常合称为肾中精气。肾精化生元气,水谷精微化生宗气、营气,全身各脏腑之气都依赖于精的滋养。而精的生成,又依赖于气的充盛。所以,精盈则气盛,气足则精充;若精亏则气衰,气虚则精不足。气不仅生精,又能固精。气失固摄,则精关不固,出现早泄、滑精。精能生血,血能化精,精与血相互资生、相互转化,称为"精血同源"。血虚可致精亏,精亏也可致血虚,均可形成精血亏损。

（二）气与血之间的关系

气与血同源于水谷精微，都是构成和维持人体生命的基本物质，在生理功能上相互依存、相互制约、相互为用。

1. 气为血之帅　气能生血，气是化生血液的原料和动力。因此，气旺则血旺，气虚则血亏。气能行血，气能直接推动血行，又能够通过促进脏腑功能活动而推动血液运行。因此，气行则血行，气滞则血瘀。气能摄血，脾主统血，使血液在脉内运行而不溢出脉外。肝主藏血，使血液得以贮藏，并调节血量，防止出血。因此，气旺则血行脉中，气虚则血溢脉外。

2. 血为气之母　血能载气，气存在于血中，血是气的载体。因此，气依赖血的运载而达全身，发挥其作用，血不载气则气脱。血能生气，血为气的功能活动提供营养物质。因此，血盛则气旺，血虚则气衰。

（三）气与津液的关系

气属阳，津液属阴，气与津液在生理上相互依存、相互为用，在病理上相互影响。

1. 气对津液的关系　气能生津、气能行津、气能摄津。气是津液生成的物质基础和动力，通过脏腑的功能活动来实现。因此，气旺则津充，气虚则津亏。气能行津，气的运动是津液输布排泄的动力，是通过脏腑的升降出入运动来体现的。气行则津液行，气滞则津液停。气能摄津，气的固摄作用，调节着津液的排泄，以维持体内津液量的相对稳定，并能防止津液流失。

2. 津液对气的关系　津能化气，津液通过脾运化而布散全身，津液在元阳之气的推动下，能化为气，敷布于脏腑经络和形体官窍而发挥作用。津能载气，津液为气的载体之一，气依附于津液而运行全身。

（四）血与津液的关系

血和津液同源于水谷精微，且相互为用、相互转化。

1. 血对津液的关系　血液的清稀部分，若渗于脉外，与营气分离，便化为有濡润作用的津液。血虚时，可致津液不足，如大出血时，脉中血少，脉外津液大量渗入脉中，以补充血量之不足，可造成脉外津液的相对亏损，出现口干、咽干、尿少、皮肤干燥等症，所以有"夺血者无汗"之说。

2. 津液对血的关系　津液与血都是由脾胃运化而生成的水谷精气所化生，故有"津血同源"之说。津液渗入脉管中，与营气结合，化为血液的组成部分。津液大量流失，如大汗、大吐、大泻等症，可致脉外津液严重不足，血中的津液成分也会渗出脉外，使血量减少，形成血脉空虚，津枯血燥的病变，故又有"夺汗者无血"之说。

（李明今）

第五节　病因病机

病因是导致人体产生疾病的原因。中医学认为，人体各脏腑组织之间，人体与外界环境之间，既是对立的又是统一的，维持着相对的动态平衡，人的脏腑、经络的生理活动正常，气血阴阳协调平衡，人体便处在健康状态，从而保持着人体正常的生理活动。当这种动态平衡因某种原因遭到破坏，又不能自行调节而恢复时，人体就会产生疾病。病机是疾病发生、发展及其转归的机制。疾病的发生、发展及转归过程极其复杂，涉及人体内外各种因素，但总的来说，取决于人体正常生理功能与各种致病因素之间的矛盾斗争。

一、病因

病因，即导致人体产生疾病的原因，中医学又称为"致病因素""病邪""病原"等。中医学认为，当人体因某种病因，与外界环境之间的对立又统一的动态平衡遭到破坏，又不能自行调节恢复时，就会发生疾病。中医病因多种多样，错综复杂，但临床上多分为外因、内因、不内外因等三大类。

（一）外因

外因一般是指来自自然界的致病因素，包括六淫和疠气。外感病因侵犯人体导致的疾病称为外感病。外感病的特点为发病急、病程短，有季节性、地域性，症状相似。外感病初期具有恶寒发热、脉浮等表证的临床表现。

1. **六淫**　淫，即太过和浸淫。六淫，是指风、寒、暑、湿、燥、火六种外感病邪的总称，又称"六邪"。风、寒、暑、湿、燥、火本是自然界六种正常的气候变化，称为六气，是万物生长变化和人类赖以生存的自然条件。当人体的正气不足，抵抗力下降时，对六气发生太过或不及、非其时而有其气、气候骤变等异常气候变化不能适应时，六气会成为致病因素，侵犯人体导致疾病发生，六气就转化为六淫。此外，由于脏腑功能失调而产生的内风、内寒、内湿、内燥、内火等，称为内生五邪，与六淫有别。六淫致病的共同特点：①外感性。六淫致病，病邪多由口鼻、肌表侵袭人体，由表及里，由浅入深。发病初期常见表证。②季节性。六淫致病，多与季节气候相关。如春季多风病，夏季多暑热病，长夏多湿病，秋季多燥病，冬季多寒病等。六淫致病虽有季节性，但并非绝对，在同一季节中，亦可见不同性质的外感病，如冬季也可感受热邪。③地域性。六淫致病常与地区和环境密切相关。如西北高原多寒病、燥病，东南沿海多热病、湿病，高温环境易发生温热病。④相兼性。六淫致病，既可单独侵袭人体，还可两种以上邪气相兼合邪侵犯人体。如风寒感冒、湿热泄泻、风寒湿痹等。⑤转化性。六淫致病，在发病过程中，病证的性质在一定的条件下可以相互转化，如寒邪入里可以化热，暑湿日久可以化燥伤阴等。

（1）风邪的性质及致病特点：风为春季的主气，四季皆有。

风为阳邪，其性开泄：风邪有善动、升发、向上、向外的特点。风性轻扬，易袭阳位，其致病多侵犯人体的上部、肌表和阳经，使腠理开泄，常出现汗出、恶风、头痛、身背项痛等表现。

风邪善行而数变：善行，即风性善动不居，致病部位游走不定。数变，即风邪致病，发病急骤，变化迅速。如荨麻疹出现风疹块，发生迅速，发无定处，时隐时现。

风性主动：风邪致病，常出现动摇不定的特征。如破伤风出现四肢抽搐、角弓反张等。

风为百病之长：风邪最易侵袭人体致病，常易与其他邪气相合而伤人。如寒、热、燥、湿等外邪，多依附于风而入侵人体。

（2）寒邪的性质及致病特点：寒为冬季的主气，也可见于其他季节。

寒为阴邪，易伤阳气：寒为阴气盛的表现，其侵犯人体致病，多出现寒象。如寒伤肌表，则出现恶寒重，发热轻，无汗等表现。

寒性凝滞：凝滞，即凝结、阻滞不通。寒邪致病，可致阳气不振，气血运行不畅或气血凝滞，脉络不通，不通则痛，多见各种疼痛症状。

寒性收引：收引，即收缩牵引。寒邪致病，侵犯肌肤，皮毛、汗孔收缩，出现恶寒、无汗、脉紧等表现。寒邪侵犯关节，经脉收缩牵引，出现关节剧烈疼痛与拘急、痉挛等表现。

（3）暑邪的性质及致病特点：暑为夏季的主气，具有严格的季节性，发生在夏至到立秋之间。暑病轻者为伤暑，重者为中暑。

暑为阳邪，其性炎热：暑邪为阳热盛的表现，其侵犯人体致病，多出现热象。如见面红、心烦、身大热、汗大出、口大渴、脉洪大等表现。

暑性升散，伤津耗气：暑邪致病，开泄腠理，致汗出过多而伤津液，气随津脱而气虚，出现多汗、口渴多饮、尿短赤、全身乏力等表现。

暑多夹湿：夏季梅雨季节，暑热之邪易与湿邪相兼为病，常见四肢倦怠、胸闷、纳呆、便溏等表现。但是，暑多夹湿，并不是指"暑必兼湿"，临床上要具体分析，只有出现相兼证候，方能诊断为暑湿证。

（4）湿邪的性质及致病特点：湿为长夏的主气。长夏，是指大暑至秋分之间的时间。但湿邪四季皆可见。

湿为阴邪，易损伤阳气：湿性类水，其性属阴，易伤阳气。湿喜归脾，湿邪易伤脾阳，致脾胃不和,出现脘腹痞闷、纳呆、神倦或小便不利、泄泻、水肿等表现。

湿性重浊:重,即沉重、重着;浊,即秽浊。湿邪致病,常出现头身困重,四肢和关节酸重疼痛、屈伸不利、痛有定处。湿邪致病还具有排泄物和分泌物秽浊不清的特点。如小便混浊,大便、妇女带下、肌肤疮疡脓水秽浊等。

湿性黏滞,阻遏气机:黏滞,即黏腻、停滞。湿邪致病黏滞的特点主要体现在两个方面,一是引起的病证症状多黏腻不爽,如患者小便不畅、大便黏滞不爽等。二是病程长,病情多反复发作,缠绵难愈。阻遏气机,是指湿邪致病,临床上常见气机不畅的现象。如湿阻下焦,见下腹胀痛、里急后重、大便不畅,或尿急、小便涩痛等。

湿性趋下,易袭阴位:湿邪为重浊有质之邪,与水类同,性属阴而趋下。湿邪伤人多易侵袭下部,如水肿、湿疹等病多见于下肢。

(5)燥邪的性质及致病特点:燥为秋季的主气,也可见于其他季节。燥邪可分为温燥与凉燥两类,一般而言,初秋尚热,易发温燥;深秋气凉,易感凉燥。

燥性干涩,易伤津液:燥邪致病,最易损伤津液,患者出现鼻燥、咽干、唇裂,皮肤干涩皲裂,毛发干枯失荣,口渴,干咳少痰,大便干结,小便短少等表现。

燥易伤肺:燥邪致病,多由口鼻而入,最易犯肺,多见干咳少痰、痰中带血、鼻干口燥等表现。

(6)火邪的性质及致病特点:火为夏季的主气,四季皆可见。火为热之极,火与热常并称。火虽有内火与外火之分,但在临床上,火多为内火,如心火、肝火等。

火为阳邪,其性上炎:火邪为阳热盛的表现,热盛易化火上炎,伤人多在上部。心火上扰,则口舌生疮;胃火上炎,则牙龈肿痛;肝火上炎,则口苦、目赤、头痛、眩晕等。

火易伤津耗气:火邪致病,可开泄腠理,致汗出过多而伤津液,气随津脱,导致气虚,则出汗过多、口渴多饮、全身乏力等。

火易生风动血:火易生风,是指火邪耗伤津液,筋脉失养,则出现热极生风的表现,如见四肢抽搐、目睛上视、颈项强直、角弓反张等。火易动血,是指火邪侵入血分,灼伤脉络,迫血妄行,则见各种出血等。

火易扰乱心神:火与心相应,火入营血,尤易扰乱心神,而出现心烦、失眠、神昏等心神不宁的表现。

火易致肿疡:火邪致病,入于血分,聚于人体局部,致肉腐血败,常出现皮肤的局部病变,如红肿热痛、疮痈、斑疹等。

2. 疠气 疠气是一类具有强烈传染性的外感病邪,又称疫毒、疫气、戾气、毒气、异气等。由疠气导致的疾病,称为疠病、瘟病或瘟疫病等。如大头瘟、疫痢、白喉、烂喉丹痧、天花、霍乱等。许多现代传染病属于中医疫病范畴,如非典型性肺炎、新冠肺炎、登革热病等。

(1)疠气的致病特点:疠气可通过空气传播,多由口鼻侵入人体,也可由饮食、蚊虫叮咬、虫兽咬伤、皮肤接触等途径传播而使人发病。疠气的主要致病特点:①发病急骤,病情危重。疠气致病潜伏期短、发展变化快、病情险恶、死亡率高。若不及时救治,可顷刻而亡,如白喉、霍乱等。②传染性强,易于流行。疠气具有强烈的传染性,可通过多种途径在人群中传播,尤其是空气传播更难控制,易致大面积流行发病。③一气一病,症状相似。疠气种类繁多,但每一种疠气所致疾病的部位与症状基本一致,如新冠肺炎多表现为发热、咳嗽等。

(2)疫病流行的因素:影响疠气形成,并侵袭人体而致病的因素错综复杂。①气候因素:气候急骤或持久的反常变化,如久旱、酷热、洪涝、瘴气、地震、海啸等,均可孳生疠气而导致疾病的发生。②环境、饮食因素:环境恶劣使水源、空气、土壤等遭受污染,或饮食不洁均可引发疫病。③预防因素:疠气具有强烈的传染性,人触之皆可发病,故防疫管理工作对防止疫病的发生与流行尤为重要。④社会因素。良好的社会环境可预防和控制疫病的发生与流行。反之,社会动荡不安、灾荒战乱等,易导致疫病发生与大流行。

（二）内因

内因，是指一类来自人体内部的致病因素，病因由内而生，与外感病因相对而言。内伤病因主要包括七情、饮食、劳逸等，其所引起的疾病统称为内伤疾病。

1. 七情内伤　七情，是指喜、怒、忧、思、悲、恐、惊等七种正常的情志变化，七情中的忧归于悲、惊归于恐，因而又称为五志，是人体对客观事物和现象的不同情绪反应，一般情况下不会致病。七情内伤是指喜、怒、忧、思、悲、恐、惊七种情志变化引起脏腑气机紊乱，导致疾病发生。只有突然、强烈或长期持久的情志刺激，超过了人体自身调节的限度，使人体气机紊乱，气血不和，脏腑功能失常，才会导致疾病的发生，由于它是造成内伤疾病的主要致病因素之一，故称"七情内伤"。

人的情志活动与五脏密切相关。五脏精气是情志活动的物质基础，心为五脏六腑之大主，主宰着人的精神意识思维活动以及情志活动。而情志活动对五脏精气有着重要的影响。情志所伤病证，以心、肝、脾三脏和气血失调为多见。

七情致病的主要特点：

（1）直接伤及脏腑：中医学认为，五脏与五志之间存在着相对应的关系，即心志为喜，肝志为怒，脾志为思，肺志为忧，肾志为恐。情志刺激过度，首当其冲会损伤所对应的五脏，即喜伤心，是指过喜则使心气涣散，心不藏神，神不守舍；怒伤肝，是指过度郁怒，致肝气上逆、肝阳上亢或肝火上炎，耗伤肝血；思伤脾，是指思虑过度，脾失健运，气机郁结；悲忧伤肺，是指过度悲伤忧愁，可耗伤肺气；惊恐伤肾，是指过度惊恐，耗伤肾中精气。

（2）影响脏腑气机：七情内伤，致使气血不和，气机紊乱，相应脏腑的气机升降失常。怒则气上，是指盛怒则肝气上逆，血随气逆，并走上冲；喜则气缓，是指喜悦过度，可使心气涣散，神不守舍，出现精神不集中，甚或精神错乱等症状；思则气结，是指思虑太过，可损伤脾气，气机郁结。悲则气消，是指过度悲忧，可使肺气抑郁，意志消沉，耗伤肺气；恐则气下，是指恐惧过度，气趋于下，血随气下行，还可导致肾气下陷，二便失禁、男子遗精、女子崩漏、孕妇流产等；惊则气乱，是指突然受惊，致心气紊乱，致心无所倚，神无所归，虑无所定，出现心慌、心悸等症状。

（3）加重病情：临床上，患者情志波动剧烈时，往往会使病情加重，或急剧恶化。如高血压病患者，若恼怒，则肝气上逆，血随气冲，发生突然昏仆，口眼㖞斜，甚至半身不遂等。心脏病患者，也可因突然剧烈的情志波动，病情迅速恶化，出现真心痛，甚至猝然死亡。

2. 饮食失宜　饮食是人类赖以生存和维持健康的基本条件，但饮食失宜可以导致疾病发生而成为病因，主要损伤脾胃。饮食失宜包括饮食不节、饮食不洁、饮食偏嗜。

（1）饮食不节：是指饮食过饥、过饱或饥饱无常。过饥，长期摄食不足，则可造成营养缺乏，气血亏虚，脏腑组织失养，功能活动衰退，全身虚弱。正气不足，抗病力弱，易致外邪入侵，也易继发其他病证。过饱，长期饮食超量，营养过剩，可发展为肥胖、消渴、胸痹等。过饱，则食滞不化，食积内停，可出现脘腹胀痛、嗳腐吞酸、呕吐泄泻、厌食纳呆等。食积停滞日久，还可以聚湿、生痰、化热，引起多种病证。饥饱无常，可导致脾胃损伤。若大病初愈，或暴食暴饮，或滋腻过度，或早进大补，可引起疾病复发。

（2）饮食不洁：是由于缺乏良好的卫生习惯，进食陈腐变质，或被疫毒、寄生虫等污染的食物所造成。饮食不洁引起的病变以脾胃、小肠、大肠为主，可使胃肠功能紊乱，出现脘腹疼痛、恶心呕吐、肠鸣腹泻或下痢脓血等，甚至神志昏迷，导致死亡等；或患寄生虫病；或发生某些烈性传染病。

（3）饮食偏嗜：饮食偏嗜是指过度偏食或不食某些食物，主要包括寒热偏嗜、五味偏嗜、肥甘厚味偏嗜、饮酒过度等。长期饮食偏嗜，可导致人体脏腑、气血、阴阳失调，引起疾病发生。反之饮食若与病变相宜，则能辅助治疗，促进疾病的好转。

3. 劳逸所伤　是指劳累过度和安逸过度。适度的劳动和锻炼，有助于人体气血流通，增强体质。必要的休息和放松，有助于消除疲劳，恢复体力和脑力，保持人体健康。长期的劳逸过度，都可以成为致病因素损伤人体而致发病，主要包括劳累过度和安逸过度。

（1）劳累过度：包括劳力过度、劳神过度和房劳过度。劳力过度，则消耗精气，导致脏气虚少，功能减退，损伤形体而积劳成疾。劳神过度，思虑太过则耗伤心血，损伤脾气，心神失养等。房劳过度是指房事太过，肾精耗伤，常见腰膝酸软、精神萎靡、遗精、早泄，甚则阳痿、月经不调、痛经、闭经等。

（2）安逸过度：包括体力过逸和脑力过逸。体力过逸导致人体气血不畅，脾胃功能减弱，常见食少乏力，精神不振，肢体软弱；或发胖臃肿，动则心悸、气喘、汗出等。脑力过逸可使人体脏腑经络功能失调，精气神衰弱，常见精神萎靡、表情淡漠、失眠健忘、反应迟钝等。

（三）病理产物病因

疾病过程中产生的某些病理产物，可引起人体出现新的病理变化，形成新的病证，因此，可以成为新的致病因素。病理产物病因包括痰饮、瘀血等。

1. 痰饮　是指人体水液代谢障碍所形成的病理产物。其稠厚者为痰，其清稀者为饮。痰不仅是指咯吐出来有形可见的痰液，还包括停滞在脏腑经络等组织器官中而未被排出的痰液，临床上可通过其所表现的证候来确定，这种痰称为"无形之痰"。痰可随气遍布全身、无处不到，饮常聚于胃肠、胸胁等。

（1）痰饮的形成：痰饮可因外感六淫、内伤七情、饮食不节、劳逸失度、瘀血、结石等多种原因，导致人体脏腑功能失调，水行不畅，停聚而形成。肺、脾、肾、肝、小肠、大肠、膀胱及三焦等脏腑在水液代谢过程中发挥着重要的作用，这些脏腑的功能失调，都可能导致痰饮形成。

（2）痰饮致病的主要特点

1）阻碍气血运行：痰饮可随气流行，或留滞于脏腑、经脉，妨碍气血运行，出现相应脏腑经络的气机升降失常。

2）影响水液代谢：痰饮阻肺，肺失宣降，肺不能通调水道，则水液不能正常输布。痰湿困脾，脾失健运，聚湿生痰，则水湿不能正常运化。痰饮停滞下焦，可影响肾和膀胱的气化功能，水液停聚，可见水肿和尿少。

3）蒙蔽心神：痰饮随气上逆，蒙蔽清窍，常见头晕目眩、精神不振等。痰迷心窍，常见神昏、痴呆、癫痫等。痰郁化火，痰火扰神，常见神昏谵语、发狂等。

4）致病广泛，变幻多端：痰饮随气流行，内而五脏六腑，外而四肢百骸，可变生多种疾病。由于痰饮的所在部位不同，而临床表现也不相同。痰饮致病，变幻多端。可伤阳化寒，可郁而化火，可夹风、夹热，可化燥伤阴，可上犯清窍，可下注足膝，且病势缠绵，病程较长，故有"百病多由痰作祟"之说。

2. 瘀血　是指体内血液停积而形成的病理产物。瘀血既是病理产物，又是致病因素，包括凝结于体内的离经之血，或血行不畅，停滞于经脉及脏腑内的血液。

（1）瘀血的形成：气虚、气滞、血寒、血热、血虚等均可使血溢于脉外或瘀积于脉道而形成瘀血。气是血行的动力，气行则血行，气滞则血滞，故气虚、气滞均可导致瘀血。血得温则行，遇寒则凝，血寒则致瘀。若热入营血，煎熬血中之阴，则血液黏稠而致瘀。阴血亏虚，脉道失润，血流不畅也可致瘀。此外，各种外伤均可损伤脉道，血液溢于皮内肉外，而形成瘀血。

（2）瘀血致病的主要特点

1）阻滞气机：瘀血一旦形成，必然阻滞气机。气机郁滞，又可引起血液运行不畅。因而导致血瘀气滞、气滞血瘀的恶性循环。如局部外伤，血出致瘀，阻滞气机，可见局部青紫、肿胀、疼痛等。

2）影响血脉运行：瘀血形成之后，无论是瘀滞于脉内，还是留积于脉外，均可导致局部或全身的血液运行失常。瘀血停滞于脉道，损伤脉络，血溢脉外，可见出血色黯、夹有血块等。瘀血阻滞经脉，气血运行不利，可见口唇、爪甲青紫，皮肤瘀斑，舌有瘀点、瘀斑，脉涩不畅等。

3）影响新血生成：瘀血阻滞体内，日久不散，阻碍气血的运行，则影响新血的生成。久瘀之人，常见肌肤甲错、毛发不荣等。

4）病位固定，病证繁多：瘀血一旦停滞于身体脏腑组织，短期难于消散，具有病位相对固定的特征。由于瘀血阻滞的部位不同，其表现也各不相同。瘀血的临床表现特点是以固定刺痛、肿块、出血、色紫、脉涩为主要证候。

3. 其他病因 除上述外感病因、内伤病因、病理产物病因之外的致病因素，可以统称为其他病因，主要有外伤、诸虫、药邪、医过、先天因素等。

（1）外伤：指外力或外在因素所致的机体损伤，如跌仆、金刃、棍棒、枪弹、坠落、撞击、挤压、闪挫、烧伤、冻伤、虫兽咬伤、电击伤等。外伤致病，一般都有明确的外伤史。轻者皮肉损伤，血行不畅，出现疼痛、出血、瘀斑、血肿等；重者伤筋动骨，损伤内脏，出现关节脱臼、骨折、内出血、虚脱、死亡等。

（2）寄生虫：主要通过进食含有虫卵的饮食物、接触虫体以及虫卵污染的水土等途径感染。人体常见的寄生虫有蛔虫、蛲虫、绦虫、钩虫、血吸虫等。寄生虫寄居于人体内，不仅消耗气血津液等营养物质，而且损伤脏腑经络组织器官的功能。各种寄生虫感染的临床表现不同，预后也不尽相同。对于寄生虫感染，以预防为主，注重饮食卫生和环境卫生。

（3）药邪：是指因药物炮制或使用不当而引发疾病的致病因素。药邪致病具有导致中毒、产生过敏、加重病情、产生新的疾病等特点。药物用于治疗疾病，若使用不当，则会致病。

（4）医过：是指因医护人员、药剂人员等不当言行而导致病情加重或变生新的致病因素，又称医源性致病因素。医过因素涉及面很广，医护人员接触患者时的所有言行，都可能产生负面效应。医过致病，可致患者情志波动、加重病情，甚至产生新的疾病等。

（5）先天因素：指人在出生以前因父母体质或遗传而形成的致病因素，包括胎儿孕育期及分娩时所形成的致病因素。先天因素与近亲结婚、怀孕时遭受重大精神刺激、分娩意外情况等有关。父母个体的体质类型也可遗传给子女，形成某些特殊的体质，决定着对某些病变的易感特点，而易患与父母相同或类似的疾病。

二、病机

病机，是疾病发生、发展及转归的机制。虽然中医学的病机复杂多样，但基本机制主要包括邪正盛衰、阴阳失调、气血津液失常、内生五邪等。

（一）邪正盛衰

邪正盛衰，是指在疾病过程中，正邪之间相互斗争所发生的盛衰变化。发病，是指疾病发生的过程，是邪气作用于机体的损害与正气抵抗损害之间的矛盾斗争过程。

正气是构成人体和维持人体生理功能的精微物质，具有推动人体生长发育、调节脏腑功能活动、抵抗外邪入侵及祛除邪气、修复机体的作用。邪气，泛指各种致病因素。邪气入侵人体，对机体的组织器官和生理功能产生损害和障碍，可造成组织的形质损害，导致脏腑生理功能失常，消耗体内精气血津液等物质，改变体质类型等。正气是决定发病的主导因素；邪气是发病的重要条件，正气不足是疾病发生的内在根据。正气旺盛，气血充盈，外邪难以入侵，疾病无从发生。当人体正气虚弱，防御能力低下时，邪气乘虚而入，使人体气血紊乱，阴阳失调，则疾病发生。

1. 邪正盛衰与虚实变化 在疾病的发展、变化过程中，正气旺盛则邪气消退，邪气亢盛则损耗正气，随着体内邪正的消长盛衰变化，形成了疾病的虚实病机变化。

邪气实，是以邪气亢盛为矛盾的一种病机变化。实证的病机，是指邪气强盛，正气未衰，正邪相搏，斗争激烈，反应明显，出现一系列剧烈的、有余的证候；正气虚，是以正气虚弱为矛盾的一种病机变化。虚证的病机，是指正气虚弱，防御能力低下，与邪抗争无力，或者正气虚弱但无邪存在，表现出一系列衰退和不足的证候。虚证常见于病证后期，多见于形体虚弱的患者。

邪正盛衰，不仅可以表现为虚证或实证，在长期复杂的疾病过程中，由于正邪力量的不断消长，还会出现多种复杂的病机变化。如虚实错杂、虚实转化、虚实真假等。

2. 邪正盛衰与疾病转归 在疾病过程中，邪正双方的斗争使得各自的力量不断发生消长变化，决定着疾病的转归。正胜邪退则疾病趋向于痊愈,邪胜正衰则疾病趋向于恶化,邪正相持则疾病趋向迁延。

正虚邪恋是邪正相持的一种特殊病机,是指在疾病过程中,正气大虚,余邪未尽,或正气无力祛除邪气,或邪气深伏,疾病缠绵难愈的一种病机转归。一般多见于疾病后期,也可以是疾病由急性转为慢性,或慢性病久治不愈。

邪去正虚,是指在疾病过程中,病邪已被祛除,但正气严重耗伤,有待恢复的一种病机转归。邪去正虚多为大病、重病的恢复期,需要加强护理和调养,才能使正气恢复,使机体各种功能恢复正常。

(二)阴阳失调

阴阳失调是指在致病因素的影响下,人体阴阳双方失去相对平衡而出现的阴阳偏盛、偏衰、互损、格拒、亡失等一系列病机变化与转归。

1. **阴阳偏盛** 是指人体中的阴与阳的某一方出现偏盛的一种病机状态,属于邪气盛则实的实证。

阳偏盛,即阳盛,是指在疾病发展过程中,人体以阳邪偏盛为主要矛盾的病机,属于实热证。阳盛的主要原因,多由感受温热阳邪,或五志化火,或气滞、血瘀、食积等郁而化热所致。阳邪偏盛,功能亢奋,故阳盛则热。阳热亢盛而耗伤机体阴液,病证从实热证转为实热兼阴亏证,即阳盛则阴病。若阴气大伤,病可由实热证转为虚热证。

阴偏盛,是指在疾病发展过程中,人体以阴邪偏盛为主要矛盾的病机,属于实寒证。阴盛多由感受寒湿阴邪,或过食生冷而寒邪中阻等所致。阴邪偏盛,功能衰退,故阴盛则寒。阴气亢盛而消耗机体阳气,病证从实寒证转为实寒兼阳虚证,即阴盛则阳病。若阳气大伤,病可由实寒证转为虚寒证。

2. **阴阳偏衰** 是指人体中阴与阳的某一方出现偏衰的一种病机状态,属于精气夺则虚的虚证。

阳偏衰,即阳虚,是指在疾病发展过程中,人体以阳气虚弱为主要矛盾的病机,属于虚寒证。阳偏衰多由先天禀赋不足,或后天失养,或劳倦内伤,或久病损伤阳气所致。阳气不足,阳不制阴,阴气相对偏盛,故阳虚则阴盛、阳虚则寒。阳偏衰是虚寒证,而阴偏盛是实寒证,二者要注意区别。阳偏衰可发于五脏六腑,在阳偏衰的基础上,可以进一步发展成为阴阳两虚证。

阴偏衰,即阴虚,是指在疾病发展过程中,人体以阴气虚弱为主要矛盾的病机,属于虚热证。阴偏衰多由阳邪伤阴,或因五志过极而化火伤阴,或因久病伤阴所致。阴气不足,阴不制阳,阳气相对偏盛,故阴虚则阳亢、阴虚则热。阴偏衰是虚热证,阳偏盛是实热证,二者要加以区别。阴偏衰可见于五脏六腑,在阴偏衰的基础上,可以进一步发展成为阴阳两虚证。

3. **阴阳互损** 是指人体在阴或阳任何一方偏衰的基础上,导致相应的另一方也偏衰,出现阴阳双方都虚损的病机状态。阴阳互损是阴阳的互根互用关系失调而出现的病理变化。

阳损及阴,是指在阳偏衰的基础上,病情发展导致阴也偏衰,形成了以阳偏衰为主的阴阳都偏衰的病机。

阴损及阳,是指在阴偏衰的基础上,病情发展导致阳也偏衰,形成了以阴偏衰为主的阴阳都偏衰的病机。

4. **阴阳格拒** 是指人体在阴或阳一方偏盛的基础上,由于阴阳双方的对立排斥,偏盛的一方居于内而将偏衰的另一方格于外,使阴阳之间不相维系,出现真寒假热证或真热假寒证的一种特殊而复杂的病机。

阳盛格阴,指阳热偏盛的一方居于内,而将阴寒格拒于外的一种病机。阳热盛于内是本质,阴寒格于外是假象,又称为真热假寒证。

阴盛格阳,指阴寒偏盛的一方闭于内,而将阳热格拒于外的一种病机。阴寒盛于内是本质,阳热格于外是假象,又称为真寒假热证。

5. **阴阳亡失** 是指人体的阴气或阳气突然大量亡失而导致生命垂危的一种病机状态。

亡阳,是指阳气突然大量脱失而致机体极端虚弱的一种病理状态。亡阳多见大汗淋漓、面色苍白、四肢逆冷、精神萎靡、呼吸微弱、舌淡苔白润、脉微欲绝等危象。

亡阴,是指阴气突然大量耗失而致机体极端虚弱的一种病理状态。亡阴多见汗出黏如珠如油、颧红、潮热而四肢温热、烦躁不安、气息粗重、舌干红、脉数疾等危象。

人体的阴和阳存在着互根互用的关系,亡阴则阳无所依附而散越,亡阳则阴无以化生而耗竭,亡阴或亡阳均可迅速导致阴阳离决,生命终止。

（三）气血津液失常

气血津液失常是指气、血、津液不足,运行代谢或功能异常,以及相互之间关系失调等一系列的病理变化。

1. 气的失常　是指气的亏虚以及气的运动失常而产生的病机变化。气的失常包括气虚、气滞、气逆、气陷、气闭、气脱等,又称气机失调。

气虚,是指气的不足导致气的功能低下的病机。导致气虚的原因主要有气的生成不足、气的过多消耗等。气虚可见精神不振、倦怠乏力、自汗、舌淡、脉虚等。

气滞,是指气的运动不畅的病机。形成气滞的原因主要有情志抑郁、痰饮与瘀血等邪气阻滞、脏腑功能失调等。气滞发于身体各处,出现胀满、疼痛的临床表现。

气逆,是指气的上升太过或下降不及的病机。形成气逆的原因主要有情志所伤、饮食不当、外邪侵袭、痰浊内阻等。气逆最常见于肺、胃和肝,肺气上逆,发为咳嗽、气喘;胃气上逆,发为恶心、呕吐、嗳气、呃逆;肝气上逆,发为情绪急躁易怒、头痛、眩晕、吐血、咯血等。

气陷,是指气的上升不足或下降太过的病机。气陷主要是由气虚演变而来。气陷的病机变化主要有上气不足与中气下陷。脾气虚,升清乏力,水谷精微不能上输头目,可见头晕、目眩、耳鸣等。脾气虚,升举无力,内脏位置不能维系固定,可见胃下垂、肾下垂、子宫脱垂、脱肛等。

气闭,是指气机闭阻而不能外出的病机。形成气闭的原因主要有情志刺激、外邪侵扰、痰浊内阻等。气闭可见因触冒秽浊之气所致的闭厥、因情志刺激所致的气厥、因剧痛所致的痛厥、因痰阻气道所致的痰厥。气闭可见呼吸困难、面青唇紫、四肢厥逆、突然昏厥、不省人事等。

气脱,是指气不能内守而大量外失的病机。形成气脱的原因主要有正气骤伤、慢性消耗、失治误治等。气脱可见面色苍白、汗出不止、全身瘫软、二便失禁、脉微欲绝等。

2. 血的失常　是指血液的亏虚或血液运行失常而产生的一系列病理变化。血的失常包括血虚和血瘀等。

血虚,是指血液不足导致血的濡养功能减退的病机。形成血虚的原因主要有失血过多、新血不生、脾胃虚弱、营养不足、久病不愈、慢性消耗等。血虚可见面色淡白或萎黄、唇舌爪甲色淡白而无华、神疲乏力、眩晕、心悸、脉细等。

血瘀,是指血液循行不畅或停滞的病机。形成血瘀的原因主要有局部损伤、气虚、气滞、血寒、血热等。血瘀可见部位固定的刺痛、肿块、出血、面色黧黑、肌肤甲错、唇舌紫黯及舌有瘀点瘀斑、脉涩等。

3. 津液的失常　是指津液的亏虚或津液代谢失常而产生的病理变化。

津液亏虚,是指津液不足而导致的脏腑、五体、孔窍、皮毛等失于濡养的病机。形成津液亏虚的原因主要有生成不足、热邪伤津、消耗过多、久病体虚、脏腑失调等。津液亏虚常可分为伤津与脱液。一般而言,伤津病程短、病情轻,脱液病程长,病情重。伤津主要是丢失水分,脱液不仅丢失水分而且丢失某些精微物质,脱液常常是从伤津演变而来的。伤津可见口渴、口干咽燥、皮肤干涩等,脱液除可见伤津的表现外,还常见形瘦骨立、大肉尽脱、毛发枯槁,或出现手足震颤、肌肉瞤动等液不养筋的症状。

津液代谢失常,是指津液的输布和排泄过程中出现障碍的病机。形成津液代谢失常的原因,主要有脏腑功能失调、外邪侵入、七情内伤、饮食失宜等。津液代谢失常包括津液输布障碍和津液排泄障碍。津液输布障碍,是指津液在体内某一部位发生滞留,生痰成饮。津液的排泄障碍,是指津液排出功能减退,导致水液潴留而发为水肿。津液代谢失常可见口渴、咽干、尿少、水肿、痰饮、便秘或便溏等。

4. 气血津液关系失常　是指气、血、津液之间的关系发生紊乱而导致的一系列的病理变化。气与血的关系失常，是指气与血之间的关系发生紊乱而导致的病机。气与血的关系失常主要有气滞血瘀、气虚血瘀、气不摄血、气随血脱、气血两虚等。

气与津液的关系失常，是指气与津液之间的关系发生紊乱而导致的病机。气与津液的关系失常主要有津停气阻、气随津脱等。

血与津液的关系失常，是指血与津液之间的关系发生紊乱而导致的病机。血与津液的关系失常主要有津枯血燥、津亏血瘀等。

（四）内生五邪

内生五邪是指脏腑功能失调而产生的化风、化寒、化湿、化燥、化火的病机变化。由于疾病起源于机体内部的脏腑功能失调，临床表现又与风、寒、湿、燥、火外感病邪类似，因暑无内生，故称为内生五邪。内生五邪有内风、内寒、内湿、内燥、内火。内生五邪，与外感邪气相比，具有两个特点。一是内生、外感不同。内生五邪是由于脏腑及气血津液功能失常而产生，为内伤疾病。而外感邪气是由于自然界气候变化侵害人体而发生的，为外感疾病。二是阴证、阳证不同。内生五邪发生的病机和病证，多属于里证、虚证，可归纳为阴证。而外感邪气发生的病机和病证，多属于表证、实证，可归纳为阳证。

（李明今）

第六节　四　诊

四诊是指望、闻、问、切四种诊察和搜集病情资料的基本方法。

人体是一个有机的整体，局部的病变可以影响全身，内脏的病变，可以从体表的不同组织器官和部位反映出来。所以，通过望色、闻声、问症、切脉等手段，诊察疾病显现在各个部位的症状和体征，就可以了解疾病的原因、性质及内部联系，从而为辨证论治提供依据。

四诊各有其独特的作用和意义，不能相互取代，必须将它们有机地结合起来，"四诊合参"，才能全面、系统、真实地了解病情，做出正确的判断。

一、望诊

望诊，是对患者的神、色、形、态、舌象以及分泌物、排泄物的色、质异常变化进行有目的的观察，以了解健康或疾病情况的一种诊断方法。临床应用主要有望神、望色、望舌、望形态和望分泌物的变化。

（一）望神

1. 望神的含义及意义　神，是人体生命活动的总体外在表现，又指精神意识活动。神是以精气为物质基础的，是脏腑气血盛衰的外露征象，通过机体的形态动静、面部表情、语言气息等方面表现出来。因此观察神的盛衰，既对判断脏腑精血的盈亏和形体的强弱，也对判断病情的轻重和预后具有重要意义。由于"目"为五脏六腑精气之所注，其目系通于脑，为肝之窍，心之使，"神藏于心，外候在目"，所以观察目的变化又是望神的重要内容之一。

2. 神的表现类型和临床意义　神的表现可分为有神、少神、无神、假神。

（1）有神：又称得神，主要表现为神志清楚，精神良好，两目精彩，面色荣润，表情自然，呼吸平稳，反应灵敏，动作自如等。提示脏腑精气充足，正气强盛，生命活动正常；即使有病，也是正气未伤，属于轻病，预后良好。

（2）无神：又称失神，主要表现为精神萎靡，目暗睛迷，瞳神呆滞，面色晦暗，语言断续，表情淡漠，反应迟钝，动作失灵，甚至神志昏迷，语言错乱，循衣摸床，撮空理线等。提示脏腑精气亏虚已极，正气大伤，病情严重，预后不良。

（3）少神：又称神气不足，介于得神与失神之间。主要表现为精神不振，两目乏神，面色少华，倦怠乏力，少气懒言，动作迟缓等。提示正气不足，精气轻度损伤，常见于素体虚弱之人，或病情较轻，或病后恢复期而正气尚未复原。

（4）假神：系指危重、久病患者精神突然好转的假象，是临终前的预兆，并非佳兆，临床应予特别注意。主要表现为久病重病之人，本已失神，突然神志转清，精神转佳，目光转亮，言语不休，想见亲人；或原来面色晦暗，突见面赤如妆；或不欲饮食，突然食欲增加等。这是阴阳即将离决的危候，人们通常把它比喻为"残灯复明"或"回光返照"。

（二）望色

望色，是指望面部的颜色和光泽。面部的色泽，是脏腑气血的外荣。我国健康人的面色是红黄隐隐，明润含蓄。在疾病状态下的面部色泽称为"病色"。若患者面部色泽鲜明、荣润，表明病情轻浅，气血未衰；若面色晦暗、枯槁，表明病情深重，精气已伤。

1. 常色 常色即正常面色与肤色，因种族不同而异。我国健康人面色应是微黄透红，明润光泽。常色有主色与客色之分，主色指由禀赋所致、终身不变的色泽；客色指受季节气候、生活和工作环境、情绪及运动等不同因素影响所致气色的短暂性改变，非疾病所致。

2. 病色 病色包括五色（青、黄、赤、白、黑）善恶与变化。五色善恶主要通过色泽变化反映出来，提示病情轻重与预后吉凶。其中明润光泽而含蓄为善色，表示病情较轻，预后较好；晦暗枯槁而显露为恶色，表示病情较重，预后欠佳。

（1）青色：主寒证、痛证、血瘀、惊风。青色为气血不通，经脉瘀阻的表现。面色苍白而青，多属寒邪外袭，或阴寒内盛；面色青灰，口唇青紫，伴心胸闷痛或刺痛，为心阳不振，心血瘀阻；小儿鼻柱、眉间及口唇四周青紫，常见于惊风或惊风先兆。

（2）赤色：主热证。赤色为血液充盈皮肤脉络的表现。满面通红，为外感发热或脏腑阳盛之实热证；两颧潮红娇嫩，为阴虚阳亢之虚热证。

（3）黄色：主虚证、湿证。黄色为脾虚不运，水湿内蕴的表现。面色淡黄，枯槁无泽，多为脾胃虚弱、气血不足的萎黄证；面黄而虚浮，多为脾气虚衰，湿邪内阻所致。面、目、身俱黄属黄疸，黄而鲜明如橘皮色，为湿热熏蒸的阳黄；黄而晦暗如烟熏，为寒湿郁阻的阴黄。

（4）白色：主虚证、寒证、失血证。白为阳虚气血不足的表现。凡阳气虚衰，气血运行乏力；或耗气失血，经脉气血不充；或寒凝经脉，气血不能上荣，颜色皆呈白色。面色白而虚浮，多为阳气虚；面淡白而消瘦，为营血亏虚；若急性病突然面色苍白，伴冷汗淋漓，多为阳气暴脱。

（5）黑色：主肾虚、水饮、瘀血证。黑色为肾阳衰微、阴寒水盛、气血凝滞的表现。面色或周身黧黑，多为肾阳衰微；面黑而干焦，多为肾阴亏虚；色黑而肌肤甲错，为有瘀血；眼眶黑为肾虚或有水饮。

（三）望形态

1. 望形体 望形体主要是观察患者形体的强弱、胖瘦及体质类型。

（1）形体强弱：骨骼粗大，胸廓宽厚，肌肉充实，皮肤润泽等，是形体强壮的表现，此类人内脏坚实，气血旺盛，虽病亦预后良好。骨骼细小，肌肉瘦削，筋弱无力，皮肤枯燥等，是形体衰弱的表现，此类人内脏脆弱，气血不足，体弱多病，预后较差。

（2）形体胖瘦：人体胖瘦宜适中，过于肥胖或过于消瘦皆非所宜。观察形体胖瘦时，应注意与精神状态、食欲食量等结合起来综合判断。

体质类型：详见第五章第七节体质调护内容。

2. 望姿态 主要观察患者的动静姿态及肢体的异常动作。"阳主动，阴主静"，患者喜动，卧时仰面伸足，揭去衣被，面常向外者，多属阳证、热证、实证；喜静，卧时蜷缩成团，面常向里者，多属阴证、寒证、虚证。如眼睛、四肢不时颤动，多为热病发痉的先兆；头摇不能自主，四肢时而颤动，多为肝风内动；半身不遂或口角㖞斜，多为"中风"；关节肿痛或麻木不仁，行动不便，多为"痹病"；喘促抬肩，喉中痰鸣，难以平卧，多为"哮喘"；右下腹痛，右足屈而不伸，多为"肠痈"。

（四）望头与发

头为诸阳之会，精明之府；肾之华在发，发又为血之余。故望头、发可了解肾精和气血的盛衰。

1. 头　小儿头形过大或过小，伴智能不全，多属先天禀赋不足或肾精亏损；小儿囟门下陷，多属虚证；囟门高突，多为实热；囟门迟闭，多为肾气不足，发育不良；无论大人、小儿头摇不能自主，多为风证或气血虚衰。

2. 发　色黑、粗密润泽者，为肾气盛而精血充足之征象。发黄稀疏易落，或干枯不荣，为精血虚亏；突然大片脱发，称"斑秃"，多属血虚生风；青壮年头发稀疏易落，多属肾虚或血热；小儿发结如穗，多为"疳积"。

（五）望五官

1. 望目　目为肝之窍，五脏六腑之精气皆上注于目，故目的异常变化可以反映肝及其他脏腑的病变。目眦红赤，多为心火炽盛；白睛红赤，多为肺经风热；目赤肿痛，多为肝经风热；眼睑水肿如卧蚕，多为水肿；目眦淡白，为血虚；目眦赤烂，多属湿热；目窝下陷，多为津液亏耗；白睛黄染，多属黄疸；目睛斜视、直视或上视，多为肝风内动；眼睑下垂，多为脾胃虚弱，气血不足。

2. 望耳　耳为肾之窍，如耳薄而干，多为肾精不足；耳轮甲错，为久病血瘀；耳根发冷，耳背有红脉者者，多为麻疹先兆。

3. 望鼻　鼻为肺之窍，鼻流清涕，多为外感风寒；鼻流浊涕，多为外感风热；久流黄稠浊涕而腥臭者，为"鼻渊"；喘促、高热、鼻翼扇动，为痰热壅肺；久病鼻扇，喘促汗出如油者，为肺肾精气衰绝危候。

4. 望口唇　唇为脾之外荣，口唇淡白，多属血虚；唇色青紫，多为寒凝血瘀；唇色深红而干，为热盛伤津；唇色鲜红，多阴虚火旺；口唇糜烂，属脾胃蕴热；口角流涎，为脾虚湿盛或胃热；口唇干裂，多为外感燥邪或邪热伤津；口角㖞斜，多为中风；口噤或抽搐不止，多为肝风内动。

5. 望齿龈　齿为骨之余，龈为胃之络。望齿龈可了解肾与胃肠病变。牙齿干燥，多为胃热伤津；齿干如枯骨，为肾阴枯涸；牙齿松动稀疏，齿根外露者，多属肾虚或虚火上炎；齿龈红肿疼痛，为胃火上炎。

6. 望咽喉　咽喉主要反映肺、胃的情况。应注意观察咽喉的色泽和形态的变化。咽喉红肿而痛，为肺胃有热，如兼有黄白脓点甚或溃烂，为肺胃热盛；咽喉嫩红，肿痛不甚，多属肾水不足，阴虚火旺；咽喉腐点成片，色呈灰白，不易拭去，重剥出血者为白喉。

（六）望皮肤

皮肤居一身之表，为机体御邪之屏障，内合于肺，为气血所荣。脏腑病变，可通过经络反映于肌表皮肤。望皮肤应注意色泽形态的变化及斑疹的鉴别。

1. 色泽　皮肤大片红肿，色赤如丹者，名"丹毒"，多为实热火毒之气所致。皮肤、面目俱黄者，多为黄疸，分阳黄、阴黄两大类。阳黄，黄色鲜明如橘子色，多因脾胃或肝胆湿热所致；阴黄，黄色晦暗如烟熏，多因脾胃为寒湿所困。皮肤青紫，常见于中毒。

2. 润燥、斑疹、疮疡　皮肤干瘪枯槁者为津液耗伤；皮肤虚浮肿胀，按之凹陷，多属水湿泛滥；皮肤粗糙如鱼鳞，抚之涩手者，称肌肤甲错，常见于血瘀证。皮肤起疱，形似豆粒者为痘疮，常伴有外感证候，包括天花、水痘等病。斑和疹都是皮肤上的病变，是疾病过程中的一个症状。斑色红，点大成片，平摊于皮肤下，摸不应手。由于病机不同，而有阳斑与阴斑之别。疹形如粟粒，色红而高起，摸之碍手，由于病因不同可分为麻疹、风疹、瘾疹等。痈、疽、疔、疖为发于皮肤体表部位有形可征的外科疮疡疾患。四者的区别：凡发病局部范围较大，红肿热痛，根盘紧束的为痈；若漫肿无头，根脚平塌，肤色不变，不热少痛者为疽；若范围较小，初起如粟，根脚坚硬较深，麻木或发痒，继则顶白而痛者为疔；起于浅表，形小而圆，红肿热痛不甚，容易化脓，脓溃即愈者为疖。

（七）望络脉

望小儿示指络脉是观察此处络脉的形色变化以了解病情的方法，适用于三岁以内的小儿。

Note：

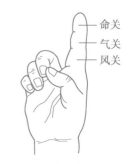

图2-3 小儿指纹三关图

1. 三关定位 将小儿示指按指节分为风、气、命三关。其中，示指第一节为风关，即掌指横纹至第二节横纹之间；第二节为气关，即第二节横纹至第三节横纹之间；第三节为命关，即第三节横纹至指端(图2-3)。

2. 观察方法 抱小儿向光，观察者用左手握小儿示指，以右手大拇指用力适中从命关向气关、风关直推数次，络脉愈推愈明显，便于观察络脉的形色变化。

3. 示指络脉的形色变化与意义 正常小儿示指络脉浅红隐隐，或略带紫色，见于掌指横纹处或略超出掌指横纹的部位，其形态多为斜形、单支，粗细适中。但粗细也与气候寒热有关，热则变粗增长，寒则变细缩短。长短与年龄亦有关，一岁内多较长，随年龄增长而缩短。望小儿示指络脉的要领和意义可概括为："浮沉分表里，色泽辨病性，淡滞定虚实，三关测轻重。"

（1）浮沉：一般络脉浮现易见者，病位较浅，多见于外感表证；络脉沉滞模糊者，主病在里，多见于内伤里证。

（2）色泽：色紫红的，主内热；色鲜红的，主外感表证；色青主风及痛证；色淡者为虚；色紫黑为血络闭阻，病属危重。

（3）长短与形状：络脉日渐增长者，为病情加重；日渐缩短者，病情转轻。络脉仅见于风关，为邪气初入，病情尚浅；络脉达于气关，为病情发展，病位较深；络脉达于命关，为邪深病重；若络脉透过三关直达指端者，称为透关射甲，病多凶险，预后不佳。络脉增粗，分支显见者，多属实证、热证；变细者，多属寒证、虚证。单支、斜形，多属病轻；弯曲、环形、多支，多属病重。

（八）望排出物

排出物是人体排出的代谢废物（排泄物）、人体官窍分泌的液体（分泌物）及排出的病理产物的总称。望排出物是观察患者排出物的形、色、质、量等变化，以诊察疾病的方法。其总规律：凡排出物色白、清稀者，多属虚证、寒证；色黄、稠浊者，多属实证、热证。

1. 望痰涎 痰为体内水液代谢异常形成的病理产物，望痰对于诊察肺脾肾三脏的功能状态及病邪的性质具有一定的意义。痰稀、色白、量多，或有灰黑点者，为寒痰；痰稠色黄，坚而成块者，为热痰；痰少而黏，难于咳出者，为燥痰；痰稠色白量多，滑而易咳出者，为湿痰。痰中带血，或咯血，多为热伤肺络；咯吐脓血腥臭痰，为肺痈。涎为脾之液，望涎可诊察脾胃病变。口流清涎量多者，多属脾寒，气不摄津；口中时吐黏涎者，多属脾胃湿热，湿浊上泛；口角流涎不止，可见于中风后遗症，或风中经络之证；小儿口角流涎，多属脾虚不能摄津所致，亦可见于胃热、虫积或消化不良。

2. 望呕吐物 呕吐是胃气上逆所致。观察呕吐物的形、色、质、量的变化，有助于了解胃气上逆的病因和病性。呕吐物清稀无臭，多为寒呕；呕吐物秽浊酸臭，多为热呕；吐出酸腐夹杂不化食物，多属食积；呕吐清水痰涎，伴口干不饮，苔腻胸闷，多属痰饮；呕吐黄绿苦水，多为肝胆湿热或郁热；呕吐鲜血或紫黯有块，夹杂食物残渣，多属胃有积热或肝火犯胃，热伤胃络而血不归经。

3. 望大便 虚寒之证大便溏薄，实热之证大便燥硬；便如羊粪为肠燥津枯；便黄如糜状，溏黏恶臭多为肠胃湿热；小儿绿便有泡多为消化不良或受惊；大便脓血，赤白相杂是下痢；便血色鲜红者是血热，色黑如漆为瘀血内积；先便后血，其色褐黑者，病多在脾胃，又称远血；先血后便，其色鲜红或深红者，病多在大肠与肛门，又称近血。

4. 望小便 小便清澈而长为寒，赤而短少为热；其色黄甚多见于湿热证；小儿尿如米泔多是食滞肠胃、内生湿热或为脾虚；黄赤混浊，或偶有砂粒为石淋；混浊如米泔、淋漓而痛是膏淋；尿带血色、热涩刺痛为血淋。

（九）望舌

望舌又称舌诊，是指观察舌质和舌苔的变化以诊察疾病的方法，是中医独特的诊法之一。舌通过经络与五脏相连，因此人体脏腑、气血、津液的虚实，疾病的深浅轻重变化，都有可能客观地反映

Note:

于舌象,通过舌诊可以了解脏腑的虚实和病邪的性质、轻重与变化。其中舌质的变化主要反映脏腑的虚实和气血的盛衰,而舌苔的变化主要用来判断感受外邪的深浅、轻重,以及胃气的盛衰。五脏在舌面的分布一般为舌尖属心肺,舌边属肝胆,中部属脾胃,舌根属肾。根据舌的不同部位反映不同的脏腑病变在临床上具有一定的参考价值,但不能机械地看,需与其他症状和体征综合加以考虑(图2-4)。

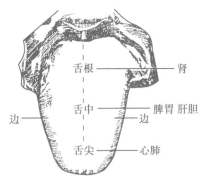

图2-4　舌诊脏腑部位分属图

正常舌象为舌体柔软,活动自如,颜色淡红、润泽,舌苔均匀、薄白而干湿适中,常简述为"淡红舌,薄白苔"。

1. 望舌的方法及注意事项

(1)伸舌姿势:被检者应自然伸舌,舌体放松,舌面要平展,舌尖略向下,尽量张口,充分暴露舌体,不可卷缩,也不能用力太过。否则会引起舌色改变或舌体干湿度变化。

(2)光线:望诊时采用充足的自然光为好,被检者面向光亮处,使光线直射口内,要避开有色门窗和周围反光较强的有色物体,以免舌苔颜色产生假象。

(3)顺序:应循舌尖、舌中、舌根、舌两边的顺序察看,先看舌质,后看舌苔。

(4)染苔:某些药物、食物可以影响舌象,出现染色假苔。如橄榄、乌梅可使舌苔染黑;枇杷、黄连可使舌苔染黄;饮水可使舌苔湿润;进食、漱口影响舌苔厚薄;刺激性食物使舌质变红等。

2. 望舌的意义

(1)判断正气盛衰:通过舌质颜色、舌形、动态的变化,判断脏腑虚实、气血的盛衰、津液的盈亏。

(2)辨别病位的深浅:舌苔的厚薄,反映病位的深浅。苔薄多主邪气在表,病轻邪浅;苔厚多为邪入脏腑,病较深重。

(3)区别病邪的性质:舌质舌苔的颜色,反映病邪的性质,舌质红、苔黄为热证,舌质淡、苔白为寒证。

(4)推断病情的进退:舌苔由薄渐厚,为病势渐增;舌苔由厚变薄,为正气渐复。舌苔从有苔到剥苔,是胃的气阴不足,正气渐衰的表现,提示病情恶化;舌苔剥落之后,复生薄白苔,乃邪去正胜,胃气渐复,提示病情好转。

3. 望舌质

(1)望舌神:主要指舌的荣枯。"荣"为荣润红活,有生气,有光彩,活动灵敏自如,谓之有神,虽病也有善候;"枯"为干枯死板,黯滞,运动失灵,谓之无神,乃是恶候。

(2)望舌色:淡白舌为虚证、寒证,多为阳气虚弱、气血不足之象;红舌为热证,为热盛气血壅滞;舌红苔黄而干,为实热证;舌红少苔,为阴虚火旺;绛舌多为邪热深入营血,阴虚火旺及瘀血;紫舌主热极、寒盛、瘀血或酒毒;青舌主阴寒证、血瘀证,为气血瘀滞之象。

(3)望舌形:舌质纹理粗糙,形色坚敛苍老者为"老",多为实证;纹理细腻,形色浮胖娇嫩者为"嫩",多为虚证。舌体胖大,舌色偏淡主水湿痰饮证。舌体肿大,甚则不能闭口,不能缩回者,称肿胀舌,主热郁、中毒。舌体瘦小而薄,是阴血亏虚;如色淡质嫩,为心脾两虚;如舌色红绛,多为阴虚火旺。舌面有明显裂沟,称"裂纹舌",多为阴液亏耗之征。舌面乳头增生、肥大,高起如刺,摸之棘手,称为"芒刺舌",多是里热炽盛,邪热内结之象。

(4)望舌态:舌体强硬,运动不灵,主热陷心包,高热伤津或风痰阻络;舌体痿软,主阴液亏损或气血俱虚;舌体颤抖,主肝风内动;舌体歪斜,多见于肝风夹痰,痰瘀阻络或阴虚风动;吐弄舌,多为心脾有热;舌体短缩,多属危重证候。

4. 望舌苔

(1)望苔质

1)厚薄:以能"见底"者为薄苔,不能"见底"者为厚苔。苔薄者,可见于正常人或疾病初起、在表、病轻或正气不足；厚苔，病邪已由表入里，病邪较盛或里有积滞。

2）润燥：舌苔干湿适中为润苔；若舌面过滑，伸舌欲滴，为滑苔；舌苔干燥，扪之无津，甚则干裂，为燥苔；舌苔毫无水分，苔质粗糙，称为糙苔。舌苔润滑者说明津液未伤或津液内停，舌苔干燥者说明津液亏损或津液输布障碍。

3）腻腐：舌面上覆盖着一层颗粒细腻而致密的滑黏苔垢，刮之难去，称为"腻苔"，为湿浊、痰饮、食积所致；若苔质颗粒较大，疏松而厚，形如豆腐渣堆积舌面，刮之即去，称为"腐苔"，为食积、痰浊久积不化所致。

4）剥落：舌苔突然退去，舌面光洁如镜，称为"光剥苔"，又称"镜面舌"，为胃阴枯竭、胃气大伤之征。舌苔剥落不全，称为"花剥苔"，多为胃腑气阴两伤。

（2）望苔色

1）白苔：主表证、寒证。苔薄白而润，多为风寒表证；薄白而干，多为风热表证；苔白厚而滑腻，多为痰饮、宿食内停；苔白厚干燥，多为湿热伤津而湿邪未化；苔白如积粉，多为瘟疫或内痈。

2）黄苔：主里证、热证。淡黄热轻，深黄热重，焦黄热结。苔薄微黄，多为风寒化热或外感风热；苔黄而厚腻，多为胃肠湿热，痰食阻滞；苔黄而燥，为热盛伤津。

3）灰黑苔：灰苔与黑苔同类，灰苔即浅黑苔。灰黑苔主热极或寒盛，主里证。灰而滑润，为寒湿内阻或痰饮内停；灰而干燥，为热炽伤津或阴虚火旺。黑而燥裂，为热极津枯，病情危重；黑而滑润，为阳气虚衰，阴寒内盛。

中医舌诊新技术的研究进展

舌诊是中医诊断学的重要方法之一，属于中医四诊中的"望诊"范畴。随着互联网医疗的兴起，多平台交互的需求促使中医四诊向标准化、客观化等方向发展。在此背景下，舌诊与生物医学工程、大数据等学科不断交叉融合，诞生了一系列重要的新技术。研究舌诊图像在客观化、标准化环境下的采集与分析，是实现中医远程诊断、信息交流共享的重要前提。同时，舌诊相关研究的发展与技术积累也促使相关行业标准的制订与完善，并逐渐形成具有中医特色的影像学概念。

二、闻诊

闻诊是通过听声音和嗅气味来诊断疾病的方法。听声音是指听患者的语言、呼吸、咳嗽、呕吐、呃逆等各种声响，嗅气味是指嗅患者体内发出的各种气味及排出物和所在病室的气味。

（一）听声音

1. 语声

（1）语声：语音高亢有力、多言者，属实证、热证；低微无力、少言者，多属虚证、寒证。新病声哑者，为"暴哑"，多为外邪袭肺，肺气不宣，属实证；久病声哑，多为内伤，肺肾阴虚，津液不能上承声门所致，属虚证。久病重病，突然声音嘶哑，是脏气将绝之危象。

（2）语言：语言异常主要是心神的病变。若神志不清，胡言乱语，声高有力，称为"谵语"，多属热扰心神的实证；神志不清，语言重复，时断时续，声音低弱，称为"郑声"，属心气大伤，精神散乱的虚证。若言语粗鲁，狂妄叫骂或登高而歌为狂言，常见于"狂证"，是痰火扰心所致；言语错乱，神志恍惚，喜怒无常，多为"癫证"。自言自语，见人便止，称为"独语"；语言错乱，语后自知，称为"错语"；独语和错语多属心气不足，心神失养之虚证，亦可见于气郁痰阻，蒙蔽心神之实证。

2. 呼吸
外感邪气有余，呼吸气粗而快，属实证、热证。内伤正气不足，呼吸气微而慢，属虚证、寒证。气粗为实,气微为虚。①喘:呼吸困难,短促急迫,甚或张口抬肩,难以平卧者,为肺失宣肃,肺气上逆所致。②哮:呼吸急促而喉间有痰鸣声,常反复发作。多因内有素痰伏肺,复感外邪引动而发。喘与哮常同时发生,故常合称为"哮喘"。③少气:呼吸微弱,短而声低。少气主诸虚劳损,身体虚弱。④短气:呼吸气急而短,不足以息,似喘而不抬肩,喉中无痰鸣声。短气有虚实之分。

3. 咳嗽 咳声重浊,多属实证;咳声低微,息短气怯,多属虚证。咳痰不爽,痰稠色黄,多为肺热;咳有痰声,痰多易出,多为寒痰或湿痰咳嗽;干咳无痰,多为燥咳。咳嗽阵发,连声不绝,咳而气急,终止时常有鸡鸣样回声者,称为"顿咳",多见于小儿。咳声如犬吠,伴声音嘶哑,吸气困难,见于白喉。

4. 呕吐、呃逆与嗳气 呕吐是胃失和降,胃气上逆的表现。有声有物者为呕,无声有物者为吐,有声无物者为干呕。如呕吐徐缓,声音微弱者,多属寒证、虚证;呕吐急剧,声音洪亮者,为实热呕吐。热证见喷射状呕吐,多为热扰神明,病情重。

呃逆与嗳气均因胃气上逆而成。呃逆俗称"打呃",嗳气俗称"打饱嗝"。呃声频作,连续有力,高亢而短,多属实热;呃声低沉而长,气弱无力,良久一作,多属虚寒;久病出现呃逆,声低无力,多为胃气衰败。嗳气有酸腐气味,为宿食内停;嗳气频频声响,发作与情志变化有关,多为肝胃不和;嗳气声低断续,伴食欲缺乏,多为胃虚气逆;嗳气频作连续,兼脘腹冷痛,多为寒邪客胃。

(二)嗅气味

口气臭秽,多属胃热或有龋齿、牙疳、口疮;口气酸馊,是食积肠胃;口气腐臭,多为牙疳或内痈。患者的分泌物及排泄物凡气味酸腐臭秽者,多属实证、热证;略带腥味者多属虚证、寒证。如大便酸腐臭秽或兼脓血者,多为宿食或肠胃积热;小便臊臭混浊者,为湿热下注;咳吐脓血腥臭者,为肺痈。病室内闻及尿臊味,多见于水肿病晚期;烂苹果味多见于消渴病患者,均属危重证候。

三、问诊

问诊是指通过询问患者或陪诊者,了解疾病的发生、发展、诊疗经过和目前自觉症状等以诊察疾病的方法。古代医家谓其为"诊病之要领,临证之首务"。问诊是了解病情、诊察疾病的重要方法,其目的在于充分收集其他三诊无法获得的病情资料。如患者的自觉症状、既往病史、生活习惯、饮食嗜好等,只有通过问诊才能获得。这些资料都是分析病情、判断病机、辨别证候的必备依据。此外,通过问诊还可了解患者的思想动态及与疾病有关的其他情况,有助于制订全面的护理计划,进行整体护理。

(一)问诊的方法

问诊时护理人员首先要态度和蔼,严肃认真,应在安静适宜的环境下进行,涉及患者隐私时,还应单独询问。在询问病情时,语言要亲切,通俗易懂,切忌使用医学术语,如潮热、便溏等。要抓住患者的主要病痛,围绕主要病痛进行有目的、有步骤的询问,既要突出重点,又要仔细全面。当患者叙述不清时,可进行必要的提示和启发,但切忌凭主观意愿去暗示或套问患者。对于危重患者,应抓住主症扼要询问并重点检查,以便争取抢救时机,切不可机械地苛求完整记录而贻误抢救。

(二)问诊的内容

问诊的内容包括一般情况,患者的主要痛苦,疾病的起始、发展、诊治经过,现在症状及其他与疾病有关的既往病史、个人生活史等。此处仅就问现在症状进行叙述。现在症状是当前病理变化的反映,是辨证的首要依据。问现在症状内容极为详细,初学者可参考张介宾的《十问歌》,即:"一问寒热二问汗,三问头身四问便,五问饮食六胸腹,七聋八渴俱当辨,九问旧病十问因,再兼服药参机变,妇女尤必问经期,迟速闭崩皆可见,再添片语告儿科,天花麻疹全占验。"

1. 问寒热 问寒热是询问患者有无怕冷、发热的感觉,寒热出现的时间、轻重、持续的时间、有关的兼症等。

(1)恶寒发热:疾病初起,恶寒与发热同时并见,多为外感表证;恶寒重、发热轻为风寒表证;发热重、恶寒轻为风热表证。

（2）但热不寒：患者只发热不恶寒，兼口渴便秘，多为里热证。身发高热，持续不退（体温超过39℃），称为壮热，属里实热证；定时发热或定时热甚，如潮汐之有定时，谓之潮热，属阳明腑实证、湿温病或阴虚证；轻度发热，热势较低，多在37～38℃，称为微热，常见于某些内伤杂病和温热病后期。

（3）但寒不热：只觉怕冷，而不发热，多为里寒证；久病畏寒，多为阳虚证。

（4）寒热往来：恶寒与发热交替发作，称"寒热往来"，属少阳病或疟疾。

2. 问汗 询问患者有无出汗，出汗时间、多少、部位及主要兼症等。

（1）表证辨汗：无汗发热恶寒，多为表实证；有汗发热恶风，多为表虚证。

（2）里证辨汗：日间出汗，活动后更甚，兼见畏寒神疲乏力等症，谓之"自汗"，多为气虚、阳虚；睡时汗出，醒后即止，谓之"盗汗"，多属阴虚；恶寒战栗之后，继之出汗，称为"战汗"，为正邪相争剧烈之时，是疾病发展的转折点。大汗即汗出量多，津液大泄，临床有虚实之分。兼高热、烦渴、脉洪大，多为里实热证；冷汗淋漓，神疲气弱，肢冷脉微，是阳虚气脱的"亡阳"危证。

（3）局部辨汗：仅头部或头颈部出汗较多，多因上焦邪热或中焦湿热上蒸，或病危虚阳上越。仅半身有汗，或左右，或上下半身，为半身汗出；无汗一侧经络闭阻，气血运行不畅所致，见于中风、痿病、截瘫等患者。手足心出汗多者，常因阳气内郁，阴虚阳亢或中焦湿热郁蒸所致。

3. 问痛 主要询问疼痛的部位、性质、程度、时间及喜恶等。

（1）问疼痛性质：胀痛主气滞，指疼痛伴有胀满的感觉；刺痛主瘀血，指尖锐如针刺之感；窜痛指痛处游走不定，或走窜攻痛，多因肝气郁滞所致；灼痛主火热，指疼痛伴有灼热感而喜凉；绞痛指疼痛剧烈如刀绞，多因有形实邪闭阻气机所致；隐痛指疼痛较轻微，但绵绵不休，多属虚证。

（2）问疼痛部位

1）问头痛：头痛骤起，痛势较剧，多属实证；时痛时止，绵绵而痛者，多属虚证。头痛无休止，兼恶寒发热，多为外感头痛；痛有间歇，每带眩晕，多为内伤头痛。前额疼痛，为阳明头痛；头颞或两侧疼痛，为少阳头痛；枕部疼痛连项，为太阳头痛；巅顶头痛，属厥阴头痛。

2）问胸胁脘腹痛：胸中冷痛，咳吐痰沫者，多为寒邪犯肺；胸中热痛，烦渴者，为热邪犯肺。胸胁作痛，痛如针刺者，多为瘀血；胸痛咳嗽，吐痰脓血腥臭者，多为肺痈；胸痛，伴潮热盗汗，咳嗽者，多为肺痨；左侧胸痛憋闷，痛引肩臂者，为胸痹。胁肋胀痛、太息易怒者，多为肝气郁结；胁肋灼痛、面红目赤者，多为肝火郁滞；胁肋胀痛、身目发黄，多为肝胆湿热蕴结之黄疸病。腹痛隐隐，遇冷加重或吐涎沫者，多为寒证；腹痛喜按，喜暖，便溏者，多为虚证；腹痛拒按，喜冷，便秘者，多为实证；绕脐腹痛者，多为虫积。

3）问身痛及四肢痛：身痛兼寒热头痛，多为表证；身痛兼发热口渴，多为里热证。头身困重，兼见脘闷苔腻，为感受湿邪所致；久病卧床而周身疼痛，多由营气不足、气血不和所致。关节疼痛，每逢阴雨或天气变化加重者，多为"痹病"；腰痛酸楚无力，小便清长者为肾阳虚；腰痛兼便秘，尿赤者为肾阴虚；腰痛而重坠，为湿邪过盛；腰痛如锥刺，多为血瘀。

4. 问饮食口味

（1）食欲与食量：病程中食量渐减，多为脾胃虚弱；食量渐增，为胃气渐复；消谷善饥，为胃火炽盛；饥不欲食，胃中灼热、嘈杂者，多为胃阴不足；厌食油腻厚味，多见于肝胆脾胃湿热内蕴；嗜食生米、泥土等，多见于小儿虫积。

（2）口渴与饮水：口不渴为津液未伤，见于寒证。口渴多饮是津液大伤的表现，其中渴喜冷饮，面赤壮热者，属实热证；大渴引饮，小便量多，能食而瘦者，为消渴病。渴不多饮是轻度伤津或津液输布障碍的表现，可见于阴虚、湿热、痰饮、瘀血等。

（3）口味：口淡乏味，多为脾胃气虚；口苦，属热，多为肝胆热盛；口甜而黏腻，多为脾胃湿热；口中泛酸，多为肝胃蕴热；口中酸馊，多为伤食；口中味咸，多为肾虚及寒证。

Note：

5. 问二便　主要询问排便的次数、大小便的性状、颜色、气味、便量、时间及排便的感觉和伴随症状等。

（1）大便：便秘兼发热口渴、腹满胀痛，多属实热；久病、老人、孕妇或产后便秘，多为津亏血少或气阴两虚。腹泻、肛门灼热，小便短赤者为热泻；腹泻、腹痛绵绵，不思饮食，腹部冷者为寒泻。长期黎明前腹痛泄泻为"五更泻"，属肾阳虚衰；腹痛泄泻，泻下酸腐，泻后痛减者，多为伤食积滞；便下脓血，里急后重，为湿热下痢；便前下血，血色鲜红，为湿热伤络或痔疮下血；先便后血，血色紫黑，为脾不统血或瘀血内阻；便时脱肛，为气虚下陷。

（2）小便：小便清长而量多，多属虚寒；小便短赤，多为热证。若兼尿痛，排尿不畅而混浊，多为膀胱湿热或瘀血；小便频数，甚至自遗或失禁，多为肾虚或气虚。

6. 问睡眠　失眠，兼见心悸健忘，面色无华，食少无力，多为思虑过度，心脾两虚；不易入睡，兼见潮热盗汗，腰膝酸软者，多为心肾不交；若失眠而时时惊醒，兼眩晕胸闷，心烦口苦者，多为胆气不宁，痰热内扰；若失眠而兼胸闷嗳气，脘腹胀满，多为食滞内停，胃气不和；困倦多眠，兼见头昏、身重、脘闷者，多为痰湿；病后嗜睡，为正气未复。

7. 问经带　妇女还需询问经、带、胎、产等情况。

（1）月经：主要询问月经周期、行经期，月经的量、色、质等。月经先期，色鲜红而量少，腹痛喜按，多为气血两虚；月经后期，色紫黯有块，经前腹痛，多为血瘀或寒证；经行无定期，腹痛拒按或经前乳胀，多为肝郁气滞。闭经，兼见色淡，神疲气短，面色无华，食少，多为血虚；如兼精神抑郁，少腹拘急疼痛，舌质紫黯，多为血瘀。经血突然大下不止，称为"血崩"；经血淋漓，日久不断，称为"经漏"。若经血色淡腹痛，体倦乏力，多为虚寒；经血色鲜红量多，手足心热，心烦少眠，多为虚热；经血色紫有块，少腹刺痛，多为血瘀。

（2）白带：带下量多稀白，多为脾肾虚寒；带下量多色黄，质稠臭秽，多为湿热内盛；赤白带下，稠黏臭秽，多为湿毒下注。

8. 问小儿　小儿除问上述有关内容外，还要问出生前后情况，是否患过麻疹、水痘，做过哪些预防接种，有无与传染病患者接触史，采用什么喂养方法，囟门闭合时间，说话、走路的迟早，以及父母健康状况，有无遗传疾病等，有无受惊、着凉、伤食及罹患寄生虫病等情况。

四、切诊

切诊是医护人员对患者体表进行触、摸、按压，从而获得辨证资料的一种诊察方法。分脉诊和按诊两个部分。

（一）脉诊

1. 脉诊的部位和方法　临床常用的脉诊部位是寸口，即切取腕部桡动脉浅表部位。寸口脉分为寸、关、尺三部，掌后高骨（桡骨茎突）的部位为"关"，关前为"寸"，关后为"尺"。左寸候心，左关候肝胆，左尺候肾；右寸候肺，右关候脾胃，右尺候命门。诊脉时要求内外环境安静，可先让患者休息片刻，使呼吸调匀，气血平静，然后嘱其端坐或仰卧，手臂与心脏同一水平，掌心向上平放，并在腕关节背垫上脉枕。医护人员先用中指定关部，再用示指定寸部，无名指定尺部。轻轻按在皮肤上为"浮取"；用不轻不重指力按至肌肉为"中取"；用重指力按至筋骨间为"沉取"。寸、关、尺三部每部都有浮、中、沉三候，故称"三部九候"（图2-5）。

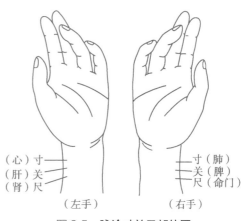

（心）寸
（肝）关
（肾）尺
（左手）

寸（肺）
关（脾）
尺（命门）
（右手）

图2-5　脉诊寸关尺部位图

知 识 拓 展

寸口脉为何能反映五脏六腑的疾病

《素问·五脏别论》说："胃为水谷之海，六腑之大源也，五味入口，藏于胃，以养五脏气，气口亦太阴也。是以五脏六腑之气味，皆出于胃，变见于气口。"《难经·一难》又指出："十二经脉中皆有动脉，独取寸口，以决五脏六腑死生吉凶之法，何谓也？然，寸口者，脉之大会，手太阴之动脉也。"以上说明独取寸口的道理，一是由于寸口位于手太阴肺经的原穴部位，是脉之大会，手太阴肺经起于中焦，所以在寸口可以观察胃气的强弱；二是脏腑气血皆通过百脉朝会于肺，所以脏腑的生理病理变化能反映于寸口脉象。

2. 正常脉象 又称为平脉，表现为三部有脉，一息四至或五至（每分钟 60～80 次），不浮不沉，不大不小，从容和缓，柔和有力，节律一致。平脉常随年龄、性别、气候、饮食、劳动、情绪等不同因素影响而有差异及相应的生理变化。

3. 常见脉象与临床意义 见表 2-3。

表 2-3 常见脉象特征与临床意义

脉纲	共同特点	脉名	脉象	主病
浮脉类	轻取即得	浮脉	举之有余、按之不足	表证，亦见于阳虚浮越
		洪脉	脉体阔大、充实有力来盛去衰	热邪亢盛
沉脉类	重按始得	沉脉	轻取不应、重按始得	里证
		弱脉	弱细而沉	气血不足
迟脉类	一息不足四至（60 次/min 以下）	迟脉	一息不足四至	寒证
		涩脉	往来艰涩，如轻刀刮竹	气滞血瘀，精伤血少
		结脉	迟而时一止、止无定数	阴盛气结、寒痰血瘀
数脉类	一息五至以上（90 次/min 以上）	数脉	一息五至以上、不足七至	热证、亦主里虚证
		促脉	数而时一止、止无定数	阳盛实热、痰饮、宿食停滞
		疾脉	一息七至以上	阳极阴竭、元气将脱
虚脉类	应指无力	虚脉	举按无力、应指松软	气血两虚
		细脉	脉细如线、应指明显	气血俱虚、湿证
		代脉	迟而中止、止有定数	脏气衰微、跌仆损伤
		微脉	极细极软、似有似无	气血大虚，阳气衰微
实脉类	应指有力	实脉	举按充实而有力	实证
		滑脉	往来流利、应指圆滑	痰湿、食滞、实热
		弦脉	端直以长、如按琴弦	肝胆病、疼痛、痰饮
		紧脉	崩直弹指、状如转索	实寒、疼痛、宿食

（二）按诊

1. 按肌表 凡身热患者，按其皮肤，初按热甚，久按热反转轻者，为表热证；久按热更甚，热自内向外蒸发者，为里热证；皮肤凉，多为阳虚；皮肤干燥，为津液不足；肌肤肿胀，按之有凹陷，松手不能即起者为水肿；松手即起者为气肿。疮疡按之肿硬不热多为阴证；肿处灼热，多为阳证；按之坚而不热，尚未成脓；边硬顶软，患处灼热，重按跳痛更甚者，多为有脓。

2. 按手足 患者手足俱冷，多为阳虚寒盛；手足俱热，为阳热炽盛；手心热，多为内伤；手背热，多为外感；两足皆凉，多为阴寒内盛；两足心热，多为阴虚。

3. 按脘腹 腹痛喜按，按之痛减者多为虚证；腹痛拒按者多为实证；腹满叩之如鼓，小便自利者为气胀；小便不利，推之辘辘有声，为水臌；腹内有肿块，按之坚而不移，痛有定处者，为癥为积，多为瘀血所致；肿块时聚时散，按之无形，痛无定处者，为瘕为聚，多因气滞所致。

4. 按腧穴 是指通过对腧穴的按压，了解穴位的变化和反应，以验证疾病所属脏腑的诊察方法。病变时腧穴处可触及结节或条索状物，有压痛或敏感反应。如肠痈时上巨虚有压痛；胆病时胆俞穴上有条索状物；胃病时胃俞和足三里有压痛等。

（郑贤月）

第七节 辨 证

辨证是中医学认识和诊断疾病的方法。中医学的辨证方法主要有八纲辨证、脏腑辨证、气血津液辨证、卫气营血辨证、三焦辨证、六经辨证、经络辨证和病因辨证等，其中八纲辨证是各种辨证的总纲。脏腑辨证主要应用于内科杂病，卫气营血辨证、六经辨证、三焦辨证主要用于外感病。各种辨证方法均有各自的特点，对不同疾病的诊断上虽各有侧重，但又相互联系和相互补充。

一、八纲辨证

八纲，即阴、阳、表、里、寒、热、虚、实。运用八纲对四诊所收集的资料进行综合分析，从而初步获得关于病变的部位、性质以及邪正盛衰等方面的情况，称为八纲辨证。任何一种疾病，从大体病位来说，总不外乎表证和里证；从基本性质来说，可区分为寒证和热证；从邪正斗争的关系来说，可概括为实证和虚证；从病证的总类别来说，都可归属于阴证和阳证。

（一）表里辨证

表里是辨别病位内外深浅的一对纲领。表和里是相对的概念，从部位上看，身体的皮毛、肌腠、经络相对在外，而脏腑、骨髓相对在内。因此，任何疾病的辨证，都可分辨病位的表里，而对于外感病来说，其意义尤为重要。

1. 表证 是外感六淫之邪，从皮毛、口鼻侵入机体所致病位浅在肌肤的证候。表证多具有起病急、病程短、病位浅的特点。其多见于外感疾病的初期阶段。

证候表现：以发热恶寒或恶风，舌苔薄白，脉浮为主，常兼有头身痛、鼻塞流涕、咳嗽等症状。

证候分析：邪气从皮毛、口鼻侵入，阻遏卫气的正常宣发、温煦功能，肺失宣肃，故见恶风、鼻塞流涕、头痛、咳嗽等症；邪未入里，舌象尚无明显变化，出现薄白苔；外邪袭表，正气奋起抗邪，脉气鼓动于外，故脉浮。

2. 里证 泛指疾病深入于脏腑、气血、骨髓所表现的证候。里证与表证相对而言，其概念非常笼统，范围非常广泛，可以说凡不是表证（及半表半里证）的特定证候，一般都属于里证的范畴，即所谓"非表即里"。里证多见外感病的中、后期阶段，或见于内伤杂病之中，具有病位较深、病情较重、病程较长的基本特征。

证候表现：里证病因复杂，病位广泛，临床表现复杂多样，一般很难用几个症状全面概括。但其基本特征是没有新起恶寒发热，以脏腑症状为主要表现。本章节的寒热虚实辨证以及后面的气血津液、脏腑等辨证所述均属里证的范畴。

证候分析：里证的形成原因有以下几种情况：外邪袭表，表证不解，病邪传里，形成里证；外邪直接侵犯脏腑、气血、骨髓而成，即所谓"直中"为病；情志内伤、饮食劳倦等因素，直接损伤脏腑气血，脏腑气血功能紊乱或年老精气自衰而致。

3. 表证与里证的鉴别要点 鉴别表证和里证，主要是审察病证的寒热、舌象、脉象等变化。一般说来，外感病中，恶寒发热同时并见者，属表证；但寒不热或但热不寒者，属里证。表证多有头身

Note：

疼痛及肺系的症状,脏腑症状不明显,而里证以脏腑症状为主要表现。表证舌苔少变化,里证舌苔多有变化。表证多见浮脉,里证多见沉脉或其他多种脉象。此外,辨别表证和里证还应结合起病的缓急、病情的轻重、变化的快慢及病程的长短等。

4. 表证与里证的关系

(1)表里同病:表证和里证同时在一个患者身上出现的,称为表里同病。如患者既有恶寒发热、头身疼痛等表证,又有腹胀、便秘、小便黄等里证,此即为表里同病。表里同病,一般多见于表证未解,邪已入里,或病邪同时侵犯表里,亦有旧病未愈,复感外邪所致。

(2)表里转化:表证和里证之间相互转化是有条件的,主要取决于正邪相争的状况。当机体抵抗力下降,或邪气过盛,或护理不当,或失治误治等因素,皆能导致表证转化为里证。如外感表邪不解,病情发展,出现高热不退、咳喘痰黄稠或带血,说明病邪由表入里,留阻于肺,形成痰热壅肺的里热实证,表证转化为里证;若经及时治疗,患者热势逐渐减退,咳喘渐平,则表示里邪外透,疾病向愈。

（二）寒热辨证

寒热是辨别疾病性质的两个纲领。寒证与热证反映机体阴阳的偏盛与偏衰,性质相反。阴盛或阳虚表现为寒证,阳盛或阴虚表现为热证。《素问·至真要大论》说:"寒者热之,热者寒之",即辨别疾病性质的寒热,是治疗和护理时立法施护的依据之一。

1. 寒证　是感受寒邪,或阳虚阴盛,导致机体功能活动抑制或衰减所表现的以冷、凉为主的一类证候。

证候表现:恶寒或畏寒喜暖,口淡不渴,面色苍白,肢冷蜷卧,小便清长,大便稀溏,舌淡苔白而润滑,脉迟或紧等。

证候分析:多由外感寒邪,或因内伤久病而耗伤阳气,或过服生冷寒凉,阴寒偏盛所致。寒证包括表寒、里寒、虚寒、实寒等证。

2. 热证　是感受热邪,或阳盛阴伤,导致机体的功能活动亢进所表现出的以温、热为主的一类证候。

证候表现:发热喜凉,口渴喜冷饮,面红目赤,烦躁不宁,痰涕黄稠,大便秘结,小便短赤,舌红苔黄而干,脉数等。

证候分析:多由外感热邪,或素体阳盛,或寒邪入里化热,或情志内伤,郁而化火,或过食辛辣,蓄积为热,而使体内阳热过盛,或房事劳伤,劫夺阴精,阴虚阳亢所致。

3. 寒证与热证的鉴别要点　辨别寒证与热证,不能孤立地根据某一症状做出判断,应对疾病的全部表现综合观察,才能得出正确的结论。临床多从患者的面色、寒热喜恶、四肢冷暖、口渴与否、二便情况、舌象、脉象等的变化,进行辨别。

4. 寒证与热证的关系　寒证与热证虽然有着阴阳盛衰的本质区别,但又互相联系,它们既可以在患者身上同时出现,表现为寒热错杂的证候,并且在一定条件下又可互相转化。在疾病的危重阶段,还可出现假象。

(1)寒热错杂:寒证和热证同时并存,此称之为寒热错杂。临床上所见上热下寒、表寒里热、表热里寒等皆属此类。

(2)寒热转化:临床上先出现寒证,后出现热证,当热证出现,其寒证消失,此谓寒证转化为热证。若临床中先见热证,后见寒证,而当寒证出现时,其热证消失,此即为热证转化为寒证。寒热转化是病情进一步发展的表现。

(3)寒热真假:在疾病过程中,一般情况下,疾病的本质与其所反映的现象是一致的,即热证见热象,寒证见寒象。但在疾病的危重阶段,有时会出现真热假寒、真寒假热的证候,即热证见寒象、寒证见热象。因其临床症状与疾病的本质不一致,故需要细心辨别。①真热假寒:又称阳盛格阴,由于内热过盛,深伏于里,阳气被郁而不能外达四肢,就会出现格阴于外的一些假寒的现象。②真寒假热:又称阴盛格阳,由于阴寒内盛,阳气虚弱已极,阳不制阴,虚阳浮越于外,使阴阳不相顺接而致。

（三）虚实辨证

虚实是用以概括和辨别邪正盛衰的一对纲领，主要反映疾病过程中人体正气和致病邪气的盛衰变化及力量对比。实证主要取决于邪气盛方面，而虚证则主要取决于正气虚方面，即"邪气盛则实，精气夺则虚"。辨别疾病属虚属实，是治疗护理时确定扶正或祛邪的主要依据。

1. **虚证**　是指人体的正气不足，脏腑功能衰退所表现的证候，多见于素体虚弱，后天失调，或久病、重病之后。因气血阴阳虚损的不同，故而临床上又有气虚、血虚、阴虚、阳虚的区别。

证候表现：血虚证表现为面色苍白或萎黄无华，唇色淡白，头晕眼花，心悸失眠，手足麻木，妇人月经量少、愆期或经闭，舌质淡，脉细无力。气虚证表现为面色无华，少气懒言，语声低微，疲倦乏力，自汗，动则诸症加重，舌淡，脉虚弱。阴虚证表现为午后潮热，盗汗，颧红，咽干，手足心热，小便短黄，舌红少苔，脉细数。阳虚证表现为形寒肢冷，面色白，神疲乏力，自汗，口淡不渴，小便清长，大便稀溏，舌淡苔白，脉弱。

证候分析：虚证形成的原因，有先天不足和后天失调两个方面，但以后天失调为主，如饮食失调，后天之本不固；七情劳倦，内伤脏腑气血；房事过度，耗伤肾脏元真之气；或久病失治误治，损伤正气等，均可成为虚证。

2. **实证**　是指邪气过盛、脏腑功能亢盛所表现出来的证候。

证候表现：发热，形体壮实，声高气粗，精神烦躁，胸胁脘腹胀满，疼痛拒按，大便秘结或热痢下重，小便短赤，舌苔厚腻，脉实有力等。

证候分析：实证的成因有两个方面。一是风寒暑湿燥火、疫疠以及虫毒等邪气侵入人体的初期和中期，邪气壅盛而正气未虚，邪正斗争剧烈，形成实证。二是由于脏腑功能失调，以致痰、饮、水、湿、瘀血、食积、虫积、脓等有形病理产物停留于体内而成。

3. **虚证与实证的鉴别要点**　虚证和实证主要从患者的形体盛衰、精神状态的好坏、声音气息的强弱、痛处的喜按与拒按，以及舌象、脉象的变化上相鉴别。

4. **虚证与实证的关系**　疾病的变化是一个复杂的过程，常由于体质、治疗、护理等因素的影响，使虚证和实证之间发生虚实夹杂、虚实转化等相关变化。

（1）虚实夹杂：在患者身上虚证和实证同时出现，此谓虚实夹杂。虚实夹杂的证候，有的是以实证为主，而夹有虚证；有的以虚证为主，而夹有实证；亦有虚实证并见、并重者。

（2）虚实转化：在疾病发展过程中，由于邪正相争，故在一定条件下，虚证和实证还可以相互转化。实证转化为虚证，多因实证失治或误治，或邪气过盛伤及正气而成，出现低热、无力、面色苍白、脉细无力等虚证表现。虚证转化为实证，在临床比较少见，临证中多见的是先为虚证，而后转化为虚实夹杂证。

（四）阴阳辨证

阴阳是概括病证类别的一对纲领，大之可以概括整个病情，小之可以用于对所出现症状的分析。阴阳又是八纲的总纲，它可以概括其他三对纲领，即表、热、实属阳，里、寒、虚属阴。因此可以说，尽管病证千变万化，但总括起来又不外乎阴证和阳证两大类。

1. **阴证**　凡见抑制、沉静、衰退、晦暗等表现的里证、寒证、虚证，以及症状表现于内的、向下的、不易发现的，或病邪性质为阴邪致病、病情变化较慢等，均属阴证范畴。

证候表现：不同的疾病，表现出的阴证证候不尽相同，各有侧重。其特征性表现主要有面色苍白或黯淡，精神萎靡，身重蜷卧，畏冷肢凉，倦怠无力，语声低怯，纳差，口淡不渴，小便清长或短少，大便溏泄气腥，舌淡胖嫩，脉沉迟、微弱、细。

证候分析：精神萎靡，声低乏力，是气虚的表现；畏冷肢凉，口淡不渴，小便清长，大便溏泄气腥，是里寒的症状；舌淡胖嫩，脉沉迟、微弱、细均为虚寒之象。

2. **阳证**　凡见兴奋、躁动、亢进、明亮等表现的表证、热证、实证，以及症状表现于外的、向上的、容易发现的，或病邪性质为阳邪致病、病情变化较快等，均属阳证范畴。

证候表现：不同的疾病，表现出的阳证证候不尽相同，各有侧重。其特征性表现主要有面色赤，恶寒发热,肌肤灼热,烦躁不安,语声高亢,呼吸气粗,喘促痰鸣,口干渴饮,小便短赤涩痛,大便秘结奇臭,舌红绛,苔黄黑生芒刺,脉浮数、洪大、滑实。

证候分析:恶寒发热并见是表证特征;面红,肌肤灼热,烦躁不安,口干渴饮,小便短赤涩痛,为热证表现;语声高亢,呼吸气粗,喘促痰鸣,大便秘结,为实证症状;舌红绛,苔黄黑生芒刺,脉浮数、洪大、滑实,均为高热之象。

3. 亡阴证　是指阴液大量耗损而欲竭所表现的危重证候。

证候表现:汗出而黏,呼吸短促,身热,手足温,烦躁不安,渴喜冷饮,面色潮红,舌红而干,脉细数无力。

证候分析:亡阴是在久病阴液亏虚的基础上进一步发展而成的,或因高热伤阴、大汗不止、剧烈吐泻、大量出血、严重烧伤而使阴液暴伤。

4. 亡阳证　是指体内阳气极度衰微而欲脱所表现的危重证候。

证候表现:大汗淋漓,面色苍白,精神淡漠,身畏寒,手足厥逆,气息微弱,口不渴或渴喜热饮,舌淡,脉微欲绝。

证候分析:亡阳一般是在阳气虚衰的基础上进一步恶化而成;也可因阴寒之邪极盛而致阳气暴伤;或因大汗、剧烈吐泻、大出血等致阳随阴脱;或因中毒、严重外伤、瘀痰阻塞心窍等而使阳气暴脱。

知 识 拓 展

八纲辨证源流之探究

八纲辨证是中医基本辨证纲领之一,是前人在实践中不断完善和发展起来的,其源于《黄帝内经》,至晋唐时期初具规模,后经过宋元明清的完善和充实。

正式明确提出"八纲"二字是近代医家祝味菊口述之《伤寒质难》(1947年),祝氏指出"所谓'八纲'者,阴、阳、表、里、寒、热、虚、实是也。"称仲景《伤寒论》所涉及的阴、阳、寒、热、表、里、虚、实辨证可作为临床辨证之纲领,并首次以八纲将《伤寒论》的病证进行了归类。20世纪50年代《中医学概论》一书将八纲内容编写入内。60年代第2版《中医诊断学》教材正式将八纲列为专章论述,于是八纲辨证在中医诊断学中的地位得以确立。

二、气血津液辨证

(一)气血病辨证

气血病辨证就是根据患者所表现的症状、体征等,对照气血的生理、病理特点,分析、判断疾病中有无气血亏损或运行障碍的证候存在。

气血证候的分类,一方面为气血的亏虚,主要包括气虚证、血虚证,属虚证的范畴;一方面为气血运行失常,主要表现为气滞、血瘀,一般属实证的范畴。临床还常见气陷、气不固、气脱、血脱等证,一般是气虚、血虚的特殊表现;气逆、气闭,一般属气滞的范畴;血热、血寒,实际指血分的热证、寒证。

1. 气虚类证　包括气虚证、气陷证和气脱证。

(1)气虚证:是指气不足,脏腑组织功能活动减退所表现的虚弱证候。

证候表现:少气懒言,神疲乏力,头晕目眩,自汗,活动时诸症加剧,舌淡苔白,脉虚无力。

证候分析:多由久病体虚,劳累过度,年老体弱,或先天不足、后天饮食失调等引起。

(2)气陷证:是气虚无力升举,清阳之气下陷所表现的虚弱证候。

证候表现:头晕目眩,少气倦怠,便意频频,久利久泄,形体消瘦,腹部有坠胀感,脱肛,子宫脱垂,舌淡苔白,脉弱。

证候分析：气陷证是气虚证的进一步发展；或由劳累用力过度,损伤某一脏气；或久病失养等原因所致。本证多由气虚进一步发展而来,故兼见头晕目眩,少气倦怠,舌淡苔白,脉弱等。

（3）气脱证：是指元气亏虚已极,气息奄奄欲脱所表现的危重证候。

证候表现：呼吸微弱而不规则,汗出不止,面色苍白,口开目合,手撒身软,神志朦胧,昏迷或昏仆,二便失禁,舌质淡白,苔白润,脉微欲绝。

证候分析：可由气虚进一步发展而来,或因大汗、剧烈吐泻、大出血,或因长期饥饿、极度疲劳、暴邪骤袭等所致。

2. 血虚类证　包括血虚证和血脱证。

（1）血虚证：是指血液亏少,脏腑、经络、组织失于濡养所表现的虚弱证候。

证候表现：面白无华或萎黄,眼睑、口唇、爪甲淡白,头晕眼花,心悸失眠,手足发麻,妇女月经量少色淡、愆期甚或闭经,舌淡苔白,脉细无力。

证候分析：先天禀赋不足,或脾胃虚弱,生化乏源,或各种急慢性出血,或久病不愈,或思虑过度,暗耗阴血,或瘀血阻络,新血不生,或肠寄生虫,影响脾胃运化,以致血乏化源等。

（2）血脱证：是指突然大量出血或长期反复出血,以致血液亡脱所表现的危重证候。

证候表现：面色苍白,夭然不泽,头晕目眩,心悸怔忡,气微而短,四肢厥冷,甚至昏厥,不省人事,舌色淡白,脉芤或微欲绝。

证候分析：血脱证的主要原因是突然大量出血,如呕血、便血、崩漏、外伤失血等,也可因长期反复出血,血虚进一步发展而成。

3. 气血两虚类证　气病或血病发展到一定程度,往往影响到另一方的生理功能而发生病变,从而表现为气血同病的证候。气血两虚类证包括气血两虚证、气不摄血证、气随血脱证等。其中气随血脱证与血脱证有着密切联系,气随血脱证是血脱证中大失血的结果,其证因分析同血脱证。故在此只介绍气血两虚证、气不摄血证。

（1）气血两虚证：是指气虚和血虚同时存在所表现的证候。

证候表现：头晕目眩,少气懒言,神疲乏力,自汗,面色淡白或萎黄,唇甲淡白,心悸失眠,形体消瘦,舌淡而嫩,脉细弱。

证候分析：多由久病不愈,气虚不能生血,或血虚无以化气所致。

（2）气不摄血证：是指气虚不能统摄血液而见出血所表现的证候。

证候表现：吐血,便血,皮下瘀斑,崩漏,鼻衄,气短,神疲乏力,面白无华,舌淡,脉细弱。

证候分析：多由久病气虚,或慢性失血,气随血耗,进而气虚不能统摄血液所致。

4. 气滞类证　气滞类证包括气滞证、气逆证和气闭证。

（1）气滞证：是指人体某一部位,或某一脏腑、经络的气机阻滞,运行不畅所表现的证候,又称气郁证、气结证。

证候表现：胸胁、乳房、脘腹等处胀闷或疼痛,或窜痛,或攻痛,疼痛时轻时重,痛无定处,按之无形,痛胀常随嗳气、矢气、叹息,或随情绪好转而减轻,或随忧思恼怒而加重,脉象多弦,舌象可无明显变化。

证候分析：七情郁结,各种病邪内阻,脏气虚弱,运行无力等,均能导致气机郁滞。

（2）气逆证：是指气机升降失常,逆而向上所表现的证候。临床上以肺、胃之气上逆和肝气升发太过的病变为多见。

证候表现：咳嗽,喘息;呃逆,嗳气,恶心,呕吐;头痛,眩晕,甚至昏厥、咯血,以及气从少腹上冲于胸咽。

证候分析：多因外邪或某些病理产物侵犯肺胃,或情志异常,恼怒伤肝所致。

（3）气闭证：是指邪气阻闭脏器、官窍,以突发昏厥或绞痛为主要表现的危重证候,属实证。

证候表现：突然昏仆或晕厥,四肢厥冷,或见绞痛,二便不通,并有呼吸气粗,声高,舌黯苔厚,脉沉实有力。

证候分析：大怒、暴惊、忧思过极闭阻气机，或瘀血、砂石、蛔虫、痰浊阻塞脉络、管腔等所致。

5. 血瘀证　凡离经之血未能及时排出或消散，停留于体内，或血液运行不畅，壅积于脏腑、器官、组织之内，失去正常生理功能者，均属瘀血。凡由瘀血内阻而产生的证候，即为血瘀证。

证候表现：疼痛如针刺、刀割，痛有定处、拒按，常在夜间加重。肿块在体表者，常呈青紫色；在体内者，呈坚硬而按之不移的肿块，称为积。出血反复不止，呈紫黯色，血中多夹有血块，或大便色黑如柏油状，或妇女崩漏。面色黧黑，肌肤甲错，唇甲青紫，皮下瘀斑，或皮肤丝状红缕，或腹壁青筋怒张，舌质紫黯，或有瘀点、瘀斑，舌下络脉曲张，脉细涩或结代，或无脉。

证候分析：产生血瘀证的原因很多，主要有五。一是外伤、跌仆等损伤造成体内出血，离经之血未能及时排出或消散，蓄积在体内形成瘀血。二是气滞导致血行不畅而形成瘀血。三是血寒而致血脉凝滞。四是血热而致血液壅聚，血液受煎熬浓缩而成瘀血。五是气虚推动无力导致血行缓慢而形成瘀血。

6. 血寒证　是指寒邪客于血脉，凝滞气机，血行不畅所表现的实寒证候。

证候表现：手足、巅顶、少腹、小腹等处冷痛拘急，得温则痛减，遇寒则加剧，皮肤紫黯发凉，形寒肢冷，妇女月经愆期，经色紫黯，夹有血块，舌淡紫苔白，脉沉迟涩或紧。

证候分析：主要因寒邪侵犯血脉，或阴寒内盛，凝滞脉络而成。

7. 血热证　是指火热内炽，侵犯血分所表现的实热证候。

证候表现：身热夜甚，面红，口渴，心烦，失眠，躁扰不宁，甚至狂乱、神昏谵语，或见各种出血色深红质稠，或斑疹显露，或局部疮疡，红、肿、热、痛，舌红绛，脉滑数或弦数。

证候分析：外感温热之邪；其他邪气化热；情志过极，气郁化火；过食辛辣燥热之品等致火热内炽。

（二）津液病辨证

津液病辨证是根据患者所表现的症状、体征等，对照津液的生理、病理特点，通过分析，辨别疾病当前病理本质中是否有津液亏损或运行障碍的证候存在。津液病证候包括津液亏虚证和水液停聚而形成的痰证、饮证、水停证及湿证。因湿已在前面讨论，故此处仅介绍痰、饮、水所导致的证候。

1. 津液不足证　是指由于津液亏少，导致脏腑、组织、器官失其滋养润泽所表现的证候。津液损伤程度较轻者，一般称为伤津、津亏；津液损伤程度较重者，一般称为脱液、液耗。津液不足，失其滋润作用，多从燥化，故该证候可属燥证范畴。津液是整个体内阴液的重要组成部分，津液不足可发展成为阴虚，故又可将其归属于阴虚之内。

证候表现：口燥咽干，渴欲饮水，唇焦而裂，鼻孔干燥，皮肤干枯无泽，目眶凹陷，小便短少，大便干结，舌红少津，脉细数。

证候分析：其原因有生成不足与丧失过多两方面。脾胃虚弱，运化无权，致津液生化减少，或因过分限制饮食，以及某些疾病引起长期进食减少，使津液化生之源匮乏，均可导致津液生成减少；因高热、大汗、吐泻太过、燥热伤津等导致津液大量丧失而形成。

2. 痰证　痰是由水液内停而凝聚所形成的病理性产物，其质黏稠。由痰浊停聚或流窜于脏腑、经络、组织之间而表现的证候，即为痰证。

证候表现：胸闷，咳喘，痰多黏稠，喉中痰鸣，脘痞，纳呆，恶心，呕吐痰涎，头晕目眩，表情淡漠，神昏神乱，肢体麻木，半身不遂，瘰疬气瘿，痰核乳癖，喉中异物感，舌苔白腻，脉滑。

证候分析：痰的形成与诸多原因有关，如外感六淫，内伤七情，饮食不当，情志刺激，过逸少劳，过劳体虚等影响肺、脾、肾的功能，致水液不能正常输布而停聚凝结为痰。如肺失宣降，不能输布津液，水液停聚或被火热煎熬，则生成痰；脾失健运，则水湿停蓄，凝聚不散则变化成痰；肾阳不足，不能助脾运化，或肾阴亏虚，虚火煎灼津液，亦可生成痰浊。

3. 饮证　饮邪是由体内水液停积而形成的病理性产物，其质清稀。由饮邪停滞于胃肠、胸胁、心肺、四肢等处所表现的证候，即为饮证。

证候表现：脘腹痞满，沥沥有声，泛吐清水，咳嗽气喘，痰多清稀，喉中有哮鸣声，胸闷心悸，甚或咳逆倚息不得平卧，或胸胁饱满，支撑胀痛，随呼吸、咳嗽、转身而痛加剧，小便不利，肢体水肿、沉重痛，头晕目眩，苔白滑，脉弦或滑。

证候分析：因外邪侵袭，或中阳素虚，或饮食劳倦等，以致水液转输、敷布发生障碍，从而停聚为病。《金匮要略》根据饮邪停积的部位不同，而将饮证分为四种，即痰饮、悬饮、支饮、溢饮。饮邪停于胃肠，阻滞气机，胃失和降，则见脘腹痞满，沥沥有声，泛吐清水，谓之痰饮；饮邪停于胸胁，悬结不散，阻遏肺气，可见胸胁饱满，支撑胀痛，随呼吸、咳嗽、转身而痛加剧，谓之悬饮；饮邪停于心肺，心阳被遏，肺失肃降，气道不利，则咳嗽气喘，痰多清稀，喉中有哮鸣声，胸闷心悸，甚或咳逆倚息不得平卧，谓之支饮；饮邪留滞于四肢肌肤，则见小便不利，肢体水肿、沉重痛，谓之溢饮。饮邪内阻，清阳不升，则头晕目眩；苔白滑，脉弦或滑为饮邪内停的表现。

4. 水停证 水邪又称水气，是体内水液停聚所形成的最清稀而善流动的病理性产物。由水邪内停所致的证候，即为水停证。

证候表现：头面、肢体，甚或全身水肿，按之凹陷不能即起，或腹部膨隆胀满，叩之呈浊音或呈移动性浊音，按之如囊裹水，小便不利，身体困重，舌体胖大，苔白滑，脉沉弦。

证候分析：因风邪外袭，或湿邪内侵，或劳倦内伤、房事不节、久病伤肾、过用攻伐等，影响肺、脾、肾的敷布、运化、排泄功能，使水液停聚而泛溢，形成水停证。此外，瘀血内阻，也可影响水液的运行，使水液蓄积而发病。

三、脏腑辨证

脏腑辨证，是在认识脏腑生理功能和病理变化的基础上，通过四诊收集病情资料，对疾病证候进行归纳，借以推究病机，判断病变的部位、性质、邪正盛衰情况的一种辨证方法，是临床各科的诊断基础，也是辨证体系中的重要组成部分。脏腑辨证包括脏病辨证、腑病辨证、脏腑兼证辨证三个方面，其中脏病辨证是主要内容。

（一）肝与胆病辨证

肝的病证有虚有实。虚证多见肝阴、肝血不足；实证多见气郁火盛及寒滞肝脉、肝胆湿热，甚或肝阳上亢，肝风内动等，多为虚实夹杂之证。胆病则有胆郁痰扰证和肝胆同病的肝胆湿热证。

1. 肝气郁结 指肝失疏泄，气机郁滞所表现的证候。

证候表现：情志抑郁或易怒，善太息，胸胁或少腹胀痛，或咽有梗塞感，或胁下痞块，妇人见乳房胀痛，痛经，月经不调，甚至闭经，舌质紫或边有瘀斑，脉沉弦涩。

证候分析：本证多因情志不遂，肝的疏泄失常所致。肝属木，主疏泄，以疏达为畅，今因情志不遂，肝失条达，故见精神抑郁、易怒，胸闷不舒，善太息；肝脉布胁肋，肝郁则经脉不利，故见胸胁少腹胀痛；气郁生痰，痰随气逆，痰气搏结于咽喉，故咽喉有异物梗塞感，俗称"梅核气"；肝气郁结，气血不畅，冲任失调，故有月经不调，经前乳房胀痛；肝郁经久不愈，气病及血，气滞血瘀，则成癥瘕痞块，痛经或闭经；舌质紫或有瘀斑，脉沉弦涩，皆为气滞血瘀之征。

2. 肝火上炎 指肝经气火上逆所表现的证候。

证候表现：头胀痛，眩晕，面红目赤，急躁易怒，口苦咽干，不眠或噩梦纷纭，胁肋灼痛，耳鸣耳聋，尿黄便秘，或吐血、衄血，或目赤肿痛，舌红苔黄，脉弦数。

证候分析：本证多由情志不遂，肝郁化火，或过食肥腻烟酒，或因外感火热之邪所致。肝火上攻于头，故见头胀痛，眩晕，面红目赤；肝火循经上扰于耳，则耳鸣耳聋；肝火内盛，不能疏泄情志，故急躁易怒，不能藏魂，故失眠多噩梦；火热内盛，肝不藏血，血热妄行，则吐血、衄血；口干，尿黄便秘，脉弦数，均为肝火内盛之征。

3. 肝血虚 指肝藏血不足，导致肝血亏虚所表现的证候。

证候表现：眩晕耳鸣，面白无华，爪甲不荣，两目干涩，视物模糊，夜盲，肢体麻木，筋脉拘挛，月经量少或闭经，舌质淡，脉细。

证候分析：本证多因生血不足或失血过多所致。肝血不足，不能上荣于头面，故眩晕，面白，舌质淡；肝血不足，不能上注于目，故视物模糊，两目干涩，夜盲；肝血亏虚，血不荣筋，故肢体麻木，筋脉拘挛，爪甲不荣；肝血不足，血海空虚，故经少经闭；血少，脉失充盈，故见脉细。

4. 肝阴虚　指肝阴不足，虚热内扰所表现的证候。

证候表现：头晕，头痛，耳鸣，胁肋隐痛，两目干涩，视物模糊，烦躁失眠，五心烦热，潮热盗汗，咽干口燥，舌红少津，脉弦细数。

证候分析：本证多因情志不遂，气郁化火，灼伤阴液，致肝阴不足所致。肝阴不足，不能上滋于头目，故见头晕、头痛、耳鸣；肝阴不足，不能濡养肝络，故胁肋隐痛；肝之阴血不足，不能上注于目，则两目干涩，视物模糊；阴虚内热，热扰心神，故见烦躁、失眠；五心烦热，潮热盗汗，咽干口燥，舌红少津，脉细数，均为阴虚内热之征。

5. 肝阳上亢　指肝气亢奋，或肝肾阴虚，阴不潜阳，肝阳上扰头目所表现的证候。

证候表现：急躁易怒，头胀痛，眩晕目胀，或面部烘热，口苦咽干，小便黄，大便秘结，舌红苔黄，脉弦数。

证候分析：本证多由素体阳旺或七情内伤所致。肝失疏泄，肝气亢奋或肝阴不足，肝阳上扰于头目，故见头胀痛、眩晕目胀或面部烘热；肝阳失潜，肝失疏泄，气郁化火，内耗阴血，阴不制阳，阴虚阳亢，故见急躁易怒，口苦咽干，小便黄，大便秘结，舌红苔黄，脉弦数。

6. 肝风内动　指肝阳化风、热极生风、血虚生风所表现的证候。

（1）肝阳化风：指肝阳亢逆无制而表现出的风动证候。

证候表现：眩晕欲仆，头痛而摇，项强肢麻，肢体震颤，语言不利，步履不稳，舌红，脉弦细；若见猝然昏倒，不省人事，口眼㖞斜，半身不遂，舌强语謇，喉中痰鸣，则为中风证。

证候分析：本证多由肝阳上亢发展而致。肝阳亢逆无制，阳亢于上，阴亏于下，则风自内生，上达巅顶，横窜脉络，而见面红目赤，烦躁，眩晕欲仆，肢体麻木，震颤头摇等动风之象。上盛下虚，故有步履不稳，行走飘浮。阳盛灼液而成痰，风阳夹痰上扰，蒙蔽清窍，则见猝然昏倒，不省人事。风痰窜络，经气不利，则有口眼㖞斜，半身不遂，舌强语謇。

（2）热极生风：指热邪亢盛引起抽搐等动风的证候。

证候表现：高热，烦渴，躁扰不安，抽搐，两目上翻，甚至角弓反张，神志昏迷，舌红苔黄，脉弦数。

证候分析：本证多因外感温热病邪，邪热炽盛，燔灼肝经，筋脉失养而动风，故见抽搐项强，角弓反张，两目上翻；热入心包，心神被扰，则见烦躁不宁；蒙蔽心窍，则神志昏迷；高热，口渴，舌红苔黄，脉弦数，均为热邪亢盛之征。

（3）血虚生风：指肝血亏虚、虚风内动所表现出的证候。

证候表现：手足震颤，肌肉眴动，关节拘急不利，肢体麻木，眩晕耳鸣，面色无华，爪甲不荣，舌质淡，苔白，脉细。

证候分析：本证多由急、慢性失血过多，或久病血虚所致。肝血不足，不能上荣于头面，故见眩晕耳鸣，面色无华，舌质淡；筋脉失去营血的濡养，则爪甲不荣；血虚动风，故见肢麻，筋挛，肉眴震颤；血少则脉不充盈，故其脉细。

（4）阴虚动风：是指阴液亏虚引动肝风而表现的证候。其多由外感热病后期阴液耗损，或内伤久病，阴液亏虚而发病。

证候表现：手足震颤、蠕动甚或抽搐，眩晕耳鸣，形体消瘦，五心烦热，颧红潮热，咽干口燥，舌红少津，脉弦细数。

证候分析：肝阴不足，筋脉失养，虚风内动而挛急，故手足震颤、蠕动甚或抽搐。阴虚不能上荣头目，故眩晕耳鸣。阴虚不足，形体失养，则见形体消瘦。阴虚不能制阳，虚热内生，故五心烦热，颧红潮热。阴液不能上承，故咽干口燥。舌红少津，脉弦细数，为肝阴不足，虚热内生之征。

7. 肝胆湿热 指湿热蕴结肝胆所表现的证候。

证候表现：胁肋胀痛，口苦纳呆，呕恶腹胀，小便短黄，大便不调，苔黄腻，脉弦数；或兼见身目发黄，发热；或见阴囊湿疹、睾丸肿大热痛，外阴瘙痒、带下黄臭等症。

证候分析：本证多因感受湿热之邪，或嗜酒肥甘，酿生湿热所致。湿热内蕴，肝胆疏泄失常，气机郁滞，故见胁肋胀痛；湿热熏蒸，胆气上泛则口苦；胆汁不循常道而外溢，则面目周身发黄，发热；湿热郁阻，脾胃升降失常，故有纳呆，腹胀，呕恶，大便不调；肝脉绕阴器，湿热下注，则阴囊湿疹或睾丸肿痛，妇人则见外阴瘙痒、带下黄臭等症。

8. 胆郁痰扰 指胆失疏泄，痰热内扰所表现的证候。

证候表现：惊悸不寐，烦躁不安，口苦泛恶呕吐，胸闷胁胀，头晕目眩，耳鸣，苔腻舌黄，脉弦滑。

证候分析：本证多由情志不遂，气郁化火，炼津成痰所致。痰热内扰，胆气不宁，故见惊悸不寐，烦躁不安；胆热犯胃，胃气上逆，故口苦泛恶呕吐；胆气郁滞，见胸闷胁胀；痰热循经上扰，则头晕目眩，耳鸣；苔黄腻，脉滑，均为痰热内蕴之征。

（二）心与小肠病辨证

心的病证有虚有实，虚证为气、血、阴、阳之不足，实证多为火、热、痰、瘀等邪气的侵犯而致。小肠病有小肠实热、小肠虚寒等，小肠实热是因心火下移，致肠内积热所致，小肠虚寒多由脾阳受损而累。

1. 心气虚、心阳虚 是指心气不足，心之阳气虚衰所表现出来的证候。

证候表现：心悸，气短，活动时加重，自汗，脉细弱或结代，为其共有症状。若兼见面白无华，体倦乏力，舌淡苔白，此属心气虚；若兼见形寒肢冷，心胸憋闷，舌淡胖，苔白滑，此属心阳虚。

证候分析：临床诊断本证，若见心之常见症状，又兼见气虚证的共见症者，此为心气虚证。若见心之常见症状，又兼见阳虚证之共见症者，此为心阳虚证。心气虚或心阳虚，心脏鼓动乏力，不能推动血液正常运行而强为鼓动，故见心悸；心气不足，胸中宗气运转无力，则见气短；动则耗气，故活动劳累时加重；气虚表卫不固，则自汗出；心气不足，血液运行无力，不能上荣，故见面白无华，舌淡；气血不足，不能充盈脉管或脉气不相连续，故其脉细弱或结代；气虚及阳，损伤心阳，故为心阳虚；心阳虚则心脉阻滞，气血运行不畅，则心胸憋闷，舌质紫黯；心阳虚不能温煦周身，故见形寒肢冷。

2. 心血虚、心阴虚 心血虚证，是由于心血亏虚，心失濡养所出现的证候。心阴虚证是由心阴亏损，虚热内扰所出现的证候。

证候表现：心悸、失眠、健忘多梦为其共有症状。若见面白无华，眩晕，唇舌色淡，脉细，此为心血虚证；若兼见心烦，颧红，潮热，五心烦热，盗汗，舌红少苔，脉细数，此为心阴虚证。

证候分析：临床诊断本证，以心的常见症状又兼见血虚证之见证，此属心血虚证；以心的常见症状又兼见阴虚证之见证，则属心阴虚证。此两证常由于久病耗伤阴血或失血过多，或阴血不足，或情志不遂，耗伤心血或心阴所致。心血不足，心失所养，故出现心悸，健忘，失眠多梦；心血虚时，不能上荣充盈于脉，故出现眩晕，面白无华，唇舌色淡，脉细；心阴虚，则心阳偏亢，虚火内扰，故见五心烦热，潮热，盗汗，舌红少苔，脉细数。

3. 心火炽盛 指心火炽盛所表现出来的实热证候。

证候表现：心胸烦热，失眠，面赤口渴，舌尖红赤，苔黄，脉数；或见口舌生疮，舌体糜烂疼痛，或吐血衄血，甚或狂躁、谵语等。

证候分析：本证常因七情郁久化火，或六淫内郁化火所致。心火炽盛，内扰心神，轻者为心胸烦热，失眠；重者见狂躁，谵语。心火炽盛，灼伤津液，则见口渴，尿黄，便秘。心火上炎，故其舌体糜烂疼痛，或见口舌生疮，舌尖红赤。心火炽盛，灼伤络脉，迫血妄行，故见吐衄，苔黄，脉数有力等实热之象。

4. 心脉痹阻 指瘀血、痰浊、寒凝及气滞等阻滞心脉所表现的证候。

证候表现：心悸，怔忡，心胸憋闷或刺痛，痛引肩背内臂，时发时止，舌质紫黯或见瘀点、瘀斑，脉细涩或结代；重者暴痛欲绝，口唇青紫，肢厥神昏，脉微欲绝。

证候分析：本证多为继发于心气虚或心阳虚而来。由于阳气不足，血液运行无力使瘀血内阻或痰浊停聚，而致心脉痹阻，常因情绪激动、劳累、受寒凉或过食肥甘、饮酒而诱发或加重。心阳不振，体内气血运行不畅致心脉痹阻，故可见心悸，怔忡，心胸憋闷或有刺痛；手少阴心经循肩背而行，故能引肩背内臂疼痛；心血瘀阻，故见面唇青紫，舌紫黯或见瘀斑、瘀点，脉细涩或结代；心阳暴绝，血脉凝滞不通，故心胸暴痛，见口唇青紫，甚至神昏，脉微欲绝。

5. 小肠实热　指小肠里热炽盛所表现的证候。

证候表现：心烦口渴，口舌生疮，小便赤涩，尿道灼痛，或尿血，舌红苔黄，脉数。

证候分析：本证多由心火下移小肠所致。心火内盛，热扰心神则心烦；热盛伤津则口渴；心与小肠相表里，心火下移于小肠，故小便赤涩、尿道灼痛；热甚灼伤阴络则可见尿血；舌红苔黄，脉数为里热之象。

（三）脾与胃病辨证

脾胃病证，皆有寒热虚实之不同。脾病多虚证，以脾阳虚衰，运化失调，水湿痰饮内生及气虚下陷为常见。胃病多实证，以受纳腐熟功能障碍，胃气上逆为其主要的病理改变。脾与胃相表里，脾升胃降，燥湿相济，共同完成食物的消化、吸收与输布，为气血生化之源，后天之本。

1. 脾气虚　指脾气不足，失其健运而出现的证候。

证候表现：食少纳呆，口淡无味，脘腹胀满，便溏，面色萎黄，少气懒言，四肢倦怠，消瘦，舌淡，边有齿痕，苔白，脉缓弱。

证候分析：本证多因饮食不节或饮食失调，或过度劳倦，或其他疾病影响，损伤脾气所致。脾气虚，运化失常，故食少纳呆，口淡无味；脾虚失运，消化迟缓，食后脾气反为所困，故食后腹胀愈甚；脾虚生湿，水湿不化，清浊不分，水谷齐下，并走肠中，故有便溏；脾虚食少，精微不布，气血匮乏，不荣润于面，则面色萎黄；肌体失于奉养，则少气懒言，四肢倦怠，消瘦；舌边有齿痕，脉缓弱等，皆为脾气亏虚，气血不充之征。

2. 脾阳虚　指脾阳虚衰，阴寒内盛所表现出的证候。

证候表现：纳呆食少，脘腹胀满冷痛，喜温喜按，畏寒肢冷，面色萎黄，口淡不渴，或肢体困重，或周身水肿，大便溏薄清稀，或白带量多质稀，舌质淡胖，苔白滑，脉沉迟无力。

证候分析：本证多因脾气虚日久，损伤脾阳；或因过食生冷、过用寒凉药物；或命门火衰，火不暖土所致。脾阳虚衰，运化减弱，故见食少纳呆，脘腹胀满；中阳不振，虚寒内生，寒凝气滞，故腹中冷痛，喜温喜按；阳虚阴盛，温煦失职，故有畏寒肢冷；中阳不运，水湿内盛，水湿流注肠中，故便溏清稀；水湿泛溢肌肤，故周身水肿；水湿渗注于下，故白带清稀量多；舌淡胖、苔白滑，脉沉迟无力，均为脾阳虚之征。

3. 脾气下陷　指脾气虚弱，升举功能失常所表现的证候。

证候表现：脘腹有坠胀感，食后益甚，或便意频频，肛门坠重，或久痢不止，甚则脱肛，或内脏下垂，或小便混浊如米泔。伴头晕目眩，少气无力，肢体倦怠，食少便溏，舌淡苔白，脉虚弱。

证候分析：本证多由久病虚损，劳倦伤脾或脾气不升及脾气虚进一步发展而来。脾气虚则升举无力，内脏无托，故见脘腹坠胀，便意频频，或见脱肛、内脏下垂；固摄无权，故久痢不止，小便混浊如米泔；清阳之气不能上升于头，清窍失养，故见头晕目眩；少气无力，肢倦，食少便溏，舌淡，脉虚弱等，均为脾气虚弱之征。

4. 脾不统血　指脾气虚不能统摄血液所表现的证候。

证候表现：便血，尿血，肌衄，鼻衄，齿衄或妇人月经过多，崩漏，伴有食少便溏，神疲乏力，少气懒言，面白无华，舌淡，脉细弱。

证候分析：本证多由久病脾气虚弱所致。脾气虚失于统摄，血液不能循经而行，溢于肌肤，故见肌衄；溢于胃肠，则便血；溢于膀胱，则见尿血；脾虚统血无权，冲任不固，故月经过多，甚至崩漏；食

Note:

少便溏,神疲乏力,舌质淡,脉细弱,均为脾气虚甚之征。

5. 寒湿困脾　指寒湿内盛,脾阳受困所表现的证候。

证候表现:脘腹痞闷,食少便溏,泛恶欲吐,口黏乏味,头身沉重,面色晦黄或见肢体水肿,小便短少,妇人白带过多,舌淡胖,苔白腻,脉濡缓。

证候分析:本证多因贪凉饮冷,过食生冷瓜果,或居处潮湿,或内湿素盛所致。脾为太阴湿土,喜燥而恶湿。今寒湿内侵,中阳被困,升降失常,故见脘腹痞闷,重则作胀疼痛,食少便溏,泛恶欲吐,口黏乏味;寒湿滞于经脉,湿性黏滞重浊,阳气被困失展,故见头重身困;脾为湿困,生化不足,气血不能外荣,故有面色晦黄;阳气被寒湿所困,不能温化水湿,湿泛肌表,故见肢体水肿,小便短少;寒湿渗注于下,故白带量多;舌胖苔腻,脉濡,皆为寒湿内盛之征。

6. 脾胃湿热　指湿热蕴结脾胃所表现的证候。

证候表现:脘腹痞闷,纳呆呕恶,口黏而甜,肢体困重,便溏尿黄,身目发黄或皮肤发痒,或身热起伏,汗出热不解,舌红苔黄腻,脉濡数或滑数。

证候分析:本证多由感受湿热之邪或饮食不节,或过食肥甘酒酪,酿成湿热,内蕴脾胃所致。湿热之邪蕴于脾胃,受纳运化失职,升降失常,故见脘腹痞闷,纳呆呕恶;湿热上泛,故口黏而甜;脾主肌肉,湿性重着,脾为湿困,故肢体困重;湿热蕴结,不得泄越,熏蒸肝胆,胆汁外溢,故见身目发黄,皮肤瘙痒;湿热蕴脾,交阻下迫,故便溏、尿黄;湿遏热伏,热处湿中,湿热郁蒸,故身热起伏,汗出热不解;舌红苔黄腻,脉濡数或滑数,均为湿热内盛之征。

7. 胃阴虚　指胃阴亏虚,虚热内生所表现的证候。

证候表现:胃脘隐痛,饥不欲食,口燥咽干,或脘痞不舒,干呕呃逆,形瘦便干,舌红少津,脉细数。

证候分析:本证多因湿热病后,热盛伤津所致。胃阴不足,胃阳偏亢,虚热内生,胃气不和,故见胃脘隐痛,饥不欲食;胃阴亏虚不能滋润咽喉,故口燥咽干;燥热伤津,津不下润,不能濡润大肠,故大便干结;形体失养,故消瘦;阴虚热扰,胃气上逆,则见干呕呃逆;舌红少津,脉细数,皆为阴虚内热之征。

8. 胃火炽盛　指胃中火热炽盛所表现的证候。

证候表现:胃脘灼热疼痛,吞酸嘈杂,或食入即吐,渴喜冷饮,消谷善饥,或牙龈肿痛溃烂,齿衄,口臭,小便短黄,大便秘结,舌红苔黄,脉滑数。

证候分析:本证多由平素过食辛辣,化热生火或邪热犯胃,或情志不遂,气郁化火所致。胃火内炽,煎灼津液,故见胃脘灼热疼痛,渴喜冷饮;肝经郁火横逆乘土,肝胃气火上逆,则吞酸嘈杂,呕吐,或食入即吐;胃热炽盛,腐熟水谷功能亢进,故消谷善饥;胃的经脉上络齿龈,胃热上蒸,故有口臭,齿龈肿痛或溃烂;热灼血络,迫血妄行,故见齿衄;便结,溲短黄,舌红苔黄,脉滑数,皆为胃中热盛之征。

9. 食滞胃脘　指食物停滞胃脘所表现的证候。

证候表现:脘腹胀满或疼痛,嗳腐吞酸,或呕吐酸腐饮食,吐后腹痛得减,厌食,矢气酸臭,大便溏泄,泻下物酸腐臭秽,舌苔厚腻,脉滑。

证候分析:本证多由饮食不节,暴饮暴食,或脾胃素虚所致。食滞于胃脘,阻滞气机,故见脘腹胀满疼痛;胃失和降而上逆,胃中腐败谷物挟腐浊之气上泛,故见嗳腐吞酸,吐酸臭馊食,厌食;吐后食积得去,实邪得消,故腹胀痛得减;食浊下趋,积于肠道,则腹痛,腹泻,矢气酸臭,泻下物酸腐臭秽;苔厚腻,脉滑,皆为食浊内阻之征。

10. 胃阳虚　指胃中阳气不足所表现的证候。

证候表现:胃脘隐痛,吐清水,喜温喜按,得食痛减,面色白,畏冷肢凉,神疲乏力,舌质淡,苔白,脉弱。

证候分析:本证是由胃气虚证发展而致。胃为阳土,主受纳腐熟水谷,今胃阳不足,虚寒内生,阳不化气,故见胃脘隐痛,时发时止;得温得食得按,则寒气可散,胃络得养,热气得至,其症自解;阳虚胃寒,水饮不化,故吐清水;阳虚生外寒,温煦功能减退,故见面色白,畏冷肢凉;食少,生化乏源,机体失养，故神疲乏力；舌质淡，苔白，脉弱，皆为阳虚之征。

11. 胃腑气滞　亦称肝气犯胃证，是指木郁伐土，不利于胃之和降所表现的证候。

证候表现：胃脘胀满，疼痛连胁，嗳气频作，呃逆呕吐，食少嘈杂吞酸，郁闷不畅，烦躁易怒，舌苔薄黄，脉弦。

证候分析：本证多由肝郁气滞致胃腑气滞，不得散越，故见胃脘胀满；肝脉布于胁肋，故有窜痛连胁；胃失和降，气逆于上，故嗳气频作，呃逆呕吐；气滞胃中，肝失条达，郁而生热，故嘈杂吞酸；气滞不舒，肝失条达，故情志抑郁或见烦躁易怒；胃腑气滞，不能受纳，故饮食减少；气郁胃中，久而生热，故其苔薄黄；肝胃气滞则脉弦。

（四）肺与大肠病辨证

肺的病证有虚有实，虚证多见于气虚和阴虚；实证则由风、寒、燥、热等邪气侵袭或痰湿阻肺所致。大肠病变常见于饮食不节，或热病后津液亏耗所致，常见有大肠实热、大肠液亏和大肠热结证。

1. 肺气虚　指肺气不足所表现的证候。

证候表现：咳喘无力，动则气短，面色淡白无华，体倦乏力，声音低微，痰清稀，或有自汗畏风，易于感冒，舌淡，脉虚弱。

证候分析：本证多因久咳、久喘，或禀赋不足，或由他脏变化影响及肺所致。肺气亏虚，宗气生化不足，故咳喘无力，动则气急；气虚功能低下，故气短，声低，自汗，面色淡白无华；气虚卫外不固，腠理不密，防御功能降低，故易受外邪侵袭而常患感冒；肺为水之上源，今肺气虚，其输布水液功能相应减弱，水液停聚于肺，故见痰多而质清稀；面色无华，体倦乏力，声低，舌淡，脉虚，均为肺气虚之征。

2. 肺阴虚　指肺阴不足，虚热内生所表现的证候。

证候表现：干咳无痰，或痰少而黏稠，或咳痰带血，口干咽燥，声音嘶哑，形体消瘦，潮热，颧红，五心烦热，盗汗，舌红少津，脉细数。

证候分析：本证多因久咳伤阴或痨虫袭肺，邪热恋肺，耗伤肺阴所致。肺阴不足，虚火内灼，肺为热蒸，气机上逆，则为咳嗽；肺津为热灼，炼液成痰，故其痰量少而质黏稠；虚火灼伤肺络，则痰中带血；津液耗伤不能上润于咽喉，故见口干咽燥；虚火内炽则午后潮热、五心烦热；热扰营阴则盗汗；虚热上炎则颧红；舌红少津，脉细数，均为阴虚火旺之征。

3. 风寒束肺　指感受风寒，肺卫失宣所表现的证候。

证候表现：咳嗽气喘，痰稀色白，鼻塞流清涕，或恶寒发热，无汗，头身疼痛，舌苔薄白，脉浮紧。

证候分析：本证是由外感风寒，肺卫失宣所致。肺失宣降，肺气上逆则咳嗽；寒属阴，故痰液稀薄而色白；鼻为肺窍，喉为门户，今肺失宣降，故有鼻塞流清涕，咽痒；邪客肺卫，卫气郁遏则恶寒；正气抗邪，邪正交争则发热；毛窍郁闭则无汗；苔薄脉浮紧，为风寒束表之征。

4. 风热犯肺　指风热之邪侵犯肺卫所表现的证候。

证候表现：咳嗽，咳吐黄稠痰而不爽，恶风发热，口渴咽干痛，目赤头痛，鼻流黄涕，舌尖红，苔薄黄，脉浮数。

证候分析：本证是由外感风热之邪犯肺，肺失清肃、宣降之功，则出现咳嗽；风热灼肺津，则痰浊、黄稠而不爽；肺卫受邪，卫阳抗邪则发热；卫气被郁，故微恶风寒；咽喉为肺之门户，风热上壅，故见口渴，咽喉干痛；肺开窍于鼻，肺气不宣，鼻窍不利，津液为风热所灼，故见鼻流黄浊涕；肺为华盖，其位在上，而舌尖常候上焦病变，今肺为风热侵袭，故见舌尖红；目赤身痛，苔薄黄，脉浮数，皆为风热犯肺之征。

5. 燥邪犯肺　指燥邪侵犯肺卫所表现的证候。

证候表现：干咳无痰或痰少而黏，不易咳出，唇舌口鼻咽干燥，或身热恶寒，胸痛咯血，舌干红，苔白或黄，脉浮数或细数。

证候分析：本证多因秋令燥邪犯肺，耗伤肺津，津亏液少，肺失滋润，清肃失职，故见干咳无痰或痰少而黏，不易咳出；燥伤肺津，津液不布，则唇口舌干，鼻咽喉干燥；肺气通于皮毛，肺为燥邪所袭，肺卫失宣,故身热恶寒,脉浮;燥邪化火,灼伤肺络,故胸痛咯血;燥邪伤津,津伤阳亢,故唇舌干红;燥邪袭表则苔白;燥热伤肺则苔黄、脉浮数或细数。

6. 痰热壅肺　指热邪夹痰内壅于肺所表现的实热证候。

证候表现:咳嗽气喘,呼吸急促甚则鼻翼扇动,咳痰黄稠或痰中带血,或咯脓血痰有腥臭味,发热,胸痛,烦躁不安,口渴,小便黄,大便秘结,舌红苔黄腻,脉滑数。

证候分析:本证多因温热之邪从口鼻而入,热邪壅肺,煎熬津液成痰,痰热郁阻,肺气不利,宣降失常,故见咳喘,呼吸气促,鼻翼扇动,痰黄稠;痰热阻滞肺络则胸痛,血败肉腐化脓,则咯吐血腥、臭痰;热邪郁遏于里,肺热炽盛,痰热内灼阴津,故身热口渴,小便黄,大便秘结;痰热内扰心神,则烦躁不宁;舌红苔黄腻,脉滑数,皆为痰热内壅之征。

7. 痰湿阻肺　指由痰湿阻滞于肺而表现的证候。

证候表现:咳嗽痰多,色白而黏,容易咳出,胸部满闷或见气喘,喉中痰鸣,舌淡苔白腻,脉滑。

证候分析:本证多因久咳伤肺,肺不布津,水湿停聚而成为痰湿;或由脾虚生湿,输布失常,水湿凝聚为痰,上渍于肺;或感受寒邪,肺失宣降,水液停聚而为痰湿所致。痰湿阻肺,肺气上逆,故有咳嗽痰多,痰黏易咳出;痰湿阻滞气道,肺气不利影响气机升降,则见胸部满闷,甚则气喘痰鸣;舌淡苔白腻,脉滑,皆为痰湿内阻之征。

8. 大肠湿热　指湿热蕴结于大肠所表现的证候。

证候表现:腹痛,泄泻秽浊,或有下痢脓血,里急后重,肛门灼热,口渴,小便短赤,舌红苔黄腻,脉滑数。

证候分析:本证多因饮食不节,嗜食肥甘厚味,或进食不洁之物,导致湿热侵犯肠胃所致。湿热蕴结于大肠,胶结不解,壅阻气机,传导失常,故见腹痛,里急后重;湿热熏灼肠道,脉络损伤,血腐成脓,故见下痢脓血;湿热下注大肠,传导失职,则泄泻秽浊,肛门灼热;发热口渴,舌红苔黄腻,脉滑数,均为湿热内结之征。

9. 大肠液亏　指大肠津亏液少所表现的证候。

证候表现:大便干燥,难于排出,舌唇干燥,咽干口臭,头晕,舌红少津,脉细。

证候分析:本证多由于热病后,或汗吐下后,肠道无津以润,以致粪便在肠道中涩滞难下;阴伤于内,故口唇及咽部失润而见干燥;大便日久不下,浊气不得下泄而上逆,故见口臭头晕;阴津不足,虚火上扰,故有舌红少津;阴液不足,脉道不充,则脉细。

10. 大肠结热　指邪热结于大肠所表现出的实热证候。

证候表现:大便干结,身热口渴,腹部胀满,拒按疼痛,日晡热甚,口舌生疮,尿赤,舌红,苔黄而干起芒刺,脉沉实兼滑。

证候分析:本证多由邪热炽盛于胃,胃肠热结里实,大肠传导难行,故见大便干结,数日不下;腑气不通,则见腹胀痛而拒按;里热蒸腾,则有身热,面赤,口渴;日晡适当阳气旺时,今邪热炽盛,故日晡热甚;热盛津伤则有尿赤;邪热上扰则见口舌生疮;舌红苔黄干起芒刺,脉沉实兼滑,皆为燥热内结之征。

（五）肾与膀胱病辨证

肾为先天之本,藏真阴而寓元阳,宜固藏而不宜泄溢。另外,任何疾病发展到严重阶段,都可累及肾,故肾病多虚证。膀胱具有贮尿排尿的功能。膀胱病多见湿热证。

1. 肾阳虚　指肾脏阳气虚衰所表现的证候。

证候表现:腰膝酸软,形寒肢冷,以下肢为甚,头晕耳鸣,神疲乏力,阳痿,不孕,尿少,水肿或五更泄,面色白,舌质淡胖,脉沉弱。

证候分析:本证多因素体阳虚或年高肾亏所致。肾阳虚则骨失所养,髓液不充,故见腰膝酸软;阳气不能温煦肌肤,故畏寒肢冷;阳气不足,阴寒盛于下,故下肢尤其两足发冷明显;阳衰精髓不足,脑失所养,故神疲,甚则头晕耳鸣;肾藏精主生殖,肾阳不足,命门火衰,其生殖功能减退,故见阳痿或精冷,不孕;阳虚气化不及,故尿少,水肿;阳虚血不达于面,故见面色白;不能温养脾胃,故五更泄;舌淡胖,脉沉弱,均为阳虚之征。

2. 肾气不固　指肾气亏虚,固摄无权所表现的证候。

证候表现:腰膝酸软,耳鸣耳聋,小便频数清长,遗尿,小便失禁或余沥不尽,夜尿多,滑精早泄,白带清稀,胎动易滑,舌淡苔白,脉沉弱。

证候分析:本证多由年高肾气衰弱,或年幼肾气不充,或久病、劳损而伤肾,使肾气亏损,失去封藏固摄之权所致。肾气不固,肾与膀胱相表里,膀胱失约,不能贮藏津液,故小便频数,清长,遗尿,小便失禁或余沥不尽;夜为阴盛阳衰之时,今肾气虚则阴寒尤甚,故夜尿多;肾失封藏,精关不固,故滑精早泄;不能固胎涩带,故白带清稀,滑胎;腰为肾之府,开窍于耳,故有腰膝酸软,耳鸣耳聋;舌淡苔白,脉沉弱,皆为肾气虚之征。

3. 肾虚水泛　指肾阳虚不能温化水液,水湿泛滥所表现的证候。

证候表现:全身水肿,腰以下尤甚,按之没指,腹胀满,小便少,腰膝酸软,形寒肢冷,或见心悸,气短,喘咳痰鸣,舌淡胖嫩有齿痕,苔白滑,脉沉细。

证候分析:本证多因素体虚弱,肾阳虚衰以致水湿泛滥所致。肾阳虚衰致膀胱气化无权,故小便不利而尿少;肾阳虚不能化气行水,水溢于肌肤,停滞胃肠,故有全身水肿,腹胀满;水湿趋下,故腰以下肿尤甚;阳虚不能温煦肢体,则形寒肢冷;水气凌心,心阳受阻,则心悸、气短;水气射肺,肺失肃降,故喘咳痰鸣;舌胖有齿痕、苔白滑,脉沉细,皆为阳虚水泛之征。

4. 肾不纳气　指肾气虚衰,气不归元所表现的证候。

证候表现:喘促、气短,呼多吸少,气不得续,动则喘息益甚,自汗神疲,声音低怯,腰膝酸软,舌淡苔白,脉沉细无力。

证候分析:本证多由久病咳喘,肺虚及肾,或年老体衰,肾气虚弱所致。肺司呼吸,肾主纳气。经久咳喘,由肺及肾,肾虚下元不固,摄纳无权,气不归元,故见喘促,气短,呼多吸少,气不得续;动则耗气,故动则益甚;肾虚腰膝失养,故腰膝酸软;肾气虚亏,则自汗神疲,声音低怯;舌淡苔白,脉沉细无力,均为肺肾气虚之征。

5. 肾精不足　指肾精亏损所表现的证候。

证候表现:男子精少不育,女子经闭不孕,性功能减退;小儿发育迟缓,身材矮小,智力低下,动作迟钝,囟门迟闭,骨骼痿软;成人可见早衰,发脱齿摇,耳鸣耳聋,健忘恍惚,足痿无力,舌淡,脉弱。

证候分析:本证多因禀赋不足,先天元气不充,或后天失养所致。肾精亏虚,则性功能减退,男子精少不育,女子经闭不孕;精亏则髓少,髓少不能充骨养脑,骨骼失充,脑髓空虚,故见小儿五迟、五软;肾精不足,无以化生,故在小儿见发育迟缓,成人则见早衰,出现发脱齿摇、耳鸣耳聋、健忘恍惚、足痿无力等症,舌淡、脉弱为虚弱之象。

6. 肾阴虚　指肾阴亏虚,虚热内扰所表现的证候。

证候表现:眩晕,耳鸣耳聋,失眠多梦,咽干舌燥,腰膝酸软,形瘦,五心烦热,潮热盗汗,男子遗精,女子经闭、不孕或见崩漏,舌红苔少而干,脉细数。

证候分析:本证多因久病伤肾,或房事过度,或患急性热病后,或情志内伤,耗伤肾阴所致。肾阴虚不能生髓充骨养脑,故见眩晕,耳鸣耳聋,腰膝酸软;肾阴不足,形体失于濡养则形瘦;阴虚生内热,故见五心烦热,失眠多梦,潮热盗汗,咽干;阴虚而相火妄动,火扰精室,则男子遗精或不育,女子崩漏、经闭或不孕;舌红苔少而干,脉细数,均为阴虚火旺之征。

7. 膀胱湿热　指湿热蕴结于膀胱所表现的证候。

证候表现:尿频,尿急,排尿灼热疼痛,小便短赤涩少或尿血,或尿有砂石,尿浊,或腰痛,少腹拘急胀痛,发热,舌红苔黄腻,脉濡数。

证候分析:本证多由外感湿热之邪蕴结于膀胱,或饮食不节,湿热内生,下注于膀胱所致。湿热蕴结,膀胱气化失常,故见小便短涩不利,淋漓不尽;湿热下迫尿道,故尿频、尿急、尿赤混浊;湿热阻

Note:

滞，故尿痛；伤及阴络，则尿血；湿热煎熬津液，渣滓沉结而成砂石；湿热阻滞肾府，故腰痛；湿热郁蒸则发热；舌红苔黄腻，脉濡数，皆属湿热内阻之征。

四、其他辨证

其他辨证方法，包括卫气营血辨证、六经辨证、三焦辨证等。这些辨证方法是中医学在长期的临床实践中，随着中医学术的发展逐渐形成的，它们从不同角度对疾病的本质进行了分析探讨和概括归类，是中医学辨证理论体系中的重要组成部分。

（一）卫气营血辨证

卫气营血辨证是诊治外感温热病的辨证方法。不同病理阶段所反映的证候，分为卫分证、气分证、营分证、血分证四类，用以说明病位的浅深、病情的轻重和传变的规律，并指导临床治疗和护理。卫分证主表，邪在肺与皮毛，为外感温热病的开始阶段；气分证主里，病在胸、膈、胃、肠、胆等脏腑，为邪正斗争的亢盛期；营分证为邪入心营，病在心与心包络，病情深重；血分证则邪热已深入心、肝、肾，重在扰神、动风、耗血、动血。温热病邪由卫分入气分，再入营分、血分，提示病情逐渐加重。

1. 卫分证　指温热病邪侵袭肤表，卫气功能失调，肺失宣降，以发热、微恶风寒、脉浮数等为主要表现的表热证候。卫分证是温热病的初起阶段。

证候表现：发热，微恶风寒，少汗，头痛，全身不适，口微渴，或有咳嗽、咽喉肿痛，舌边尖红，苔薄黄，脉浮数。

证候分析：卫分证是温热病的初起阶段。温热之邪侵及卫表，卫气阻遏不能布达于外，故发热，微恶风寒；卫阳与温热邪气郁蒸，故多为发热重而恶寒轻；温邪上犯，肺失宣降，气逆于上则咳嗽；上灼咽喉，气血壅滞，故咽喉红肿疼痛；上扰清窍，则头痛；邪在肺卫之表，津伤不重，故口干微渴；舌边尖红，脉浮数，为邪热在卫表的征象。

2. 气分证　指温热病邪内传脏腑，正盛邪炽，阳热亢盛所表现的里实热证候。根据邪热侵犯肺、胸膈、胃肠、胆等脏腑的不同，而兼有不同的表现。

证候表现：发热不恶寒，口渴，汗出，心烦，尿赤，舌红，苔黄，脉数有力。或兼咳喘胸痛，咳痰黄稠；或兼潮热，腹胀痛拒按，或时有谵语、狂乱，大便秘结或泻下秽臭稀水，苔黄燥，甚则焦黑起刺，脉沉实；或见口苦，胁痛，心烦，干呕，脉弦数等。

证候分析：气分证多由卫分证不解，邪传入里所致，亦有初感温热邪气即直入气分者。邪正剧争，里热炽盛，故身热盛，不恶寒；邪热蒸腾，迫津外泄，则汗出；热扰心神，则心烦；热灼津伤，则口渴，尿赤，苔黄；热盛血涌，则舌红，脉数有力。

3. 营分证　指温热病邪内陷，劫灼营阴，心神被扰，以身热夜甚、心烦不寐、斑疹隐隐、舌绛等为主要表现的证候。营分证是温热病发展过程中较为深重的阶段。

证候表现：身热夜甚，口不甚渴或不渴，心烦不寐，甚至神昏谵语，斑疹隐隐，舌质红绛无苔，脉细数。

证候分析：营分证是温热病发展过程中较为深重的阶段。可由气分证不解，邪热传入营分，或由卫分证直接传入营分而成，称为"逆传心包"；亦有营阴素亏，初感温热邪盛，来势凶猛，发病急骤，起病即见营分证者。邪热入营，灼伤营阴，阴虚则身热夜甚；邪热蒸腾营阴上朝于口，故口不甚渴，或不渴；邪热深入营分，侵扰心神，故见心烦不寐，神昏谵语；热伤血络，则见斑疹隐隐；舌质红绛无苔，脉细数，为邪热入营，营阴劫伤之象。

4. 血分证　指温热病邪深入阴血，导致扰神、动血、动风、耗阴所表现的证候。以发热、谵语神昏、抽搐或手足蠕动、斑疹、吐衄、舌质深绛等为主要表现。血分证是温病过程中最为深重的阶段，病变累及心、肝、肾三脏。

证候表现：身热夜甚，躁扰不宁，甚或谵语神昏，斑疹显露、色紫黑，吐血、衄血、便血、尿血，舌质深绛，脉细数；或见抽搐，颈项强直，角弓反张，目睛上视，牙关紧闭，脉弦数；或见手足蠕动、瘛疭

Note:

等；或见持续低热，暮热早凉，五心烦热，神疲欲寐，耳聋，形瘦，脉虚细。

证候分析：本证由邪在营分不解，传入血分；或气分热炽，劫营伤血，直入血分；或素体阴亏，已有伏热内蕴，温热病邪直入血分而成。血分证是温热病发展过程中最为深重的阶段，病变主要累及心、肝、肾三脏。邪热入血，灼伤阴血，阴虚内热，夜间阳入于阴，故身热夜甚；血热内扰心神，故躁扰不宁，甚或谵语神昏；邪热迫血妄行，则有出血诸症；邪热灼津，血行壅滞，故斑疹紫黑，舌质深绛，脉细数。

（二）六经辨证

六经辨证始见于《伤寒论》，是东汉医学家张仲景在《素问·热论》等的基础上，结合伤寒病证的传变特点所创立的外感病的辨证方法。它以六经（太阳经、阳明经、少阳经、太阴经、少阴经、厥阴经）为纲，将外感病演变过程中所表现的与经络、脏腑相关的各种证候，总结归纳为三阳病（太阳病、阳明病、少阳病）），三阴病（太阴病、少阴病、厥阴病）六类，分别从邪正盛衰、病变部位、病势进退及其相互传变等方面阐述外感病各阶段的病变特点。凡是抗病能力强、病势亢盛、以六腑病变为基础的病证称为三阳病；抗病力衰减，病势虚弱、以五脏病变为基础的病证称为三阴病。运用六经辨证，不仅局限于外感病诊治，对内伤杂病也具有指导意义。

（三）三焦辨证

三焦辨证，是外感温热病辨证纲领之一，为清代医家吴鞠通所倡导。它是根据《黄帝内经》关于三焦所属部位的概念及人体脏器部位所属，将人体躯干划分为上、中、下三个部分，即从咽喉至胸膈属上焦，为心肺所属，脘腹属中焦，为脾胃所属，下腹及二阴属下焦，为肝肾所属；并在《伤寒论》六经分证和叶桂卫气营血分证的基础上，结合温病的传变规律而将其归纳为上焦病证、中焦病证和下焦病证，并以此概括温病由上及下的传变过程和疾病发展的初、中、末三个阶段。

上述辨证方法是历代医家通过长期临床实践而总结、概括的结果，它们各有特点和侧重，其中八纲辨证是总纲，脏腑辨证与气血津液辨证主要用于杂病，六经、卫气营血和三焦辨证主要用于外感病，在临床应用时应相互联系、互相补充。

（郑贤月）

思 考 题

1. 阴阳五行的含义以及阴阳五行学说的基本内容。

2. 阴阳五行学说在中医护理学中的应用。

3. 五脏六腑的生理功能及相互之间的关系。

4. 精气血津液的概念及其生理功能。

5. 六淫、七情的致病性质和特点。

6. 望舌的方法和主要内容及临床意义。

7. 八纲辨证与脏腑辨证主要内容。

URSING

第三章

方药基本知识

03章 数字内容

知识目标

1. 掌握中药的性能和用法,方剂的组方原则。

2. 熟悉常用中药的分类和方剂的分类。

3. 了解方剂的剂型和常用方剂。

能力目标

1. 根据患者的辨证诊断,选择合适的中药类别和常用中药。

2. 运用本章知识,指导患者安全用药和药物养生。

素质目标

掌握中药用药护理知识与方法,提升服务社会的责任意识,为健康事业做贡献。

中药,是指在中医药理论指导下认识和应用的药物。中药经过加工炮制,在辨证审因、确定治法后,按照组方原则,妥善配伍,制成合适的剂型即为方剂。中药和方剂,是中国医药学的重要组成部分,也是中医学防病治病的重要手段。因此,护理人员必须掌握方药基本知识。

第一节　中药基本知识

中药大部分来源于天然植物,其次为动物和矿物,以及部分人工制品。由于中药以植物药居多,故自古以来人们习惯把中药称为"本草"。中药经产地初步加工后形成的原料药材称为中药材,而中药饮片是指中药材经过炮制后可直接用于中医临床或制剂生产使用的处方药品。本节主要介绍中药的基本知识,包括中药的四气五味、升降浮沉、归经、毒性等药性理论,中药的配伍、用药禁忌、剂量等用法,以及中药的分类和常用中药等内容。

一、中药的性能

中药的性能是指中药的性质和作用,简称药性。中药的性能是历代医家在长期医疗实践的基础上,从大量药物在临床治疗的效果中概括总结出来的。中药的性能主要包括四气五味、升降浮沉、归经及毒性。

(一)四气五味

1. 四气　四气是指药物具有寒、热、温、凉四种不同的药性,又称四性,最早由《神农本草经》提出。寒凉与温热是两类不同的属性,寒凉属阴,温热属阳,而寒与凉、热与温仅是程度上的不同。寒凉之性的药物有清热、泻火、解毒等作用,如大青叶、黄连、栀子、石斛等,主要用于治疗热性病证;温热之性的药物有散寒、助阳等作用,如附子、干姜、半夏等,主要用于治疗寒性病证。

此外,还有一类寒热性质不明显的平性药。平性药在实际使用中仍有微温、微凉之不同,未超出四气的范围,故仍称四气或四性,如麦芽、山药、半边莲等。

2. 五味　五味是指酸、苦、甘、辛、咸五种药味。药味的产生最初是依据药物的真实滋味,如黄连、黄柏之苦,甘草、饴糖之甘甜,桂枝、川芎之辛,乌梅、五味子之酸,昆布、芒硝之咸。随着用药实践的发展,人们逐渐认识到以作用推断其"味"的方法,如菊花无辛味但具有解表散邪的功效,磁石不咸但能入肾纳气平喘、聪耳明目。因此,五味的实际意义更在于反映药物补、泄、散、敛等作用特性。《素问·藏气法时论》最早概括了五味的基本作用,即辛散、酸收、甘缓、苦坚、咸软。此外,中药还有"淡"味药和"涩"味药。

(1)辛:能散、能行,具有发散、行气、行血、开窍、化湿的作用。其常用于表证、气滞证、血瘀证、湿阻证等,如麻黄、生姜、木香、香附、红花、广藿香等。

(2)甘:能补、能缓、能和,具有补益、缓急止痛、调和药性、和中、解毒的作用。其常用于正气虚弱、脾胃不和等证以及调和药性、中毒解救等方面,如人参、党参、甘草、饴糖、熟地黄、绿豆等。

(3)酸:能收、能涩,具有收敛、固涩作用。其常用于体虚多汗、肺虚久咳、久泻滑脱、遗精遗尿、崩漏带下等病证,如山茱萸、五味子、五倍子、乌梅等。

(4)苦:能泄、能燥、能坚,具有清热泻火、降逆止呕、通泻大便、燥湿祛湿、泻火存阴的作用。其常用于实热证、热结便秘、湿热证、寒湿证等,如苦杏仁、栀子、大黄、黄连、苍术、厚朴等。

(5)咸:能软、能下,具有软坚散结、泻下通便的作用。其常用于瘿瘤、热结便秘、痰核、瘰疬、癥瘕等病证,如海藻、昆布、鳖甲、鹿茸、芒硝等。

(6)淡:能渗、能利,具有利水渗湿作用。其常用于水肿、小便不利等病证,如茯苓、薏苡仁、猪苓、通草等。

(7)涩:能涩、能止,具有收敛固摄作用,与酸味药的作用相似,如龙骨、牡蛎、赤石脂、海螵蛸等。

由于中药的性和味是从两个不同的角度说明药物的性能，因此必须把四气和五味结合起来，才能准确而较全面地认识药物的作用。如紫苏叶、辛夷性味均为辛温，都能发散风寒，然紫苏叶发散力较强，又能行气和胃；辛夷发散力弱，而长于通鼻窍。地黄、黄芪都是甘味，都能补益正气，然地黄甘寒，能清热凉血、养阴生津；黄芪甘温，能补气升阳。

（二）升降浮沉

升降浮沉是指药物对机体的作用有向上、向下、向外、向内四种不同的趋向性。药物升降浮沉的不同作用趋向可以因势利导，祛邪外出，或调整气机，恢复机体的正常功能，达到治疗疾病的目的。"升"是指药物具有上升、升提的作用，主要治疗病势向下的疾病；"降"是指药物具有下降、降逆的作用，主要治疗病势向上的疾病。"浮"是指药物具有上浮、发散的作用，主要治疗病位在表的疾病；"沉"是指药物具有沉降、下行的作用，主要治疗病位在里的疾病。

药物升降浮沉的作用趋向的运用，与病位、病势关系密切。就病位而言，病位在上、在表者，宜升浮而不宜沉降，如外感风寒，用麻黄、桂枝发表；病位在下、在里者，宜沉降而不宜升浮，如里实便秘之证，用大黄、芒硝攻下。就病势而言，病势上逆者，宜降而不宜升，如肝阳上亢之头痛，宜用牡蛎、石决明沉降；病势下陷者，宜升而不宜降，如久泻、脱肛，宜用人参、黄芪、升麻等益气升阳。

药物升降浮沉的作用趋向，与药物的性味、质地、作用有密切关系。一般来讲，性属温热，味属辛、甘、淡的药物大多升浮；花、叶、皮、枝等质地较轻的药物大多升浮；具有升阳发表、祛散风邪、涌吐开窍等作用的药物，药性大多升浮。性属寒凉，味属苦、酸、咸的药物大多沉降；种子、果实、矿物、贝壳等质地较重的药物大多沉降；具有清热泻下、重镇安神、利尿渗湿、消食导滞、息风潜阳、止咳平喘、降逆收敛的药物，药性大多沉降。

此外，炮制加工可以改变药物的升降浮沉，如酒制则升，姜炒则散，醋炒收敛，盐炒下行。药物的升降浮沉通过配伍也可以发生变化，如少量升浮药在大队沉降药中能随之下降，少量沉降药在大队升浮药中能随之上升。

（三）归经

归经是指药物对于机体某部分的选择性作用。归经表示药物的作用部位，以脏腑经络为基础对药物作用进行定位，即主要对某一经（脏腑及其经络）或某几经发生明显的作用，而对其他经则作用较小，甚至没有作用。如羌活善治太阳经（项部）头痛，葛根、白芷善治阳明经（前额）头痛，柴胡善治少阳经（两颞）头痛，吴茱萸善治厥阴经（巅顶）头痛。同一归经的药物，因其性味或升降浮沉不同而功效不同；而有相同功效的药物，因其归经不同，作用的病位也不同。

（四）毒性

毒性是指药物对机体的损害性，是反映药物安全程度的一种性能。历来对毒性的认识存在两种观点。一指药物的偏性，即广义的毒性。二指毒性药物的伤害性，即狭义的毒性。古代文献中常以"毒药"作为一切药物的总称，《素问·五常政大论》把药物毒性强弱分为大毒、常毒、小毒、无毒四类，《神农本草经》以药物毒性大小、有毒无毒作为药物三品分类法的依据，此时的"毒"，强调的是药物的偏性。随着医学的发展，人们对药物的认识逐渐深化，为了区别药物的治疗作用和它对人体正气的损伤，渐渐地"毒"就不再指药物的偏性。在药物的性味下所标"大毒""有毒""小毒"，是指这些药物有大小不等的毒性，用之不当，可导致中毒或死亡。2020版《中华人民共和国药典·一部》亦采用大毒、有毒、小毒的中药毒性三级分类方法。

正确认识中药的毒性，是安全用药的保证。药物毒性的有无、大小，主要取决于剂量，且与中药的品种、产地、采集、贮存、炮制、配伍、用法以及患者个体差异等有关。所以在临床医疗中，应当树立有毒观念、无毒用药的思想，以确保用药的安全性。

Note：

> ### 知 识 拓 展
>
> **中药的品种、产地、采集、炮制和贮存**
>
> 中药的品种、产地、采集、炮制和贮存等要素,皆影响中药的质量。
>
> (1)中药的品种:品种是指在一定的生态和经济条件下,经自然和人工选择形成的动、植物群体。中药不同的品种其安全性和有效性存在差异。
>
> (2)中药的产地:天然药材的分布和生产离不开所处的自然环境条件,同一种药物产地不同其质量优劣不一。"道地药材"是指历史悠久、品种优良、栽培或养殖加工合理、产量宏丰、疗效突出、具有地域特色且质量优于其他产地的中药材,其中尤以临床疗效作为认定道地药材的主要标准。
>
> (3)中药的采集:中药材的采收季节、时间和方法与药材中有效成分的含量密切相关,一般来说应在有效成分含量最高的时节采集,同时还要考虑药材的产量及有毒成分的含量。每种植物药材按其药用部位不同都有一定的采收时节和方法,动物药须根据其活动生长季节以保证药效并容易捕捉为宜,矿物药可随时采集。
>
> (4)中药的炮制:又称炮炙,是按照中医药理论、根据药物自身性质、调剂制剂及临床应用的需要而对药材进行加工处理的一项制药技术,一般可分为修制、水制、火制、水火共制及其他制法。
>
> (5)中药的贮存:以保证药材质量、防止变质为前提。

二、中药的用法

中药的用法包括中药的配伍、用药禁忌、用药剂量等。掌握这些知识和方法,按照病情和治疗要求正确应用药物,对于充分发挥药效和确保用药安全,采取正确的护理措施具有十分重要的意义。

（一）配伍

配伍是根据病情需要和中药性能,有目的地将两种或两种以上的中药配合应用。配伍是组成方剂的基础,也是中医药物治疗的主要形式。药物的功效通过配伍之后会发生复杂的变化,有的能增强药效,有的能降低药效,有的能产生毒性和不良反应,有的能抑制和消除毒性等。《神农本草经》将单味药和药物之间配伍应用的七种情况称为中药的"七情",即单行、相须、相使、相畏、相杀、相恶、相反。

1. **单行**　是指用单味药治疗疾病。如独参汤重用人参治疗气虚欲脱证,马齿苋治疗痢疾,益母草膏调经止血。

2. **相须**　是指性能功效相类似的中药配合使用,可以增强原有药物的功效。如大黄配芒硝,能增强攻下泻火的作用;全蝎、蜈蚣同用,能明显增强息风止痉的作用。

3. **相使**　是指性能功效有某些共性,或性能功效虽不相同,但是治疗目的一致的中药配合使用。常以一种中药为主,另外一种或几种为辅,以提高主药的功效。如黄芪与茯苓相配,茯苓能提高黄芪补气利水的作用。

4. **相畏**　是指一种中药的毒性能被另一种中药减轻或消除。如生半夏的毒性能被生姜减轻或消除,即半夏畏生姜。

5. **相杀**　是指一种中药能减轻或消除另一种中药的毒性。如绿豆杀巴豆毒,防风杀砒霜毒。相畏和相杀是同一配伍关系的两种不同提法。

6. **相恶**　是指两种中药合用,一种中药能使另一种中药原有功效降低,甚至丧失。如人参与莱菔子同用,莱菔子能削弱人参的补气作用,即人参恶莱菔子。

7. **相反**　是指两种中药合用,能产生或增强毒性。如甘草反甘遂、乌头反贝母。

上述中药的七情除"单行"外，"相须""相使"可以充分利用其协同作用和增效作用，提高药效，是临床常用的配伍方法。"相畏""相杀"可以减轻或消除毒性，保证安全用药，是使用毒性药物的配伍方法，也可用于毒性药物的炮制和中毒解救。而"相恶""相反"则是中药配伍用药的禁忌，应避免使用。

（二）用药禁忌

中药的用药禁忌主要包括配伍禁忌、妊娠禁忌、证候禁忌、服药禁忌等内容。

1. 配伍禁忌　配伍禁忌是指某些中药配伍使用会产生或增强药物的毒性，或降低、破坏药效，原则上应避免配合使用。中药配伍七情中的相恶、相反属于配伍禁忌，主要是指"十八反"和"十九畏"。

（1）十八反：甘草反甘遂、大戟、海藻、芫花，乌头反半夏、瓜蒌、贝母、白蔹、白及，藜芦反人参、西洋参、党参、丹参、玄参、沙参、苦参、细辛、芍药。

（2）十九畏：硫黄畏芒硝，水银畏砒霜，狼毒畏密陀僧，巴豆畏牵牛子，丁香畏郁金，川乌、草乌畏犀角（现已禁用），芒硝畏三棱，肉桂畏赤石脂，人参畏五灵脂。

2. 妊娠禁忌　凡易对母体、胎儿产生损害的药物，均为妊娠用药的禁忌。妊娠禁忌药分为慎用药与禁用药两大类。慎用药主要是指活血化瘀药、行气药、攻下药、大辛大热的温热药，如桃仁、红花、乳香、没药、王不留行、枳实、大黄、附子、干姜、肉桂等。禁用药主要是指毒性强、作用峻猛以及致流产作用较强的药物，如巴豆、牵牛子、芫花、大戟、甘遂、商陆、斑蝥、虻虫、水蛭、水银、轻粉、雄黄、砒霜、三棱、莪术、麝香等。

凡禁用药一般都不能使用，慎用药应根据孕妇病情，斟酌使用。如孕妇患病非用不可，应掌握安全、有效的原则，把握好剂量、炮制和配伍等环节，尽量减轻药物对胎儿及孕妇的危害。

3. 证候禁忌　证候禁忌是指某种药物不适用于某种病证治疗或使用后反而有害，应避免使用某种药物。由于中药具有四气、五味及归经等性能，一种药物只适用于某种或某几种特定的证候，而对其他证候无效，甚或出现不良的作用。因此，凡是药不对证，药物功效不为病情所需，使用之后可能导致病情加重甚至恶化，或产生新的病证，皆属于证候禁忌范畴。如麻黄辛温发散，解表发汗力强，适用于外感风寒表实无汗证，而表虚自汗者应禁用；黄精质润甘平，滋阴补肺，适用于肺虚燥咳及肾虚精亏者，而脾虚湿盛、中寒便溏者则禁用。

4. 服药禁忌　服药禁忌是指服药期间对某些食物的禁忌，又称食忌、忌口。一般在服药期间，应忌食生冷、油腻、腥膻和有刺激性的食物。此外，病情不同，饮食禁忌亦有差别，如热性病忌食辛辣、油腻、煎炸类食物；寒性病忌食生冷食物；疮疡及皮肤病患者忌食鱼、虾、蟹等腥膻发物及辛辣刺激性食物；失眠烦躁的患者，不宜饮酒和茶等；胸痹患者忌食肥肉、脂肪、动物内脏及烟、酒；肝阳上亢头晕目眩、烦躁易怒者，应忌食胡椒、辣椒、大蒜、白酒等辛热助阳之品；脾胃虚弱者，忌食油炸黏腻、寒冷固硬、难消化的食物。

（三）用药剂量

中药的剂量，是指临床用药的分量，也称用量。中药的剂量，主要是指每味中药的成人一日量。2020版《中华人民共和国药典·一部》每一味中药项下标注的剂量，是指单味中药干燥饮片在汤剂中的成人一日内服用量。而丸剂、散剂或鲜品的剂量一般要特别标明。此外，中药的剂量也指方剂中每味中药之间的比较分量，即相对剂量。

中药剂量的大小，是直接影响临床用药有效性和安全性的重要因素。确定中药的剂量，要从安全、有效的原则出发，一般应考虑以下多个影响因素。

1. 药物性质与剂量　质优力强者，用量宜小；质次力不足者，用量宜大。大毒或作用峻烈的药物，用量宜小。质松量轻的药物，如花、叶、皮、枝或干品药材等用量宜小；质坚体重的药物，如矿物、介壳类用量宜大；鲜药含水分较多，用量宜大。性味淡薄、作用和缓的药物，用量宜重；性味浓厚、作用峻猛的药物，用量宜轻。

2. 药物配伍与剂量　单味药使用时剂量宜大，复方中君药（主药）比臣药（辅药）剂量要大，入汤剂要比入丸剂、散剂量大。

3. 个体情况与剂量 一般来说,老年、小儿、妇女产后及体质虚弱者用量宜小;成人及体质壮实者用量宜大。病情轻、病势缓、病程长者用量宜小;病情重、病势急、病程短者用量宜大。

4. 季节地域与剂量 在确定临床用药剂量时,应考虑季节、气候、地域环境等因素。如发汗解表药夏季用量宜小,冬季用量宜大;苦寒泻火药夏季用量宜大,冬季用量宜小。发汗解表药在严寒冬天的北方,用量宜大;在炎热夏天的南方,用量宜小。

中药的剂量,大多以重量单位计算,个别的药物也有以数量、容量计算的。重量计算以克为单位。

三、中药分类

根据药物的功效和主治,中药一般可分为解表药、清热药、祛风湿药、化湿药、利水渗湿药、化痰止咳平喘药、温里药、理气药、止血药、活血化瘀药、补虚药、安神药、平肝息风药、开窍药、消食药、收涩药、驱虫药、泻下药等类别。

1. 解表药 凡以发散表邪、解除表证为主要功效,主治外感表证的药物,称解表药,亦称发表药。本类药物多味辛质轻,入肺、膀胱经,偏行肌表,能促进机体发汗,从而祛除表邪。解表药可分为辛温解表药和辛凉解表药两大类,又称发散风寒药和发散风热药,主要用于治疗风寒表证和风热表证。发汗力强的解表药,用量不宜过大;解表药多为辛散轻扬之品,入汤剂不宜久煎。

2. 清热药 凡以清泄里热为主要功效,主治里热证的药物,称清热药。本类药物药性寒凉,寒能清热,沉降入里,主要适用于里热实证,部分药物也适用于虚热证。清热药可分为清热泻火药、清热燥湿药、清热解毒药、清热凉血药、清虚热药五类,主要用于治疗气分实热证、脏腑实热证、湿热证、热毒证、营分证、血分证及虚热证。清热药物大多药性苦寒,过用易伤脾胃,故脾胃虚弱者慎用。

3. 祛风湿药 凡以祛除风寒湿邪,解除痹痛为主要功效,主治风湿痹证的药物,称祛风湿药。本类药物味多辛苦,辛能驱散风湿,苦能燥湿除邪;肝主筋,肾主骨,脾主肌肉;故祛风湿药能祛除留着于肌肉、经络、筋骨的风湿之邪,有的还兼有止痹痛、通经络、补肝肾、强筋骨等作用,主要适用于风湿痹痛、关节不利、半身不遂、筋脉拘挛、腰膝酸软、下肢痿弱等。祛风湿药可分为祛风寒湿药、祛风湿热药、祛风湿强筋骨药三类。风湿痹证因邪气偏盛各异、病程新久不同,临床使用须适当配伍;痹证多为慢性病,故祛风湿药常制成丸剂、散剂、酒剂及外用膏剂等。

4. 化湿药 凡以化湿运脾为主要功效,主治湿阻中焦证的药物,称化湿药,亦称芳香化湿药。主要适用于湿浊内阻、脾为湿困、运化失常所致的脘腹痞满、食少体倦、呕吐泛酸、大便溏薄、舌苔白腻等,部分药物亦可用于湿温、暑湿证等。化湿药气味芳香,入汤剂宜后下,不应久煎;本类药物多辛温香燥,易耗气伤阴,故阴虚血燥及气虚者慎用。

5. 利水渗湿药 凡以通利水道、渗泄水湿为主要功效,主治水湿内停病证的药物,称利水渗湿药。本类药物味多甘淡,性平或寒凉,归膀胱、肾及小肠经,作用趋于下行,主要用于小便不利、水肿、泄泻、痰饮、淋证、黄疸、湿疮、带下、湿温等病证。利水渗湿药可分为利水消肿药、利尿通淋药和利湿退黄药三类。因气行则津液行,故本类药物常与行气药配伍使用;利水渗湿药易耗伤津液,故阴亏津少、肾虚遗精遗尿者慎用或禁用;某些药物通利作用较强,孕妇慎用。

6. 化痰止咳平喘药 凡以祛痰或消痰为主要功效,主治痰证的药物,称化痰药;凡以制止或减轻咳嗽、喘息,主治咳喘证的药物,称止咳平喘药。痰、咳、喘三者相互兼杂,一般咳喘多夹痰,痰多易致咳喘,故治疗上化痰药常与止咳平喘药配伍使用。化痰止咳平喘药可分为温化寒痰药、清化热痰药及止咳平喘药三类。

7. 温里药 凡以温里祛寒为主要功效,主治里寒证的药物,称温里药。本类药物味辛而性温热,辛能行、能散,温能通,善走脏腑而能温里祛寒,温经止痛,故可用于治疗里寒证,尤以里实寒证为主。温里药多辛热燥烈,易动火伤阴,故实热证、阴虚火旺、津血亏虚者禁用;孕妇慎用;部分有毒药物须注意炮制、用法及剂量,避免中毒。

8. **理气药**　凡以疏理气机为主要功效，主治气滞证、气逆证的药物，称理气药，亦称行气药。本类药物多辛香苦温，辛香行散，味苦降泄，性温通行，归脾、胃、肝、肺经。主要适用于脾胃气滞所致的脘腹胀满、恶心呕吐、嗳腐吞酸、便秘或泄泻，肝气郁结所致的胁肋胀痛、急躁易怒、情志不舒、疝气疼痛、月经不调、乳房胀痛，肺气壅塞所致的胸闷不畅、咳嗽气喘等。理气药大多辛温香燥，易耗气伤阴，故气虚、阴虚者慎用；因含挥发性成分，故入汤剂不宜久煎。

9. **止血药**　凡以制止体内外出血为主要功效，主治出血证的药物，称止血药。本类药物均入血分，心主血、肝藏血、脾统血，归心、肝、脾经，主要用于治疗咳血、衄血、吐血、便血、尿血、崩漏、紫癜以及外伤出血等体内外各种出血病证。止血药可分为凉血止血药、温经止血药、化瘀止血药和收敛止血药四类。多数止血药炒炭后其止血作用增强，但临床使用应视具体药物而定，不可一概而论。

10. **活血化瘀药**　凡以疏通血脉、促进血行、消散瘀血为主要功效，主治血瘀证的药物，称活血化瘀药，亦称活血祛瘀药。本类药物味多辛苦，性多偏温，部分动物药具有咸味，主归心、肝经；其主治广泛，涉及临床内、外、妇、儿各科病证，如痹证、胸痹、疮疡肿痛、跌打损伤、产后腹痛等。活血化瘀药行散力强，易耗血动血，不宜用于妇女月经过多以及其他出血证无瘀血现象者；孕妇慎用或禁用。

11. **补虚药**　凡以补虚扶弱，纠正人体气血阴阳之不足为主要功效，主治虚证的药物，称补虚药，亦称补益药。补虚药可分为补气药、补血药、补阴药和补阳药四类，主要用于治疗气虚证、血虚证、阴虚证和阳虚证。部分补虚药药性滋腻，不易消化，甚则影响脾胃运化功能，故可适当配伍健脾消食药顾护脾胃；补虚药入汤剂宜文火久煎；虚证一般病程较长，多采用丸剂、膏剂、片剂、口服液等便于保存、服用。

12. **安神药**　凡以安定神志为主要功效，主治心神不宁病证的药物，称安神药。本类药物入心、肝经，主要用于治疗心悸怔忡、失眠多梦、健忘等心神不宁证，亦可用于惊风、癫狂等心神失常病证，部分安神药还可用于热毒疮肿、肝阳上亢眩晕、自汗盗汗、肠燥便秘、痰多咳喘等病证。安神药可分为重镇安神药和养心安神药两类；重镇安神药多为矿石、化石、介类药物，主要用于心神不宁实证；养心安神药多为植物种子、种仁类药物，主要用于心神不宁虚证。安神药多属治标之品，特别是矿石类及有毒药物，只宜暂用，不可久服，中病即止；矿石类入汤剂须打碎先煎、久煎，入丸剂、散剂须配伍健脾养胃之品，以免耗伤胃气。

13. **平肝息风药**　凡以平肝潜阳或息风止痉为主要功效，主治肝阳上亢证或肝风内动证的药物，称平肝息风药。本类药物入肝经，多为矿石类药物及动物药，主要适用于肝阳上亢所致头晕目眩、烦躁易怒、惊悸失眠，以及肝风内动所致痉挛抽搐、项强肢颤等。平肝息风药可分为平肝潜阳药和息风止痉药两类。矿石类药物入汤剂应打碎先煎；个别毒性药物应避免用量过大，孕妇慎用或禁用。

14. **开窍药**　凡以开窍醒神为主要功效，主治闭证神昏的药物，称开窍药，亦称芳香开窍药。本类药物辛香走窜，入心经，主要用于治疗温病热陷心包、痰浊蒙蔽清窍之神昏谵语，以及惊风、癫痫、中风等突然昏厥、痉挛抽搐等。开窍药为治标、救急之品，且易耗伤正气，故只可暂服，不宜久用；因气味辛香，有效成分易于挥发，故内服不宜入汤剂，多入丸剂、散剂；少数药物孕妇禁用或慎用。

15. **消食药**　凡以消食化积为主要功效，主治饮食积滞证的药物，称消食药。本类药物性味多甘平，归脾、胃经，具有消食导滞、健运脾胃的作用，主要适用于因饮食积滞导致的脘腹胀满、恶心呕吐、嗳腐吞酸、不思饮食、大便失常，以及脾胃虚弱之消化不良等病证。消食药虽作用和缓，但仍有耗气之弊，故气虚而无积滞者慎用。

16. **收涩药**　凡以收敛固涩为主要功效，主治滑脱病证的药物，称收涩药，亦称固涩药。本类药物味多酸涩，性温或平，归肺、脾、肾、大肠经，具有固表止汗、敛肺止咳、涩肠止泻、固精缩尿、固崩止血止带等作用。收涩药可分为固表止汗药、敛肺涩肠药、固精缩尿止带药三类。滑脱病证本因正气虚弱，收涩药为治标之品，故须与相应的补益药配伍。

17. **驱虫药**　凡以驱除或杀灭人体寄生虫为主要功效，主治虫证的药物，称驱虫药。本类药物入脾、胃、大肠经，对人体内的寄生虫，尤其是肠道寄生虫有杀灭或麻痹作用，促进其排出体外，临床多用于治疗蛔虫病、蛲虫病、绦虫病、钩虫病、姜片虫病等多种肠道寄生虫病。驱虫药对人体正气多有损伤,部分药物有毒性,故要控制剂量,防止用量过大损伤正气或中毒;素体虚弱、年老体衰及孕妇慎用。

18. 泻下药 凡以泻下通便为主要功效,主治里实积滞证的药物,称泻下药。本类药物为沉降之品,归大肠经,主要适用于大便秘结、胃肠积滞、实热内结及水饮停聚等里实证,部分药物还可用于疮痈肿毒及血瘀证。泻下药可分为攻下药、润下药及峻下逐水药三类。攻下药、峻下逐水药作用峻猛,年老体虚、脾胃虚弱者慎用;妇女胎前产后及月经期禁用;同时应注意中病即止,切勿过剂,以免损伤胃气;有毒性的泻下药,须严格掌握炮制法度,控制用量,确保用药安全。

知 识 拓 展

中药药名来源

中药药名繁杂,每一味药物名称均有一定的意义和来历,涉及药物产地、功效、形态及人文历史等多方面知识。依药材的功效而得名,如能治周身之风、防御外风的"防风",能治妇女多种疾患的"益母草",能续筋骨的"续断",有上升透邪、升提气陷功效的"升麻"等。以形态而得名,如钩藤有弯曲的钩,乌头形如乌鸡之头。而仲夏成熟的半夏,忍冬藤经冬不凋谢,桑寄生寄生于桑树等是依植物的生长特性而得名。丹参、赤芍、红花、黄连、黄柏、白芷、白芍、紫草、青黛等则是因颜色而得名。甘草、苦参、细辛、五味子、鱼腥草、败酱草等,则是因药物特殊的气味而得名。川贝母、滁菊、怀山药则是依产地而得名。何首乌、使君子、徐长卿、杜仲、刘寄奴等是为纪念最先发现与使用者,或民间传说中的人物而得名。还有一些是依生长环境而得名,如车前草、石菖蒲、水蛭、土鳖虫等。而番泻叶、胡椒、曼陀罗、诃子、荜澄茄,是因外来药物的译名及国外的药物而得名。

四、常用中药

常用中药的分类、功效、主治详见表 3-1。

表3-1　常用中药

分类		常用药物	功效	主治
解表药	辛温解表药	麻黄　桂枝 防风　羌活 生姜　荆芥	发散风寒 宣肺平喘 止痛止呕	风寒表证 咳嗽气喘 胃寒呕吐
	辛凉解表药	桑叶　菊花 薄荷　升麻 柴胡　葛根	发散风热 利咽止咳	风热表证 卫分证 咽喉肿痛
清热药	清热泻火药	石膏　知母 栀子　芦根	清热泻火 除烦止渴	气分实热证 脏腑实热证
	清热燥湿药	黄芩　黄连 黄柏　龙胆	清热燥湿 泻火解毒	湿热证 热毒证
	清热解毒药	金银花　连翘 板蓝根　野菊花 蒲公英　重楼	清热解毒	热毒证 温病癌肿 疮痈疔毒 虫蛇咬伤

续表

分类		常用药物	功效	主治
清热药	清热凉血药	赤芍 地黄 玄参 牡丹皮 紫草 水牛角	清热凉血	营分证 血分证 血热出血证
	清虚热药	青蒿 地骨皮 白薇 银柴胡	清虚热 退骨蒸	虚热证 温病后期
祛风湿药		独活 威灵仙 蕲蛇 木瓜 秦艽 防己 桑枝 桑寄生	祛风湿 除痹痛 强筋骨	风湿痹证
化湿药		广藿香 苍术 厚朴 砂仁 佩兰 草果	化湿运脾 燥湿散寒	湿阻中焦证 暑湿证 湿温证
利水渗湿药		茯苓 猪苓 泽泻 薏苡仁 滑石 车前子 木通 茵陈	利水消肿 利尿通淋 利湿退黄	水湿内停病证 水肿 泄泻 痰饮 淋证 湿证 黄疸
化痰止咳平喘药	温化寒痰药	半夏 天南星 白前 旋覆花	燥湿化痰 温肺祛寒	寒痰证 湿痰证
	清化热痰药	瓜蒌 川贝母 前胡 浙贝母 竹茹 胖大海	清肺化痰 润燥化痰	热痰证 燥痰证
	止咳平喘药	苦杏仁 百部 桑白皮 紫菀 款冬花 紫苏子	止咳平喘	咳嗽喘证
温里药		附子 肉桂 干姜 花椒 胡椒 吴茱萸 丁香 小茴香	温里祛寒 助阳回阳 温经止痛	里寒证 亡阳证 寒湿痛证
理气药		陈皮 青皮 枳实 木香 香附 薤白 乌药 川楝子	疏理气机 行气降气	气滞证 气逆证
止血药		白茅根 小蓟 苎麻根 艾叶 炮姜 三七 茜草 仙鹤草 白及 棕榈炭	凉血止血 温经止血 化瘀止血 收敛止血	出血证
活血化瘀药		川芎 延胡索 郁金 五灵脂 乳香 丹参 牛膝 益母草 桃仁 红花 土鳖虫 莪术	活血化瘀 调经止痛 消肿散结	血瘀证

Note:

续表

分类		常用药物	功效	主治
补虚药	补气药	人参　党参 黄芪　白术 山药　白扁豆 甘草　大枣	补气　补元气 补脾肺心肾之气	气虚证
	补血药	当归　熟地黄 白芍　何首乌 阿胶　龙眼肉	补血 补心肝脾 滋补肝肾	血虚证
	补阴药	麦冬　北沙参 龟甲　枸杞子 百合　桑葚	补阴生津 养阴清热	阴虚证 津亏证 虚热证
	补阳药	鹿茸　淫羊藿 杜仲　补骨脂 续断　肉苁蓉 蛤蚧　冬虫夏草	补阳 补益肾阳	阳虚证 肾阳虚证
安神药	重镇安神药	朱砂　龙骨 磁石　琥珀	重镇安神 平惊定志	心神不宁实证
	养心安神药	远志　酸枣仁 柏子仁　合欢皮	甘润滋养 养心安神	心神不宁虚证
平肝息风药	平肝潜阳药	石决明　牡蛎 赭石　蒺藜	平肝潜阳	肝阳上亢证
	息风止痉药	天麻　羚羊角 钩藤　牛黄 地龙　全蝎	息风止痉	肝风内动证
开窍药		麝香　石菖蒲 冰片　苏合香	开窍醒神	闭证神昏
消食药		山楂　麦芽 神曲　鸡内金 谷芽　莱菔子	消食化积	饮食积滞证
收涩药		麻黄根　浮小麦 五味子　乌梅 五倍子　诃子 肉豆蔻　芡实 山茱萸　莲子 覆盆子　金樱子 桑螵蛸　海螵蛸	固表止汗 敛肺止咳 涩肠止泻 固精缩尿 固崩止带	滑脱病证
驱虫药		槟榔　使君子 苦楝皮　南瓜子	杀虫消积	寄生虫病证
泻下药	攻下药	大黄　芒硝 番泻叶　芦荟	攻下通便 清热泻火	实热便秘 胃肠积滞
	润下药	火麻仁　郁李仁	润肠通便	肠燥便秘
	峻下逐水药	甘遂　牵牛子 商陆　京大戟	泻水逐饮	水饮内停实证

知 识 拓 展

道地药材

"道"曾是古代的行政区划,"地"指地域或地区。《神农本草经》已提出"土地所出,真伪新陈,并各有法"。孙思邈《千金翼方》中论"药出州土"时,首先按当时行政区划的十三个"道"来归纳药材产地,强调用药须知所出土地。明代《本草品汇精要》在药物条文中设有"道地"专项。其后汤显祖《牡丹亭》中有"好道地药材"一语。说明前人很早就认识到药材产地与质量的关系。

我国地域辽阔,不同地区环境条件变化大,经过长期的生产实践,各个地区都有一批适合本地条件的道地药材。如四川的黄连、川芎、附子,江苏的薄荷、苍术,广东的砂仁、佛手、广藿香,东北的人参、细辛、五味子,云南的茯苓,浙江的贝母、杭白菊,安徽的滁菊、牡丹皮,河南的地黄、山药、牛膝,山东的阿胶等。

第二节　方剂基本知识

方剂是在中医辨证立法的基础上,按照组方原则,选择适宜的药物,确定用量用法,妥善配伍而成,是中医临床治疗病证的重要手段。药物组成方剂后,能使药物之间相互协调,加强药效,减轻药物的毒性,从而更好地发挥药物的整合治疗作用。总之,要组织好一首有效方剂,必须重视两个环节:一是严密的组方基本结构;二是熟练的药物配伍技巧。

一、方剂组成

方剂的组成不是简单地堆砌药物,应符合严密的组方基本结构,即"君、臣、佐、使"的组方原则,这样才能达到增效减毒、扬长避短、全面兼顾、提高疗效的目的。

（一）方剂组成的原则

方剂一般由君药、臣药、佐药和使药四个部分组成。

1. 君药　是指方剂中针对主病或主证起主要治疗作用的药物,又称主药。君药药力居全方之首,且不可或缺。

2. 臣药　又称辅药。臣药的作用可分为两种:一是辅助君药加强治疗主病或主证的药物;二是针对兼病或兼证起主要治疗作用的药物。

3. 佐药　佐药的作用可分为三种:一是协助君、臣药加强治疗作用或直接治疗次要症状的药物,称为佐助药;二是用以消除或减轻君、臣药的毒性与烈性的药物,称为佐制药;三是在病重邪盛,可能拒药时,配伍少量与君药性味相反而又能在治疗中起相成作用的药物,称为反佐药。

4. 使药　使药的作用可分为两种:一是能引领方中诸药直达病所的药物,称为引经药;二是具有调和方中诸药作用的药物,称为调和药。

《伤寒论》中的麻黄汤由麻黄、桂枝、苦杏仁、炙甘草四味药组成,主治外感风寒表实证,症见恶寒发热、头身疼痛、无汗而喘、舌苔薄白、脉浮紧。麻黄辛温,既能发汗散风寒,又能宣肺平喘,为君药;桂枝辛甘温,温经通阳,发汗解肌,助麻黄发汗解表,并可温煦四肢,以解头身之疼痛,为臣药;苦杏仁苦温,下气降逆,配合麻黄止咳平喘,为佐助药;炙甘草甘平,既调和诸药,又缓麻黄、桂枝的峻烈之性以防二药发汗太过,为使药。四药相配,能使汗出表解,诸症自除。

（二）方剂组成的变化

方剂的组成既有严格的原则性,又有较大的灵活性。在临床治疗时,除依据辨证立法确定主方外,组方时还需要根据具体病情、体质、年龄、四时、地域等因素,灵活加减变化,做到"师其法而不泥其方，师其方而不泥其药"。

1. **药味加减的变化** 是指在君药不变的情况下，增加或减少方剂中的药味，以适应变化的病情。药味加减通常有两种情况：一是臣药加减，这种变化由于改变了方剂的主要配伍关系，故方剂功用会发生较大变化。例如麻黄汤发汗解表、宣肺平喘，主治风寒表实证，若减去臣药桂枝，则为三拗汤宣肺散寒、止咳平喘，主治风寒犯肺证。二是佐使药加减，方剂功用变化不大。例如银翘散主治风热表证，若症见口渴甚，则可加天花粉以生津。

2. **药量增减的变化** 药物的用量直接决定药力的大小，增加或减少方剂中的药物用量，会使方剂的功用发生根本变化。例如小承气汤与厚朴三物汤，均由大黄、枳实、厚朴三味药组成，但两方厚朴用量差异显著，故其功效和主治均不同。前者大黄为君药以泻热通便，主治阳明腑实热结便秘；后者厚朴为君药以行气通便，主治气滞便秘。

3. **剂型配制的变化** 方剂的剂型各有特点，同一首方剂，若剂型不同，其功效有大小缓峻之别，其主治有轻重缓急之分。例如理中丸与人参汤，温中祛寒、补气健脾，主治脾胃虚寒证，两方组成、剂量完全相同，但剂型不同。前者作用缓和，用于虚寒较轻、病势较缓之证；后者作用强而迅速，用于虚寒较重、病势较急之证。

二、方剂的剂型

方剂的剂型，是在组方之后，根据不同的药性和治疗目的，将药物制备成特定的应用形式。方剂的剂型历史悠久，《黄帝内经》载有汤、丸、散、膏、酒、丹等多种剂型，明代《本草纲目》所载剂型达40余种。随着制药工业的发展，又研制出许多新的剂型，如片剂、冲剂、注射剂、气雾剂等。

1. **汤剂** 又称煎剂，是将药物饮片加水或酒浸泡后，煎煮一定时间，去渣取汁而制成的液体剂型。汤剂主要为内服，如小青龙汤、大承气汤等；亦可外用洗浴、熏蒸或含漱。内服汤剂的特点是吸收快，疗效迅速，便于随证加减，能全面灵活地照顾各种病证的特殊性。汤剂是目前临床使用最广泛的一种剂型。

2. **散剂** 是将药材粉碎、均匀混合，制成干燥粉末状剂型。散剂有细粉、粗粉之分，亦有内服、外用两种。内服一般以温水冲服，量小者可直接吞服，如七厘散；亦可制成粗末，水煎取汁服者，称为煮散，如银翘散。外用如金黄散、生肌散外敷；还有冰硼散，可作吹喉用。散剂的特点是制作简便，吸收较快，便于服用和携带，节省药材，不易变质。

3. **丸剂** 是将药材研成细末或药材提取物，加上适量的黏合剂，制成球形的固体剂型。丸剂大多用于内服，临床常用的丸剂有蜜丸、水丸、糊丸、浓缩丸等几种。丸剂适用于慢性、虚弱性疾病，如六味地黄丸；但也有丸剂药性较为峻猛，如安宫牛黄丸、舟车丸。丸剂的特点是吸收缓慢，药力持久，服用、携带、贮存方便。

4. **膏剂** 是将药材用水或植物油煎熬去渣浓缩而成的剂型。膏剂有内服和外用两种，内服膏剂有流浸膏、浸膏、煎膏三种，如鹿胎膏、八珍益母膏，其特点是体积相对小、服用方便、缓缓起效；外用膏剂又分为软膏和硬膏两种，如狗皮膏、暖脐膏，其特点是可直接接触病变部位、便于药物吸收、持久发挥疗效、便于携带。

5. **酒剂** 又称药酒，是将药材放入白酒或黄酒中浸泡，或加温隔水炖煮，去渣取液而制成的剂型。有内服和外用两种。酒剂的特点是活血通络、易于发散、增强药效，故常在祛风通络和补益剂中使用，如风湿药酒、五加皮酒、参茸药酒。外用酒剂可祛风活血，消肿止痛。

6. **丹剂** 有内服和外用两种。内服丹剂没有固定剂型，可为散剂、丸剂，因使用贵重药材或药效显著而称"丹"，如至宝丹、活络丹、紫雪丹。外用丹剂又称丹药，是将某些矿物药经高温烧炼制成的不同结晶形状的制品，常用于治疗痈疽疮疡，如五五丹、九一丹。丹剂的特点是药力持久，服用、携带、贮存方便。

7. **茶剂** 是将药材经粉碎加工而制成的粗末状剂型，或加入适宜的黏合剂制成的方块状剂型。

Note:

使用时以沸水泡汁或煎汁代茶饮，不定时饮用。茶剂多用于治疗感冒、食积、腹泻，如午时茶、刺五加茶。茶剂的特点是制法简单，服用方便，患者易于接受。

8. 露剂 又称药露，多为新鲜、富含挥发性成分的药材，用蒸馏法制成的气味芳香的澄清水溶液。一般可作为饮品及清凉解暑剂，如金银花露、青蒿露等。露剂的特点是气味清淡，便于口服，可当饮料服用。

9. 锭剂 是将药材研成细末，或加入适当的赋形剂制成不同形状的固体剂型。锭剂有圆柱形、条形、纺锤形等，外用、内服均可。内服大多取末调服或磨汁服用，外用大多磨汁涂患处，如紫金锭、万应锭。锭剂的特点是携带方便，使用简单，便于贮存。

10. 条剂 又称药捻，是用桑皮纸粘药后捻成细条，或将桑皮纸捻成细条后再粘药粉而制成的外用剂型。使用时可插入不同形状的疮口或瘘管内以发挥药效，或如艾条可供艾灸治疗之用。条剂的特点是直接外用，使用方便。

11. 线剂 又称药线，是将丝线或棉线浸泡于药液中或与药液同煮，经干燥制成的外用剂型。线剂常用于治疗瘘管、痔疮或赘生物，使其引流通畅，或结扎使其萎缩、脱落。线剂的特点是直接外用，使用方便。

12. 栓剂 又称坐药、塞药，是将药材细粉与基质混合制成一定形状的固体制剂，纳入管腔融化或溶解而发挥药效的外用剂型。栓剂有杀虫止痒、润滑、收敛等作用，如消痔栓、小儿解热栓。栓剂的特点是直接外用，减少药物毒性，使用方便。

13. 口服液 是将药材用水或其他溶剂提取，经精制而成的内服液体剂型，如人参蜂王浆口服液、复方阿胶浆口服液。口服液的特点是剂量较小，吸收快，口感适宜，服用方便。

14. 糖浆剂 是将药材煎煮去渣取汁浓缩，加入适量蔗糖溶解后制成的浓蔗糖水溶液，如止咳糖浆、桂皮糖浆。糖浆剂的特点是味甜量小，吸收较快，服用方便，适宜儿童服用。

15. 片剂 是将药材细粉或提取物与辅料混合压制成的片状剂型。味苦或有恶臭的药物可包糖衣，需在肠道吸收的药物可包肠溶衣，如穿心莲片、银翘解毒片；此外，还有口含片、泡腾片等。片剂的特点是用量准确，体积小，易于服用。

16. 冲剂 是将药材提取物加适量赋形剂或部分药材细粉制成的干燥颗粒状或块状内服剂型。使用时以开水冲服，如板蓝根冲剂、感冒退热冲剂。冲剂的特点是作用迅速，体积小，口感好，服用方便，易于携带。

17. 注射剂 又称针剂，是将药材制成灭菌溶液、无菌混悬液或供配制液体的无菌粉末，供皮下、肌内、静脉注射使用的剂型。如复方丹参注射剂，柴胡注射液，清开灵注射液。注射剂的特点是剂量准确，作用迅速，便于急救，不受消化系统影响。

18. 气雾剂 是将药材制成水溶液装入带有阀门的耐压容器内，借助容器内抛射剂的压力，以雾状形态喷射而出，直达病灶或由黏膜吸收而发挥疗效的剂型。其常用于心绞痛、哮喘等急症的治疗，如定喘雾化剂、云南白药雾化剂。气雾剂的特点是可用定量阀门控制剂量，奏效快，定位准确，使用方便，吸入时可减少胃肠道刺激，外用则避免对创面的刺激。

以上剂型各不相同，临床使用应根据病情和剂型特点合理选择。此外，尚有胶囊剂、灸剂、熨剂、灌肠剂、搽剂等剂型，临床亦广泛使用。随着新剂型的不断研发创新，将更有利于提高疗效，满足临床需要。

三、方剂分类

根据方剂的功效和主治，方剂一般可分为解表剂、泻下剂、和解剂、清热剂、温里剂、补益剂、固涩剂、安神剂、开窍剂、理气剂、理血剂、治风剂、治燥剂、祛湿剂、祛痰剂、消食剂、驱虫剂等类别。

1. 解表剂 凡以解表药为主要组成部分，具有发汗、解肌、透疹的功效，主治表证的方剂称解表剂。根据外邪寒热、体质虚实不同，可分为辛温解表剂、辛凉解表剂、扶正解表剂三类。解表剂不宜久煎，一般宜温服，取汗以遍身微微出汗为佳。

2. **泻下剂**　凡以泻下药为主要组成部分，具有通便、泻热、攻积、逐水的功效，主治里实证的方剂称泻下剂。根据病因病机、证候表现及体质不同，可分为寒下剂、温下剂、润下剂、逐水剂、攻补兼施剂五类。泻下剂多药力迅猛，使用时应中病即止；对于年老体虚、伤津亡血、孕产妇及经期女性均应慎用或禁用。

3. **和解剂**　凡以寒热药、补泻药或疏敛药等并用为主要组成部分，具有和解少阳、调和肝脾、调和寒热的功效，主治少阳证、肝脾不和证、寒热错杂证的方剂称和解剂。根据适应证不同，可分为和解少阳剂、调和肝脾剂、调和寒热剂三类。邪在肌表或邪已入里之证，皆不宜使用本类方剂。

4. **清热剂**　凡以清热药为主要组成部分，具有清热、泻火、凉血、解毒的功效，主治里热证的方剂称清热剂。根据里热证的类型不同，可分为清热泻火剂、清热燥湿剂、清热解毒剂、清热凉血剂、清虚热剂五类。清热剂多用寒凉药物，使用时应避免寒凉败胃，须注意顾护脾胃。

5. **温里剂**　凡以温里药为主要组成部分，具有温里助阳、散寒通脉的功效，主治里寒证的方剂称温里剂。根据脏腑经络病位、病势轻重缓急不同，可分为温中祛寒剂、回阳救逆剂、温经散寒剂三类。温里剂多用辛温燥热药物，阴虚、血虚、血热者宜慎用。

6. **补益剂**　凡以补虚药为主要组成部分，具有补益人体气、血、阴、阳的功效，主治虚证的方剂称补益剂。根据虚证的类型不同，可分为补气剂、补血剂、气血双补剂、补阴剂、补阳剂、阴阳双补剂六类。补益剂宜文火久煎；因补益剂多滋腻之品，易碍胃滞气，使用时应注意脾胃功能，必要时宜酌加健脾、理气、消导之品。

7. **固涩剂**　凡以收涩药为主要组成部分，具有收敛固涩的功效，主治气、血、精、津耗散滑脱病证的方剂称固涩剂。根据病因、病位不同，可分为固表止汗剂、敛肺止咳剂、涩肠固脱剂、涩精止遗剂、固崩止带剂五类。耗散滑脱之证，皆由正气亏虚而致，使用固涩剂宜配伍补益药；外邪未去，不宜过早使用，以免闭门留寇。

8. **安神剂**　凡以安神药为主要组成部分，具有安神定志的功效，主治神志不安病证的方剂称安神剂。根据病证虚实不同，可分为重镇安神剂和养心安神剂两类。重镇安神剂多有金石重坠之品，易伤胃气，只宜暂用；某些安神药如朱砂有一定毒性，不宜过服、久服。

9. **开窍剂**　凡以开窍药为主要组成部分，具有开窍醒神的功效，主治闭证神昏的方剂称开窍剂。根据热闭证、寒闭证不同，可分为凉开剂和温开剂两类。开窍剂为治标之剂，药多芳香走窜，用于急救，不可久服，一般不入汤剂而多制成丸剂、散剂；脱证禁用，孕妇慎用或禁用。

10. **理气剂**　凡以理气药为主要组成部分，具有行气、降气的功效，主治气滞证、气逆证的方剂称理气剂。根据病证不同，可分为行气剂和降气剂两类。理气剂用药多辛温香燥，易耗气伤津、助热动血，不可过量；年老体弱、阴虚火旺、有出血倾向者及孕妇均应慎用。

11. **理血剂**　凡以活血化瘀药或止血药为主要组成部分，具有活血化瘀或止血的功效，主治血瘀证或出血证的方剂称理血剂。根据病机不同，可分为活血祛瘀剂和止血剂两类。活血祛瘀剂性多破泄，易于动血伤胎，妇女经期、月经过多及孕妇应慎用或禁用；使用止血剂时应防其止血留瘀之弊，宜适当配伍少量活血化瘀之品。

12. **治风剂**　凡以辛散祛风药或息风止痉药为主要组成部分，具有疏散外风或平息内风的功效，主治风证的方剂称治风剂。根据风邪有外风、内风不同，可分为疏散外风剂和平息内风剂两类。治风剂药性多温燥，津液不足、阴虚有热者慎用。

13. **治燥剂**　凡以轻宣辛散药或甘凉滋润药为主要组成部分，具有轻宣外燥或滋阴润燥的功效，主治燥证的方剂称治燥剂。根据外燥证、内燥证不同，可分为轻宣外燥剂和滋润内燥剂两类。疏散外燥易伤津，药量宜轻；滋润内燥易影响脾胃运化，宜酌情配伍辛开药物。

14. **祛湿剂**　凡以祛湿药为主要组成部分，具有化湿利水、通淋泄浊的功效，主治湿证的方剂称祛湿剂。根据湿邪有外湿内湿、属寒属热之分，其病位有表里上下不同，可分为燥湿和胃剂、清热利

Note：

湿剂、利水渗湿剂、温化水湿剂、祛风胜湿剂五类。祛湿剂多芳香温燥或甘淡渗利之品，易耗气伤津，素体阴血不足、病后体弱及孕妇应慎用。

15. 祛痰剂　凡以祛痰药为主要组成部分，具有消除痰饮的功效，主治痰饮证的方剂称祛痰剂。根据痰饮证有寒痰、热痰、湿痰、燥痰、风痰等不同类型，可分为燥湿化痰剂、清化热痰剂、润燥化痰剂、温化寒痰剂、治风化痰剂五类。因气滞则痰聚，脾虚易生痰湿，故祛痰剂中常配伍理气药、健脾祛湿药。

16. 消食剂　凡以消食药为主要组成部分，具有消食运脾、化积导滞的功效，主治食积证的方剂称消食剂。根据病因不同，可分为消食化滞剂和健脾消食剂两类。消食剂作用虽缓和，但仍属攻伐之剂，不宜久服；纯虚无积滞者禁用。

17. 驱虫剂　凡以驱虫药为主要组成部分，具有驱虫杀虫的功效，主治人体寄生虫病的方剂称驱虫剂。驱虫剂宜空腹服用，并忌油腻食物；某些有毒性的驱虫药须把握剂量，年老体弱及孕妇应慎用或禁用。

四、常用方剂

常用方剂的分类、药物组成、功效和主治详见表 3-2。

表 3-2　常用方剂

分类	常用方剂	药物组成	功效	主治
解表剂	麻黄汤《伤寒论》	麻黄、桂枝、苦杏仁、炙甘草	发汗解表宣肺平喘	外感风寒表实证
	桂枝汤《伤寒论》	桂枝、芍药、炙甘草、生姜、大枣	解肌发表调和营卫	外感风寒表虚证
	银翘散《温病条辨》	金银花、连翘、桔梗、薄荷、竹叶、甘草、荆芥穗、淡豆豉、牛蒡子、芦根	辛凉透表清热解毒	风热表证，温病初起
	败毒散《小儿药证直诀》	羌活、独活、人参、柴胡、前胡、川芎、枳壳、茯苓、桔梗、甘草、生姜、薄荷	散寒祛湿益气解表	气虚外感风寒湿证
泻下剂	大承气汤《伤寒论》	大黄、厚朴、枳实、芒硝	峻下热结	阳明腑实证
	温脾汤《备急千金要方》	大黄、附子、当归、干姜、人参、芒硝、甘草	攻下冷积温补脾阳	阳虚寒积证
	麻子仁丸《伤寒论》	火麻仁、白芍、枳实、大黄、厚朴、苦杏仁	润肠泄热行气通便	胃肠燥热便秘，脾约证
	十枣汤《伤寒论》	芫花、甘遂、大戟、大枣	攻逐水饮	悬饮，水肿
和解剂	小柴胡汤《伤寒论》	柴胡、黄芩、人参、炙甘草、半夏、生姜、大枣	和解少阳	邪入少阳证
	逍遥散《太平惠民和剂局方》	柴胡、当归、白芍、白术、茯苓、炙甘草、生姜、薄荷	疏肝解郁养血健脾	肝郁血虚脾弱证
	半夏泻心汤《伤寒论》	半夏、黄芩、干姜、人参、黄连、大枣、炙甘草	寒热平调消痞散结	寒热互结之痞证
清热剂	白虎汤《伤寒论》	石膏、知母、炙甘草、粳米	清热生津	气分证
	龙胆泻肝汤《医方集解》	龙胆、黄芩、栀子、车前子、泽泻、木通、当归、地黄、柴胡、炙甘草	清泻肝胆清利湿热	肝火上炎证肝火湿热证

续表

分类	常用方剂	药物组成	功效	主治
清热剂	黄连解毒汤《外台秘要》	黄连、黄芩、黄柏、栀子	泻火解毒	三焦实热证
	清营汤《温病条辨》	水牛角、地黄、玄参、竹叶、麦冬、丹参、黄连、金银花、连翘	清营解毒透热养阴	营分证
	青蒿鳖甲汤《温病条辨》	青蒿、鳖甲、地黄、知母、牡丹皮	养阴透热	温病后期邪伏阴分证
温里剂	理中丸《伤寒论》	干姜、人参、炙甘草、白术	温中祛寒补气健脾	脾胃虚寒证阳虚失血证
	四逆汤《伤寒论》	附子、干姜、炙甘草	回阳救逆	心肾阳衰寒厥证
	当归四逆汤《伤寒论》	当归、桂枝、白芍、细辛、甘草、通草、大枣	温经散寒养血通脉	血虚寒厥证
补益剂	四君子汤《太平惠民和剂局方》	人参、白术、茯苓、炙甘草	益气健脾	脾胃气虚证
	四物汤《太平惠民和剂局方》	熟地黄、当归、白芍、川芎	补血调血	血虚血瘀证
	八珍汤《瑞竹堂经验方》	熟地黄、当归、白芍、川芎、人参、白术、茯苓、炙甘草	益气补血	气血两虚证
	六味地黄丸《小儿药证直诀》	熟地黄、山茱萸、山药、泽泻、牡丹皮、茯苓	滋阴补肾	肾阴虚证
	肾气丸《金匮要略》	熟地黄、山药、山茱萸、泽泻、茯苓、牡丹皮、桂枝、附子	补肾助阳	肾阳虚证
	地黄饮子《黄帝素问宣明论方》	熟地黄、山茱萸、巴戟天、肉苁蓉、石斛、附子、五味子、肉桂、茯苓、麦冬、石菖蒲、远志、生姜、大枣、薄荷	补肾阴肾阳开窍化痰	肾虚喑痱
固涩剂	牡蛎散《太平惠民和剂局方》	牡蛎、黄芪、麻黄根、浮小麦	敛阴止汗益气固表	自汗，盗汗
	真人养脏汤《太平惠民和剂局方》	人参、当归、白术、肉豆蔻、肉桂、白芍、木香、诃子、罂粟壳、炙甘草	涩肠固脱温补脾肾	久泻久痢脾肾虚寒证
	桑螵蛸散《本草衍义》	桑螵蛸、远志、石菖蒲、龙骨、人参、茯神、当归、龟甲	调补心肾涩精止遗	心肾两虚、水火不交证
	固冲汤《医学衷中参西录》	白术、黄芪、龙骨、牡蛎、山茱萸、白芍、海螵蛸、茜草、棕榈炭、五倍子	益气健脾固冲摄血	脾肾亏虚、冲脉不固证
安神剂	朱砂安神丸《内外伤辨惑论》	朱砂、黄连、地黄、当归、炙甘草	镇心安神清热养血	心火亢盛、阴血不足证
	酸枣仁汤《金匮要略》	酸枣仁、知母、茯苓、川芎、甘草	养血安神清热除烦	肝血不足、虚热内扰证
开窍剂	安宫牛黄丸《温病条辨》	牛黄、水牛角、麝香、黄连、黄芩、栀子、冰片、郁金、雄黄、珍珠、朱砂	清热解毒开窍醒神	热陷心包证
	苏合香丸《太平惠民和剂局方》	苏合香、麝香、冰片、安息香、乳香、木香、檀香、香附、沉香、丁香、荜茇、白术、水牛角、诃子、朱砂	温通开窍行气止痛	寒闭证

续表

分类	常用方剂	药物组成	功效	主治
理气剂	越鞠丸《丹溪心法》	香附、川芎、苍术、栀子、神曲	行气解郁	六郁证
	苏子降气汤《太平惠民和剂局方》	紫苏子、半夏、当归、甘草、前胡、厚朴、肉桂、生姜、大枣	降气平喘祛痰止咳	上实下虚喘咳证
理血剂	血府逐瘀汤《医林改错》	桃仁、红花、当归、地黄、川芎、赤芍、牛膝、桔梗、柴胡、枳壳、甘草	活血化瘀行气止痛	胸中血瘀证
	十灰散《十药神书》	大蓟、小蓟、荷叶、侧柏叶、白茅根、茜草、栀子、大黄、牡丹皮、棕榈炭	凉血止血	血热妄行之上部出血证
治风剂	川芎茶调散《太平惠民和剂局方》	薄荷、川芎、荆芥、细辛、防风、白芷、羌活、甘草	疏风止痛	外感风邪头痛
	羚角钩藤汤《通俗伤寒论》	羚羊角、钩藤、桑叶、菊花、地黄、白芍、川贝母、竹茹、茯神、甘草	凉肝息风增液舒筋	肝热动风证
治燥剂	杏苏散《温病条辨》	紫苏叶、苦杏仁、前胡、桔梗、枳壳、半夏、陈皮、茯苓、大枣、生姜、甘草	轻宣凉燥理肺化痰	外感凉燥证
	增液汤《温病条辨》	玄参、麦冬、地黄	增液润燥	阳明温病、津亏肠燥便秘证
祛湿剂	平胃散《简要济众方》	苍术、厚朴、陈皮、炙甘草、生姜、大枣	燥湿运脾行气和胃	湿滞脾胃证
	藿香正气散《太平惠民和剂局方》	广藿香、白芷、紫苏、白术、茯苓、半夏、陈皮、厚朴、大腹皮、桔梗、炙甘草、生姜、大枣	解表化湿理气和中	外感风寒、内伤湿滞证
	茵陈蒿汤《伤寒论》	茵陈、栀子、大黄	清热利湿退黄	湿热黄疸
	五苓散《伤寒论》	泽泻、猪苓、白术、茯苓、桂枝	利水渗湿温阳化气	太阳蓄水证，痰饮，水湿内停证
	苓桂术甘汤《金匮要略》	茯苓、桂枝、白术、炙甘草	温阳化饮健脾利湿	中阳不足之痰饮
	羌活胜湿汤《脾胃论》	羌活、独活、藁本、防风、蔓荆子、川芎、炙甘草	祛风胜湿止痛	风湿犯表之痹证
祛痰剂	二陈汤《太平惠民和剂局方》	半夏、橘红、茯苓、炙甘草、生姜、乌梅	燥湿化痰理气和中	湿痰证
	清气化痰丸《医方考》	陈皮、苦杏仁、枳实、黄芩、瓜蒌仁、茯苓、胆南星、半夏、生姜	清热化痰理气止咳	痰热咳嗽
	贝母瓜蒌散《医学心悟》	贝母、瓜蒌、天花粉、茯苓、橘红、桔梗	润肺清热理气化痰	燥痰咳嗽
	苓甘五味姜辛汤《金匮要略》	茯苓、干姜、细辛、五味子、甘草	温肺化饮	寒饮咳嗽
	半夏白术天麻汤《医学心悟》	半夏、天麻、茯苓、橘红、白术、甘草、生姜、大枣	化痰息风健脾祛湿	风痰上扰证

续表

分类	常用方剂	药物组成	功效	主治
消食剂	保和丸《丹溪心法》	山楂、神曲、半夏、茯苓、陈皮、连翘、莱菔子	消食和胃	食积证
	健脾丸《证治准绳》	人参、白术、茯苓、山楂、麦芽、神曲、山药、肉豆蔻、木香、陈皮、砂仁、黄连、甘草	健脾和胃消食止泻	脾虚食积证
驱虫剂	乌梅丸《伤寒论》	乌梅、细辛、花椒、黄连、黄柏、附子、干姜、桂枝、人参、当归	温脏安蛔	蛔厥证

（金　红）

思　考　题

1. 中药四气五味的主要内容。
2. 常用中药的种类和常用药物的功效。
3. 中药的毒性与用药禁忌。
4. 方剂的组方原则与变化。
5. 常用方剂剂型与特点。

经络腧穴基本知识

04章　数字内容

学 习 目 标

- 知识目标
  1. 掌握经络的概念和经络系统的组成。
  2. 掌握十二经脉体表分布、循行走向和交接规律。
  3. 熟悉腧穴的分类、作用和常用定位方法。
  4. 熟悉十四经脉常用穴位的作用和定位。
- 能力目标
  具备应用经络腧穴的知识和技能,解决临床护理问题能力。
- 素质目标
  运用经络、腧穴相关知识为病患提供恰当的健康指导。

《灵枢·经脉》云："经络者,所以决生死,处百病,调虚实,不可不通。"《灵枢·经别》曰："夫十二经脉者,人之所以生,病之所以成;人之所以治,病之所起;学之所以始,工之所以止也;粗之所易,上之所难也。"表明了经络在维护人体健康中的重要作用。经脉的功能在疾病的诊断、治疗与护理中起着重要作用。腧穴是机体脏腑经络之气血输注于体表的特定部位,是针灸、推拿、刮痧、拔罐等的施术部位。经络腧穴知识在中医护理中具有重要地位。

第一节　经络基本知识

经络是人体组织结构的重要组成部分,经络学说是研究人体经络的循行分布、生理功能、病理变化及其与脏腑相互关系的学说,是针灸、推拿、刮痧、导引等治疗护理的理论基础。

一、概述

经络是经脉和络脉的总称,是人体运行气血、联络脏腑肢节、沟通上下内外、感应传导信息的通路。"经"指经脉,有路径的含义,"经"贯穿上下,沟通内外,是经络系统的主干,较大,纵行于人体的深部;"络"指络脉,有网络的含义,为经脉别出的分支,较经脉细小,纵横交错,遍布于人体的浅部。

经络内属于脏腑,外络于肢节,沟通脏腑与体表间的联系,将人体的脏腑、器官、孔窍及皮肉筋骨等组织紧密地联结成一个有机的整体,是人体借以运行气血、营养全身的路径。经络使人体各部的功能得以保持相对的平衡和协调。

(一)经络系统的组成

经络系统由经脉和络脉组成,内连脏腑,外连筋肉、肢节和皮肤,包括十二经脉、奇经八脉、十二经别、十五络脉、十二经筋和十二皮部(图4-1)。

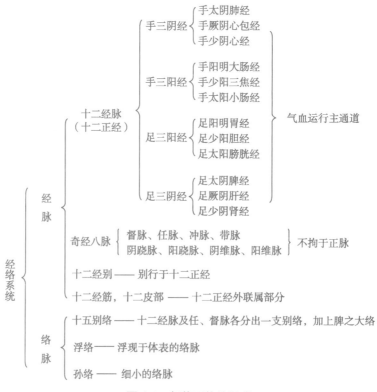

图 4-1　**经络系统的组成**

经脉有正经和奇经两类。正经有十二条,即手足三阴和三阳经,合称"十二经脉",是气血运行的主要通道。其有一定的起止、循行部位和交接顺序,在肢体的分布和走向也有一定的规律,与脏腑有直接的络属关系,其"内属于脏腑,外络于肢节",将人体内外连贯起来,成为一个有机的整体。奇经有八条,包括督脉、任脉、冲脉、带脉、阴跷、阳跷、阴维、阳维,合称为"奇经八脉",有统率、联络和调节十二经脉的作用。

十二经别,是十二经脉在胸、腹及头部的重要支脉,能沟通脏腑,加强表里经的联系。此外,经络的外部、筋肉也受经络支配分为十二经筋;皮肤也按经络的分布分为十二皮部。

络脉有别络、浮络和孙络之分。别络是指较大的和主要的络脉,是十二经脉在四肢部以及躯干前、后、侧三部的重要支脉,共十五条,其中十二经脉与督脉、任脉各有一条别络,再加上脾之大络,合为"十五别络"。别络的主要功能是沟通表里和渗灌气血。浮络是浮现于体表的络脉,孙络是指最细小的络脉,二者遍布全身,难以计数。

(二)经络的生理功能

1. 联络脏腑,沟通表里 《灵枢·海论》曰:"夫十二经脉者,内属于脏腑,外络于肢节。"人体是由五脏六腑、四肢百骸、五官九窍构成的复杂机体,其各部位均有不同的生理功能,但又共同维持着有序的整体活动,而彼此间的联系配合,均有赖于经络系统的联系、沟通。由于十二经脉及其分支的纵横交叉,入里出表、通上达下,其固定的络属关系,循行流注的规律,将人体的脏腑组织器官有机地联结起来,使人体形成了一个内外、表里、左右、上下彼此能紧密协调统一的整体。

2. 运行气血,濡养周身 《灵枢·本脏》指出:"经脉者,所以行血气而营阴阳,濡筋骨,利关节者也。"明确指出人体的气血须通过经络的传输,才能布散全身,维持机体的生命活动。十二经脉是人体经络系统的核心,气血通过以十二经脉为核心的经络系统,周流不息,渗透灌注于脏腑组织,以发挥营养濡润脏腑器官之功用。

3. 抗御外邪,保卫机体 由于经络能行气血而营阴阳,营气行于脉中,卫气行于脉外,使营卫之气密布周身。外邪侵犯人体由表及里,先从皮毛开始,若卫气充实于络脉,络脉散布于全身、密布于皮部,当外邪侵犯机体时,卫气首先发挥其抗御外邪、保卫机体的屏障作用。

4. 感应传导,调节功能 肌表受到刺激沿经脉传于体内有关脏腑,使该脏腑功能起变化,而达到疏通气血和调整脏腑功能的目的。脏腑功能活动变化亦可通过经络而反映于体表。针刺治疗时的所谓"得气",即经络感传现象的体现,患者有酸麻胀感或沿一定部位传导,医者针下有徐和 / 或沉紧感。

(三)经络学说的临床应用

经络学说在阐释病理,指导疾病的诊断、治疗及预防保健中有重要意义。

1. 阐释病理变化 在疾病的情况下,经络具有传注病邪、反映病候的功能。病邪可以通过经络由表达里,或由里达表。脏腑所病可沿着经络的通路反映到体表。五官九窍与内脏的关系以经络为路径,一旦经络受病,则该经络所过或所主的器官也可能发生病变。四肢筋骨皮肉皆须依靠经气为养,所以经络受病的结果,其所过的四肢部位的筋、骨、皮、肉也可能出现病变。

2. 指导疾病诊断 由于经络有一定的循行部位和脏腑络属,可以反映所属脏腑的病证,因而在临床上可用于疾病的诊断。如头痛,可根据经脉在头部的循行分布而辨别,其痛在前额者多与阳明经有关,痛在两侧者多与少阳经有关,痛在颈项者多与太阳经有关,痛在巅顶者多与督脉、厥阴经有关。

3. 指导临床治疗 经络学说还用以指导临床各科的治疗,特别是针灸、推拿和药物治疗。针灸治病主要是通过针刺与艾灸等刺激体表腧穴,以疏通经气,恢复、调节人体脏腑气血的功能,从而达到治疗疾病的目的。针灸选穴,一般是在明确辨证的基础上,除选用局部腧穴外,通常以循经取穴为主,即某一经络或脏腑有病,便选用该经或该脏腑的所属经络或相应经络的远部腧穴来治疗。《四总穴歌》所说"肚腹三里留,腰背委中求,头项寻列缺,面口合谷收"就是循经取穴的典范,临床应用非常广泛。如胃痛循经远取足三里、梁丘,胁痛循经远取阳陵泉、太冲等。

4. 指导预防保健　可以用调理经络的方法来预防疾病，如保健灸法是自古以来的防病治病之术，古今把足三里作为防病治病的保健强壮穴等。

二、十二经脉

十二经脉即手三阴经（手太阴肺经、手厥阴心包经、手少阴心经）、手三阳经（手阳明大肠经、手少阳三焦经、手太阳小肠经）、足三阳经（足阳明胃经、足少阳胆经、足太阳膀胱经）、足三阴经（足太阴脾经、足厥阴肝经、足少阴肾经）的总称。它们是经络系统的主体，所以又叫十二"正经"。

（一）十二经脉的命名

十二经脉的命名，是根据脏腑、手足、阴阳而定。各经都以其所属脏腑的名称，依据脏为阴，腑为阳，内侧为阴，外侧为阳的阴阳学说理论，膈肌以上的脏及相表里的腑，其经脉行于上肢称为手经。膈肌以下的脏及相表里的腑，其经脉行于下肢称为足经。如循行于手的手太阴肺经、手阳明大肠经，循行于足的足太阴脾经、足阳明胃经等。

（二）十二经脉的走向与交接规律

1. 走向规律　十二经脉沿着一定方向循行，相互衔接，彼此沟通。其循行走向：手三阴经从胸走手，手三阳经从手走头，足三阳经从头走足，足三阴经从足走胸腹（图4-2）。

2. 交接规律　表里经交接在四肢末端；同名的阳经交接在头面部（阳明经相接于鼻旁，太阳经相接在目内眦，少阳经相接于目外眦）；阴经与阴经（指手足三阴经）在胸腹部交接，分别交接于心胸肺中（图4-2）。

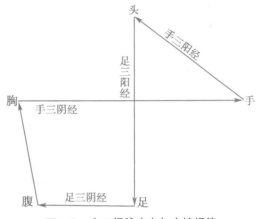

图4-2　十二经脉走向与交接规律

（三）十二经脉的分布规律

十二经脉对称地分布于人体的头面、躯干和四肢，在体表有一定的分布规律。六条阴经分布于四肢的内侧和胸腹，即手三阴经分布在上肢的内侧，足三阴经分布在下肢的内侧。六条阳经分布于四肢的外侧和头面、躯干，即手三阳经分布在上肢的外侧，足三阳经分布在下肢的外侧。

手足三阳经在四肢的排列次序为阳明在前，少阳在中，太阳在后。手足三阴经在四肢的排列次序为太阴在前，厥阴在中，少阴在后。但足三阴经在内踝上8寸以下的排列是厥阴在前，太阴在中，少阴在后。归纳为内侧前中后，太阴厥少阴，外侧前中后，阳明少太阳。

（四）十二经脉的表里关系

十二经脉内属于脏腑，阳经属腑，阴经属脏，脏与腑有表里络属的关系，阴经与阳经有表里相合的关系。如手太阴肺经与手阳明大肠经相表里，足太阴脾经与足阳明胃经相表里，即太阴与阳明相表里；手厥阴心包经与手少阳三焦经相表里，足厥阴肝经与足少阳胆经相表里，即厥阴与太阳相表里；手少阴心经与手太阳小肠经相表里，足少阴肾经与足太阳膀胱经相表里，即少阴与太阳相表里。互为表里的阴经与阳经在体内有络属关系，在体表通过络脉沟通加强联系，形成了六对"表里相合"的关系，因此在生理上互相配合，病理上互相影响。

（五）十二经脉的流注次序

经络是气血运行的通道，气血在十二经脉中流动不息，循环灌注，构成了十二经脉的气血流注。经脉中的气血运行，从手太阴肺经开始，依次传至足厥阴肝经，再传至手太阴肺经，首尾相贯，如环无端。其流注次序如图4-3。

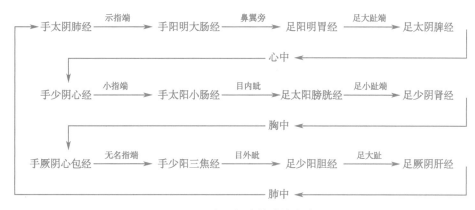

图 4-3　十二经脉的流注次序

三、奇经八脉

奇经八脉是督脉、任脉、冲脉、带脉、阴维脉、阳维脉、阴跷脉、阳跷脉的总称。奇经八脉与十二正经不同，既不直属脏腑，又无表里相合关系，"别道奇行"，故称"奇经"。八脉中的督、任、冲脉皆起于胞中，同出会阴，称为"一源三歧"。其中督脉行于腰背正中，上至头面，能总督一身阳经，故称"阳脉之海"。任脉行于胸腹正中，上抵颏部，能总任一身阴经，故称"阴脉之海"。冲脉与足少阴肾经相并上行，环绕口唇，十二经脉均来汇聚，故称为"十二经脉之海"，亦称"血海"。因任、督二脉各有其循行的部位和所属腧穴，故与十二经相提并论，合称为十四经。

带脉起于胁下，环行腰间一周。阴维脉起于小腿内侧，沿腿股内侧上行，至咽喉与任脉会合，主一身之里。阳维脉起于足跗外侧，沿腿膝外侧上行，至项后与督脉会合，主一身之表。阴跷脉起于足跟内侧，随足少阴等经上行，至目内眦与阳脉会合。阳跷脉起于足跟外侧，伴足太阳等经上行，至目内眦与阴脉会合，沿足太阳经上额，于项后会合于足少阳经。

奇经八脉纵横交叉于十二经之间，其主要作用是沟通十二经脉之间的联系，将部位相近、功能相似的经脉联系起来，达到统摄有关经脉气血、协调阴阳的作用。对十二经脉气血有着蓄积和渗灌的调节作用。当十二经脉及脏腑气血旺盛时，奇经八脉能加以蓄积；当人体功能活动需要时，奇经八脉又能渗灌供应。奇经与肝、肾等脏及女子胞、脑、髓等奇恒之腑的关系较为密切，相互之间在生理与病理上均有一定的联系。

第二节　腧穴基本知识

"腧"意为转输、输注；"穴"为孔隙，是经气所居之处。《黄帝内经》称之为"节""会""气穴""气府"等；《针灸甲乙经》中则称之为"孔穴"；《铜人腧穴针灸图经》通称为"腧穴"。

一、概述

腧穴是脏腑经络之气血输注于人体表面的特殊部位。腧穴通过经络，内连脏腑，外连肌肉、皮肤。脏腑的病变可通过经络反映到体表的腧穴上；也可通过对体表腧穴的刺激，调节人体的脏腑、经络、气血，从而达到防病治病的目的。

（一）腧穴的分类

1. 十四经穴　简称经穴，是指分布于十二经脉和任、督二脉循行路线上的腧穴，共有 362 个。经穴既有具体的名称，又有固定的位置，不仅反映本经经脉及其所属脏腑的病证，也反映本经脉所联系的其他经脉、脏腑之病证。

2. 经外奇穴　简称奇穴，是指虽有具体的名称和固定的位置，但不归属于十四经脉的经验效穴。这类腧穴主治范围相对比较单一,常常对某些病证有着特殊的疗效。

3. **阿是穴**　是指以压痛点为穴,即所谓"以痛为腧",又称"天应穴"或"不定穴"。这类腧穴既无具体的名称,又无固定的部位,多在病变部位附近,但也可在距离病变部位较远的位置。

知 识 链 接

腧穴的命名

古人常采用取类比象的方法对腧穴进行命名,其命名大体上包括以下几种情形:

1. 从天象地理的角度来命名,如上星、璇玑、太白、太乙等是以日月星辰来命名,承山、合谷、梁丘、大陵等以山谷、丘陵来命名,而后溪、曲池、经渠、太渊等则是以河流来命名。

2. 从人事物象的角度来命名,如鸠尾、伏兔、攒竹等是以动植物的名称来命名,玉堂、巨阙、紫宫等是以建筑居处的名称来命名,而天鼎、悬钟、人迎和归来等则是以生活用具及人事活动的名称来命名的。

3. 从形态功能的角度来命名,如大椎、腕骨和完骨等是以解剖部位来命名,魂门、意舍、志室等是以脏腑的功能来命名,而听会、迎香、光明等则是以穴位的作用来命名。

(二)腧穴的作用

1. **诊断作用**　人体的腧穴通过经络与五脏六腑、四肢百骸紧密地联系在一起。当人体的内部发生病理改变时,可以通过经络在体表的某些腧穴上有所反映。如可在有胃肠不适者的足三里、上巨虚等穴处找到敏感的压痛点,也可在有肺脏疾病患者的中府、肺俞等穴处发现压痛点和 / 或皮下结节。因此在临床上可通过判断腧穴及其周围部位是否有压痛、肿胀、结节、皮肤脱屑、丘疹及瘀点等病理反应来协助诊断。

2. **治疗作用**

(1)近治作用:是所有腧穴的共同特点,即指腧穴都能治疗其所在部位及邻近组织、器官、脏腑、经络的病证,又称为"局部作用"。如眼部及其周围的睛明、攒竹、承泣、四白等腧穴皆能治疗眼病;耳部周围的耳门、听会、听宫、翳风等穴都可用来治疗耳病;而胃脘部的中脘、建里、梁门等穴则均能治疗胃部不适。

(2)远治作用:是指经穴,尤其是位于四肢肘膝关节以下的十二正经腧穴,不仅能够治疗其所在局部的病证,而且还能治疗本经循行所及的远隔部位组织、器官的病证,有的甚至具有影响全身的作用,又称为"循经作用"。如合谷穴不仅能治疗手部及上肢的病证,而且还能治疗头面部的病变;足临泣穴则既能治疗足部及下肢的疾病,又能治疗肝胆部及头部的病证。

(3)特殊作用:腧穴的特殊作用包括腧穴的双向良性调整作用和腧穴治疗作用的相对特异性两个方面。临床实践证明,针刺某些腧穴,对于机体所处的不同病理状态具有双向良性调整作用,如便秘时,针刺天枢穴可以通便;泄泻时,针刺天枢穴则又可止泻。腧穴治疗作用的相对特异性是指某些腧穴对于某种病症具有相对特异性的治疗作用。如针刺水沟穴可以开窍醒神,艾灸至阴穴可矫正胎位等。

(三)腧穴的定位方法

1. **体表解剖标志定位法**　又称自然标志定位法,是根据人体表面的自然解剖标志来取穴的方法。

(1)固定标志定位法:是指利用五官、爪甲、毛发、乳头、肚脐、骨节的凸起或凹陷等不受人体活动的影响,位置固定不移的体表解剖标志来取穴的方法。如在鼻尖处取素髎穴,肚脐正中取神阙穴,两眉中间取印堂穴,两乳中间取膻中穴,腓骨小头下缘取阳陵泉穴等。

(2)活动标志定位法:是指利用皮肤、肌肉、关节随活动而出现的皱纹、凹陷及空隙等活动体表解剖标志来取穴的方法。如张口取耳门、听会和听宫穴;闭口取下关穴;利用屈肘时出现的肘横纹头来取曲池穴；上臂外展时，在肩峰外侧缘呈现的两个凹陷处取肩髃和肩髎穴；拇指翘起时，在拇长和拇短伸肌腱之间的凹陷处取阳溪穴等。

2. **骨度折量定位法**　是指以骨节为主要标志来测量周身各部的长短、大小，并依其尺寸按比例折算作为定穴标准的取穴方法，古称"骨度法"。全身各部主要骨度分寸见表4-1及图4-4。

表4-1　常用骨度分寸表

部位	起止点	长度	度量法	说明
头部	前发际正中至后发际正中	12.0寸	直量	如前发际不明，从眉心至第七颈椎棘突下作直量18.0寸（即眉心至前发际正中3.0寸，第七颈椎棘突下至后发际正中3.0寸）
胸部	剑胸结合中点至脐中	8.0寸	直量	胸部直量，一般以肋骨计算，每一条肋骨直量为1.6寸，用于胸腹部
	脐中至耻骨联合上缘	5.0寸	直量	
	两乳头之间	8.0寸	横量	
腰背部	第一胸椎至骶尾联合	21椎	直量	背部直量，数脊椎，两肩胛骨下角平第七胸椎棘突，两髂嵴平第四腰椎棘突，量时两手应下垂
	两肩胛骨脊柱缘之间	6.0寸	横量	
上肢部	腋前、后纹头至肘横纹	9.0寸	直量	用于手三阴经、手三阳经的骨度分寸
	肘横纹至腕横纹	12.0寸	直量	
下肢部	耻骨联合上缘至股骨内上髁上缘	18.0寸	直量	用于足三阴经、足三阳经的骨度分寸
	胫骨内侧髁下缘至内踝尖	13.0寸	直量	
	股骨大转子至膝中	19.0寸	直量	
	膝中至外踝尖	16.0寸	直量	

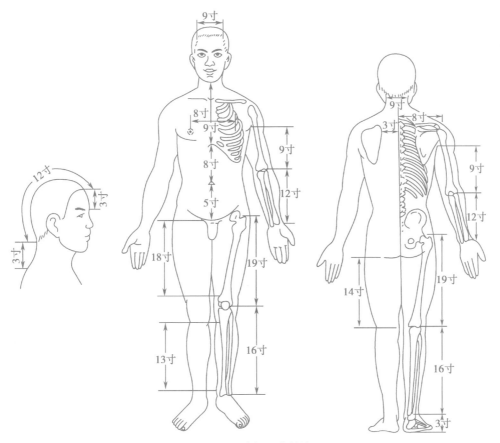

图4-4　**骨度折量定位法**

3. **指寸定位法**　指寸定位法是指以被取穴者本人手指所规定的分寸来量取腧穴的方法。常用的有以下三种(图4-5)：

(1)中指同身寸：是指当被取穴者拇指与中指屈曲成环形时，中指中节两横纹之间的距离作为一寸。

(2)拇指同身寸：是以被取穴者拇指指间关节的宽度作为一寸。

(3)横指同身寸：是指当被取穴者示指、中指、无名指和小指并拢时，中指近端指间关节横纹水平的四指宽度作为3寸，又称"一夫法"。

4. **简便取穴法**　临床上有些穴位可以采用一些简便取穴的方法。如让被取穴者两手的虎口交叉，置上位手示指于另一手桡骨茎突之上，示指尖端的凹陷处即为列缺穴；人体直立，双手自然下垂，中指指尖处为风市穴；折耳郭向前，两耳尖连线的中点是百会穴；沉肩屈肘，于平肘尖处取章门穴等。这些方法皆是长期临床实践经验的积累和总结。

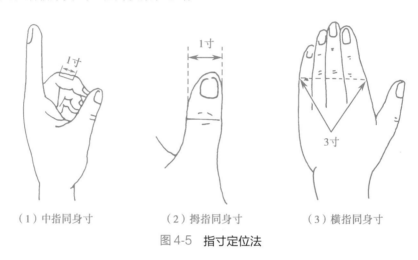

（1）中指同身寸　　　　　（2）拇指同身寸　　　　　（3）横指同身寸

图4-5　指寸定位法

二、常用腧穴

(一)十四经穴

1. **手太阴肺经**　本经从胸走手，起于中府，止于少商。腧穴包括中府、云门、天府、尺泽、孔最、列缺、经渠、太渊、鱼际、少商等11穴(表4-2，图4-6)，主要分布于胸部外侧，上肢掌面桡侧，以及手掌和拇指的桡侧。本经腧穴主治咽喉、胸肺部疾患及经脉循行部位的其他病证。

表4-2　手太阴肺经常用腧穴

穴位名称	定位	主治功效	操作说明
中府(肺募)	胸前壁外上方，前正中线旁开6.0寸，平第一肋间隙处	咳嗽，气喘，胸痛，肩背痛	向外斜刺或平刺0.5~0.8寸，不可向内深刺，以免伤及肺脏
尺泽(合穴)	在肘区，肘横纹上，肱二头肌腱桡侧凹陷中	咳喘，咯血，胸中胀满，咽喉肿痛，急性腹痛吐泻，小儿惊风，肘臂挛痛	直刺0.8~1.2寸，或点刺出血，可灸
孔最(郄穴)	尺泽穴与太渊穴连线上，腕横纹上7.0寸	咯血，衄血，咽喉肿痛，肘臂挛痛，痔疮便血	直刺0.5~1.0寸
列缺(络穴，八脉交会穴通任脉)	在前臂，腕掌侧远端横纹上1.5寸，拇短伸肌腱与拇长展肌腱之间，拇长展肌腱沟的凹陷中	咳喘，咽喉肿痛，偏正头痛，项强，口歪，牙痛，手腕痛	向肘部斜刺0.3~0.5寸，可灸
少商(井穴)	拇指桡侧指甲角旁0.1寸	咽喉肿痛，咳嗽，鼻衄，发热，昏迷，癫狂	浅刺0.1寸或点刺出血

Note:

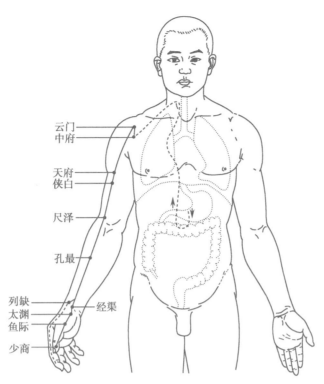

图 4-6　手太阴肺经腧穴

2. 手阳明大肠经　本经从手走头,起于商阳,止于迎香。腧穴包括商阳、合谷、阳溪、偏历、温溜、下廉、上廉、手三里、曲池、手五里、肩髃及迎香等 20 穴(表 4-3,图 4-7),主要分布在上肢背面桡侧、肩颈及面部。本经腧穴主治头面五官疾病、胃肠病、皮肤病、热病、神志病以及经脉循行部位的其他病证。

表 4-3　手阳明大肠经常用腧穴

穴位名称	定位	主治功效	操作说明
商阳(井穴)	示指桡侧端,距指甲角 0.1 寸	咽喉肿痛,热病,中风,昏迷,鼻衄,耳鸣,耳聋,齿痛	浅刺 0.1 寸或点刺出血
合谷(原穴)	在手背,第 1、2 掌骨之间,约平第 2 掌骨中点处	头痛,目痛,齿痛,咽喉肿痛,鼻衄,耳聋,疟腮,牙关紧闭,口歪,热病,无汗,多汗,腹痛,便秘,经闭,滞产,上肢不遂、疼痛	直刺 0.5～1.0 寸,可灸
曲池(合穴)	在肘区,尺泽与肱骨外上髁连线的中点处	热病,瘾疹,瘰疬,头痛,目痛,齿痛,咽喉肿痛,腹痛,吐泻,月经不调,上肢不遂,手臂肿痛	直刺 1.0～1.5 寸,可灸
肩髃	在三角肌区,肩峰外侧缘前端与肱骨大结节两骨间凹陷中。肩平举时,肩部出现两个凹陷,前方的凹陷即是本穴	肩臂挛痛不遂,瘾疹,瘰疬	直刺或向下斜刺 0.8～1.5 寸
迎香	在面部,鼻翼外缘中点旁,鼻唇沟中	鼻塞,鼻衄,口㖞,面痒,胆道蛔虫病	斜刺或平刺 0.3～0.5 寸

3. 足阳明胃经　本经从头走足,起于承泣,止于厉兑。腧穴包括承泣、四白、地仓、颊车、下关、头维、人迎、缺盆、乳中、乳根、梁门、关门、天枢、大巨、水道、归来、足三里、上巨虚、下巨虚、丰隆、厉兑等 45 穴(表 4-4,图 4-8),主要分布在头面部、颈侧部、胸腹部、下肢前外侧面及足背部。本经腧穴主治胃肠疾患、头面及五官疾病、神志病、热病,以及经脉循行部位的其他病证。

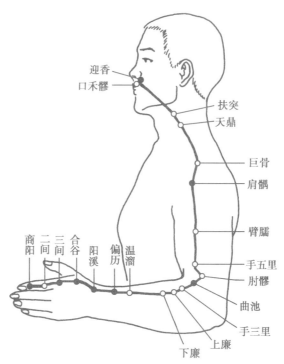

图 4-7　手阳明大肠经腧穴

表 4-4　足阳明胃经常用腧穴

穴位名称	定位	主治功效	操作说明
承泣	目正视，瞳孔直下，当眼眶与眼球之间	目赤肿痛，流泪，夜盲，口眼㖞斜	左手拇指向上轻推眼球，紧靠眶缘缓慢直刺 0.5～1.0 寸，不宜提插，以防损伤血管引起血肿
四白	在面部，眶下孔处	目赤肿痛，眼睑眴动，近视，口㖞，面痛，胆道蛔虫病，头痛，眩晕	直刺或向上斜刺 0.3～0.5 寸
地仓	口角旁 0.4 寸	口㖞，流涎，三叉神经痛	斜刺或平刺 0.5～0.8 寸
颊车	下颌角前上方一横指，咀嚼时咬肌隆起的最高点处	口眼㖞斜，齿痛，颊肿，口噤不语	直刺 0.3～0.5 寸，或向地仓方向平刺
下关	在面部，颧弓下缘中央与下颌切迹之间凹陷中	牙关不利，齿痛，面痛，口㖞，耳鸣，耳聋	直刺或斜刺 0.5～1.0 寸
天枢（大肠募）	在腹部，横平脐中，前正中线旁开 2.0 寸	腹胀，腹痛，便秘，泄泻，痢疾，月经不调，痛经	直刺 1.0～1.5 寸，可灸
足三里（合穴，胃下合穴）	在小腿外侧，犊鼻下 3.0 寸，犊鼻与解溪连线上	胃痛，消化不良，腹胀，腹痛，泄泻，便秘，气喘，痰多，失眠，膝痛，下肢痿痹，虚劳诸证	直刺 1.0～2.0 寸，可灸
上巨虚（大肠下合穴）	在犊鼻穴下 6.0 寸，犊鼻与解溪连线上	肠中切痛、肠痈、泄泻、便秘，下肢痿痹	直刺 1.0～2.0 寸，可灸
下巨虚（小肠下合穴）	在犊鼻穴下 9.0 寸，犊鼻与解溪连线上	小腹痛，泄泻，痢疾，下肢痿痹，乳痈	直刺 1.0～1.5 寸，可灸
丰隆（络穴）	在小腿外侧，外踝尖上 8.0 寸，胫骨前嵴外二横指处	咳嗽，哮喘，痰多，头痛，眩晕，癫狂痫，下肢痿痹	直刺 1.0～1.5 寸，可灸

续表

穴位名称	定位	主治功效	操作说明
内庭（荥穴）	在足背，第2、3趾间，趾蹼缘后方赤白肉际处	咽喉肿痛，齿痛，鼻衄，口喝，热病，腹胀，腹痛，便秘，痢疾，足背肿痛	直刺或斜刺0.5～0.8寸，可灸
厉兑（井穴）	第二趾外侧指甲角旁0.1寸	鼻衄，齿痛，咽喉肿痛，腹胀，热病，失眠，癫狂	浅刺0.1寸或点刺出血

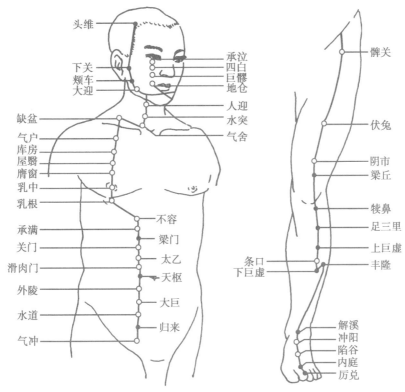

图 4-8　足阳明胃经腧穴

4. 足太阴脾经　本经从足走腹，起于隐白，止于大包。腧穴包括隐白、大都、太白、公孙、商丘、三阴交、地机、阴陵泉、血海、冲门、天溪、大包等21穴（表4-5，图4-9），主要分布于足大趾内侧、下肢内侧及胸腹部外侧。本经腧穴主治脾胃疾患、妇科病、前阴病变及经脉循行部位的其他病证。

表 4-5　足太阴脾经常用腧穴

穴位名称	定位	主治功效	操作说明
隐白（井穴）	足大趾内侧，趾甲角旁约0.1寸	腹胀，便血，尿血，月经过多，崩漏，癫狂，多梦，惊风	浅刺0.1寸或点刺出血
三阴交	在小腿内侧，内踝尖上3.0寸，胫骨内侧缘后际	月经不调，崩漏，经闭，带下，不孕，滞产，遗精，阳痿，小便不利，遗尿，腹胀，肠鸣，泄泻，便秘，眩晕，失眠，下肢痿痹，脚气	直刺1.0～1.5寸，可灸
阴陵泉（合穴）	在小腿内侧，胫骨内侧髁下缘与胫骨内侧缘之间的凹陷中	腹胀，泄泻，黄疸，水肿，小便不利或失禁，遗精，阴茎痛，妇人阴痛，带下，膝痛	直刺1.0～2.0寸，可灸

续表

穴位名称	定位	主治功效	操作说明
血海	在股前区,髌底内侧端上2.0寸,股内侧肌隆起处。简便取穴法:患者屈膝,医者以左手掌心按于患者右膝髌骨上缘,二至五指向上伸直,拇指呈45°斜置,拇指指尖下是穴	月经不调,经闭,崩漏,痛经,瘾疹,湿疹,丹毒	直刺1.0~1.5寸,可灸
大包(脾之大络)	腋中线上,第六肋间隙	气喘,胸胁痛,全身疼痛,四肢无力	斜刺或向后平刺0.5~0.8寸

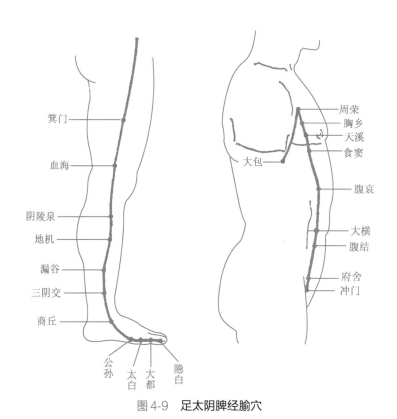

图 4-9　足太阴脾经腧穴

5. **手少阴心经**　本经从胸走手,起于极泉,止于少冲。腧穴包括极泉、少海、通里、神门、少府、少冲等 9 穴(表 4-6,图 4-10),主要分布在腋窝、上肢掌侧面的尺侧及小指的桡侧。本经腧穴主治心胸疾患、神志病以及经脉循行部位的其他病证。

表 4-6　手少阴心经常用腧穴

穴位名称	定位	主治功效	操作说明
极泉	腋窝正中,腋动脉搏动处	胁痛,心痛,上臂内侧痛	避开动脉,直刺或斜刺0.3~0.5寸
少海(合穴)	在肘前区,横平肘横纹,肱骨内上髁前缘	心痛,痫证,腋胁疼痛,肘臂挛痛麻木,手颤,瘰疬	直刺0.5~1.0寸,可灸
通里(络穴)	在前臂前区,腕掌侧远端横纹上1寸,尺侧腕屈肌腱的桡侧缘	心悸,怔忡,舌强,暴喑,腕臂痛	直刺0.3~0.5寸,可灸

Note:

续表

穴位名称	定位	主治功效	操作说明
神门（输穴，原穴）	在腕前区，腕掌侧远端横纹尺侧端，尺侧腕屈肌腱的桡侧缘	失眠，健忘，痴呆，癫狂，痫证，心烦，心痛，心悸，怔忡	直刺0.3～0.5寸，可灸

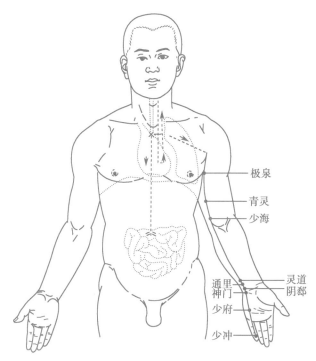

图4-10　手少阴心经腧穴

6. 手太阳小肠经　本经从手走头，起于少泽，止于听宫。腧穴包括少泽、前谷、后溪、阳谷、养老、小海、天宗、天窗、天容、颧髎及听宫等19穴（表4-7，图4-11），主要分布在小指、手掌及上肢背面的尺侧，肩胛、颈部及面部。本经腧穴主治头面五官疾患、神志病、热病及经脉循行部位的其他病证。

表4-7　手太阳小肠经常用腧穴

穴位名称	定位	主治功效	操作说明
少泽（井穴）	小指尺侧指甲角旁约0.1寸	头痛，咽喉肿痛，乳痈，乳汁少，热病，昏迷	浅刺0.1寸或点刺出血
后溪（输穴八脉交会穴通督脉）	在手内侧，第5掌指关节尺侧近端赤白肉际凹陷中	头项强痛，急性腰扭伤，目赤，耳聋，咽喉肿痛，盗汗，疟疾，热病，癫狂痫	直刺0.5～1寸，或向合谷穴透刺，可灸
小海（合穴）	在肘后区，尺骨鹰嘴与肱骨内上髁之间的凹陷中	肘臂疼痛，癫狂痫	直刺0.3～0.5寸，可灸
听宫	在面部，耳屏正中与下颌骨髁突之间的凹陷中	耳鸣，耳聋，聤耳，齿痛，癫狂痫	张口，直刺1.0～1.5寸

7. 足太阳膀胱经　本经从头走足，起于睛明，止于至阴。腧穴包括睛明、攒竹、天柱、大杼、风门、肺俞、心俞、肝俞、胆俞、脾俞、胃俞、肾俞、大肠俞、委中、承山、昆仑、申脉及至阴等67穴（表4-8，图4-12），主要分布在面部、头项部、背腰部及下肢后外侧部。本经腧穴主治脏腑病变、神志病、头项背腰部疾病以及经脉循行部位的其他病证。

Note:

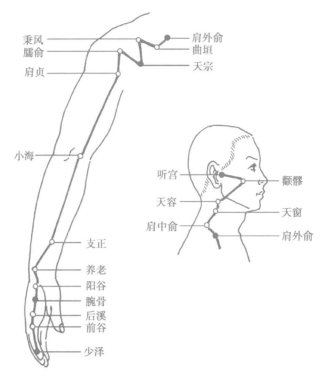

图 4-11　手太阳小肠经腧穴

表 4-8　足太阳膀胱经常用腧穴

穴位名称	定位	主治功效	操作说明
睛明	在面部，目内眦内上方眶内侧壁凹陷中	目赤肿痛，迎风流泪，夜盲，色盲，近视，急性腰痛	嘱患者闭目，操作者一手将眼球向外侧轻推并固定，另一手持针沿眼眶边缘缓慢直刺 0.5～1.0 寸，不宜大幅度提插捻转，禁灸
攒竹	在面部，眉头凹陷中，额切迹处	头痛，眉棱骨痛，眼睑瞤动，目赤肿痛，口㖞，面痛，呃逆	向下斜刺 0.3～0.5 寸，或向鱼腰穴方向透刺
肺俞（背俞穴）	在脊柱区，第 3 胸椎棘突下，后正中线旁开 1.5 寸	咳喘，咯血，潮热，盗汗，瘾疹，皮肤瘙痒	斜刺 0.5～0.8 寸
心俞（背俞穴）	在脊柱区，第 5 胸椎棘突下，后正中线旁开 1.5 寸	失眠，健忘，梦遗，心悸，心痛，心烦，咳嗽，吐血，盗汗，癫狂，痫证	斜刺 0.5～0.8 寸
膈俞（八会穴之血会）	在脊柱区，第 7 胸椎棘突下，后正中线旁开 1.5 寸	咳嗽，气喘，呕吐，呃逆，血虚，血瘀，血热等证，瘾疹，风疹，皮肤瘙痒	斜刺 0.5～0.8 寸
肝俞（背俞穴）	在脊柱区，第 9 胸椎棘突下，后正中线旁开 1.5 寸	胁痛，黄疸，目赤，夜盲，眩晕，癫狂，痫证，脊背痛	斜刺 0.5～0.8 寸
脾俞（背俞穴）	在脊柱区，第 11 胸椎棘突下，后正中线旁开 1.5 寸	腹胀，纳呆，呕吐，泄泻，痢疾，便血，水肿，黄疸，背痛	斜刺 0.5～0.8 寸
肾俞（背俞穴）	在脊柱区，第 2 腰椎棘突下，后正中线旁开 1.5 寸	水肿，小便不利，遗尿，月经不调，带下，遗精，阳痿，耳鸣，耳聋，气喘，腰痛	直刺 0.5～1.0 寸
委中（合穴，膀胱下合穴）	在膝后区，腘横纹中点	腰痛，下肢痿痹，遗尿，小便不利，腹痛，吐泻，瘾疹，丹毒，皮肤瘙痒	直刺 1.0～1.5 寸，或用三棱针点刺出血，可灸
承山	在小腿后区，腓肠肌两肌腹与肌腱交角处	便秘，痔疾，腰腿疼痛，脚气	直刺 1.0～2.0 寸，可灸

Note:

续表

穴位名称	定位	主治功效	操作说明
昆仑（经穴）	在踝区，外踝尖与跟腱之间的凹陷中	头痛，项强，腰背疼痛，目眩，癫痫，难产	直刺 0.5～0.8 寸，可灸
申脉（八脉交会穴通阳跷）	在踝区，外踝尖直下，外踝下缘与跟骨之间的凹陷中	失眠，嗜睡，头痛，眩晕，项强，目赤痛，眼睑下垂，癫狂，痫证，腰腿疼痛	直刺 0.3～0.5 寸，可灸
至阴（井穴）	足小趾外侧趾甲角旁约 0.1 寸	头痛，目痛，鼻塞，鼻衄，胎位不正，难产	浅刺 0.1 寸，胎位不正用灸法

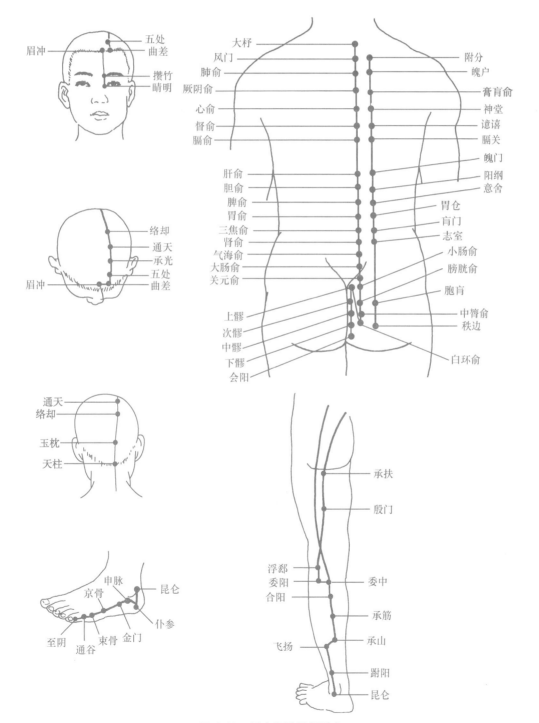

图 4-12　足太阳膀胱经腧穴

8. 足少阴肾经 本经从足走腹,起于涌泉,止于俞府。腧穴包括涌泉、太溪、大钟、照海、复溜、交信、阴谷、幽门、神封及俞府等 27 穴(表 4-9,图 4-13),主要分布在足心、下肢内侧后缘及腹胸部。本经腧穴主治泌尿生殖疾患、肺病、咽喉疾病,以及经脉循行部位的其他病证。

表 4-9 足少阴肾经常用腧穴

穴位名称	定位	主治功效	操作说明
涌泉(井穴)	在足底,屈足蜷趾时足心最凹陷处	眩晕,失眠,癫狂,昏厥,小儿惊风,小便不利,便秘,舌干,失声,咽喉肿痛,足心热	直刺 0.5~1.0 寸,可灸
太溪(输穴,原穴)	在足踝区,内踝尖与跟腱之间的凹陷中	遗精,阳痿,月经不调,小便频数,腰痛,泄泻,消渴,头痛,眩晕,耳鸣,耳聋,齿痛,咽喉肿痛,失眠,健忘,咳喘,咯血	直刺 0.5~1.0 寸,可灸
照海(八脉交会穴通阴跷)	在足内侧,内踝尖下方凹陷处	小便频数,癃闭,痛经,月经不调,带下,阴痒,阴挺,目赤肿痛,咽喉干痛,失眠,痫证	直刺 0.5~0.8 寸,可灸
复溜(经穴)	太溪穴上 2.0 寸	水肿,腹胀,泄泻,盗汗,热病汗不出,下肢痿痹	直刺 0.5~1.0 寸
俞府	锁骨下缘,前正中线旁开 2.0 寸	咳嗽,气喘,胸痛	斜刺或平刺 0.5~0.8 寸

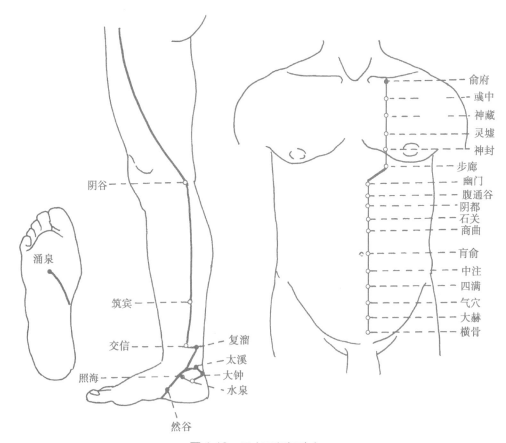

图 4-13 足少阴肾经腧穴

9. 手厥阴心包经 本经从胸走手,起于天池,止于中冲。腧穴包括天池、天泉、曲泽、郄门、间使、内关、大陵、劳宫、中冲 9 穴(表 4-10,图 4-14),主要分布在胸前部及上肢内侧中间。本经腧穴主治心胸疾患、胃部疾病、神志病及经脉循行部位的其他病证。

表 4-10　手厥阴心包经常用腧穴

穴位名称	定位	主治功效	操作说明
天池	在乳头外侧 1.0 寸,当第四肋间隙	胸闷,胁肋痛,咳嗽,气喘	向外斜刺 0.3～0.5 寸,不可深刺,以免伤及肺脏
曲泽(合穴)	在肘前区,肘横纹上,肱二头肌腱的尺侧缘凹陷中	心悸,心痛,热病,呕吐,泄泻,胃痛,肘臂痛	直刺 1.0～1.5 寸,或用三棱针点刺出血,可灸
内关(络穴,八脉交会穴通阴维)	在前臂前区,腕掌侧远端横纹上 2.0 寸,掌长肌腱与桡侧腕屈肌腱之间	胸闷,心悸,心痛,呕吐,呃逆,胃痛,头痛,眩晕,失眠,癫痫,肘臂挛痛	直刺 0.5～1.0 寸,可灸
大陵(输穴,原穴)	在腕前区,腕掌侧远端横纹中,掌长肌腱与桡侧腕屈肌腱之间	心悸,心痛,胸胁痛,胃痛,呕吐,手腕痛	直刺 0.3～0.5 寸,可灸
中冲(井穴)	中指尖端的中央	昏迷,热病,心痛,中暑,舌强不语,小儿夜啼	浅刺 0.1 寸或点刺出血

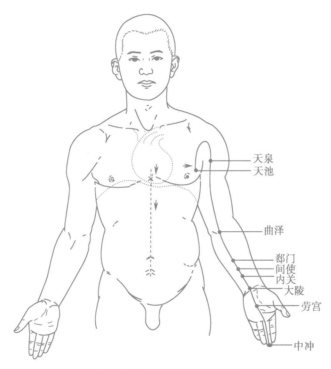

图 4-14　手厥阴心包经腧穴

10. 手少阳三焦经　本经从手走头,起于关冲,止于丝竹空。腧穴包括关冲、阳池、外关、支沟、四渎、天井、肩髎、翳风、耳门、丝竹空等 23 穴(表 4-11,图 4-15),主要分布在上肢外侧中间、颈侧部、耳旁及侧头部。本经腧穴主治头面五官疾病、胸胁病变、热病及经脉循行部位的其他病证。

表 4-11　手少阳三焦经常用腧穴

穴位名称	定位	主治功效	操作说明
关冲(井穴)	无名指尺侧端,距指甲角约 0.1 寸	发热,头痛,目赤,耳聋,喉痹,昏厥	浅刺 0.1 寸,或点刺出血
中渚(输穴)	握拳,第 4、5 掌骨小头后缘之凹陷	头痛,目赤,耳鸣耳聋,咽喉肿痛,热病,手指不能屈伸	直刺 0.3～0.5 寸,可灸
外关(络穴,八脉交会穴通阳维)	在前臂后区,腕背侧远端横纹上 2.0 寸,尺骨与桡骨间隙中点	头痛,目赤,耳鸣,耳聋,热病,胸胁疼痛,上肢痿痹	直刺 0.5～1.0 寸,可灸

Note:

续表

穴位名称	定位	主治功效	操作说明
支沟（经穴）	在前臂后区，腕背侧远端横纹上3.0寸，尺骨与桡骨间隙中点	便秘，耳鸣，耳聋，落枕，胁肋疼痛，热病	直刺0.5～1.0寸，可灸
翳风	在颈部，耳垂后方，乳突下端前方凹陷中	口眼㖞斜，齿痛，耳鸣，耳聋，颊肿，呃逆，瘰疬	直刺0.5～1.0寸，可灸
耳门	耳屏上切迹与下颌骨髁状突之间的凹陷中	耳鸣耳聋，齿痛，牙关紧闭	张口，直刺0.5～1.0寸
丝竹空	眉梢凹陷中	头痛，面瘫，斜视，目赤肿痛	平刺0.3～0.5寸

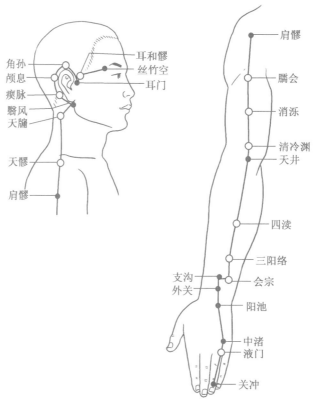

图4-15 手少阳三焦经腧穴

11. 足少阳胆经 本经从头走足，起于瞳子髎，止于足窍阴。腧穴包括瞳子髎、听会、上关、天冲、风池、肩井、环跳、风市、阳陵泉、悬钟、足临泣、足窍阴等44穴（表4-12，图4-16），主要分布在头面部、项部、肩部、胸腹侧面、下肢外侧面及足背外侧。本经腧穴主治头面五官疾病、肝胆病变、神志病、热病及经脉循行部位的其他病证。

表4-12 足少阳胆经常用腧穴

穴位名称	定位	主治功效	操作说明
瞳子髎	目外眦旁0.5寸，眶骨外缘凹陷中	头痛，目赤肿痛，青盲	平刺0.3～0.5寸，或点刺出血
听会	在面部，耳屏间切迹与下颌骨髁突之间的凹陷中	耳鸣，耳聋，齿痛，口㖞	张口，直刺0.5～0.8寸，可灸
风池	在颈后区，枕骨之下，胸锁乳突肌上端与斜方肌上端之间的凹陷中	头痛，目赤肿痛，目视不明，耳鸣，耳聋，鼻塞，鼻衄，鼻渊，咽喉肿痛，眩晕，中风，失眠，健忘，热病，感冒	向鼻尖方向斜刺0.8～1.2寸

续表

穴位名称	定位	主治功效	操作说明
肩井	在肩胛区,第 7 颈椎棘突与肩峰最外侧点连线的中点	颈项、肩背疼痛,上肢不遂,乳痛,乳少,难产,瘰疬	直刺 0.3～0.5 寸,忌深刺
环跳	臀区,股骨大转子最凸点与骶管裂孔连线的外 1/3 与内 2/3 交点	腰腿痛,下肢痿痹,半身不遂	直刺 2.0～3.0 寸,可灸
阳陵泉(合穴,下合穴,八会穴之筋会)	在小腿外侧,腓骨头前下方凹陷中	胁肋疼痛,口苦,呕吐,黄疸,下肢痿痹,膝髌肿痛,肩颈疼痛,小儿惊风	直刺 1.0～1.5 寸,可灸
光明(络穴)	在小腿外侧,外踝尖上 5.0 寸,腓骨前缘	夜盲,目视不明,目痛,乳少,乳房胀痛,下肢痿痹	直刺 1.0～1.5 寸,可灸
足临泣(输穴,八脉交会穴通带脉)	第 4、5 跖骨结合部前方,第 5 趾长伸肌腱外侧的凹陷中	目赤肿痛,胁肋疼痛,月经不调,耳聋,足跗疼痛	直刺 0.3～0.5 寸
足窍阴(井穴)	第四趾外侧,趾甲角旁约 0.1 寸	头痛,目赤肿痛,耳聋,咽喉肿痛,胁痛,热病	浅刺 0.1 寸或点刺出血

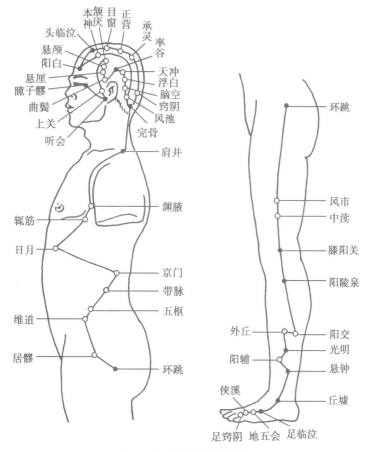

图 4-16 足少阳胆经腧穴

12. 足厥阴肝经 本经从足走腹,起于大敦,止于期门。腧穴包括大敦、行间、太冲、中封、中都、曲泉、五里、期门等 14 穴(表 4-13,图 4-17),主要分布在下肢内侧、侧腹部及胸部。本经腧穴主治肝胆疾患、脾胃病、妇科病、前阴病变及经脉循行部位的其他病证。

Note:

表 4-13　足厥阴肝经常用腧穴

穴位名称	定位	主治功效	操作说明
大敦（井穴）	足大趾外侧趾甲角旁约 0.1 寸	疝气，遗尿，经闭，崩漏，癫痫	浅刺 0.1 寸，或点刺出血
行间（荥穴）	在足背，第 1、2 趾之间，趾蹼缘的后方赤白肉际处	头痛，眩晕，目赤肿痛，青盲，痛经，月经不调，经闭，崩漏，带下，小便不利，癃闭，遗尿，疝气，中风，癫痫，黄疸，胁肋痛	直刺 0.5～0.8 寸，可灸
太冲（输穴，原穴）	在足背，第 1、2 跖骨之间，跖骨底结合部前方凹陷中	眩晕，头痛，耳鸣，耳聋，目赤肿痛，青盲，咽喉痛，口蜗，中风，癫痫，小儿惊风，痛经，月经不调，经闭，崩漏，带下，遗尿，癃闭，黄疸，胁痛，胃脘痛，呃逆，泄泻，下肢痿痹，足跗肿痛	直刺 0.5～1.0 寸，可灸
中都（郄穴）	在小腿内侧，内踝尖上 7.0 寸，胫骨内侧面的中央	腹痛，疝气，崩漏，恶露不尽，泄泻	平刺 0.5～0.8 寸，可灸
曲泉（合穴）	屈膝，膝内侧横纹头上方凹陷中	腹痛，小便不利，遗精、阴痒，月经不调，痛经，带下，膝痛	直刺 1.0～1.5 寸
期门（肝募）	乳头直下，第 6 肋间隙	胸胁胀痛，腹胀，呕吐，乳痛	斜刺或平刺 0.5～0.8 寸

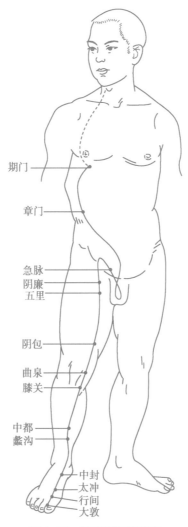

图 4-17　足厥阴肝经腧穴

13. 督脉　本经起于长强，止于龈交。腧穴包括长强、肾俞、命门、中枢、大椎、风府、哑门、百会、上星、印堂、人中、龈交等29穴（表4-14，图4-18），主要分布在躯干后正中线及头面部正中线上。本经腧穴主治神志病、热病、头项腰背病证及相应的内脏病变。

表4-14　督脉常用腧穴

穴位名称	定位	主治功效	操作说明
长强	尾骨尖下0.5寸，约当尾骨尖端与肛门的中点	泄泻，便血，便秘，痔疾，脱肛，癫痫狂	紧靠尾骨前面斜刺0.8～1.0寸
命门	在脊柱区，第2腰椎棘突下凹陷中，后正中线上	尿频，遗尿，阳痿，早泄，遗精，月经不调，赤白带下，泄泻，腰痛，下肢痿痹	直刺0.5～1.0寸，可灸
大椎	在脊柱区，第7颈椎棘突下凹陷中，后正中线上	热病，骨蒸潮热，疟疾，感冒，咳喘，癫痫，小儿惊风，风疹，痤疮，脊强，头项痛	斜刺0.5～1.0寸，或用三棱针点刺放血
风府	在颈后区，枕外隆凸直下，两侧斜方肌之间凹陷中	眩晕，头痛，项强，中风，癫狂痫，目痛，鼻衄，咽喉肿痛	伏案正坐位，头微前倾，向下颌方向缓慢针刺0.5～1.0寸
百会	在头部，前发际正中直上5.0寸	眩晕，头痛，癫狂痫，中风，失眠，健忘，久泄，脱肛，阴挺	平刺0.5～1.0寸，可灸
水沟	在面部，人中沟的上1/3与中1/3交点处	昏迷，晕厥，中风，抽搐，癫狂痫证，鼻塞，鼻衄，口㖞，牙关紧闭，齿痛，唇肿，闪挫腰痛，脊膂强痛	向上斜刺0.3～0.5寸，或用指掐
龈交	上唇系带与齿龈连接处	癫狂，齿龈肿痛，鼻渊	向上斜刺0.2～0.3寸，或点刺

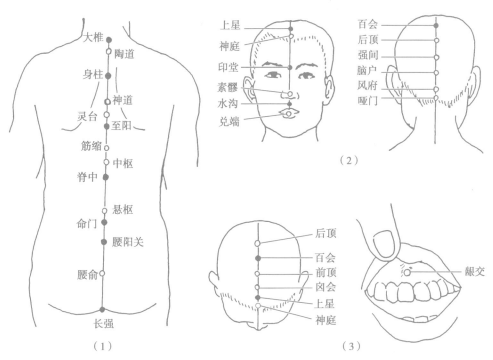

图4-18　督脉腧穴

14. **任脉**　本经起于会阴，止于承浆。腧穴包括会阴、中极、关元、气海、阴交、神阙、下脘、中脘、上脘、膻中、天突、承浆等 24 穴（表 4-15，图 4-19），主要分布在躯干前正中线及颜面部。本经腧穴主治头面、颈、胸、腹部的局部病证及相应的内脏病变。

表 4-15　任脉常用腧穴

穴位名称	定位	主治功效	操作说明
会阴	男性阴囊根部与肛门中间，女性在大阴唇后联合与肛门中间	阴痒，小便不利，痔疾，遗精，遗尿，月经不调，癫狂	直刺 0.5～1.0 寸，可灸
关元	在下腹部，脐中下 3.0 寸，前正中线上	眩晕，中风脱证，虚劳羸瘦，小便频数，遗尿，癃闭，痛经，闭经，月经不调，崩漏，带下，不孕，阳痿，遗精，疝气，腹痛，泄泻	直刺 1.0～1.5 寸，可灸
气海	在下腹部，脐中下 1.5 寸，前正中线上	中风脱证，虚劳羸瘦，遗尿，小便不利，水肿，遗精，阳痿，痛经，闭经，崩漏，带下，阴挺，疝气，腹痛，泄泻，便秘	直刺 1.0～1.5 寸，可灸
神阙	在脐区，脐中央	虚脱，水肿，腹痛，久泄，痢疾，脱肛	宜灸，禁刺
中脘	在上腹部，脐中上 4.0 寸，前正中线上	呕吐，吞酸，呃逆，胃脘痛，腹胀，泄泻，癫痫，黄疸，失眠，心悸，怔忡	直刺 1.0～1.5 寸，可灸
膻中	在胸部，横平第 4 肋间隙，前正中线上	心悸，胸痛，胸闷，咳喘，气短，乳痈，乳少，呕吐，呃逆	平刺 0.3～0.5 寸
承浆	颏唇沟的中点	口疮，齿龈肿痛，流涎，暴喑，癫狂	斜刺 0.3～0.5 寸，可灸

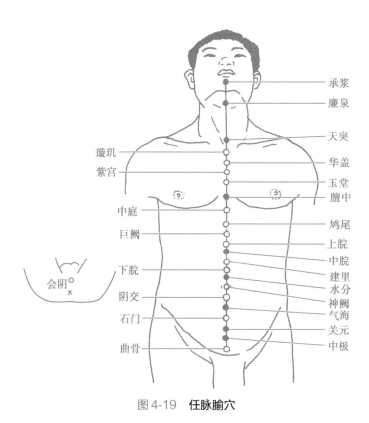

图 4-19　任脉腧穴

（二）经外奇穴

1. **常见腧穴**　见表 4-16，图 4-20～图 4-24。

2. **常用经外奇穴的定位与主治**　见表 4-16。

表 4-16 常用经外奇穴

穴位名称	定位	主治功效	操作说明
四神聪	在头部,百会前后左右旁开各 1.0 寸,共 4 穴(图 4-19)	眩晕,头痛,失眠,健忘,癫狂痫	平刺 0.5～0.8 寸,可灸
太阳	在头部,眉梢与目外眦之间,向后约一横指的凹陷中(图 4-20)	头痛,目疾,面痛,齿痛	直刺或斜刺 0.3～0.5 寸,或点刺出血
夹脊	在脊柱区,第 1 胸椎至第 5 腰椎棘突下两侧,后正中线旁开 0.5 寸,一侧 17 穴,左右共 34 穴(图 4-21)	胸 1～5 夹脊穴可治疗肺、心、胸部及上肢疾患,胸 6～12 夹脊穴可治疗脾、胃、肝、胆疾病,腰 1～5 夹脊穴可治疗腰骶、盆腔及下肢病变	直刺或向内斜刺 0.5～1.0 寸
八邪	在手背,第 1～5 指间,指蹼缘后方赤白肉际处,左右共 8 穴(图 4-22)	手背肿痛,手指麻木,毒蛇咬伤,烦热,目痛	斜刺 0.5～0.8 寸或点刺出血
四缝	在手指,第 2～5 指掌面的近端指间关节横纹的中央(图 4-23)	小儿疳积,百日咳	直刺 0.1～0.2 寸,出少量黄白黏液或出血
十宣	在手指,十指尖端,距指甲游离缘 0.1 寸(指寸),左右共 10 穴(图 4-23)	高热,中暑,昏迷,晕厥,癫痫,咽喉肿痛,指端麻木	直刺 0.1～0.2 寸或点刺出血

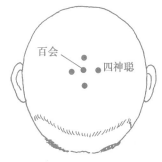

图 4-20 四神聪

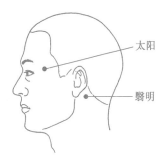

图 4-21 太阳、翳明

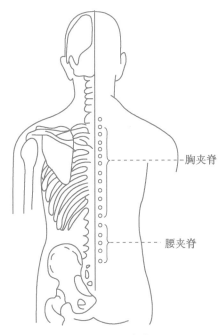

图 4-22 夹脊

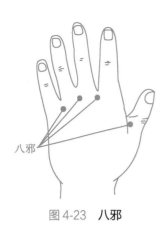

图 4-23　八邪

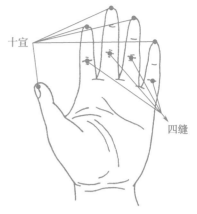

图 4-24　四缝、十宣

（王红艳）

思 考 题

1. 十二经脉循行走向及流注次序。
2. 腧穴的基本概念及分类。
3. 十二经脉常用腧穴的定位与主治。

URSING

第五章

中医护理基本知识

05章　数字内容

学习目标

知识目标

1. 掌握生活起居、饮食护理及情志护理的原则和方法。

2. 熟悉食物的性味、功效及饮食宜忌。

3. 熟悉情志与健康的关系及预防七情致病的方法。

4. 熟悉中医用药八法护理要点及中药汤剂煎煮法。

5. 熟悉病情观察的方法及病后调护的基本原则。

6. 了解体质的类型并掌握体质调护的方法。

能力目标

1. 结合临床案例制订生活起居、饮食及情志的调护方法。

2. 运用中医护理基本知识,指导患者进行日常养生保健。

素质目标

树立以患者为中心的护理理念,在实施临床护理中尊重和关怀患者。

中医护理基本知识包括起居护理、饮食护理、情志护理、用药护理、病情观察、病后调护和体质调护等内容，这些基本知识是辨证施护的重要内容，也是开展临床护理的基础，其实施恰当与否，直接影响疾病的转归和预后。

第一节　起 居 护 理

起居护理是指护理人员根据患者个体情况，在生活起居方面给予专业的指导和合理的照护。其目的是保养和恢复患者的正气，调整体内阴阳平衡，增强机体抗御外邪的能力，促进疾病康复。起居护理的基本原则包括起居有常、劳逸适度和环境适宜。

一、起居有常

起居有常是指起卧作息和日常生活都应遵循自然界和人体生理的正常规律，养成按时作息的良好习惯。在起居护理中，人体要顺应四时的变化，遵循"春保肝，夏保心，秋保肺，冬保肾""春夏养阳，秋冬养阴""虚邪贼风，避之有时"的原则。

（一）顺应四时，平衡阴阳

中医学认为，人与自然界是一个有机的整体。《黄帝内经》指出："人以天地之气生，四时之法成""人与天地相应"。自然界有春、夏、秋、冬四季变化，春夏属阳，秋冬属阴，其气候规律一般为春温、夏热、长夏湿、秋燥、冬寒。人体的生理活动也随着季节的变化而改变，以适应自然规律，保持机体内外环境的协调统一，祛病延年。若不顺应其变化，则可导致疾病的发生或加重。护理工作中，应根据四时阴阳变化和自然界的规律，指导患者生活起居。

1. **春季起居护理**　阳春三月，春回大地，万物萌动，春季是人体阳气生发的季节。春季起居应顺应生发之气，晚睡早起，宽衣松带，形体舒缓，广步于庭，使心情舒畅，心胸开阔，顺应肝气的疏泄条达。但春季阳气刚升而未盛，乍暖还寒，不宜过早脱衣减被，需遵循"春捂"之则，保证阳气生发的体内环境。此外，春季气候变化大，还需随时注意增减衣被，注意保暖。

2. **夏季起居护理**　夏季气候炎热，雨水充沛，万物竞长，是一年中阳气最盛的季节。夏季人体新陈代谢旺盛，阳气最易外泄，引起各种虚症，故需注意养护阳气。夏季起居应顺应自然界养长之势，晚睡早起，适当午休，以避炎热，消除疲劳，不宜贪凉，以免损伤阳气；保持心情愉悦，忌发怒，使气机宣畅，通泄自如。夏季还需防湿邪侵袭，湿邪与热邪相互缠绕，损伤人体脾胃之阳气，导致水液停留在体内，引发各种病变。

3. **秋季起居护理**　秋季为"阳消阴长"的过渡阶段，气候干燥，燥邪伤人，易伤肺气，耗人阴津。秋季起居应顺应自然界收敛、肃降之势，"早睡早起，与鸡俱兴"，保持神志安宁，舒张收敛有序，从而减缓秋季肃杀之气伤人，同时维护肺脏的清肃功能。秋季虽凉但还不至于寒，衣着应遵循"秋冻"的原则，避免穿衣过多引起身热汗出，致阴津伤耗、阳气外泄。适当进行耐寒锻炼，增强体质，以顺应秋天阴精内蓄、阳气内守之需。

4. **冬季起居护理**　冬季气候寒冷，阴气盛极，阳气潜藏，人体新陈代谢相对缓慢。冬季起居应顺应自然界万物收藏之势，养精蓄锐，为来年生长做准备，早睡晚起，敛阳护阴；注意防寒保暖，使阴精闭藏不外泄，勿使皮肤腠理开泄耗伤阳气；不妄事操劳，应心平气和，安静自如，避免情志过激，影响阳气潜藏。冬天是一年四季中营养物质最易蓄积的时期，可在医师指导下适当进补。

（二）睡眠充足，适当锻炼

睡眠是人体的一种生理需要，也是调节阴阳平衡的重要手段。人的一生中有约 1/3 的时间是在睡眠中度过的，睡眠状态下，各组织器官大多处于休整状态，气血充分灌注于五脏，使机体得到补充和修复。采用合适的睡眠方法和措施，保证充足而高质量的睡眠，以帮助机体尽快消除疲劳，保持充沛的精力，从而达到防病健体、延年益寿的目的。睡眠应顺应四时阴阳变化，适应生、长、收、藏的规

Note:

律,春夏晚睡早起,顺应阳气生发,秋季早睡早起,顺应秋天收敛之气,冬季早睡晚起,顺应冬天潜藏之气。子午觉是古人养生妙道之一,即在每天的子时、午时按时入睡,其主要原则是"子时大睡,午时小憩"。根据中医经典著作《黄帝内经》的睡眠理论,子时是晚 11 时至凌晨 1 时,是阴气最盛、阳气衰弱之时,中医认为"阳气尽则卧",故应在 23 时之前就寝。午时是中午 11 时到下午 1 时,此时阳气最盛、阴气衰弱,"阴气尽则寐",可午睡半小时左右为宜。

"服药千朝,不如独眠一宿",睡眠不足,易耗伤正气。患者应有充足的休息和睡眠时间,要督促患者养成按时就寝、按时起床的作息规律。重病患者则应卧床休息,但要避免昼息夜作,阴阳颠倒。在病情允许的情况下,凡能下床活动的患者每天都应保持适度的活动与锻炼。适度的活动能使气血流畅,筋骨坚实,提神爽志,增强抵御外邪的能力,有利于机体功能的恢复。

（三）审时避邪,形神共养

患病之人正气虚弱,易于感受六淫和疫疠之气等外邪。在生活起居护理中应遵循"虚邪贼风,避之有时"的原则,指导患者根据四时气候的变化及时添减衣物;在反常气候或遇到传染病流行时,要注意避之有时,或采取其他方式提高机体抗病能力,避免外邪的侵袭。在生活起居护理中,既要注意形的保养,更要注重神的调摄。形是神的物质基础,神是形的外在表现,二者密切相关,相辅相成。所谓养形,是指通过适当的休息和活动,提供良好的营养和环境条件,对人的五脏六腑、气血津液、四肢百骸、五官九窍等形体进行摄养和护理;所谓养神,是指应用各种方式调节患者的情志活动,使其达到情绪稳定、心平气和的精神状态,以利于疾病的康复。

二、劳逸适度

古人认为劳和逸必须"中和",有常有节,不偏不过。劳逸结合应遵循"动静结合""形劳而不倦"的原则,过度疲倦会损害人体,过度安逸亦可致病。《素问·宣明五气》篇指出"久视伤血,久卧伤气,久坐伤肉,久立伤骨,久行伤筋,是谓五劳所伤"。只有动静结合,劳逸适度,才能活动筋骨,通畅气血,强健体魄,健脑强神,保持旺盛的生命力。

（一）避免过劳

古人对"劳"的理解是非常全面的,包括神劳、形(体)劳和房劳。孙思邈在《备急千金要方》中指出:"养性之道,常欲小劳,但莫大疲及强所不能堪耳"。适度的劳是必不可少的,但若过度劳倦则可影响内在脏腑器官的功能,降低机体抵抗力,诱发或加重疾病。

1. 避免久视 "久视伤血",目受血而能视,若用目过度,会耗伤气血。上网、看书、看电视、看电影等时间过长,都有可能造成气血两虚,引起头晕目眩、乏力、两目干涩等症状。因此,日常生活和工作中用目持续时间不宜过久,若需长时间用目,则须每隔 30~60 分钟适当休息,眺望远景或闭目养神。

2. 避免久立 "久立伤骨,损于肾"。站立是人体最基本的体位之一,若站立时间过长,身体的重量全部压在脊椎和下肢上,导致腰腿等承重部位的骨骼受伤,下肢血液回流不畅,气滞血瘀,从而诱发下肢静脉曲张、痔疮、两足水肿等,严重者还可引发肾劳症状,如腰酸腰疼、小腹坠胀等。若长期从事久站工作,可在站立时行甩腿动作、扭膝运动、睡前按摩双腿及温水泡脚等。

3. 避免久行 "久行伤筋,劳于肝",人的行动是以气血为基础,还须调动肌肉、筋骨等的功能才能完成。肝主筋,筋的运动易消耗肝的精气。长时间行走奔跑,不仅耗伤气血,还会使肌肉、筋脉处于疲劳状态,并易伤肝气。故久行时应适度休息,按摩拍打下肢肌肉,促气血流通。

4. 避免神劳 神劳即用脑过度,精神过度疲劳。中医学认为,心主神而藏血,脾在志为思,故思虑劳神过度,最易耗伤心血,损伤脾运。脑力劳动者要善于用脑,劳而不倦,保持大脑常用不衰,应注意与体力劳动相结合。用脑时间不宜过长,每天都应有一定时间的体力活动,如早操、体育锻炼、庭院劳动等,以解除精神疲劳。"思"要有节制,能为者则为之,不能为者即舍之,强求者,常常枉费心神。

Note:

（二）避免过逸

过逸是指过度的空闲，包括体力劳动和脑力劳动两个方面。中医学认为"逸则气滞"，一旦形体过度安逸，肌肉筋骨活动过少，容易使人体气血迟滞而不得流畅，脾胃消化功能减退，引起食欲减退，身体软弱无力，抵抗力下降。同时筋骨肌肉日久不用，必然会"用进废退"，肢体痿弱无力或肥胖臃肿，动则气喘、心悸。因此，在日常生活中要避免过度安逸。

1. 避免久卧　"久卧伤气"，肺主气，适当的躺卧可以使人身心放松，有助于消除疲劳，但久卧易伤肺气，导致气机升降失调，脏腑功能受损，出现乏力、消瘦等。研究显示，睡眠与休息并非越多越好，过于安逸同样可引起机体功能紊乱，只有合适的睡眠才能达到宁神养气、保持健康的目的。

2. 避免久坐　"久坐伤肉"，脾主肌肉，伤肉即伤脾。长时间处于坐位，不仅臀部皮肤毛囊易受堵塞而生疖、毛囊炎等，还可引起脾胃积滞而使脏腑气机不畅，消化不良，气短乏力等。此外，久坐者还易患颈椎病、肩周炎和冠心病等。因此，脑力劳动者和老年人要避免久坐，需保持适当的户外活动，如散步、五禽戏、太极拳等，以促进胃肠蠕动助消化，舒筋活络调气血。

三、环境适宜

整洁安静的居室环境有利于疾病的康复，反之，也能影响患者的身心健康。故医护人员要尽力为患者创造舒适的休养环境。

（一）安排恰当

良好的环境有助于患者的治疗和康复。临床护理中，应根据患者的病证性质安置合适的休养环境，如寒证、阳虚证者多畏寒怕风，应安置在向阳温暖的居室；热证、阴虚证者多恶热喜凉，可安置在背阳凉爽的居室。居室要保持安静，避免噪声，特别是心气虚的患者，应避免突然的声响而致其心悸不已。

（二）通风整洁

居室经常通风换气，保持空气新鲜，可使患者神清气爽，气血通畅，促进疾病康复，但应忌强风、对流风，以防感冒。居室的陈设应简单实用，保持地面和床、椅等用品的整洁，并定期消毒。厕所、浴室、水池应每日刷洗，定期消毒，便器应放在指定的位置，以免污浊气味逸入居室。

（三）温湿适宜

居室应保持适宜的温度，一般以 18～20℃为宜。室温过高，使患者感到燥热难受，又易感暑邪；室温过低，使患者感到寒冷，又易感寒邪。不同的病证应视病情做出相应的调整。居室湿度以 50%～60% 为宜，湿度过高，患者感到胸中满闷、困倦、乏力，特别是对于风寒湿痹、脾虚湿盛的患者，易加重病情；湿度过低，患者感到口干唇燥、咽喉干痛，特别是对于阴虚肺热的患者，会出现呛咳不止。

（四）光线适度

一般居室要求光线充足而柔和，使患者感到舒适而不刺眼，避免日光直射患者的面部。患者休息时，光线宜暗，应用窗帘遮挡。对不同病证可适当调节光线，对感受风寒、风湿、阳虚及里寒证的患者，室内光线宜充足。对感受暑热之邪侵犯的热证患者、阴虚及阴阳上亢、肝风内动的患者，室内光线应稍暗。痉证、癫狂症患者，强光可诱使病情发作，应用黑窗帘遮挡。

知 识 拓 展

冬至日的养生

冬至日是冬季最重要的一个时令。在中国古代，冬至是一个极为重要的节日。据考证，远在周代便以冬至日为岁首，称为"过小年"；汉朝时以冬至为"冬节"，官场行"贺冬"之仪，文武百官要放假一天，以示庆祝。按照《黄帝内经》理论，"冬至—阳生"，即从冬至这一天开始，自然界及人体均是阴极而阳,阳气从此开始生长,是阴阳之气转换的关键时节,表现为白天逐渐增长。因此,冬至是养生的关键时节,而冬至养生的要领是通过温补阳热之气,从冬季的闭藏之气中促进阳气的顺利转化和生长,故冬令进补,冬至是关键。可以进食些温热助阳之品,以扶阳散寒,常选用血肉有情之物,如羊肉、牛肉、鹿肉、鳝鱼等以温养精气,资生气血,顺应冬藏之势。

(黎贵湘)

第二节　饮食护理

饮食是维持人体生命活动的物质基础,合理的饮食是人体五脏六腑、四肢百骸得以濡养的源泉,饮食不当可使人体正气虚弱,抵抗力下降,导致多种疾病的发生。《黄帝内经》曰:"谷盛气盛,谷虚气虚,此其常也。反此者,病。"饮食护理是指在中医学理论指导下,根据患者病情需要,给予适宜的饮食,以预防或治疗疾病的一种方法。

一、饮食护理的基本原则

食物有四性五味之别,疾病有阴阳表里之分,寒热虚实之辨,一种疾病可由于病因、体质、年龄、地域环境、天时气候等因素的变化表现出不同的证。因此,应根据患者疾病的证候类型,遵循一定的原则,进行饮食调护,使饮食与治疗相配合,达到防病治病的目的。

(一)三因制宜

1. 因人制宜　饮食调护应根据不同的年龄、体质、个性等方面的差异,分别予以不同的调摄。如体胖者体内多痰湿,饮食宜清淡,忌食肥甘厚腻、助湿生痰之物;体瘦者多阴虚内热、血亏津少,宜食滋阴生津、补血之物,忌食辛辣、燥烈之品。儿童处于生长发育阶段,宜食平和、易消化、健脾开胃之物;青年人气血旺盛,宜食营养丰富的血肉之物、五谷杂粮、新鲜果菜等;老年人脾胃功能虚弱,运化无力,宜食清淡、温热、熟软之品。

2. 因时制宜　由于四时气候的变化对人体的生理、病理有很大的影响,因此,应在不同的季节根据饮食宜忌调配不同的饮食,以帮助患者增强体质,防病治病。如春季气候转温,万物生发,宜食用辛温升散之品;夏季炎热酷暑,宜食用清淡解渴、生津消暑之品;秋季凉爽干燥,宜食用滋阴润肺之品;冬季气候寒冷,宜食用滋阴潜阳且热量较高之品。

3. 因地制宜　我国地域辽阔,不同地区由于其地势、气候条件各异,人的生理活动和病变特点也不尽相同,饮食护理也应有所差异。川湘地区,气候寒冷潮湿,宜食微热辛辣之品;东南沿海地区,气候温热潮湿,人体易感湿热,宜食清淡除湿之品;西北高原地区,气候寒冷干燥,宜食温阳散寒、生津润燥之品。

(二)辨证施膳

临床实践中,应根据不同的病证选配不同的食物,所选食物的性味应适应病情的需要,遵循"寒者热之,热者寒之,虚则补之,实则泻之"的调护原则。如里热炽盛证患者,宜选用清热生津的寒凉食物,如西瓜、绿豆等;里寒证者,宜选用温中散寒的温热之品,如姜、葱、蒜、韭等;食积中焦者,选用萝卜、山楂消食导滞;脾胃虚弱者,选用山药、薏苡仁健脾补虚。

(三)饮食有节

饮食有节是指饮食要有节制、有规律。饮食节制,即要控制食量,饥饱适度,不可过饥过饱,更不能暴饮暴食。过饥造成机体营养来源不足,影响健康;过饱会加重胃肠功能负担,影响消化和吸收。饮食要有规律,即进食时间相对固定。若食无定时,与人体消化的正常规律相悖,则会导致脾胃功能失调,消化能力减弱,损害健康。因此,护理人员应根据患者病情指导患者按时、定量进食,养成良好的饮食习惯,以免伤及脾胃。

（四）平衡配膳

1. 种类多样,合理配食 《素问·脏气法时论》中指出:"五谷为养,五果为助,五畜为益,五菜为充,气味合而服之,以补精益气。"各种食物中所含的营养成分各有不同,只有做到食物的合理搭配,才能营养均衡,满足人体各种生理活动的需要。因此,临床护理中,在病情允许的情况下,应尽量增加患者的饮食种类,合理搭配,以帮助患者尽快恢复健康。

2. 谨和五味,寒热调和 食物有四气五味,各有归经,若饮食偏嗜则可导致人体脏腑阴阳失调而发生多种疾病。如过食肥甘厚味可助湿生痰、化热,或生疮疡等症;过食生冷会损伤脾胃之阳气,致寒湿内生,发生腹痛、泄泻等脾胃寒证;偏食辛辣,可使胃肠积热,在上则口腔破溃,牙龈出血,在下则大便干燥或有痔核。因此,患者的饮食调配应遵循"谨和五味,寒热调和"的原则,有利于患者早日康复。

（五）饮食有洁

新鲜清洁的食物可补充机体所需营养,而进食腐烂变质的食物容易使人出现腹痛、腹泻、呕吐等中毒症状,严重者甚至可出现昏迷或死亡。护理工作中要指导患者饮食卫生,把住"病从口入"这一关。

（六）习惯养成

1. 进食宜缓 进食时应细嚼慢咽、从容和缓,有利于消化。急食则食不消化,还易发生噎、呛、咳等危险。

2. 进食宜专 进食时,应尽量抛开头脑中的各种琐事,专注进食,既可品尝食物的美味,又有利于消化。

3. 进食宜乐 进食时应保持良好的环境和愉悦的心情,可使肝气调达、食欲增加,并有利于食物的消化吸收。

4. 食后护理 食后漱口,保持口腔清洁;食后摩腹、散步可促进胃肠的消化功能。

二、食物的性味和功效

食物和药物一样,具有寒、热、温、凉之四性,辛、甘、酸、苦、咸之五味以及升降浮沉等作用。不同性味的食物具有不同的特点和功效。临床工作中,应根据患者不同证候指导其选用合适的食物,促进患者早日康复。

（一）食物的性味

1. 四性 是指食物具有的寒、热、温、凉四种属性,习称"四气"。加上不寒不热的平性,又可称为"五性"。食物的属性一般可以通过其功效来反映,如寒性和凉性的食物,具有清热、泻火甚至解毒的作用;热性和温性的食物,具有温里、祛寒、助阳的作用。平性食物作用比较缓和,无明显偏性。

（1）寒性食物:性味苦寒、甘寒,具有滋阴、清热、泻火、凉血或解毒的功效,可用于热证。常见寒性食物有绿豆、苦瓜、冬瓜、茄子、西瓜、香蕉、白菜、海带、葫芦、莴笋、荸荠、柠檬、黑鱼、芦荟等。寒性食物易损伤阳气,故阳气不足、脾胃虚弱者应慎用。

（2）热性食物:性味甘温、辛热,具有温中祛寒、益火通阳的功效,适用于寒证,如脾胃虚寒、腹痛、泄泻等症。常见热性食物有辣椒、胡椒、桂皮、高良姜、白酒等。热性食物多辛香燥烈,容易助火伤津,热病、阴虚火旺者应忌用。

（3）温性食物:性味甘温,具有温中、散寒、通阳、补气的功效,适用于阳气虚弱的虚寒证或实寒证较轻者。常见温性食物有羊肉、鸡肉、牛肉、狗肉、鲢鱼、鳙鱼、蚕蛹、扁豆、葱白、生姜、大蒜、韭菜、桂圆肉、荔枝、橘子、南瓜、红糖、咖啡等。这类食物比热性食物平和,但仍有一定的助火、伤津、耗液的功效,热证、阴虚火旺者应慎用或忌用。

（4）凉性食物:性味甘凉,具有清热、养阴的功效,适用于热性病证的初期、疮疡、痢疾等。常见凉性食物有小麦、大麦、鸭蛋、豆腐、莲子、黄瓜、梨、菠菜、薏苡仁、绿茶等。凉性食物比寒性食物平和,但久用损伤阳气,阳虚、脾气虚损者应慎用。

（5）平性食物:性味甘平,这类食物的性味较平和,为日常生活的基本饮食,可以根据患者的具体情况灵活选用。常见平性食物有玉米、红薯、胡萝卜、牛奶、猪肉、鸽肉、蚕豆、赤小豆、鲫鱼、鲤鱼、山药、莲肉、香菇、黑木耳等。

2. 五味　食物"五味",是指食物具有辛、甘、酸、苦、咸五种味道。五味之外,还有淡味和涩味,但五味是其基本的五种滋味,故仍然称为五味。食物的五味不同,具有的功效也不相同。《素问·藏气法时论》中指出:"辛、酸、甘、苦、咸,各有所利,或散,或收,或缓,或急,或坚,或软,四时五藏,病随五味所宜也。"食物性味不同,对五脏的功效也不一样。《素问》中记载:"五味所入:酸入肝,辛入肺,苦入心,咸入肾,甘入脾,是谓五入",说明酸、辛、苦、咸、甘五味分别对五脏产生特定的联系和亲和功效。

（1）辛味:能散能行,即具有行气、行血、散风寒、散风热的作用,如萝卜、洋葱行气,生姜散风寒。

（2）甘味:能补能缓,即具有补虚和中、缓急止痛的作用,如糯米、红枣可治疗脾胃虚寒的胃痛。

（3）苦味:能泄能燥,即具有泻热、清热、通泄、燥湿的作用,如苦瓜具有清热、明目、解毒的功效。

（4）酸味:能收能涩,即具有收敛固涩的作用,如乌梅涩肠止泻。

（5）咸味:能下能软,即具有软坚、散结,泻下的作用,用于治疗热结、痰核、瘰疬等病证,如海带软坚。

（6）淡味:能渗能利,即具有渗利水湿的作用,如薏苡仁、冬瓜利水渗湿。

（二）食物的功效

食物的功效是对食物的预防、治疗和保健等作用与疗效的直接概括,是食物治疗疾病的主要依据。食物的功效是由它自身固有偏性（性能）如"性""味""归经""升降浮沉"等特性决定的。护理患者时可有针对性地选用具有不同功效的食物来祛除病邪。

三、食物的分类

食物分类方法较多,生活中一般食物的分类:粮食类,包括谷薯类、豆类;蔬菜类,包括瓜茄类、根茎类、茎叶类;野菜类,如鱼腥草、马齿苋等;食用菌类;果品类,包括鲜果类、干果类;禽类;畜类;奶蛋类;水产类;调味品及其他原料。临床实践中,常按食物功效分为补益正气（具有营养保健作用）和祛除邪气（具有治疗作用）两大类。本书按食物的功效分类介绍部分常用食物。

（一）具有营养保健作用的食物

1. 润肤养颜类　黄精、甲鱼、枸杞子、薏苡仁、肉皮等。

2. 延年益寿类　人参、黄芪、白术、山药、鳖、鱼、瘦肉、苹果、贝类、芝麻、花生、蜂王浆、茶等。

3. 美发乌发类　何首乌、当归、熟地、黑芝麻、黑豆、核桃肉、葵花籽、大麦、葛根、海藻、动物肝肾等。

4. 强身健体类　小麦、糯米、排骨、瘦肉等。

5. 增加免疫力类　冬虫夏草、山楂、大蒜、芦荟、生姜、香菇、蜂胶、薏苡仁等。

6. 增强记忆力类　蛋黄、芝麻、核桃、黄花菜、蘑菇、大豆、牛奶、鱼、卷心菜、木耳等。

（二）具有治疗作用的食物

1. 辛温解表类　生姜、大蒜、胡椒等。

2. 辛凉解表类　菊花、金银花、薄荷等。

3. 化痰类　海藻、海带、紫菜、萝卜等。

4. 止咳平喘类　白果、杏仁、梨、枇杷、百合、萝卜等。

5. 清热解毒类　西瓜、冬瓜、黄瓜、苦瓜、绿豆、扁豆、乌梅等。

6. 利水类　西瓜皮、冬瓜皮、绿豆、赤豆、玉米须、葫芦、鲤鱼等。

7. 祛风湿类　薏苡仁、鳝鱼、樱桃、乌梢蛇等。

8. **润肠通便类**　核桃仁、芝麻、松子、香蕉、蜂蜜等。

9. **消导类**　山楂、萝卜、麦芽等。

10. **行气类**　佛手、玫瑰花等。

11. **活血类**　山楂、茄子、酒、醋等。

12. **安神类**　莲子、酸枣、百合、荔枝、龙眼、山药、鹌鹑、牡蛎肉等。

13. **涩肠止泻类**　大蒜、马齿苋可用于热性泄泻；焦山楂、焦麦芽、焦谷芽、炒陈皮等用于伤食泻；薏苡仁、莲子、炒山药用于脾虚泄泻。

14. **补虚类**　人参、枸杞、当归、阿胶等。

15. **降脂、降压类**　荞麦、燕麦、小米、玉米、冬瓜、丝瓜、菠菜、西红柿、油菜、苋菜、海藻、紫菜、山楂、黑木耳、香菇、大蒜、洋葱、茶叶、荷叶、莲心、芹菜、荸荠、海蜇、蜂蜜、豆类等。

16. **生奶类**　鲫鱼、猪蹄、鱼头、生南瓜子等。

17. **降糖止渴类**　玉米、猪胰、鳝鱼、泥鳅、鲜贝、甲鱼、绿豆、丝瓜、冬瓜、苦瓜、南瓜、山药、豌豆、茭白、乌梅、马齿苋、新鲜绿叶蔬菜等。

18. **消炎类**　大蒜、菠菜根、马齿苋、冬瓜子、油菜、山慈菇等。

19. **防癌抗癌类**　玉米、白薯、动物血、薏苡仁、葡萄、山楂、无花果、猕猴桃、黄瓜、芦笋、萝卜、番茄、大蒜、百合、银耳、黑木耳、海参、海带、扇贝、牡蛎、牛奶、粥油等。

（三）常用药膳食品

1. **药膳概述**　药膳是在中医学、烹饪学和营养学理论的指导下，严格按药膳配方，将中药与某些具有药用价值的食物相配伍，采用我国独特的饮食烹调技术制作而成的具有一定色、香、味、形、效的美味食品。换言之，药膳即药材与食材相配伍而做成的美食。一份好的药膳，既对人体的养生防病具有积极作用，又能激起人们的食欲，给人以余味无穷的魅力。

2. **药膳的分类**　根据药膳食品的形态、制作方法、作用的不同，分为以下几类：

（1）按药膳的食品形态分类：流体类（包括汁类、饮类、汤类、酒类、羹类）、半流体类（包括膏类、粥类、糊类、粉散类）、固体类（包括饭食类、糖果类）。

（2）按制作方法分类：炖类、焖类、煨类、蒸类、煮类、熬类、炒类、熘类、卤类、烧类、炸类。

（3）按药膳的功用分类：养生保健延寿类、美容美发类、祛邪治病类、疾病康复类等。

3. **常用药膳食品举例**

（1）补阳药膳：山药薏苡仁杞子芡实粥。

原料：山药、薏苡仁各50g，枸杞子、芡实各20g。

制法：将上四味洗净放锅内，加水适量，用文火炖成稠粥即可。

功效：益气健脾，补肾摄精。

（2）补阴药膳：百合粥。

原料：鲜百合50g或干百合30g，粳米100g，冰糖或白糖适量。

制法：粳米洗净放锅内，加水适量，先用武火煮沸，再用文火煮至半熟，将鲜百合洗净放入锅内同煮成粥，加糖即可。

功效：润肺、养阴、止咳。

（3）补气药膳：黄芪炖鸡。

原料：生黄芪30g，母鸡1只，佐料适量。

制法：母鸡去毛及内脏，洗净，将黄芪放入母鸡腹中，置锅中加水及姜葱、大蒜、盐等佐料炖煮至鸡烂熟即可。

功效：补肺益气，健脾养胃。

（4）补血药膳：补血饭。

原料：黄芪10g，当归5g，红枣10个，龙眼肉10g，白扁豆20g，粳米100g，红糖适量。

制法：黄芪、当归先煎取汁，红枣洗净去核，龙眼肉、白扁豆洗净。先将白扁豆放入锅内，加水适量煮至半熟，加入粳米、红枣、龙眼肉、红糖，再加入黄芪、当归煎煮成的汁，拌匀，用文火煮至成粥。

功效：益气补血。

（5）除痰浊药膳：白果炖鸡。

原料：乌骨雌鸡1只，白果仁15g，莲肉15g，江米15g，胡椒3g。

制法：将白果仁、莲肉、江米、胡椒末放入洗净的乌鸡腹中，用小火煮至鸡烂熟。

功效：益脾肺，除痰浊。

（6）祛瘀通络药膳：当归红花酒。

原料：当归20g，红花50g，葡萄酒500ml。

制法：当归切片，与红花一起放入葡萄酒中浸泡10天即可。

功效：养血活血，祛瘀通络。

（7）疏肝解郁药膳：三花茶。

原料：玫瑰花7朵，代代花3朵，绿梅花3朵。

制法：将上三花放入杯中，用沸水冲泡即可。

功效：行气和血，疏肝解郁。

（8）健脾化湿药膳：薏苡仁二豆粥。

原料：薏苡仁、赤小豆、绿豆各50g。

制法：将上三味洗净入锅，加适量水，小火煮至成粥即可。

功效：健脾化湿。

四、饮食宜忌

饮食宜忌，俗称忌口、食忌。临床上许多疾病难愈或愈而复发，往往与不注意饮食宜忌有关。《金匮要略》指出："所食之味，有与病相宜，有与身为害，若得宜则益体，害则成疾。"因此，饮食调护中强调饮食宜忌是十分必要的。

（一）疾病饮食宜忌

疾病饮食宜忌是根据病证的寒热虚实、阴阳偏盛，结合食物的四气、五味、升降浮沉及归经等特性来确定的。食物的性味、功效等应与疾病的属性相适应，否则会影响治疗结果。如寒性体质或寒性病证宜用温热之品，忌寒凉生冷之物；热性体质或热性病证宜用寒凉之品，忌温燥之物。实性体质或实性病证宜泻，虚性体质或虚性病证宜补等，勿犯虚虚实实之戒。

常见病证的饮食宜忌：

1. **阳虚病证**　阳虚证多元阳不足，宜食用性味甘温的温补之品，忌食生冷寒凉饮食，以免进一步损伤阳气。常用补阳食物有羊肉、狗肉、鹿肉、花椒、虾、牛鞭、黄鳝、韭菜、冬虫夏草、蛤蚧、胡桃仁等。常用温补食物有鸡肉、猪肚、带鱼、海参、粳米、糯米、高粱、洋葱、大蒜、生姜、酒、饴糖、刀豆、扁豆、香菜、大枣、杨梅、杏子、栗子、樱桃、龙眼等。

2. **阴虚病证**　阴虚证多真阴不足，宜滋阴与清热兼顾，选用填精、养血、滋阴的食物，兼顾理气健脾，忌油腻厚味、辛辣食物，以防燥热损伤阴液。常用补阴食物有猪肉、鸭蛋、鸭肉、龟甲胶、鳖甲胶、小麦、番茄、银耳、木耳、芝麻、桑葚、苹果、百合、玉竹、枸杞、酸枣仁、豆浆等。性平或偏凉的食物有小米、大麦、鲤鱼、螃蟹、鳗鱼、田螺、梨、柿子、香蕉、甜菜、椰子、甘蔗、西瓜、丝瓜、冬瓜、苦瓜、菠菜、芹菜、茄子、竹笋等。

3. **气虚病证**　气虚证多与肺、脾、心、肾虚损有关，食疗应以分别补其脏虚为原则，因"气之根在肾"，补气时可酌情加枸杞子、桑葚、蜂蜜等益肾填精之品。补气类食品易致气机壅滞，影响食欲，可配伍少许行气之品如陈皮、砂仁等，忌寒湿、油腻、厚味食物。常用补气食物有鸡肉、猪肚、鹅肉、鹌鹑、牛肉、兔肉、鲈鱼、青鱼、泥鳅、粳米、扁豆、甘南、山药、无花果、马铃薯、大枣、栗子、冰糖等。

4. 血虚病证　多食含铁食物,选择优质蛋白,摄入适量维生素,禁食油腻厚味及油炸香燥之物。常用补血食物有乌骨鸡、鸭血、动物肝脏、猪心、猪蹄、鲍鱼、驴肉、阿胶、菠菜、淡菜、荔枝、龙眼肉、花生、红糖等。

5. 脾胃病证　脾胃病证包括胃脘痛、呕吐、泄泻、便秘等,系脾胃运化失常所致。日常饮食应以清淡、细软、易消化、富有营养的食物为主。宜进食蔬菜、瘦肉、鸡蛋、鱼类等,忌生冷、煎炸、硬固、刺激性食品,忌土豆、黄豆、白薯等易胀气食物。脾胃寒凉宜食温性食品;胃热者忌辛辣;胃酸过多,应避免食用刺激胃液分泌的食物,如浓茶、咖啡、巧克力、辣椒等;胃酸缺乏,可于饭后食少许醋或山楂片;消化道出血者应进食无渣流质,如牛奶、米汤;腹泻者以少油半流质或软饭为宜,忌食生冷瓜果等寒凉滑润食物;呕吐剧者应暂禁食,好转后再进流质或半流质饮食,逐渐恢复软食、普食,切忌饱食。

6. 肝胆病证　肝胆病证包括黄疸、腹胀等病,常与肝的疏泄功能失常有关。饮食宜清淡、营养丰富,多食蛋、奶、鱼、瘦肉及豆制品,忌食油腻生冷、辛辣食物,少进动物脂肪。急性期以素食为宜,多食新鲜蔬菜水果,恢复期可进食荤食。肝硬化腹水者应予低盐或无盐饮食,肝性脑病患者应控制动物蛋白的食入量。

7. 肺系病证　肺脏病证包括咳嗽、喘证、肺痈、咯血、悬饮等,主要与肺失宣降有关。饮食宜清淡,多食水果,供给多种维生素、无机盐,以利于机体代谢功能的修复,补充咳嗽或发热所消耗的能量,忌食辛辣、油腻、甜黏类食物,禁烟酒及海腥发物。咳嗽痰黄可选枇杷、梨、萝卜等清热化痰之品;痰白清稀者避免食用生冷瓜果;痰中带血宜食藕片、藕汁等以清热止血;久病肺阴虚者可选食百合、银耳、甲鱼等滋阴补肺之品;哮喘患者常与过敏有关,应禁食发物类。

8. 心脏病证　心脏病证包括心悸、心痛、眩晕、中风等,尤以心悸为主,与心主血脉、心主神明失常有关。饮食宜清淡、低盐,多食富含维生素 B、维生素 C 及豆制品类食物。食盐应控制在每日 6g 之内。烹饪用油应以植物油为主,如玉米油、菜籽油。忌高脂高胆固醇类食物,如猪油、动物内脏,忌食烟酒、浓茶、咖啡及辛辣刺激之品。

9. 肾脏病证　肾脏病证包括水肿、消渴、淋浊、遗精等。饮食宜清淡,富于营养,可多食动物性补养类食物。水肿者应低盐或无盐饮食,可食用冬瓜、赤小豆、荸荠、鲤鱼等食物以利尿消肿。肾虚者可选用牛、羊、狗肉及蛋类等;若需补肾填精,可食用甲鱼、胎盘、猪、牛、羊、筋类等;补肾壮阳可食用海参、虾、羊睾、狗肾等;消渴病需控制米饭等主食的摄入,可多食蔬菜、瘦肉等补充营养充饥。

10. 疮疡皮肤病证　宜清淡饮食,多食蔬菜水果,忌虾、蟹、猪头肉等荤腥发物。

（二）服药饮食宜忌

《调疾饮食辨》中说:"患者饮食,藉以滋养胃气,宣行药力,故饮食得宜足为药饵之助,失宜则反与药饵为仇。"服药期间有些食物对所服之药有不良的影响,应忌服。

1. 一般忌食　服药期间,忌食生冷、黏腻、肉、酒、酪、腥臭等不易消化及有特殊刺激性的食物。

2. 特殊忌口　某些药物有特殊忌口,如螃蟹忌柿子等。

（三）食物搭配宜忌

1. 食物搭配适宜有利于健康　根据中医五行学说,有些食物相宜,可以搭配一起进食,如"当归生姜羊肉汤"中,温补气血的羊肉与补血止痛的当归和温中散寒的姜配伍,可增强补虚散寒止痛之功,同时还可以去掉羊肉的腥膻味;薏苡粥中添加红枣,可防止薏苡仁清热利湿过偏之性。

2. 食物搭配不当削弱食疗效果　某些食物搭配不当会削弱食疗效果,要尽量避免。如食用羊肉、狗肉等温补气血之类的食物,不应同时吃绿豆、鲜萝卜、西瓜等,否则会减弱前者的温补作用。

饮食宜忌不是绝对的,要针对具体病情具体分析,还要注意个体差异,有些饮食经调制或配制后是可以改变其性质而改变其宜忌的,应灵活掌握。

（黎贵湘）

第三节　情　志　护　理

中医学认为,人有七情变化,即喜、怒、忧、思、悲、恐、惊。七情是人体对外界客观事物和现象所做出的不同情志反应。七情在正常情况下不会致病,但如果情志过极超出常度,就会引起脏腑气血功能紊乱,导致疾病的发生。情志护理是指在临床护理工作中,以中医学理论为指导,以良好的护患关系为桥梁,应用科学的护理方法,改善和消除患者的不良情绪状态,达到预防和治疗疾病目的的一种方法。

一、情志与健康的关系

七情不仅可以引起多种疾病的发生,而且对疾病的发展也有着重要影响。

（一）情志正常,脏气调和

情志活动产生于脏腑精气,正常积极的情志活动是体内脏腑气血协调通利的反映,同时又能反作用于人体,以调畅脏气,助正祛邪,增强人体抗病能力,对维护人体的健康起着积极的促进作用。《素问·举痛论》中记载:"喜则气和志达,荣卫通利。"喜是一种积极肯定的情志,适度的喜能调摄精神,乐而忘忧,流通营卫,和畅气血,有益于人的身心健康。怒一般被认为是一种消极、否定的情绪,但怒作为人的基本情感之一,对人体的健康也有着其积极的一面,怒为肝之志,有节制的怒的外泄,有助于肝气的疏泄调达。

（二）情志异常,内伤脏腑

七情久蓄或反应太过,超过人体正常生理调节范围,不仅可直接伤及脏腑,致脏腑气机失调,气血逆乱,还可损伤人体正气,使人体自我调节能力减退,从而发生疾病。

1. 直接伤及脏腑　《灵枢·百病始生》中记载:"喜怒不节则伤脏"。《素问·阴阳应象大论》中指出:"喜伤心""怒伤肝""思伤脾""悲伤肺""恐伤肾"。七情过激可伤及五脏,与心、肝、脾三脏的关系尤为密切,其中心在七情发病中起主导作用,因心为五脏六腑之大主,精神之所舍,七情发生之处,故七情太过首先伤及心神,然后影响到其他脏腑,从而引起疾病,正如《灵枢·口问》所曰"悲哀愁忧则心动,心动则五脏六腑皆摇"。不同的情志刺激,不仅会对各脏有不同的影响,甚至会相互影响,相兼为害,损伤多脏。

2. 影响脏腑气机　《素问·举痛论》中指出:"余知百病生于气也。"体内气机升降异常是七情导致疾病,损伤脏腑功能的原因。怒则气上,使肝气上逆;喜则气缓,使心气涣散;悲则气消,悲伤消耗肺气;恐则气下,恐主要伤害肾气;惊则气乱,突然的惊吓会致气机逆乱;思则气结,忧思不解则伤脾,使脾气运化不及,久则气血生化受到影响。可见,七情太过,将导致脏腑气机紊乱,脏腑功能活动失调。

3. 影响疾病转归　在疾病过程中,情志的异常变化往往影响疾病的转归。患者因自身脏腑气血功能失调,容易产生不良心境,引起情志的异常波动;而较大的情志波动,反过来又能加剧脏腑气血功能失调,促使疾病加重,甚至导致病情迅速恶化。如高血压的患者,若遇事恼怒,肝阳暴涨,血压可迅速升高,发生眩晕、神志不清、昏仆不语、半身不遂、口眼㖞斜等。

二、影响情志变化的因素

情志变化常受多种因素的影响,归纳起来有以下几方面:

1. 社会因素　社会因素可以影响人的心理,人的心理变化又能影响健康。社会因素十分复杂,其对人精神上的影响也很复杂。如生活环境改变、社会地位变动、工作不顺利、感情纠葛、家庭生活不协调、亲人朋友生死离别、社会动乱、突发公共卫生事件等,都可以引起人们情志的异常变化。

2. 环境因素　在自然环境中,某些非特异性刺激因素作用于人体,可使情绪发生相应变化。如四时更迭、月廓圆缺、声音、气味、颜色、食物等,都可以影响情绪的变化。异常气候的剧烈变化更易对人的情绪产生明显的影响。安静、幽雅、和谐的生活环境,可使人感到心情舒畅、精神振奋。反之,喧嚣、杂乱、无序的生活环境,常使人心情压抑、沉闷,甚至厌倦、烦躁。

3. 病理因素　情志异常可引起脏腑功能失常,而机体脏腑气血病变,也会引起情志的异常变化。《素问•调经论》指出:"血有余则怒,不足则恐";《灵枢•本神》说:"肝气虚则恐,实则怒……心气虚则悲,实则笑不休。"凡此种种,都说明内脏病变可导致情志的改变,五脏虚实不同,亦可引起不同的情志变化。

4. 个体因素　人的体质有强弱之异,性格有刚柔之别,年龄有长幼之殊,性别有男女之分。因此对同样的情志刺激,会有不同的情绪变化。就体质而言,体质较强者,对情志刺激的耐受性较强,一般情况下不易为情志所伤;而体质较弱者,轻微的情志变化,就可能诱发或加重疾病。性格方面,开朗乐观之人,心胸开广,遇事心平气和,故不易为病;性格抑郁之人,心胸狭隘,遇事情绪激烈,易酿成疾病。年龄方面,儿童脏腑娇弱,气血未充,中枢神经系统发育尚不完善,多为惊、恐致病;成年人,气血方刚,又处在各种错综复杂的环境中,易为怒、思所伤;老年人,生活阅历丰富,一生历经坎坷,尤其是离退休者,从工作岗位上下来,感到精神失落,常易产生孤独感,易为忧郁、悲伤、思虑所致病。性别方面,男多属阳,以气为主,性多刚悍,不易受情志影响;女多属阴,以血为先,性多柔弱,一般比男性更易受情志影响,以悲忧、哀思致病多见。

三、情志护理的原则

情志护理应根据患者个体情况,以促进患者的身心康复为目的,采取积极的护理措施,避免因情志而诱发或加重病情。

1. 诚挚体贴,全面照顾　患者的情志状态和行为不同于常人,常常会产生各种过激的心理反应,如猜疑心加重、依赖性增强、焦虑、紧张、悲观、抑郁等情绪。护理人员应仔细了解患者的日常生活、对疾病的认识、情绪状况、社会关系、人际交往等情况,以和蔼、诚恳的态度,关怀备至的行为,协助患者适应新的社会角色,帮助树立战胜疾病的信心。

2. 因人施护,有的放矢　《灵枢•寿夭刚柔》中指出:"人之生也,有刚有柔,有弱有强,有短有长,有阴有阳。"患者由于家庭、职业、性别、年龄、经济条件、知识经验、生活阅历、性格、所患疾病及病程长短的不同,其心理状态也不同。因此,在情志护理过程中,应特别强调根据患者的遗传禀赋、性别、年龄、自然条件、社会环境、精神因素等特点因人施护。

3. 乐观豁达,怡情养性　孙思邈在《备急千金要方•养性》中指出:"夫养性者,欲所习以成性,性自为善,不习无不利也。性既自善,内外百病皆悉不生,祸乱灾害,亦无由作,此养性之大经也。"修身养性,保持心情舒畅,能使机体神安气顺,心清形静,气血调和,脏腑功能平衡协调,从而有益于健康。对患者而言,乐观豁达的心情可促进疾病的康复。护士应向患者说明保持情绪稳定的重要性,积极向患者宣传心理养生知识,调动患者的积极性。

4. 避免刺激,稳定情绪　《素问•痹论》中记载:"静则神藏,躁则消亡"。安静的环境能使患者心情愉快,身体舒适,睡眠充足,饮食增加,有利于疾病的康复。因此,护理人员需做好病室管理,做到"四轻",严格落实陪护及探视制度,为患者创造一个安静、整洁、舒适的休养环境。病历需规范管理,避免患者自行查阅病历,医护人员对患者应客观解释病情,以免增加患者的精神负担。

四、情志护理的方法

历代名医一贯提倡和强调"善医者,必先医其心,而后医其身"。临床工作中,护理人员应根据患者的具体情况选择合适的护理方法,消除患者的不良情绪,保持积极乐观的心态,树立战胜疾病的信心。

1. 说理开导法　说理开导法是指通过运用正确、巧妙的语言,对患者进行劝说开导,使其认识到情志对健康的影响,从而能自觉地调摄情志,增强战胜疾病的信心,积极配合治疗护理,促使机体

Note:

早日康复。《灵枢·师传》中指出："人之情,莫不恶死而乐生,告之以其败,语之以其善,导之以其所便,开之以其苦,虽有无道之人,恶有不听者乎?"护士应针对患者不同症结,以说理开导的方法,有的放矢,动之以情,晓之以理,喻之以例,明之以法,尽快消除患者的不良情志,帮助其从不正常的心态中解脱出来,促进患者康复。

2. 释疑解惑法 释疑解惑法是指根据患者存在的心理疑虑,通过一定的方法解除患者对事物的误解和疑惑,从而尽快恢复健康。心存疑惑是患者普遍存在的心理现象,特别是性格抑郁、沉默寡言的患者更为突出。患者常常产生各种各样的疑惑或猜测,或小病疑大,或轻病疑重,或久病疑死,以致精神紧张、忧心忡忡,最终疑虑成疾。"杯弓蛇影"便是典型的案例。对于这类患者,护理人员要耐心向患者解释病情,宣传有关疾病的知识,从根本上解除患者的心理负担,使患者从疑惑中解脱出来。

3. 移情易性法 移情易性是指通过一定的方法和措施转移或改变人的情绪和注意力,以摆脱不良情绪的方法。《续名医类案》中记载:"失志不遂之病,非排遣性情不可""虑投其所好以移之,则病治愈"。有些人患病后,往往将注意力集中在疾病上,整天胡思乱想,陷入苦闷烦恼和忧愁之中,甚至紧张、恐惧。对于这类患者,可采用言语诱导的方法,转移患者对疾病的注意力,或改变周围环境,避免与不良刺激接触。移情易性的方法很多,常用的有琴棋书画移情法、音乐移情法、运动移情法等,需根据患者的具体情况,采取合适的方法,灵活运用,帮助患者培养健康的兴趣和爱好。

4. 以情胜情法 以情胜情法是指有意识地采用一种情志抑制另一种情志,达到淡化,甚至消除不良情志,以保持良好的精神状态的一种情志护理方法。五行模式的以情胜情法,是中医学独特的情志护理方法,为历代医家广为运用。《素问·阴阳应象大论》记载:"怒伤肝,悲胜怒;喜伤心,恐胜喜;思伤脾,怒胜思;忧伤肺,喜胜忧;恐伤肾,思胜恐。"当某种情志过甚而致发病时,可用另一种相胜的情志来转移、制约、平衡它,使过甚的情志得到调和。常用的以情胜情法有激怒疗法、喜乐疗法、悲哀疗法、惊恐疗法、思虑疗法等。在运用"以情胜情"方法时,要掌握患者对情感刺激的敏感程度,选择适当的方法,避免太过。

5. 暗示法 暗示法指医护人员运用语言、情绪、行为、举止等给患者以暗示,诱导患者接受某种信念,从而使患者解除精神负担,相信疾病可以治愈,增强患者战胜疾病信心的治疗及护理方法。暗示作用不仅影响人的心理与行为,且能影响人体的生理功能。如《三国演义》里"望梅止渴"的故事,即是暗示法的典型例证。常用的暗示法有语言暗示、借物暗示、心理暗示等。

6. 顺情从欲法 顺情从欲法是指顺从患者的意志、情绪,满足患者身心需要的一种治疗方法,适用于当某种个人欲望未能得到满足,遂致内怀深忧而生的情志病变。后代医家多有同样的记载,如张景岳说"以情病者,非情不解,其在女子,必得愿遂而后可释""若思虑不解而致病者,非得情舒愿遂,多难取效"。护理人员应鼓励患者毫无保留地进行倾诉,充分宣泄内心深处的矛盾和痛苦,将压抑已久的不良情绪、欲望与冲突等全部发泄出来。对于患者心理上的欲望,应分析对待,若是合理的,应对其想法表示同情、理解和支持,在条件允许的情况下尽量满足。但对那些胡思乱想、淫欲邪念及放纵无稽等错误的、不切实际的欲望,应给予善意的、诚恳的引导和劝说,而不能纵为迁就。

五、预防七情致病的方法

喜、怒、忧、思、悲、恐、惊七情概括了复杂情感过程的基本状态,是情绪、情感等心理活动的外在表现。要预防七情致病,就必须保持心情舒畅,精神乐观,避免七情过极。

(一)清静养神

我国历代医家认为神气清静,五脏安和,可健康长寿。清静养神,是指采取各种措施使精神保持淡泊宁静的状态,不为七情六欲所干扰。神是生命活动的主宰,它统御精气,是生命存亡的根本和关键。而患病之人对于情志刺激尤为敏感,调摄精神就更为重要。只有将"静"融于人的日常生活中,做到精神内守,心平气和,精气才能日见充实,形体亦可随之健壮,从而达到《黄帝内经》所说的"恬惔虚无,真气从之,精神内守,病安从来"的境界。清静养神的方法很多,精神内守、意守为清净养神

Note:

的主要方法。要树立清静为本的思想,不过分劳耗心神,乐观随和,做到静神不用,劳神有度,用神不躁。此外,还要努力减少外界对神气的不良刺激,创造清静养神的有利条件。

(二)情志舒畅

《遵生八笺》说:"安神宜悦乐。"通过各种情趣高雅、动静相参的娱乐活动,如音乐欣赏、书法绘画、读书赋诗、种花养鸟、弈棋垂钓以及外出旅游等,可以颐养心情,舒畅情怀,陶冶情操,从而达到远离疾病、延年益寿的目的。因此,遇到忧虑、烦恼之事,应正确对待,妥善处理,及时解脱。如退步思量,对减轻烦恼具有积极的作用;若退步思量还不能减轻烦恼时,可通过吐露交谈,听取别人的劝慰以消除心中的烦恼。

(三)修身养性

古人把道德和性格修养作为养生的一项重要内容,认为养生和养德是密不可分的,甚至把养性和养德列为摄生首务。养德可以养气、养神,有利于神定心静,气血调和,精神饱满,形体健壮,使"形与神俱",从而健康长寿。道德和性格良好的人,待人宽厚,性格豁达,志向高远,对生活充满希望和乐趣。他们一般具有良好的心理素质和精神状态,能较好地控制和调节自己的情绪。反之,道德水平低下、个性狭隘,则常常会用神不当。

(四)平和七情

1. 以理胜情 即考虑问题要符合客观规律,能用理性克服情志上的冲动,使情志活动保持在适度状态而不过激,思虑有度,喜怒有节。若喜乐太过或不及,则可使心神受伤。

2. 以耐养性 即有良好的涵养,遇事能够忍耐而不急躁、愤怒,日常生活中能淡泊名利,淡忘烦恼。当大怒或暴怒时,可使阳气升发太过,血随气逆则呕血,甚至猝然昏不知人。

3. 以静制动 神静则宁,情动则乱,应倡导清静少欲,避大喜大怒,常保平和心情。静神之法很多,如书法、绘画等皆能怡神静心。

4. 以宣消郁 悲忧可使人体的气血受损,尤其易损伤肺气,出现气短胸闷、意志消沉、精神萎靡、倦怠乏力等症状,最佳的消除方法,就是及时用各种方法宣泄情绪,以免气机郁遏而生疾患。宣泄的方法很多,如向亲朋好友倾诉,用个人喜欢的方法发泄情绪,避免寂寞独处等。

5. 思虑有度 适度的思能强心健脑,有益于健康;若思虑过度,所思不遂,则可影响气的正常运行,引起脾胃功能失调。用心思虑的时间不宜太长,工作1~2小时后应适当活动,以解除持续思虑后的紧张和疲劳。平常应坚持体育锻炼,晚间不宜熬夜太过,要养成按时作息的好习惯。

6. 慎避惊恐 惊恐对人体的危害极大,过度的惊恐可致气机紊乱,心神受损,肾气不固,出现心神不定、手足无措、下焦胀满、遗尿等症状,甚则心惊猝死。要有意识地锻炼自己,培养勇敢坚强的性格,以预防惊恐致病。此外,还应避免接触易导致惊恐的因素和环境。

(黎贵湘)

第四节 用药护理

药物治疗是中医治疗疾病最常用的一种手段,医护人员必须掌握给药的途径和方法,使其更好地发挥药物疗效,提高治疗效果。

一、给药护理

(一)中药汤剂煎煮法

汤剂是目前中药临床常用的剂型,正确煎煮方法是确保疗效的关键。历代医家均非常重视汤剂的煎煮方法。为了保证中药的用药效果,医护人员应指导患者及其家属掌握汤剂的正确煎煮方法。

1. 煎药器具 煎药器具以带盖的砂锅、瓷罐为佳。此外,可用搪瓷类、不锈钢、瓦罐、玻璃器皿。煎药忌用铁、铜、铝等金属器具。

2. 药物浸泡 煎药前药物宜用冷水浸泡,有利于药物有效成分的析出。一般以浸泡30～60分钟为宜,浸泡时间不宜过长,以免变质。煎药前不可用水洗药。

3. 煎药用水 煎药用水多用饮用水,以洁净澄清、无异味、含矿物质及杂质少为原则。忌用开水煎药。煎药加水要适量,第一煎加水超过药面3～5cm为宜,第二煎加水超过药面2～3cm为宜。也可以每克药加水10ml计算水量,第一煎加全部水量的70%,第二煎加全部水量的30%,水应一次加足,不宜中途加水,更不能把药煎干后加水重煎。

4. 煎煮火候 火候以先武火后文火为原则,即在煎药开始用武火,至水沸后用小火保持微沸状态。解表类、清热类及芳香类药物不宜久煎,以防药性挥发。滋补类药物宜文火久煎,以使有效成分充分溶出。

5. 煎药时间 具体见表5-1。

表5-1 煎药时间表

	第一煎	第二煎
一般药物	20～30min	15～20min
解表药物	10～15min	10min
滋补药物	30～60min	30min
有毒药物	60～90min	60min

6. 特殊煎法 有些中药因成分与质地的特殊性,为保证药物的效果,煎煮方法和煎煮时间也有特殊要求。

(1)先煎:先煎的目的是增加药物的溶解度,降低药物毒性,充分发挥疗效。

质地坚硬、有效成分不易煎出的矿石类、贝壳类及角、骨、甲类药物等应先煎30分钟左右,再与其他药物同煎。如矿石类药物有生石膏、寒水石、磁石、赭石、海浮石、紫石英等;贝壳类药物有海蛤壳、牡蛎、珍珠母等;角、骨、甲类药物有水牛角、龟甲、鳖甲、穿山甲、龙骨、鹿角等。

有毒的药物至少先煎30分钟以上才能够达到减毒或去毒的目的,如乌头、附子等。

芦根、竹茹、糯稻根须、玉米须等,应先将此类药加水煎煮,去渣后,再用此水煎其他药物,称为"煎汤代水"。

(2)后下:后下药物在其他药物煎煮结束前的5～10分钟放入为宜。后下的目的是避免有些药物的有效成分在煎煮时间较长时挥发或被破坏。如芳香气薄、有效成分不耐高温的药物薄荷、木香、沉香、藿香、佩兰等。

(3)包煎:包煎药物应将药物装进纱布袋内再与其他药物同煎。含淀粉黏液质多,易糊化或焦化的药物,如蒲黄、海金沙等;易成糊状的药物,如葶苈子、车前子、紫苏子等药物;质地较轻较细,煎煮时容易漂浮在液面上的药物,如旋覆花、辛夷花、枇杷叶等,含绒毛的药物易刺激咽喉引起咳嗽、恶心、呕吐。

(4)另炖:也称另煎,其目的是避免贵重药物的有效成分被其他药渣吸附而造成浪费,需单独煎服,如人参、西洋参、鹿茸、燕窝等药物。

(5)烊化:胶质、黏性大和易溶的药物应单独烊化后再与其他药汁兑服,或单独服用,如阿胶、龟甲胶、鹿角胶等药物。

(6)冲服:一些贵重的药物或挥发性强不宜水煎的药物,需要先将药物研成粉末,再用开水或煎好的药液冲服。如珍珠粉、琥珀粉、三七粉等贵重的药物。

(7)泡服:某些挥发性较强、易出味的药物不宜煎煮,泡服即可,如番泻叶、胖大海、菊花等药物。

(8)兑服:一些液体药物在服用时可以与其他药物的煎汁兑入服用,如竹沥、姜汁、鲜藕汁等药。

此外,有些医院使用煎药机器煎药,把中药和水装入煎药机器里自动加热煎药,煎好的药汁直接进入包装机被灌注到专用的塑料袋内,密封好后发给患者服用。

Note:

7. 煎煮次数 一般汤剂经水煎两次,70%～80%的有效成分已析出,所以临床一般采用两煎法。

（二）中药给药规则

1. 中药的给药途径 传统的中药给药途径主要是内服和外用两种,如口服的有汤剂、散剂、膏剂、丸剂等;外用的有膏剂、熏剂、栓剂、药条、锭剂等。另外,近年来又增加了注射剂、胶囊剂、气雾剂、膜剂等新剂型。

2. 中药的给药时间 给药时间应与人体内部活动的节律相一致。即阳药用于阳长时,阴药用于阴长时,升药用于生时,降药用于降时。应根据不同的治疗目的和药物的作用及脏腑的四时特点,选择符合生命节律的给药时间,提高药物的治疗效果。

补阳升散的药物,一般应于阳旺气升时服用;补阴沉降的药物,一般应于阴旺气降时服用。根据这一规律,将传统的给药时间划分为两个时区,即清晨至午前,阳旺气升时,服用扶阳益气、温中散寒、行气活血、消肿散结等药物;午后至子夜前,气降阴旺时,服用滋阴补血、收敛固涩、重镇安神、定惊息风、清热解毒等药物。中药的给药时间规则要点如下:

（1）驱虫药、攻下药、峻下逐水药宜清晨空腹服用。

（2）消导药、对胃有刺激的药宜饭后服用。

（3）滋补药、健胃药、制酸药宜饭前服用。

（4）安神药、润肠通便药宜睡前服用。

（5）平喘药、截疟药应在发作前2小时服用。

（6）口含药应不拘时间多次频服。

（7）止泻药应及时给予、按时再服、泻止停药。

（8）涩精止遗药应早、晚各服一次。

（9）调经药要根据证候,于经前和经期服用不同药物。一般经前宜疏肝理气,经期宜理气活血止痛。

（10）急性病、热性病、儿童应及时、多次给药,可2小时一次,必要时采用频服法,使药力持续。

3. 中药给药方法 一般丸、片、胶囊、滴丸等可用温开水送服,祛寒药可用姜汤送服,祛风湿药可用黄酒送服,以助药力。膏、散、丹、细丸及某些贵重细料药物,不必煎煮,可用温开水或汤药冲服或含服。番泻叶、胖大海等容易出味的药,可用沸水浸泡后代茶饮。呕吐患者在服药前可先服少量姜汁,亦可先嚼少许生姜片或陈皮,防止呕吐。汤药亦应浓煎,少量多次服用。婴幼儿、危重患者,可将药调化后喂服。对于神志不清、昏迷、破伤风、张口困难、口腔疾患者不能进食可用鼻饲法给药。作用峻烈或有毒性的药物,宜先服少量,逐渐增加,有效则止,慎勿过量。

4. 中药服药温度 分为温服、热服和凉服。将煎好的汤剂放温后服用,或将中成药用温开水或温的酒、药汁等液体送服的方法称为温服。一般中药多采用温服。温服既可保护脾胃之阳气,亦可减轻某些药物的不良反应。如汤剂放凉后应先加热煮沸,再放温服用,不应只加热到温热不凉就服用。

将煎好的汤剂趁热服下或将中成药用热开水送服的方法称为热服。一般理气、活血、化瘀、解表、补益剂均应热服,以提高临床疗效。

将煎好的汤剂放凉后服用或将中成药用凉开水送服的方法称为凉服。一般止血、收敛、清热、解毒、祛暑剂均应凉服。

5. 中药服药剂量 中药汤剂一般每日1剂,分2～3次服用,间隔4～6小时为宜;小儿可适当增加次数;病缓者可每日早、晚各服一次;病急者可每隔4小时服一次,使药力持续,以利于顿挫病势。呕吐患者少量多次服;咽喉肿痛者频频含服;发汗、泻下、催吐服药剂量不必拘泥,中病即止。中成药根据剂型及要求给予相应剂量。小儿根据要求和年龄酌情减量。

（三）中药内服法与护理

中药内服法与护理涉及解表类药、泻下类药、温里类药、清热类药、理气活血类药、补益类药、安神类药的服法与护理,具体内容可参见本节中医用药"八法"及护理。

Note：

（四）中药外用法与护理

1. 膏药的用法与护理 膏药，古称薄贴，又称硬膏。膏药是按处方将药物浸于植物油中煎熬去渣，加入黄丹再煎，凝结后将熬成的药膏摊在布上或纸上而成。

（1）适用范围：具有消肿止痛、活血通络、软坚散结、拔毒透脓、祛腐生新、祛风胜湿等作用。用于外科病证初起、已成、溃后各个阶段。

（2）操作及护理方法：使用前先将膏药四角剪去，清洁局部皮肤，将膏药放在热源上烘烤加温，使药膏软化后再敷贴患处。加温时应注意不宜过热，以免烫伤皮肤。膏药敷贴后，应加以适当固定。使用后，应注意观察皮肤反应，如局部出现丘疹、水疱、红肿或瘙痒异常，应随即取下膏药。除去膏药后，局部可用松节油擦拭干净。

2. 药膏的用法与护理 药膏，为药粉与饴糖、蜂蜜、植物油、鲜药汁、酒、醋、凡士林、水等赋形剂调和而成的厚糊状软膏。敷于肌肤通过皮肤吸收后，可达到行气活血、疏通经络、祛邪外出等目的。

（1）适用范围：具有消瘀止痛、舒筋活血、接骨续筋、温通经络、清热解毒、生肌拔毒的功效。用于痈肿疮疡和跌打损伤各期的瘀血、肿胀、疼痛、骨折等。

（2）操作及护理方法：先清洁局部皮肤，将药膏涂在大小适宜、折叠为4～6层的桑皮纸或纱布上，敷于患处后包扎，关节部位采用"8"字形或螺旋形包扎。一般2～3天换药一次。

3. 熏洗疗法与护理 熏洗疗法，是将药物煎汤或用开水冲泡后，趁热进行全身或局部的熏蒸、湿敷、淋洗、浸泡。通过药物加热后的热力、药力的局部刺激，药物通过皮肤的吸收和蒸汽渗透的作用，达到温通经络、活血消肿、祛风除湿、杀虫止痒等目的。

（1）适用范围：熏洗疗法具有疏通经络、消肿止痛、活血化瘀、祛风除湿、杀虫止痒等作用。其可用于跌打损伤、肢体关节疼痛和活动不利，以及各类皮肤疾患等，坐浴可用于妇科和肛肠科疾患。

（2）操作及护理方法：按医嘱正确配制好药液，药液温度一般以38～42℃为宜，洗浴时要防止烫伤。洗浴时间每次20～30分钟，如有必要，可先熏后洗。患者坐浴和全身洗浴时，应注意观察病情，如发现异常，应随时停止洗浴。妇女月经期间，不宜坐浴。除此之外，还可以用熏法进行室内外空气消毒、灭蚊虫和某些皮肤病疾患的治疗。

4. 熨敷疗法与护理 熨敷疗法，是用药物、药液直接加温，或煎汤敷于局部特定部位或穴位上，利用温热和药物的作用，以达到行气活血、散寒止痛、祛瘀消肿的目的。熨法有药熨法、盐熨法、醋熨法、坎离砂熨法和水熨法等。

（1）适用范围：具有温通经络、散寒止痛、活血祛瘀等功效。其可用于虚寒性脘腹痛、跌打损伤、寒湿痹痛、癃闭、泄泻、腹水等。

（2）操作及护理方法：按医嘱备好熨敷所需用品，如准备好热水袋、热熨袋或将药物加热装入袋中等。温度要适宜，一般不可超过70℃。将热熨袋放置于需热熨部位，时间为30～60分钟，温度不足时可加温复用。熨敷期间注意随时听取患者对热感的反应，观察局部情况，以免烫伤皮肤，必要时可随时停止热敷。阳热实证患者不宜使用熨敷法。

5. 掺药疗法与护理 掺药疗法，是将药物制成极细粉末掺布于膏药或油膏上或直接撒布于病变部位。

（1）适用范围：具有祛腐生新、清热止痛、生肌收口、促进创面愈合的作用。其用于疮疡创面、皮肤溃烂或湿疹、口腔黏膜炎症或溃疡等。

（2）操作及护理方法：消毒创面后，将药粉均匀撒布于创面上，用消毒纱布或油膏纱布覆盖，一般1～2天换药一次。祛腐拔毒药末，有时会刺激创面，引起疼痛，应告知患者，以便取得合作。

6. 吹药疗法与护理 吹药疗法，是将药物制成精细粉末，利用喷药管，将药粉喷撒于病灶的一种外治法。

（1）适用范围：主要用于掺药法难于达到的部位，如咽喉、口腔、耳、鼻等处的炎症、溃疡等。

（2）操作及护理方法：准备好药末和喷药管。在吹口腔、咽喉时，嘱患者洗漱口腔后，端坐靠背

Note：

椅上，头向后仰，张口屏气，查清部位，用压舌板压住舌根，手持吹药器，将适量药物均匀吹入患处。吹药完毕后，嘱患者闭口，半小时内不要饮水进食，一般每日可吹药2～4次。向咽喉部吹药时，气流压力不能过大过猛，以防药末直接吹入气管引起呛咳。小儿禁用玻璃管作为吹药工具，以防咬碎损伤口腔。吹耳、鼻时，先拭净鼻腔和耳道，观察好病变部位，用吹药器将药末吹至患处。

7. 鲜药捣敷法与护理　鲜药捣敷法是将某些具有药用作用的新鲜植物药洗净、捣碎，直接敷于患处，利用植物药浆汁中的有效成分达到清热解毒、消肿止痛、收敛止血等目的。

（1）适用范围：一切外科阳证，如红肿热痛、创伤表面浅表出血、皮肤瘙痒、虫蛇咬伤等。常用的鲜药有蒲公英、紫花地丁、马齿苋、仙人掌、七叶一枝花、野菊花叶等。

（2）操作及护理方法：将鲜药放入容器内捣碎或用手揉烂，直接敷于患处，如条件允许应给予固定包扎。使用时应注意洗净药物，清洁局部皮肤，防止感染。

二、中医用药"八法"及护理

中医治法包括治疗大法和具体治法。治疗大法在临床用药中具有普遍性和指导性，属于共性，如中医用药"八法"；具体治法在临床用药中具有具体性和针对性，属于个性，如辛温解表法、滋补肝肾法等。"八法"通常是指汗法、吐法、下法、和法、温法、清法、消法、补法。这八种方法临床上可以单独使用，也可以配合使用。在运用"八法"时，护理方法十分重要。

（一）汗法及护理

汗法，又称解表法，是通过开泄腠理、调畅营卫、宣发肺气等作用，使在表的外感六淫之邪随汗出而解的一种治法。汗法主要适用于治疗外感六淫之邪的表证。此外，疮疡初期、麻疹将透未透、头面部及上肢水肿等，也可用汗法。由于病性有寒热之分，体质有强弱不同，所以汗法又分为辛温解表和辛凉解表两大类型，以及汗法与补法等其他治疗方法的结合。其护理要点如下：

1. 服药时宜热服，服药后，卧床加盖衣被休息，并饮热稀粥或热饮，以助药力发汗。

2. 发汗应以遍身微汗为宜，即汗出邪去为度。如果汗出不彻，则病邪不解；汗出太过，则耗气伤津，甚至阳随汗泄而呈亡阳之变。

3. 发汗要因时、因人、因地而宜。暑天炎热，发汗宜轻；冬令严寒，发汗宜重；体虚者，发汗宜缓；体实者，发汗宜峻。汗出过多时，应及时用干毛巾或热毛巾擦干，注意避风寒。

4. 饮食宜清淡易消化，忌酸性和生冷食物。

5. 服用解表发汗药时，应禁用或慎用解热镇痛的西药，如复方阿司匹林等，以防汗出过多而伤阴。

6. 如果患者出现大汗不止，易致伤阴耗阳，应及时报告医师采取相应措施。

7. 凡淋家、疮家、亡血家及剧烈吐下之后均禁用汗法。

（二）吐法与护理

吐法，又称催吐法，是通过涌吐，使停留在咽喉、胸膈、胃脘等部位的痰涎、宿食或毒物等从口中吐出的一种治法。吐法适用于病位居上、病势急暴、内蓄实邪等证，如中风痰壅，宿食壅阻胃脘，毒物尚在胃中等。此外，痰涎壅盛的癫狂等，也可用吐法。吐法易伤胃气，体虚气弱、妇人新产、孕妇等禁用或慎用吐法。其护理要点如下：

1. 药物采取二次分服，服第一次已吐者，需与医生联系，决定是否继续服第二次。

2. 服药后不吐者，可用压舌板、小勺、手指等刺激咽喉部，助其呕吐。卧床患者应将其头偏向一侧，避免呕吐物误入呼吸道。

3. 呕吐不止者，根据催吐药的种类可分别用下列方法处理：服巴豆吐泻不止者，可用冷稀粥解之；服藜芦呕吐不止者，可用葱白汤解之；若是误服其他有毒物而呕吐不止者，可用甘草、贯众、绿豆煎汤解之。

4. 严重呕吐者，应观察患者脉象、血压、神志，呕吐物的色、量、质等，并做记录。必要时与医生联系，按医嘱给予静脉输液，调节水、电解质、酸碱平衡。

5. 对幼儿、年老体弱、心脏病、高血压、孕妇应慎用或忌用吐法。

6. 呕吐后不要立即进食，稍后可予清淡、易消化的素食。忌食生冷、肥甘厚味或黏腻之品。

（三）下法与护理

下法，又称泻下法，是通过荡涤肠胃，通利大便，泻出肠胃中积滞、积水、瘀血，使停留在肠胃的宿食、燥屎、冷积、瘀血、结痰、停水等从下窍而出的一种治法。下法适用于邪在肠胃而燥屎内结，或热结旁流及停痰留饮、瘀血积水等邪正俱实证。由于病性有寒热虚实之分，病邪有兼夹，所以下法有寒下、温下、润下、逐下、攻补兼施的区别，运用下法时必须辨证准确，用药精当。其护理要点如下：

1. 运用下法时，严格区分寒热虚实，分清标本缓急，防止滥用误用药物。如表里无实热者及孕妇要忌服寒下药，服药期间不能同时服用辛燥、滋补药。

2. 妇女经期、孕期及脾胃虚弱者等禁用或慎用下法。

3. 使用下法，应中病即止，不可久服。

4. 润下药宜饭前空腹时服用。

5. 服药后有轻微腹痛是正常现象，待通便后腹痛自然会消失。

6. 服药后要注意观察病情及生命体征变化，观察排泄物性质、量、次数等变化。若因泻下太过出现虚脱，应及时报告医生，配合抢救。

7. 服药期间，饮食宜清淡，易消化，应忌硬固、油腻、辛辣食物及饮酒等。多吃水果和蔬菜。

（四）和法与护理

和法，又称和解法，是运用具有疏泄与和解作用的药物，使在半表半里的邪气得以解除，使失和的脏腑、阴阳、表里得以恢复协调的一种治法。和法适用于邪犯少阳、肝脾不和、寒热错杂、表里同病等证。其护理要点如下：

1. 服用和解少阳的药物期间，应忌食萝卜。

2. 服用调和肝脾药物期间，应加强情志护理，使患者心情舒畅。

3. 用药期间，饮食宜清淡，忌食油腻及辛辣之品。

4. 病邪在表、未入少阳，或邪已入里的实证及虚寒证等，应忌用或慎用和法。

（五）温法与护理

温法，又称祛寒法、温阳法，是运用具有温热散寒作用的药物，通过温里祛寒以治疗里寒证的一种治法。温法适用于寒邪直中脏腑、寒饮内停、阳气衰微等证。由于里寒证的形成和发展过程中，往往阳虚与寒邪并存，所以温法又常与补法配合运用。其护理要点如下：

1. 使用温法时，要因人、因时、因地制宜。如素体火旺或阴虚失血者，用药剂量宜轻，且中病即止；若酷暑之季或南方温热之域，用药宜轻；若严寒冬季或素体阳虚者，用药剂量适当增加。

2. 服用温中祛寒药治疗久病体虚者，由于药力缓，见效时间长，应嘱咐患者要坚持服药。

3. 服用温经散寒药应注意保暖，切忌受凉。

4. 服用回阳救逆药治疗阳气衰微、阴寒内盛或昏迷的患者，可通过鼻饲给药，同时密切观察病情变化。

5. 服药中出现咽喉疼痛、舌红、咽干等，为虚火上炎，应及时停药。

6. 服药期间，注意保暖，宜进温热饮食，忌食生冷寒凉、厚腻之品。

（六）清法与护理

清法，又称清热法，是运用具有清热、泻火、解毒、凉血等作用的药物，以清除里热之邪的一种治法。清法适用于里热证、火证、热毒证、血热证以及虚热证等里热病证。热证容易伤津耗气，使用清法时常配伍生津、益气之品。真寒假热、虚阳上越等证，脾胃虚寒者、孕妇等禁用或慎用清法。其护理要点如下：

1. 服药期间，应注意观察病情变化，热邪清除后应及时停药，以免久服损伤脾胃。

2. 服药宜温服或凉服。

3. 服药后应注意休息,调畅情志,以助药力。

4. 服药期间,饮食宜清淡,忌食黏腻厚味。注意多饮水。

（七）消法与护理

消法,又称消导法,是运用具有消散或破消作用的药物,通过消食导滞、行气活血、化痰利水,以及驱虫的方法,使气、血、痰、食、水、虫等所结成的有形邪实得以消散的一种治法。消法适用于饮食停滞、气滞血瘀、水湿内停、痰饮不化等证。年老体弱、脾胃虚弱、孕妇等禁用或慎用消法。其护理要点如下:

1. 服药期间,注意观察大便次数、性状等。如出现泻下如注或伤津脱液等表现,应立刻停药,并报告医生及时救治。

2. 服用消食剂时不可与补益药、收敛药同服,以免降低药效。

3. 服药期间,饮食宜清淡,忌过饱。

（八）补法与护理

补法,又称补益法,是运用具有补养作用的药物,恢复人体正气的一种治法。补法适用于各种虚证。补法的具体内容很多,一般有补气、补血、补阴、补阳等。运用补法要防止"闭门留寇""虚不受补"及滥用补药等。其护理要点如下:

1. 服药期间,应注意观察血红蛋白、体重等情况变化。

2. 补益药宜饭前空腹服用。如遇外感,应停服补益药。

3. 补益药见效缓慢,用药时间长,应坚持服药。

4. 服药期间,饮食宜选用与补益药相适宜的药膳,忌食辛辣、油腻、生冷之品。

5. 服药期间应忌食萝卜和纤维素多的食物,以减缓排泄,增加吸收。

6. 真实假虚证、脾胃虚弱者等禁用或慎用补法。

以上中医用药"八法"是根据八纲辨证及药物的主要作用归纳总结出来的,随着医疗实践的发展,除吐法极少使用外,实际上临床使用已超出"八法",内容十分丰富。

（谢　薇）

第五节　病情观察

中医护理学认为,人是一个有机的整体,局部的病变可以影响全身,而内脏的病变也可从五官、四肢、体表等各方面反映出来。病情观察是指医护人员在临床工作中运用四诊的方法收集患者的病情资料,通过辨证的方法分析归纳,了解疾病的病因、病机、病性和病位,对病情做出判断的过程。病情观察是护士的基本职责,也是护理工作的一项重要内容,它贯穿于整个护理过程,及时、准确地观察病情可为诊断、治疗、护理疾病和预防并发症提供依据。

一、病情观察的目的和要求

（一）病情观察的目的

1. 为制订护理计划提供依据　疾病发生后,可对机体造成不同程度的损害,并产生不同的反应,这些反应以一定的形式表现于外,即症状和体征。护士通过观察疾病的临床表现,综合分析、判断为何病何证及其病因、病位和病性,提出护理问题,制订护理计划,为实施护理措施提供依据。

2. 判断疾病的转归及预后　对患者的症状和体征进行动态的观察,可判断疾病的转归和预后。原有症状减轻说明病情好转,在原有病情基础上出现新的症状,说明病情加重或恶化。舌苔、脉象由异常趋向正常,表示病情好转,反之则为病情加重。食欲是"胃气"强弱的重要指征,如病情好转,患者的精神状态与食欲常随之好转。重病后患者渐知饥能食,多表明"胃气"来复,病将向愈。

3. 及早发现危重证候和并发症　多数危重症或并发症的发生和发展,都有一个由轻到重的过程,有些可能还有先兆。护士通过细致入微的观察,及时、准确地掌握或预见病情变化,可为危重患者的抢救赢得时间。如患者血压忽高忽低、体温骤升骤降、呼吸时快时慢，常为正气虚衰的表现；高热患者突然出现体温骤降、面色苍白、大汗淋漓、脉微欲绝为亡阳证候。发现这些情况，应及时向医生报告，配合救治，采取措施。

4. 了解治疗效果和用药反应　中医治疗疾病常以中药治疗为主要手段，护士应指导患者正确服用药物，密切观察服药后的疗效，有无出现各种不良反应。治疗后病情好转，表明治疗有效；病情加重，表明疗效不佳。用药后患者常出现各种反应，如服解表药后的周身微微汗出，常为表解之象；服攻下剂后的腹泻，表明已达釜底抽薪之良效；服解表药后大汗淋漓，表明可能气随汗脱；服攻下剂后泻下不止，表明可能伤津耗气。此外，药物的毒性反应，也应仔细观察。

（二）病情观察的要求

1. 观察内容重点明确　护士应熟悉患者的病情和当前治疗护理的要求，有重点、有目的地对疾病的证候进行观察。如郁证患者应重点观察情绪变化，肺痈患者应重点观察咳嗽的性质与痰液的色、质、量等变化。

2. 观察方法科学有效　病情观察的方法正确与否，将直接影响病情的判断。护士应掌握各种病情的观察方法，及时、准确地了解病情的变化，如脉搏短绌患者应由两名护士同时听心率和脉率，以准确判断患者的病情变化。

3. 结果记录客观真实　对观察结果要及时进行细致、准确的记录。对能计量表示的要记录具体数量，如体温、尿量等；对不能量化的症状和体征，描述要客观、真实。如对疼痛患者以谈笑如常、蜷卧不动、转侧不安、呻吟呼号等表达疼痛的轻重程度，或用疼痛评分来评估疼痛的程度。

二、病情观察的方法与内容

（一）病情观察的方法

1. 运用四诊方法观察病情　望、闻、问、切是中医收集病情资料的基本方法。护士运用四诊的方法收集病情资料，进行有目的的病情观察和分析，可为正确进行辨证施护提供依据。因此，护士应具有扎实的专业知识、敏锐的观察能力、创造性的思维能力，以及时发现患者的病情变化，为治疗抢救赢得时机。

2. 运用辨证方法分析病情　通过四诊所获得的病情资料，运用各种辨证的方法进行分析，进一步判断与确定疾病的性质、部位等，为辨证施护及制订护理措施提供依据。临床常用的辨证方法包括八纲辨证、脏腑辨证、卫气营血辨证、三焦辨证、六经辨证、经络辨证、气血津液辨证等。

（二）病情观察的内容

1. 一般状况　包括神色形态、头面、五官、四肢、皮肤、体温、脉搏、血压、呼吸、睡眠、饮食、排泄物、体重、大小便、妇女经带等。如神色的改变常能反映机体正气的盛衰，对疾病的治疗和预后判断有重要意义。

2. 主要症状与体征　全面、详细地了解主要症状与体征出现的时间、部位、性质、诱发因素及伴随症状等。对症状体征的观察和描述要准确、客观，并注意动态观察。如观察腹水患者腹水增减情况，可采用称体重、量腹围的方法。

3. 舌象　观察舌象能迅速客观地反映正气的盛衰、辨别病邪的深浅、区分病邪的性质、推断病情的进展，是判断疾病转归和预后的重要依据。如舌质红润为气血旺盛；舌质淡白为气血虚衰。舌苔薄白而润，是胃气旺盛；舌光无苔为胃气衰败或胃阴枯竭。如舌苔薄白多为疾病初期，病邪较浅，病位在表；苔厚则病邪入里，病位较深。舌质红绛为热入营血，病情危重；如黄苔多主热邪，白滑苔多主寒邪；腐腻苔多是食积痰浊；黄腻苔则是湿热。舌偏歪多为风邪；舌有瘀斑或瘀点则为瘀血等。舌苔与舌质，常随正邪的消长和病情的进展出现动态变化。如舌苔由薄白转黄，进而变灰黑，说明病邪由表入里，由轻转重，由寒化热。舌苔由润转燥，多为热盛伤津。反之，舌苔由厚转薄，由燥转润，往往是病邪渐退，津液复生，病情好转之象。

Note:

4. 脉象　脉象能反映全身脏腑功能、气血、阴阳的生理病理信息，可为辨证施护提供重要依据。通过诊脉可以了解病位的深浅、疾病的性质、脏腑功能的强弱，推断疾病的发展与转归，为治疗、护理指明方向。如浮脉主表，沉脉主里，迟脉多主寒证，数脉多主热证，洪脉多为邪实，脉细数多主正虚，扎脉见于失血，脉微欲绝为阳气衰微等。如久病脉见缓和，是胃气渐复、病退向愈之象。在观察时，要注意病、脉、证合参。在一般情况下，病、脉、证是相符的，但也可出现不相符的特殊情况。

5. 各种排泄物　观察大小便、呕吐物、痰液、汗液、经带等排泄物的性状、量、色、次数的情况。凡发热恶寒且无汗时，属表寒实证；发热恶风有汗的属表虚风热证；白日汗流不止，活动更甚者为自汗，属气虚阳虚、卫阳不固。睡眠时因汗出而醒，醒后汗即止的为盗汗，属阴虚。

6. 药物效果与反应　药物治疗是临床最常用的治疗方法，应注意观察其疗效、副作用及毒性反应，如使用峻下剂有无虚脱情况，使用甘遂、芫花有无腹痛、腹泻等胃肠道刺激症状；使用砒霜有无中毒症状，以及早发现并发症，及时处理。合理安排用药，用药时注意药物的特性、作用、剂量、个体差异等，严格执行查对制度。

7. 情志变化　各种异常的情绪改变可直接损伤脏腑而致病或加重原有病情，反之，各种疾病也会引起相应的情绪变化，如大怒会引起脑中风的发生，中风患者久卧病床也会引起抑郁、焦虑等情绪改变。如《灵枢•本神》说："肝气虚则恐，实则怒……心气虚则悲，实则笑不休。"因此护士应充分了解患者的精神状态及情绪变化。

（谢　薇）

第六节　病后调护

病后调护即指大病初愈，虽症状好转，病趋痊愈，但真元大虚，气血未复，精神倦怠，余邪未清，脏腑功能尚未完全恢复者的调养和护理。若调护不当，病邪在体内复燃，脏腑功能出现失常，则疾病复发。在这个时期，应注意合理的调养和护理，以使病邪彻底清除，脏腑功能完全恢复。因此，在病证后期适当加强锻炼，做好四时气象护理，合理调配饮食，注意调畅情志，有益于疾病的康复。

一、防止因风复病

新病初愈，真元尚虚，气血未复，卫外防御功能低下，常易感受六淫之邪的侵袭而引起疾病的复发。因此做好四时气象护理，防止虚邪贼风的侵袭有着十分重要的意义，应注意以下两方面：

1. 慎避风邪　"虚邪之风"是指四时五行相克方向吹来的风，如春行西风，夏行北风，秋行东风，冬行南风，这样的气候会出现应暖而凉，应热而冷，应冷而暖的反常气候。"贼风"常指从狭小的空隙而穿出的风，如穿堂风、屋檐风、门窗隙风等，这种风常是不知不觉偷偷而来，最易致病。患者一旦感受风邪，轻则腰膝酸痛，重则口眼㖞斜或中风。因此，应随时为患者增减衣被，防止在气候不及或太过时发生意外。同时，注意病室内切忌有穿堂风，对床位在门旁或靠窗的患者，应用屏风或窗帘遮挡，切不可贪一时凉爽舒适而打开窗门或靠近窗户睡觉，或虽不开窗但袒胸露腹而睡，以防虚邪贼风的侵袭而致风复。

2. 扶正护卫　卫气源于脾胃运化的水谷精微，散于体表，又依赖于肺气之宣发，易受六淫之邪而使疾病复发。因此，应预防再发感染，特别是呼吸道疾病流行季节，要嘱患者避免到其他病室。

二、防止因食复病

脾胃为仓廪之本，是补充气血营养的来源。新病初愈，脾胃虚弱，不可强食、纵食、暴食，如因饮食不节，可造成因食而复发疾病。《景岳全书•伤寒典》说："凡伤寒饮食有宜忌者，有不宜忌者……不欲食者，不可强食，强食则反助邪，新愈之后，胃气初醒，尤不可纵食。"病后饮食调护应注意以下两点：

1. 合理调配　由于病后初愈者具有阴阳平衡不稳及正虚邪恋的特点，在饮食调节调补时，应防

Note:

止偏补太过或因补滞邪,因此,基本的饮食要求:饮食宜清淡、易消化,且宜少食多餐。饮食应卫生。应辨证施养,如寒病者,偏于温养,但不宜过燥;热病者,宜清养,应防其过寒。

2. 注意忌口 对于病后初愈之人,由于病邪余焰未熄,所以凡有助于增邪伤正的饮食,皆应忌口。如热病者,忌食温燥辛辣之品,瘾疹者忌食鱼虾海鲜等。

三、防止因劳复病

劳复,又称病后劳复,是指大病初愈,因精神刺激或形体劳倦及房事不节等引起疾病的复发。应注意以下三点:

1. 防精神疲劳 应及时消除急躁、焦虑等各种不良情志的影响,让患者安心养病。为了消除精神疲劳,可调整生活制度,做到轻微的体力劳动和脑力劳动相结合。

2. 防形体劳倦 病后初愈之人,应量力而施,进行必要的形体活动,使气血流畅,有助于彻底康复。如散步、打太极拳等,但应以"小劳不倦"为原则。

3. 防房事复病 大病初愈,应分别对患者及配偶强调在身体完全康复之前宜静养,不犯房劳,以免病情反复。

四、防止因情复病

情志所伤,可直接影响相应的脏腑,使气血阴阳失调,脏腑功能紊乱,在病证后期应注意调畅患者的情志,以免因情复病。应注意以下两点:

1. 心情要舒畅 病证后期,脏腑功能恢复需要一段时间,患者容易产生急躁等不良情志,这些不良刺激都可以影响脏腑功能,而使病情加重,因此,要让患者树立乐观情绪,保证心情舒畅,学会调节生活。

2. 避免情志异常波动 患者在休养期间,如果出现情志异常波动,可使病情加重,或迅速恶化。因此,在病证后期,应使患者避免五志过极,以免因五志变化对各脏腑造成不同影响,使脏腑失调,加重病情。

(谢　薇)

第七节　体质调护

体质现象是人类生命活动的一种重要表现形式,它与健康和疾病密切相关。中医学对于体质的认识始于《黄帝内经》。历代医家对体质的形成、体质的特征与分型,体质与疾病发生、发展、预后及治疗的关系等均有论述。中医体质学理论体系形成于现代,近30多年以来,在历代医家有关体质理论与临床应用的大量文献资料基础上,经当代医家的挖掘整理与理论凝练,逐渐形成并得到完善。中医体质学说是中医学对人体认识的一部分,在养生保健和防治疾病等方面均具有重要意义。

一、概述

体质禀受于先天,得养于后天,贯穿于人的整个生命过程中。其不仅有个体差异性,而且有群体趋同性。早在《灵枢·寿天刚柔》即有"人之生也,有刚有柔,有弱有强,有短有长,有阴有阳"和"形有缓急,气有盛衰,骨有大小,肉有坚脆,皮有厚薄"的记载,说明人的体质生而不同,各有差异。

人的体质包括"体"与"质"两部分。"体",即指人的形体、身体,又可引申为躯体及其生理功能。"质",即指人的特质、性质。体质是指人类个体在生命过程中,由遗传性和获得性因素所决定的表现在形态结构、生理功能和心理活动方面综合的相对稳定的特性。

二、体质的形成与影响因素

体质的形成秉承于先天,得养于后天。各种先、后天因素都对体质的形成产生影响。

（一）先天禀赋是体质形成的内在依据

先天因素是个体体质形成的基础，是个体体质强弱的首要条件，对体质的形成具有决定性的作用。父母的身体素质和体质特征影响子代体质特征的形成。

（二）后天环境是体质形成的外部因素

由于人体是一个开放的组织系统，不断与外界进行多种交流，故后天环境因素对人体的影响很大，包括地理环境、饮食、劳逸、精神、疾病等。

1. 环境对体质的影响　人类生活在自然界中，生命活动必然会受到自然因素的影响，社会的发展变迁也会影响人类的体质，出现与其所处时代社会环境相适应的变化趋向。个体所处的社会地位、经济条件、家庭状况及人际关系等都会影响个体的体质。

2. 饮食对体质的影响　饮食营养是人类生存的最基本条件，是人体生长发育、提高生理功能、预防疾病和维护健康等不可或缺的因素，故《灵枢·五味》有"故谷不入，半日则气衰，一日则气少矣"和《千金翼方·养性》有"安身之本必须于食"的记载。个体的饮食习惯和相对稳定的膳食结构通过脾胃的运化功能可影响到脏腑的气血阴阳，形成相对稳定的体质特征。

3. 劳逸对体质的影响　恰当正确的体育锻炼可增强体质，过度的劳累和过度的安逸，均会影响脏腑的气血阴阳，进而影响到个体的体质。

4. 精神因素对体质的影响　人的精神状态影响脏腑气血功能活动，从而影响人的体质。长期持久或突然强烈的精神刺激均会致脏腑气机逆乱，导致人的体质发生异常，诱发相关疾病。故《灵枢·本藏》之"志意和则精神专直，魂魄不散，悔怒不起，五藏不受邪矣"，即说明保持良好的精神状态对维持正常体质的意义。

5. 疾病对体质的影响　《临证指南医案·诸痛》曰："经年宿病，病必在络……因久延，体质气馁。"说明病程长、病邪深入，可导致人体的正气损伤，脏腑功能受到影响，精气血津液化生不足，日久出现虚弱体质。

因此后天因素的变化，决定了人体体质处于动态变化之中。

（三）体质与年龄变化

人的生命过程中，生、长、壮、老、已各个阶段，无论从功能或形态上，均表现各异。不同年龄阶段的体质具有不同特点，且各年龄之间体质会相互影响。小儿为稚阴稚阳之体，五脏六腑成而未全，全而未壮；易虚易实，神气怯弱，肝易实而脾易虚；脏腑清灵，患病易趋康复。青年时期，机体各方面均处于一生中的最佳状态，也是人体体质最为强健的时期。中年时期体质是由鼎盛开始向衰弱转变的时期。更年期是体质状态的特殊转折点，体质开始从中年向老年的过渡期。可见，少年气血充实，青年气血充盛，老年气血衰弱，体质是与机体发育同步的生命过程，并随年龄增长而出现规律性变化。

（四）体质与性别

男性一般代谢旺盛，肺活量大，在血压、基础代谢、能量消耗等方面高于女性，身体较女性强壮，患病后病情反应比女性激烈；而女性免疫功能较强，基础代谢率较低，虽然体质较弱，但一般寿命较长。研究表明，男性痰湿热等体质较多，女性虚、瘀等体质较多。

三、体质的分类及特征

体质的分类方法是认识和掌握体质差异性的重要手段。《内经》时代的先哲，根据阴阳学说、五行学说等对人类的体质进行了多种不同的分类。如《灵枢·阴阳二十五人》即将人的体质划分为木、火、土、金、水五个主型；汉代医家张仲景从临床病理认识出发，在《伤寒杂病论》一书中将体质分为平人、强人、羸人、盛人、瘦人、老小、虚弱家、亡血家、汗家、中寒家、淋家、湿家、酒家等多种类型；元代著名医家朱丹溪在其《格致余论》中明确提出"肥人多痰"的痰湿体质；明代医家张景岳根据脏气的强弱和禀赋的阴阳将体质划分为阴脏、阳脏和平脏三型。以后的历代医家对体质均有深入的研究和探讨。

现代医家从 20 世纪 70 年代开始,对中医体质分类标准进行了深入的研究,分类有数十种之多,而学术界多以王琦的体质九分法为标准,体质九分法将体质分为平和质、气虚质、阳虚质、阴虚质、痰湿质、湿热质、血瘀质、气郁质、特禀质 9 种。

（一）平和质（A 型）

平和质是指先天禀赋良好,后天调养得当,以体态适中,精力充沛,脏腑功能状态强健为主要特征的一种体质状态。多因先天禀赋良好,后天调养得当而成。

体质特征:体形匀称健壮,性格随和开朗。面色、肤色润泽,头发稠密有光泽,目光有神,鼻色明润,嗅觉通利,味觉正常,唇色红润,精力充沛,不易疲劳,耐受寒热,睡眠安和,胃纳良好,二便正常。舌色淡红,苔薄白,脉和有神。平素患病较少。

（二）气虚质（B 型）

气虚质是指由于一身之气不足,以气息低弱、脏腑功能状态低下为主要特征的体质状态。气虚质者多元气虚弱,主要成因在于先天不足、后天失养或病后气亏。

体质特征:形体肌肉松软。性格内向、情绪不稳定、胆小不喜欢冒险。平素气短懒言,语音低怯,精神不振,肢体容易疲乏,易出汗,面色萎黄或淡白,目光少神,口淡,唇色少华,毛发不泽,头晕,健忘,大便正常,或虽便秘但不结硬,或大便不成形,便后仍觉未尽,小便正常或偏多。舌淡红、胖嫩、边有齿痕,脉象虚缓。平素体质虚弱,卫表不固易患感冒,或病后抗病能力弱,易迁延不愈,易患内脏下垂、虚劳等病。

（三）阳虚质（C 型）

阳虚质是指由于阳气不足,失于温煦,以形寒肢冷等虚寒现象为主要特征的体质状态。阳虚质者多元阳不足。可由于先天禀赋不足,如属父母年老体衰晚年得子,或由于母体妊娠调养失当,元气不充;或因后天失调,喂养不当,营养缺乏;或中年以后劳倦内伤,房事不节,渐到年老阳衰及肾等所致。

体质特征:形体多白胖,肌肉松软。性格多沉静、内向。平素畏冷,手足不温,喜热饮食,精神不振,睡眠偏多,面色㿠白,目胞晦暗,口唇色淡,毛发易落,易出汗,大便溏薄,小便清长。舌淡胖嫩边有齿痕,苔润,脉象沉迟。若发病多为寒证,或易从寒化,易患痰饮、肿胀、泄泻、阳痿等病证。

（四）阴虚质（D 型）

阴虚质是指由于体内津液、精血等阴液亏少,以阴虚内热等表现为主要特征的体质状态。阴虚质者多真阴不足。其成因与先天本弱,后天久病、失血、积劳伤阴有关。

体质特征:体形瘦长。性情急躁,外向好动,活泼。手足心热,平素易口燥咽干,鼻微干,口渴喜冷饮,面色潮红,有烘热感,两目干涩,视物模糊,唇红微干,皮肤偏干,易生皱纹,眩晕耳鸣,睡眠差,小便短,大便干燥。舌红少津少苔,脉象细弦或数。平素易患阴亏燥热的病变,或病后易表现为阴亏症状。

（五）痰湿质（E 型）

痰湿质是指由于水液内停而痰湿凝聚,以黏滞重浊为主要特征的体质状态。痰湿质者多脾虚失司,水谷精微运化障碍,以致湿浊留滞。成因于先天遗传,或后天过食肥甘以及病后水湿停聚。

体质特征:体形肥胖,腹部肥满松软。性格偏温和,多善于忍耐。面部皮肤油脂较多,多汗且黏,胸闷,痰多。面色黄胖而黯,眼泡微浮,容易困倦,平素舌体胖大,舌苔白腻,口黏腻或甜,身重不爽,脉滑,喜食肥甘,大便正常或不实,小便不多或微混。易患消渴、中风、胸痹等病证。对梅雨季节及潮湿环境适应能力差,易患湿证。

（六）湿热质（F 型）

湿热质是指以湿热内蕴为主要特征的体质状态。湿热质者多湿热蕴结不解,形成于先天禀赋或久居湿地。

体质特征:形体偏胖。平素面垢油光,易生痤疮粉刺,舌质偏红苔黄腻,容易口苦口干,身重困倦。心烦懈怠，眼筋红赤，大便燥结，或黏滞，小便短赤，男性易阴囊潮湿，女性易带下量多，脉象多见滑数。性格多急躁易怒。易患疮疖、黄疸、火热等病证。对潮湿环境或气温偏高，尤其夏末秋初，湿热交蒸气候较难适应。

（七）血瘀质（G型）

血瘀质是指体内有血液运行不畅的潜在倾向或瘀血内阻的病理基础，以血瘀表现为主要特征的体质状态。血瘀质者多血脉瘀滞不畅。多因先天遗传，后天损伤，起居失度，久病血瘀等所致。

体质特征：瘦人居多。性格内郁，心情易烦，急躁健忘。平素面色晦暗，皮肤偏黯或色素沉着，容易出现瘀斑，易患疼痛，口唇黯淡或紫，舌质黯有瘀点，或片状瘀斑，舌下静脉曲张，脉象细涩或结代。眼眶黯黑，鼻部黯滞，发易脱落，肌肤干或甲错，女性多见痛经、闭经，或经色紫黑有块、崩漏。易患出血、癥瘕、中风、胸痹等病。不耐受风邪、寒邪。

（八）气郁质（H型）

气郁质是指由于长期情志不畅、气机郁滞而形成的以性格内向不稳定、忧郁脆弱、敏感多疑为主要表现的体质状态。气郁质者多气机郁滞。其形成与先天遗传及后天情志所伤有关。

体质特征：形体偏瘦。性格内向不稳定，忧郁脆弱，敏感多疑。平素忧郁面貌，神情多烦闷不乐。胸胁胀满，或走窜疼痛，多伴善太息，或嗳气呃逆，或咽间有异物感，或乳房胀痛，睡眠较差，食欲减退，惊悸怔忡，健忘，痰多，大便偏干，小便正常，舌淡红，苔薄白，脉象弦细。易患郁证、脏躁、百合病、不寐、梅核气、惊恐等病证。对精神刺激适应能力较差，不喜欢阴雨天气。

（九）特禀质（I型）

特禀质是指由于先天禀赋不足和禀赋遗传等因素造成的一种特殊体质。它包括先天性、遗传性的生理缺陷与疾病，过敏反应等。多因先天因素、遗传因素，或环境因素、药物因素等导致。

体质特征：形体特征无特殊表现，或有畸形，或有先天生理缺陷。遗传性疾病有垂直遗传，先天性、家族性特征；胎传性疾病为母体影响胎儿个体生长发育及相关疾病特征。过敏体质者易出现药物过敏，易患花粉症；遗传疾病如血友病、先天愚型及中医所称"五迟""五软""解颅"等；胎传疾病如胎寒、胎热、胎惊、胎肥、胎痫、胎弱等。对外界环境适应能力差，易引发宿疾。

四、体质调护

（一）平和质（A型）

1. 精神调摄 平和质在心理特征方面表现为稳定的心理素质，包括坚定的意志、高尚的情操、良好的性格等，机体适应环境的能力以及抵抗疾病的能力较强。《临证指南医案·卷六》华岫云按："情志之郁，由于隐情曲意不伸……郁症全在病者能移情易性。"平和体质的人，可培养一些兴趣爱好，保持平和心态，如琴棋书画、唱歌跳舞、吹拉弹唱等，都可以陶冶性情，振奋精神，保持心理健康。可以通过打球、爬山、跑步、散步、太极拳、太极剑等运动保持情绪的健康稳定。

2. 饮食调护 平和质的人具有阴阳和调、血脉畅达、五脏匀平的生理特点，其饮食调护的第一原则是膳食平衡，要求食物多样化，体现中国传统膳食平衡整体观。根据中医学阴阳五行的观点，在平衡膳食的基础上，平和质者还应注意气味调和，因时施膳，根据季节选择适宜的饮食，不宜过于偏食寒性或热性的食物，以维护机体的阴阳平衡，保障健康。

3. 起居调适 人体的生命活动随着年节律、季节律、月节律、昼夜节律等自然规律而发生相应的生理变化。即使是阴阳和调之人，也要起居有常，不妄作劳，顺应四时，调摄起居，才能增进健康，延年益寿。如春季宜"夜卧早起，广步于庭"，夏季宜"夜卧早起，无厌于日"，秋季宜"早卧早起，与鸡俱兴"，冬季宜"早卧晚起，必待日光"。

4. 运动养生 平和质可以通过运动保持和加强现有的良好正常状态，使体质水平得到进一步提高。根据年龄、性别、个人兴趣爱好的差异，自行选择不同的锻炼方法。体育锻炼应使身体各个部位、各器官系统的功能，以及各种身体素质和活动能力得到全面协调的发展，因此身体锻炼要全面、多样，均衡发展各项身体素质。在运动锻炼时，保持心情舒畅，运动量以中等偏低的强度为宜，循序渐进，持之以恒。

（二）气虚质（B型）

1. **精神调摄**　脾为气血生化之源，思则气结，过思伤脾；肺主一身之气，悲则气消，悲忧伤肺，所以气虚质不宜过思过悲。应培养乐观豁达的生活态度，避免过度紧张及身心疲劳，保持平和稳定的心态。

2. **饮食调护**　脾主运化，为气血生化之源，气虚质者可选用健脾益气之品，如小米、粳米、扁豆、猪肚、黄鱼、菜花、胡萝卜、香菇等。气虚者多有脾胃虚弱，饮食宜清淡易消化，避免滋腻之食，必要时可选用补气药膳调养。

3. **起居调适**　气虚质者卫阳不足，易于感受外邪，应注意保暖，忌汗出当风，防止外邪侵袭。可微动四肢，以流通气血，促进脾胃运化，改善气虚体质，但不可过于劳作，以免耗伤正气。

4. **运动养生**　可选用一些比较柔缓的传统健身功法，如太极拳、太极剑、八段锦等。此外，经常自行按摩足三里穴位可以健脾、补气、益气，调整气虚状态。气虚质者的体能偏低，宜适当地增加锻炼次数，减少每次锻炼的总负荷量，控制好运动时间，循序渐进。不宜做大负荷运动和大出汗的运动，忌用猛力和做长久憋气的动作，以免耗损元气。

（三）阳虚质（C型）

1. **精神调摄**　阳虚质者性格多沉静、内向，常常情绪不佳，易于悲哀。平时应注重自觉调整情绪，和喜怒，去忧悲，防惊恐。要善于自我排遣或向他人倾诉，尽量减少不良情绪的影响。

2. **饮食调护**　平时宜多吃羊肉、狗肉、刀豆、核桃、栗子、韭菜、茴香等温补脾肾阳气的食物，少食蟹、冷饮、柚子、葡萄、各种瓜、芹菜、绿豆、蚕豆、绿茶等寒凉之品。即使在盛夏也不要过食寒凉之品。

3. **起居调适**　阳虚质者耐春夏不耐秋冬，秋冬季节要适当暖衣温食以养护阳气，尤其要注意腰部和下肢保暖。夏季暑热多汗，易导致阳气外泄，应尽量避免强力劳作，以免大汗伤阳，也不可恣意贪凉饮冷。避免在阴暗潮湿寒冷的环境下长期工作和生活，晴好天气多参加户外活动。

4. **运动养生**　阳虚质以振奋、提升阳气的锻炼方法为主。如"五禽戏"中的虎戏有益肾阳、强腰骨作用。自行按摩气海、足三里、涌泉等穴位可以补肾助阳，改善阳虚质。阳虚质人畏寒，易受风寒侵袭，锻炼时应注意保暖避寒，不宜在阴冷天气或潮湿之处锻炼，阳光充足的上午为最佳室外锻炼时间。运动量不宜过大，以防汗出伤阳。

（四）阴虚质（D型）

1. **精神调摄**　阴虚质者性情较急躁，常常心烦易怒，这是阴虚火旺，火扰神明之故。纠正不良阴虚体质，首先应注重精神调摄，在日常生活、工作中遵循"恬淡虚无，精神内守"之法则，少与人争，保持稳定的心态。

2. **饮食调护**　饮食上应多食滋阴潜阳的食物，如龟、鳖、牛奶、鸭肉、猪皮、百合、乌梅等。少食肥甘厚腻、辛辣燥烈之品。葱、姜、蒜等具有温热性味的调味品亦应少吃。阴虚质者多大便干结，可坚持晨起空腹补水，多食蔬菜、水果，食物中加入糙米、全麦等粗谷类，并注意养成良好的排便习惯等，老年或便秘者可兼服润肠通便药，如麻子仁丸、五仁丸等以助排便。

3. **起居调适**　保持睡眠充足，以藏养阴气。节制房事，惜阴保精。尽量避免工作紧张、熬夜、剧烈运动、高温酷暑的工作生活环境等加重阴虚倾向的因素，秋冬季气候干燥，更易伤阴，居室环境应安静，保持空气湿润。

4. **运动养生**　宜选择太极拳、太极剑、八段锦等动静结合的传统健身项目，也可习练"六字诀"中的"嘘"字功，以涵养肝气。锻炼时要控制出汗量，及时补充水分。运动量以中小强度为宜，避免在炎热的夏天，或闷热的环境中运动，以免出汗过多，损伤阴液。

（五）痰湿质（E型）

1. 精神调摄　痰湿质者多性格偏温和，善于忍耐。要适当增加社会活动，培养广泛的兴趣爱好，增加知识，开阔眼界。合理安排休息、娱乐，以舒畅情志，调畅气机，改善体质，增进健康。

2. 饮食调护　饮食宜清淡，多摄取能宣肺、健脾、益肾、化湿、通利三焦的食物，如冬瓜、荷叶、山楂、赤小豆、扁豆等。体形肥胖的痰湿质人，应少吃肥甘厚腻之品。

3. 起居调适　保持居室干燥，平时多进行户外活动，经常晒太阳或进行日光浴，以舒展阳气，通达气机。在湿冷的气候条件下，要减少户外活动，避免受寒雨淋。

4. 运动养生　痰湿质者，形体多肥胖，身重易倦，故应根据自己的情况选择合适的运动方法，散步、慢跑、乒乓球、羽毛球、网球、游泳、武术以及适合自己的各种舞蹈。运动应循序渐进，长期坚持，时间宜在下午2：00～4：00，阳气极盛之时，运动环境宜温暖，以利于机体物质代谢。体重超重，陆地运动能力极差的人，可选择游泳锻炼。

（六）湿热质（F型）

1. 精神调摄　湿热质者性情较急躁，外向好动，活泼。五志过极，易于化火，情志过极，或暗耗阴血，或助火生热，易于加重湿热质的偏颇。故应安神定志以舒缓情志，学会正确对待喜与忧、苦与乐、顺与逆，保持稳定的心态。

2. 饮食调护　宜食用清利化湿的食品，如薏苡仁、莲子、茯苓、绿豆、鸭肉、鲫鱼、冬瓜、苦瓜等。禁忌辛辣燥烈之品，如辣椒、狗肉、牛肉、羊肉、酒等。

3. 起居调适　不宜长期熬夜，或过度疲劳。保持二便通畅，防止湿热郁聚。注意个人卫生，预防皮肤病变。戒烟禁酒以免积热生湿。

4. 运动养生　湿热质是以湿热内蕴为主要特征的体质状态，适合做大强度、大运动量的锻炼，如中长跑、游泳、爬山、各种球类、武术等，以消耗体内多余的热量，排泄多余的水分，达到清热除湿的目的。

（七）血瘀质（G型）

1. 精神调摄　血瘀质者常心烦、急躁、健忘，或忧郁、苦闷、多疑。偏于好动易怒者，要加强心性修养和意志的锻炼。合理安排工作、学习，培养兴趣爱好，理性克制情感冲动，做到"发之于情""止之于理"。

2. 饮食调护　宜选用具有活血化瘀功效的食物，如山楂、油菜、番木瓜、金橘、黑木耳、洋葱等。对非饮酒禁忌者，可适量饮用葡萄酒，有利于促进血液运行。

3. 起居调适　血瘀质者具有血行不畅的潜在倾向。血得温则行，得寒则凝。血瘀质者要避免寒冷刺激。日常生活中注意动静结合，不可贪图安逸，以免加重气血郁滞。

4. 运动养生　运动有助于通畅全身经络、气血，调和五脏六腑。多采用一些促进气血运行的运动项目，如易筋经、保健功、导引、按摩、太极拳、太极剑、五禽戏，以及各种舞蹈、步行健身法、徒手健身操等。运动时注意自己的感觉，若有胸闷或绞痛、呼吸困难、疲劳、恶心、眩晕、头痛、四肢剧痛等症状，应立即停止运动，到医院进一步检查。

（八）气郁质（H型）

1. 精神调摄　气郁质者性格内向不稳定，忧郁脆弱，敏感多疑，易产生不良的心态。根据《素问·阴阳应象大论》"喜胜忧"的情志相制原则，注重培养乐观情绪，积极主动参加有益的社会活动，提高学习和工作热情，学会与人交往，培养兴趣爱好，以利于气血和畅，营卫流通，改善不良情绪。

2. 饮食调护　肝主疏泄，调畅气机，并能促进脾胃运化。气郁体质者应多食具有疏肝理气功效的食物，如金橘、陈皮、佛手、大麦、刀豆、萝卜、菊花、玫瑰花等，以利于气机通畅。

3. 起居调适　气郁质者有气机郁结倾向。日常生活中应学会调畅情志，宽松衣着，适当增加户外活动和社会交往，以放松身心，和畅气血，减少抑郁情绪。

4. 运动养生　体育锻炼有利于调理气机，舒畅情志。应尽量增加户外活动，可选择跑步、登山、游泳、打球、武术等大强度、大负荷的运动，以利于鼓动气血，疏发肝气，促进食欲，改善睡眠；也可有意识地学习某一项技术性体育项目，从提高技术水平上体会体育锻炼的乐趣；或选择下棋、打牌、瑜伽、打坐放松训练等体娱游戏，促进人际交流，改善抑郁情绪。

（九）特禀质（Ⅰ型）

1. 精神调摄　特禀质是由于先天性和遗传因素造成的特殊体质，其心理特征因禀质特异而情况不同，但多数特禀质者因对外界环境适应能力差，会表现出不同程度的内向、敏感、多疑、焦虑、抑郁等心理反应，可酌情采取相应的心理保健措施。

2. 饮食调护　根据个体的实际情况制订不同的保健食谱。如过敏体质者饮食宜清淡，忌生冷、辛辣、肥甘油腻及酒、鱼、虾、蟹、蛋、奶等各种"发物"，以免引动伏痰宿疾。

3. 起居调适　特禀质者应根据个体情况调护起居。过敏体质者在季节更替之时，要及时增减衣被，增强机体对环境的适应能力。春季应减少户外活动，避免接触各种致敏的动植物，适当服用预防性药物，减少发病。

4. 运动养生　特禀质的形成与先天禀赋有关，可练"六字诀"中的"吹"字功，以调养先天，培补肾精肾气。同时，可根据各种特禀质的不同特征选择有针对性的运动锻炼项目，逐渐改善体质。

（谢　薇）

思 考 题

1. 起居护理的原则和方法。

2. 饮食护理的基本原则和饮食宜忌。

3. 情志护理的原则、方法及如何预防七情致病。

4. 厉某，男，48 岁。2016 年 5 月 7 日就诊。患者素体肥胖，2 年前开始出现口干欲饮，多食善饥，消瘦乏力，多尿，尿如脂膏。诊断为糖尿病，曾应用口服降糖药和胰岛素等治疗，效果不显而来诊。症状：舌红，苔薄白。诊断为肾阴亏虚之消渴，护治宜滋阴补肾，方用六味地黄丸加减。

请思考：①给药护理的基本原则和方法；②病情观察的目的、要求和方法。

5. 李某，男，35 岁，工程师。平素喜食辛辣，嗜酒，酒后易怒，眼睛红赤。形体偏胖，面垢油光，自觉身重困倦，大便燥结，小便短赤，舌质偏红，苔黄腻，脉滑数。

请思考：①病后调护的注意要点；②体质的分类、特征及如何指导患者进行体质调护。

Note：

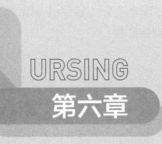

URSING

第六章

常用中医护理技术

06章 数字内容

学 习 目 标

● **知识目标**

1. 掌握针刺法、灸法、穴位按摩法、拔罐法、刮痧法、耳穴压豆法、热熨法、熏洗法、贴敷法、中药保留灌肠法等技术的操作方法。

2. 熟悉上述常用中医护理技术的适用范围及注意事项。

3. 了解毫针刺法针刺意外的预防与护理。

● **能力目标**

能结合临床案例,选用中医护理技术解决临床护理问题。

● **素质目标**

培养学生树立高尚的职业道德,在实施中医护理技术过程中体现人文关怀。

常用的中医护理技术主要包括针刺法、灸法、穴位按摩法、刮痧法、拔罐法、耳穴压豆法、热熨法、熏洗法、贴敷法、中药保留灌肠等。这些技术具有操作简便,疗效确切,成本低廉,群众易接受等特点。千百年来,为人民群众的健康和卫生保健事业做出了巨大的贡献。

─────── 导入情景与思考 ───────

王某,女,36 岁,小学教师,已婚。2014 年 3 月 20 日就诊。主诉头及项背疼痛 2 天。患者前天因下雨着凉,次日晨起出现头痛,并连及项背,伴有恶风寒,以巾裹头,苔薄白,脉浮紧。诊断为风寒感冒,护治宜辛温解表。

根据本章所学内容,你认为可选用哪些中医护理技术消除或缓解患者的症状?

第一节　针　刺　法

针刺法,又名针法、刺法,是在中医基本理论指导下,利用金属制成的各种不同形状、型号的针具,采用一定的手法,刺激人体腧穴的一种操作技术。此法可通过刺激腧穴,激发经络之气,调整脏腑功能,以疏通经络、行气活血、调和阴阳、扶正祛邪,而达到防病治病的目的。临床上常用的针刺法有毫针刺法、皮肤针法、皮内针法、水针法等。

一、毫针刺法

毫针为古代"九针"之一,因其针体微细,故又称"微针""小针"。毫针刺法是古今临床运用最广泛的一种针刺方法。

（一）适用范围

毫针刺法的应用范围很广,能治疗内、外、妇、儿、五官等各科病证,尤其是各种痛证,如头痛、胁痛、胃脘痛、腹痛、腰痛、痛经、牙痛、咽喉肿痛等,效果迅速而显著。

（二）毫针的结构

毫针大多由不锈钢丝制成,也有用金、银或合金制成的。毫针由针尖、针身、针根、针柄、针尾五个部分构成。针身的尖端锋锐部分称为针尖,又称针芒,是刺入穴位的关键部位;针尖与针柄间的主体部分称为针身,又称针体,是刺入穴内的主要部分,针身的长度因针刺深度的不同而有多种规格;针身与针柄连接的部分称为针根,为测量针身长度的极限,是刺入深度与提插幅度的标志;针根至尾的部分,用金属丝或铜丝缠绕,呈螺旋状或圆筒状称为针柄,是持针、运针、温针的部位;针柄的末梢部分称为针尾,又名针顶,可作捻转角度的标志,见图 6-1。

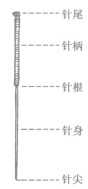

图 6-1　毫针结构图

（三）用物准备

治疗盘,一次性毫针,皮肤消毒液,无菌棉签,镊子,弯盘,必要时备毛毯、屏风。

（四）操作方法

1. 单手进针法　即用刺手的拇指、示指持针,中指指端紧靠穴位,中指指腹抵住针身下段,当拇指、示指向下用力按压时,中指随势屈曲将针刺入,直刺至所要求的深度。此法用于短针进针。

2. 双手进针法

（1）指切进针法:用左手拇指或示指指端切按在腧穴位置的旁边,右手持针,紧靠左手指甲面将针刺入腧穴。此法适用于短针进针。

（2）夹持进针法:以左手拇、示二指挟持消毒干棉球,夹住针身下端,露出针尖 1～2mm,将针尖固定于针刺穴位的皮肤表面,右手持针柄,使针身垂直,在右手指力下压时,左手拇指、示指同时用力,两手协同将针刺入皮肤。此法适用于肌肉丰满部位及长针的进针。

(3)舒张进针法:用左手拇、示二指将所刺腧穴部位的皮肤向两侧撑开,使皮肤绷紧,右手持针,使针从左手拇、示二指的中间刺入。此法主要适用于皮肤松弛部位的腧穴。

(4)提捏进针法:用左手拇、示二指将所刺腧穴部位的皮肤捏起,右手持针,从捏起的上端将针刺入。此法主要适用于皮肉浅薄处的腧穴。

3. 进针的角度和针刺的深度

(1)进针的角度:是指进针时针身与皮肤表面所成的夹角,有直刺、斜刺和平刺。直刺是针身与皮肤表面呈90°角左右垂直刺入,此法适用于人体大部分腧穴;斜刺是针身与皮肤表面呈45°角左右倾斜刺入,此法适用于肌肉较浅薄处或内有重要脏器或不宜于直刺、深刺的腧穴;平刺即横刺或沿皮刺,是针身与皮肤表面呈15°角左右沿皮刺入,此法适用于皮薄肉少部位的腧穴。

(2)针刺的深度:是指针身刺入人体内的深浅程度。一般根据患者体质、年龄、病情及针刺部位而定。身体瘦弱宜浅刺;身强体肥宜深刺。年老体弱及小儿宜浅刺;中青年身体强壮者宜深刺。阳证、新病宜浅刺;阴证、久病宜深刺。头面和胸背及皮薄肉少处的腧穴,宜浅刺;四肢、臀、腹及肌肉丰满处的腧穴,宜深刺。

4. 得气与行针手法

(1)得气:亦称针感,是指将针刺入腧穴后,通过捻转、提插等手法,使针刺部位产生特殊的感觉和反应。当这种经气感应产生时,术者会感到针下有徐和沉紧感;同时患者会相应出现酸、麻、重、胀的感觉,且这种感觉可沿一定的部位、方向扩散传导。得气与否直接关系到针刺的治疗效果。故《标幽赋》道:"气速至而速效,气迟至而不治。"

(2)行针:又名运针,指进针后为了使之得气或增强针感而施行的操作方法。一般分为基本手法和辅助手法两类。

1)基本手法:有提插法和捻转法两种。提插法,是将针刺入腧穴后,使针在穴内进行上、下进退的操作方法。反复上下提插,可加大刺激量。操作时应注意幅度相同,指力均匀。捻转法,是将针刺入腧穴后,以右手拇指和示指、中指持住针柄进行一前一后的来回旋转捻动的操作方法。捻转的幅度越大,频率越快,刺激量也越大。操作时应注意捻转的前后角度应一致,避免单向捻转。

2)辅助手法:循法,指用手指在所刺腧穴的四周或沿经脉循行部位进行徐和的循按方法。此法有激发经气的作用。刮柄法,指将针刺入腧穴后,拇指或示指的指腹抵住针尾,用示指或中指的指甲,由下而上的频频刮动针柄。此法有促使得气和增强针感的作用。弹柄法,指以右手的拇指和示指轻轻叩弹针柄,使针身产生轻微的震动,使经气速行。震颤法,指将针刺入腧穴后,右手持针柄,用小幅度、快频率的提插捻转动作,使针身产生轻微的震颤,可以促使得气或增强祛邪扶正的作用。

5. 补泻手法 针刺补泻是根据《灵枢·经脉》中"盛则泻之,虚则补之,热则疾之,寒则留之,陷下则灸之"这一基本原则而确立的两种方法。即通过针刺腧穴,采用适当的手法激发经气以补益正气、疏泄病邪而调节脏腑经络功能,促使阴阳平衡而恢复健康。补法泛指能鼓舞人体正气,使低下的功能恢复旺盛的方法。泻法泛指能疏泄病邪,使亢进的功能恢复正常的方法。补泻效果的产生主要取决于机体的功能状态、腧穴特性、针刺手法。针刺手法是产生补泻作用的主要手段。

(1)补法:进针慢而浅,提插、捻转幅度小,频率慢,用力轻,留针后不捻转,出针后多揉按针孔。其多用于虚证。

(2)泻法:进针快而深,提插、捻转幅度大,频率快,用力重,留针时间长,并反复捻转,出针后不揉按针孔。其多用于实证。

(3)平补平泻:进针深浅适中,采用均匀的提插、捻转,幅度、频率中等。进针、出针用力均匀。其适用于一般患者。

6. 留针与出针

(1)留针:是指进针后将针留置在穴内一定时间,以便于继续施行手法和加强针刺的功用。一般病证可在针下得气后留针 20～30 分钟；对一些慢性、顽固性、疼痛性、痉挛性等疾病，可延长留针时间，甚至长达数小时。

（2）出针：以左手捏消毒干棉球压住针孔周围皮肤，右手持针轻微捻转，先将针退至皮下，然后迅速将针起出，以防出血。最后检查针数，防止漏针。

（五）注意事项

1. 护士需要注意的事项

（1）做好针具的检查工作，对有弯曲、锈蚀、带钩、断裂的针应剔除不用。

（2）严格执行无菌操作，一穴一针，防止交叉感染。

（3）针刺过程中应密切观察患者的反应，如有针刺意外情况发生，应正确及时处理。

（4）患者的胸、背部不宜直刺或深刺，以免损伤心肺。妇女怀孕 3 个月以内，不宜针刺小腹部的腧穴；小儿囟门未闭合者，头部不宜针刺。

（5）皮肤有感染、溃疡、瘢痕、肿瘤、出血倾向及高度水肿者，局部不宜针刺。

（6）对尿潴留患者在针刺小腹腧穴时，应掌握针刺方向、角度和深度，避免误伤膀胱。

（7）留针时应记录针数，出针时再进行核对，以防遗漏。针具用后，集中处理。

2. 患者需要注意的事项

（1）患者在饥饿、疲劳、精神紧张时不宜立即进行针刺。

（2）针刺治疗结束后患者需休息片刻方可活动或离开。

（六）针刺意外情况的护理和预防

1. 晕针　针刺过程中患者出现头晕目眩、恶心欲呕、胸闷心慌、面白肢冷，甚则晕厥，称为晕针。

（1）原因：患者体质虚弱、精神紧张，或疲劳、饥饿、大汗、大泻、大出血之后，或选择体位不当，或针刺手法过重，或夏季天气闷热、诊室空气不流通。

（2）症状：患者突然出现精神疲倦，头晕目眩，面色苍白，恶心欲吐，心慌，汗出肢冷。严重者出现晕厥，唇甲青紫，二便失禁，血压下降，脉象微弱。

（3）护理：立即停止针刺，将针全部起出。让患者平卧，注意保暖，轻者给饮温开水或糖水后即可恢复正常。重者在上述处理的基础上，可遵医嘱针刺人中、素髎、内关、足三里，灸百会、关元、气海等穴，即可恢复。若仍不省人事者可考虑其他治疗或采用急救措施。

（4）预防：对初诊、精神紧张或体质虚弱者，应先做好解释说明工作，消除患者顾虑；采用卧位，选穴宜少，手法要轻。若患者处于饥饿、疲劳、大渴时，应嘱其稍许进食、充分休息、适当饮水后再行针刺。同时应注意室内通风，保持空气新鲜。密切观察患者神色，一旦有晕针先兆，及时处理。

2. 滞针　是指在行针时或留针后，操作者感到针下涩滞，提插、捻转、出针均感困难，同时患者感到疼痛异常的现象，称滞针。

（1）原因：患者精神紧张而致局部肌肉痉挛。或单向捻转太过，而致肌纤维缠绕针身。或留针时间过长，有时也可出现滞针。

（2）症状：针在体内提插、捻转、出针均感困难，同时患者感觉局部疼痛。

（3）护理：对惧针者，应进行精神抚慰，分散其注意力，或进行循按、叩弹针柄，或在附近再刺一针，以宣散气血，待痉挛缓解后再起针。因单向捻转而致者，可向反方向将针捻回，并用刮柄法、弹柄法，使缠绕的肌纤维回释，即可消除滞针。

（4）预防：对精神紧张者，应做好解释工作，减轻或打消患者顾虑。操作时避免单向捻转，应注意与提插法配合，可避免肌纤维缠绕。

3. 弯针　是指进针后，针身在体内发生弯曲的现象，称弯针。

（1）原因：进针时用力过猛、过速，以致针尖碰到坚硬的组织，将针折弯。或患者在针刺、留针过程中移动体位。或针柄受外力撞击、压迫。

（2）症状：针柄改变了进针或留针时的方向，捻转不动，提插、出针均感困难，患者感到局部疼痛。

（3）护理：针轻微弯曲，可将针慢慢起出。若弯曲角度过大，应顺着弯曲方向将针起出。若由患者移动体位所致，应协助患者恢复原来体位，待肌肉放松后，再起针。

（4）预防：手法要熟练，避免进针过猛、过速。体位要舒适，应嘱咐患者在针刺过程中不要随意改变体位，注意保护针刺部位，使针柄免受外力撞击。

4. 断针　或称折针，是指针身折断在人体内。

（1）原因：针具质量欠佳，针身或针根有损伤剥蚀，进针前未检查。或针刺时将针身全部刺入。行针时强烈的提插、捻转，肌肉猛烈收缩。留针过程中随意变动体位。弯针、滞针处理不当。

（2）症状：针身折断，断端部分针身尚露于皮肤外，或断端全部陷入体内。

（3）护理：发现断针，嘱咐患者不要变动原有体位，以防断针向肌肉深部陷入。若断端露于体外，可用手或镊子将残针起出。若断端与皮肤相平或微露于皮肤表面，可用左手拇、示二指垂直向下轻压针身两旁，使断针显露后，右手持镊子将针起出。若断端全部陷入体内，应报告医生，在 X 线定位下，手术取针。

（4）预防：针刺前应认真检查针具，不合格者，应剔出不用。避免过猛、过强的行针。针刺时不宜将针身全部刺入腧穴。行针、留针时应嘱咐患者不要随意改变体位。发生滞针、弯针时应及时正确处理。

5. 血肿　是指针刺部位出现皮下出血而引起肿痛，称为血肿。

（1）原因：针尖带钩弯曲，损伤皮肉。或针刺时刺破血管。

（2）症状：出针后，针刺部位出现肿胀疼痛，继则皮肤呈现青紫色。

（3）护理：微量皮下出血而致的小块青紫，一般不必处理，可自行消退。若局部肿胀疼痛较剧，青紫面积较大时，先冷敷止血，再做热敷或局部按摩，以促使瘀血消散。

（4）预防：仔细检查针具，熟悉人体解剖部位，避开血管针刺。出针时立即用消毒干棉球按压针孔。

二、皮肤针法

皮肤针法是以多支短针浅刺人体一定部位的治疗方法。以多针浅刺，刺皮不伤肉，如拔毛状为特点。根据针数和式样的不同，有不同的名称，如"梅花针""七星针""罗汉针""滚动式皮肤针"等。现代皮肤针法由《内经》中记载"毛刺""扬刺"等刺法发展而来，主要作用机制在于通过对人体体表的一定部位进行浅刺，激发并调节脏腑功能，以达到防治疾病的目的。

（一）适用范围

皮肤针法多适用于头痛、胁痛、腰背痛、皮肤麻木、神经性皮炎、斑秃、顽癣、高血压、失眠、慢性胃肠病、消化不良、痛经、近视等。

（二）用物准备

治疗盘、皮肤针、皮肤消毒液、棉签、弯盘。

（三）操作方法

1. 持针式　手握针柄，用无名指和小指将针柄末端固定于手掌小鱼际处，针柄尾端露出手掌 1～1.5cm，再以中指和拇指夹持针柄，示指按于针柄中段，这样可以充分利用手腕弹力。

2. 叩刺法　将针具及皮肤消毒后，针尖对准叩刺部位，使用手腕之力，将针尖均匀而有节奏弹刺在皮肤上。弹刺时落针要稳、准，针尖与皮肤呈垂直接触；提针要快，发出短促而清脆的"哒"声。

3. 刺激强度

（1）弱刺激：用较轻腕力进行叩刺，使局部皮肤潮红、患者无疼痛为度。其适用于老弱妇儿、虚证患者和皮肉浅薄部位。

（2）中刺激：用力介于强、弱两种刺激之间，局部皮肤潮红，但无渗血，患者稍觉疼痛为度。其适用于一般疾病和多数患者。

（3）强刺激：用较重腕力进行叩刺，使局部皮肤隐隐出血、患者有疼痛为度。其适用于年壮体强、实证患者和肌肉丰厚处。

4. 叩刺部位　一般可分循经叩刺、穴位叩刺和局部叩刺三种。

（四）注意事项

1. 护士需要注意的事项

（1）仔细检查针具。皮肤针针尖必须平齐、无钩，针柄与针头联结处牢固。

（2）严格遵循无菌操作原则，针刺部位及针具均应消毒。

（3）注意针刺手法。叩刺时针尖须垂直向下，避免斜、钩、挑，以减少患者不适。

（4）局部皮肤溃疡、破损处不宜使用本法。

（5）叩刺局部皮肤，如有出血者，应进行清洁及消毒，以防感染。

（6）循经叩刺时，每隔1cm左右叩刺一下，一般可循经叩刺8～16下。

2. 患者需要注意的事项

（1）患者在饥饿、疲劳、精神紧张时不宜立即进行叩刺。

（2）叩刺后勿马上洗澡，以防感染。

三、皮内针法

皮内针刺法又叫"埋针""揿针"，是一种将特制的小型针具刺入并固定于腧穴的皮内或皮下，进行较长时间埋藏留针的方法，是古代留针方法的发展，如《素问·离合真邪论篇》"静以久留"的刺法。其作用机制为将特制的不锈钢小针具刺入皮内，固定留置较长时间，给局部以弱而长时间的刺激，调整经络脏腑功能，达到防病治病的目的。皮内针分图钉型和麦粒型两种。

（一）适用范围

皮内针多适用于需要长时间留针的慢性顽固性疾病和经常发作的疼痛性疾病。如神经性头痛、三叉神经痛、牙痛、痹证、胃痛、月经不调、痛经、高血压、哮喘、遗尿等。

（二）用物准备

治疗盘、针盒（皮内针）、皮肤消毒液、棉签、镊子、胶布、弯盘。

（三）操作方法

皮内针、镊子和埋刺部皮肤消毒后，实施相应的皮内针刺法。

1. 麦粒型皮内针法　用镊子夹住针柄，沿皮下横刺入真皮内，针身埋入皮内0.5～1cm左右，然后用胶布顺针身方向固定留在皮肤外的针柄。

2. 图钉型皮内针法　用镊子夹住针圈，将针尖对准穴位刺入，使环型针柄平附于皮肤上，用胶布固定。此针较多用于耳穴。

皮内针留置时间，天气热时，一般1～2天，天气冷时3～7天。留置期间，每隔4小时左右用手按压埋针处1～2分钟，以加强刺激，增强疗效。

（四）注意事项

1. 护士需要注意的事项

（1）关节附近不可埋针，因活动时会引起疼痛。胸腹部因呼吸时会活动，亦不宜埋针。

（2）埋针时严格遵循无菌操作原则，以防感染。

（3）埋针后，如患者感觉疼痛或妨碍肢体活动时，应将针取出，选穴重埋。

（4）埋针期间，针处不可着水，避免感染。热天出汗多，埋针时间勿过长，以防感染。

2. 患者需要注意的事项

（1）患者在饥饿、疲劳、精神紧张时不宜立即进行埋线治疗。

（2）注意术后反应，有异常现象应及时就诊处理。

（3）术后注意饮食禁忌，以免造成局部化脓。

Note：

（4）术后注意休息，减少走动。

四、水针法

水针又称穴位注射，是将药物注入穴位以防治疾病的一种疗法。它是把针刺刺激与药物对穴位的渗透刺激作用结合在一起，发挥综合作用，提高对疾病的疗效。

（一）适用范围

水针的适用范围很广，毫针治疗的适应证大部分可采用本法，如痹证、腰腿痛等。

（二）用物准备

治疗盘、药物、无菌注射器及长针头、砂轮、皮肤消毒液、镊子、棉签、弯盘。

（三）操作方法

首先协助患者取舒适体位，选择大小适宜的一次性消毒注射器和长针头，抽好适量的药液。确定注射腧穴，常规消毒局部皮肤。右手持注射器（排出空气），另一手紧绷皮肤，针尖对准穴位（或阳性反应点），快速刺入皮下，然后缓慢进针，"得气"后回抽无血，即可将药液注入。

（四）注意事项

1. 护士需要注意的事项

（1）操作前应检查注射器有无漏气，针尖是否有钩等情况。

（2）严格三查七对及无菌操作规程，防止感染。

（3）注意药物的性能、药理作用、剂量、有效期、配伍禁忌、副作用和过敏反应。凡能引起过敏反应的药物，必须先做皮试，结果阴性者，方可使用。副作用较严重的药物，不宜采用。

（4）按医嘱处方选穴操作，准确掌握穴位的部位、深度。每穴药量，一般四肢部为1～2ml，胸背部可注入0.5～1ml，腰臀部通常注入2～5ml。肌肉丰厚处可达10～20ml。

（5）药液不可注入血管内，注射时如回抽有血，必须避开血管后再注射。患者有触电感时，针体应往外退出少许后再进行药液推注。药液一般不能注入关节腔、脊髓腔。

（6）须注意预防晕针、弯针、折针，如发生晕针等情况，处理方法同毫针刺法。

2. 患者需要注意的事项

（1）患者在饥饿、疲劳、精神紧张时不宜立即进行水针治疗。

（2）治疗结束后，患者需休息片刻方可活动或离开。

（3）注意术后反应，有异常现象应及时就诊处理。

五、电针法

电针是在针刺得气后，在针上通以接近人体生物电的微量电流以治疗疾病。此法的优点是能代替人做较长时间的持续运针，节省人力，且能比较客观地控制刺激量，针与电的结合可以提高治病的疗效，如神经性麻痹及疼痛等。但由于刺激量大，能引起肌肉的强烈收缩，应防止晕针、弯针和断针的发生。

（一）适用范围

电针的适用范围基本和毫针刺法相同，故其治疗范围较广。临床常用于各种痛证、痹证和心、胃、肠、膀胱、子宫等器官的功能失调，以及癫狂和肌肉、韧带、关节的损伤性疾病等，并可用于针刺麻醉。

（二）用物准备

电针治疗仪1台，余物同毫针刺法。

（三）操作方法

1. 选穴　电针法的处方配穴与毫针刺法相同。一般选用其中的主穴，配用相应的辅助穴位，多选同侧肢体的1～3对穴位为宜。

2. 电针方法 针刺入穴位得气后，将输出电位器调至"0"位，负极接主穴，正极接配穴，也可不分正负极，将两根导线任意接在两个针柄上，然后打开电源开关，选好波型，慢慢调高至所需输出电流量。通电时间一般在5～20分钟，用于镇痛则一般在15～45分钟。如感觉弱时，可适当加大输出电流量，或暂时断电1～2分钟后再行通电。当达到预定时间后，先将输出电位器退至"0"位，然后关闭电源开关，取下导线，最后按一般起针方法将针取出。

3. 刺激强度 当电流开到一定强度时，患者有麻、刺感，这时的电流强度称为"感觉阈"。如电流强度再稍增加，患者会突然产生刺痛感，能引起疼痛感觉的电流强度称为电流的"痛阈"。感觉阈和痛阈因人而异，并且在各种病理状态下差异也较大。故在应用过程中，电流强度应以患者能耐受为宜，并且也可在治疗过程中根据患者对电流强度的耐受程度变化做出适当调整。

（四）注意事项

1. 护士需要注意的事项

（1）电针刺激量较大，需要防止晕针，体弱、紧张者，尤应注意电流不宜过大。

（2）调节电流时，不可突然增强，以防止引起肌肉强烈收缩，造成弯针或折针。

（3）电针仪最大输出压在40瓦以上者，最大输出电流应限制在1毫安以内，防止触电。

（4）毫针的针柄如经过温针火烧之后，表面氧化不导电，不宜使用。

（5）心脏病患者，应避免电流回路通过心脏。尤其是安装心脏起搏器者，应禁止应用电针。在接近延髓、脊髓部位使用电针时，电流量宜小，切勿通电太强，以免发生意外。孕妇亦当慎用电针。

（6）应用电针要注意"针刺耐受"现象的发生，所谓"针刺耐受"就是长期多次反复应用电针，使机体对电针刺激产生耐受，而使其疗效降低的现象。

（7）电针仪在使用前须检查性能是否完好，如电流输出时断时续，须注意导线接触是否良好，应检查修理后再用。干电池使用一段时间如输出电流微弱，须更换新电池。

2. 患者需要注意的事项

（1）患者在饥饿、疲劳、精神紧张时不宜立即进行电针治疗。

（2）治疗结束后，患者需休息片刻方可活动或离开。

知 识 拓 展

电针的波型应用

脉冲电是指在极短时间内出现的电压或电流的突然变化，即电容的突然变化构成了电的脉冲。一般电针仪输出的基本波形就是这种交流脉冲，称之为双向尖脉冲。常见的波型有：

1. **疏密波** 是疏波、密波自动交替出现的一种波形，疏、密交替持续的时间各约1.5秒，能克服单一波形易产生适应的缺点。动力作用较大，治疗时兴奋效应占优势。能增加代谢，促进气血循环，改善组织营养，消除炎性水肿。其常用于止血、扭挫伤、关节周围炎、气血运动障碍、坐骨神经痛、面瘫、肌无力、局部冻伤等。

2. **断续波** 是有节律地时断、时续自动出现的一种波形。断时，在1.5秒时间内无脉冲电输出；续时，是密波连续工作1.5秒。断续波形，机体不易产生适应，其动力作用颇强，能提高肌肉组织的兴奋性，对横纹肌有良好的刺激收缩作用。其常用于治疗痿证、瘫痪等。

3. **连续波** 也叫可调波，是单个脉冲采用不同方式组合而形成。频率有每分钟几十次至每秒钟几百次不等。频率快的叫密波（或叫高频连续波），一般在50～100次/s；频率慢的叫疏波（或叫低频连续波），一般是2～5次/s。高频连续波易产生抑制反应，常用于止痛、镇静、缓解肌肉和血管痉挛等。低频连续波，兴奋作用较为明显，刺激作用强，常用于治疗痿证和各种肌肉关节、韧带、肌腱的损伤等。

第二节　灸　　法

灸，烧灼的意思。灸法是指用某些燃烧材料熏灼或温熨体表的一定部位，借灸火的热力和药物的作用，通过刺激经络腧穴达到温经通络、活血行气、散寒祛湿、消肿散结、回阳救逆及预防保健作用。《医学入门》说："凡病，药之不及，针之不刺，必须灸之。"施灸的材料很多，但以艾叶制成的艾绒为主。因其味苦，辛温无毒，主灸百病。

一、适用范围

灸法主要适用于慢性虚弱性疾病以及风寒湿邪为患的病证。如中焦虚寒性呕吐、腹痛、腹泻；脾肾阳虚、元气暴脱所致久泄、遗尿、遗精、阳痿、虚脱、休克；气虚下陷所致脏器下垂；风寒湿痹而致腰腿痛。

二、用物准备

治疗盘、艾条或艾炷、火柴、凡士林、棉签、镊子、弯盘、浴巾、屏风等。间接灸时还要备用姜片、蒜片、食盐、附子饼等。

三、操作方法

(一) 艾炷灸

将艾绒用手搓成圆锥形的艾炷，大小可根据病情而定。燃烧一个艾炷，叫一壮。

1. **直接灸**　将大小适宜的艾炷直接放在皮肤上施灸的一种方法。根据施灸程度的不同，分为瘢痕灸和无瘢痕灸。

（1）瘢痕灸（化脓灸）：施灸时，每壮必须燃尽，然后除去灰烬，继续易炷再灸，一般灸 7～9 壮。此法灸后局部起疱化脓，愈后留有瘢痕，叫瘢痕灸。

（2）无瘢痕灸（无化脓灸）：每壮不必燃尽，当燃剩 2/5 左右，患者有灼痛感时，即易炷再灸，连灸5～7 壮，以局部皮肤充血、红润为度。此法灸后不化脓，不留瘢痕，叫无瘢痕灸。

2. **间接灸**　又称隔物灸，即在艾炷与皮肤之间隔上某种药物而施灸的方法。根据不同的病证选用不同的隔物，如隔姜灸、隔蒜灸、隔盐灸。

（1）隔姜灸：是将鲜姜切成直径约 2～3cm，厚约 0.2～0.3cm 的薄片，用粗针在中间刺数孔后，把姜片放于应灸的腧穴部位或患处，再将艾炷置于姜片上，点燃施灸。待艾炷燃尽后，可换炷再灸。一般要灸完规定的壮数（5～10 壮），皮肤出现红晕而不起疱为度。此法有散寒止痛、温胃止呕等作用。临床常用于因寒而致的呕吐、泄泻、腹痛、风湿痹证等。

（2）隔蒜灸：是将鲜大蒜头切成 0.2～0.3cm 的薄片，中间用粗针刺数孔后，把蒜片放于应灸的腧穴部位或患处，再将艾炷置于蒜片上，点燃施灸。待艾炷燃尽后，可换炷再灸。一般灸完规定的壮数（5～10 壮）。此法有清热解毒、杀虫等作用，故临床常用于肺痨、瘰疬、瘿瘤、初起的肿疡等病证。

（3）隔盐灸：因此法只能用于脐部，故称神阙灸。它是将纯净干燥的精盐填敷于脐部，使之与脐平，也可在盐上面再放置一薄姜片，上放大艾炷施灸。一般灸 5～10 壮。因此法有回阳救逆、固脱之功，故需要连续施灸，而不限壮数，以脉起、肢温、证候改善为止。临床多用于治疗急性寒性腹痛、中风脱证、吐泻、痢疾等病证。

（4）隔附子饼灸：是将附子研成粉末用黄酒调和，做成直径约 3cm，厚约 0.8cm 的附子饼，中间用粗针刺数孔后，将其放在应灸的腧穴部位或患处，上面再置艾炷施灸。因附子有辛温、大热、温补肾阳等作用，故临床上常用于治疗命门火衰而致的阳痿、遗精、早泄、疮疡久溃不敛及宫寒不孕等病证。

Note：

（二）艾条灸

将艾条一头点燃，置于距施灸皮肤约 2～3cm 左右进行熏灸，或与施灸部不固定距离，而是一上一下活动地施灸，使患者局部有温热感而无灼痛感。一般灸 10～15 分钟。艾条灸分为温和灸、雀啄灸、回旋灸。

（1）温和灸：施灸时将艾条的一端点燃，对准施灸部位的腧穴或患处，距离皮肤约 2～3cm 进行熏灸，使患者局部皮肤有温热感而无灼痛为宜。一般每穴或患处施灸 10～15 分钟，至局部皮肤出现红晕为度。对于局部感觉减退的患者或昏厥者，操作者要将示、中两指分开后置于施灸部位两侧。通过操作者的手指来测量患者局部受热的温度，以利于随时调节施灸的距离，掌握施灸的时间，防止烫伤。

（2）雀啄灸：施灸时，将艾条的一端点燃，置于施灸部位的皮肤上方，并不固定在一定的距离，而是像鸟雀啄食一样一下一上或一左一右地施灸，以给施灸的局部一个变量刺激。

（3）回旋灸：施灸时，将艾条的一端点燃，虽与施灸的部位皮肤保持一定的距离，但是并不固定在一个点上，而是向左右方向移动或反复旋转地施灸。

上述三种方法对一般的病症都可使用，但是温和灸常用于治疗慢性疾病，而雀啄灸、回旋灸常用于治疗急性疾病。

（三）温针灸

温针灸是针刺与艾灸相结合的一种方法。将针刺入腧穴得气后，将纯净细软的艾绒捏在针尾上，或用一段 2cm 左右的艾条插在针尾上，点燃施灸。待艾绒或艾条烧完后除去灰烬，将针取出。

四、注意事项

（一）护士需要注意的事项

1. 灸时应防止艾灰脱落，烧伤皮肤和点燃衣服被褥。

2. 施灸顺序，临床上一般是先灸上部，后灸下部；先腰背部，后胸腹部，先头身，后四肢。壮数是先少而后多，艾炷是先小而后大。

3. 黏膜附近、颜面、五官和大血管的部位，不宜采用瘢痕灸。实证、热证、阴虚发热、孕妇腹部和腰骶部也不宜施灸。

4. 灸后局部出现微红灼热属正常现象，无需处理，如局部出现水疱，小者可任其自然吸收，大者可用消毒针挑破，放出水液，涂以龙胆紫，以消毒纱布包敷。

（二）患者需要注意的事项

1. 施灸过程中勿随意更换体位，以防烫伤。

2. 灸后休息片刻方可离开。

3. 灸后注意保暖，避免受风，半小时内勿洗浴。

4. 灸后要注意调养，保持心情愉悦；饮食宜清淡而富有营养，以助疗效。

知 识 拓 展

天灸

天灸又称药物灸、发疱灸。它是将一些具有刺激性的药物涂敷于穴位或患处，促使局部皮肤起疱的方法。所用药物多是单味中药，也有用复方，其常用的有白芥子灸、细辛灸、天南星灸、蒜泥灸等。①白芥子灸：将白芥子适量，研成细末，用水调和成糊状，敷贴于腧穴或患处。敷贴 1～3 小时，以局部皮肤灼热疼痛为度。一般可用于治疗咳嗽、关节痹痛、口眼㖞斜等病证。②细辛灸：取细辛适量，研为细末，加醋少许调和成糊状，敷于穴位上。敷贴 1～3 小时，以局部皮肤灼热疼痛为度。如敷涌泉或神阙穴治小儿口腔炎等。③天南星灸：取天南星适量，研为细末，用生姜汁调和成糊状,敷于穴位上。敷贴1~3小时,以局部皮肤灼热疼痛为度。如敷于颊车、颧髎穴治疗面神经麻痹等。④蒜泥灸:将大蒜捣烂如泥,取3~5g贴敷于穴位上。每次敷贴1~3小时,以局部皮肤灼热疼痛为度。如敷涌泉穴治疗咯血,敷合谷穴治疗扁桃体炎等。

第三节　穴位按摩法

穴位按摩法,又称推拿法,是指通过特定手法作用于人体体表的特定部位或穴位的一种治疗方法,具有疏通经络、滑利关节、强筋壮骨、散寒止痛、健脾和胃、消积导滞、扶正祛邪等作用,从而达到预防保健、促进疾病康复的目的。

一、适用范围

穴位按摩法的应用范围很广,在伤科、内科、妇科、儿科、五官科以及保健美容方面都可以适用,尤其是对于慢性病、功能性疾病疗效较好。

二、用物准备

治疗盘、润肤介质、治疗巾、大浴巾。酌情备用糖水及外用药。

三、按摩手法

(一)成人穴位按摩手法

成人穴位按摩应遵循有力、柔和、均匀、持久、渗透的原则。

1. **推法**　用指、掌或肘部着力于人体一定穴位或部位上,做单方向直线移动。用手指操作称指推法;用肘部操作称肘推法;用掌操作称掌推法。操作时,指、掌或肘要紧贴体表,用力要稳,速度要缓慢、均匀,适用于全身各个部位。

一指禅推法是用拇指指腹或指端着力推拿部位,以肘为支点,前臂做主动摆动,带动腕部摆动和拇指关节做屈伸活动。手法频率每分钟120~160次。其常用于头面、胸腹和四肢等处。

2. **拿法**　用拇指和示、中两指,或用拇指和其余四指相对用力,在一定的穴位或部位上进行节律性地捏提。操作时,用劲要由轻而重,不可骤然用力,动作要缓和而有连贯性。其适用于四肢、肩、颈、腋下。

3. **按法**　用指、掌或肘在患者体表的一定穴位或部位上着力按压,按而留之。用手指操作的,称为指按法;用掌操作的,称为掌按法;用肘尖部位操作的,称为肘按法。操作时着力部位要紧贴体表,不可移动,用力要由轻而重,不可用暴力。其适用于全身各部。

4. **摩法**　用手指指面或手掌掌面附着在体表的腧穴或部位上,以腕关节连同前臂做有节律的环旋抚摩运动。用手指指面操作的,称指摩法;用手掌掌面操作的,称掌摩法。操作时肘关节自然屈曲,腕部放松,指掌自然伸直,动作缓和而协调,仅在皮肤上做有节律的环旋抚摩活动,而不带动皮下组织。频率每分钟120次左右。其适用于全身各部,常用于胸腹、胁肋及颜面部。

5. **揉法**　用手指罗纹面,手掌大鱼际、掌根或全掌着力吸附于一定的穴位或部位上,做轻柔缓和的旋转运动。用手指罗纹面操作的,称指揉法;用手掌操作的,称掌揉法。操作时以腕关节连同前臂环旋转动来带动指、掌的着力部位在一定的穴位上揉动。动作要协调,用力以使皮下组织随之回旋运动为度。操作过程要持续、均匀、柔和而有节律,频率每分钟为120~160次。

6. **摇法**　用一手握住(或扶住)被摇动关节近端的肢体,另一手握住关节远端的肢体,做缓和回旋的转动。操作时动作要缓和,用力要稳,摇动的幅度要由小到大,因势利导,适可而止。其常用于四肢关节、颈项及腰部。

7. 滚法　用小鱼际侧掌背部以一定的压力附着在患者体表的一定部位上，通过腕关节屈伸的连续往返摆动(连同前臂的旋转)，使手掌背近 1/2 的面积在选用的部位上做连续不断的往返滚动。操作时，掌背尺侧部要紧贴体表，不可跳跃进行或拖动摩擦。肘关节屈曲 120°，动作要协调而有节律，压力要均匀。滚动频率一般为每分钟 140 次左右。其适用于颈、腰、背、臂、四肢部。

8. 搓法　用两手掌面对置地挟住或托抱患者肢体的一定部位，相对用力做往返的快速揉搓。操作时，双手用力要对称、均匀，搓动要快，移动要缓，动作要自然流畅。其适用于腰、背、胁肋及四肢部，以上肢最为常用。

9. 捏法　用拇指和其他手指对置在一定部位(经筋、肌肉、韧带)相对着力夹挤，并可沿其分布或结构形态辗转移动。操作时压力应均匀，动作应连贯而有节律性。其适用于全身各部，常用于头颈部、四肢及背脊处。

10. 抖法　用双手握住患者上肢或下肢远端，微用力做连续的小幅度的上下颤动，使关节有松动感。操作时颤动的幅度要小，频率要快。其适用于四肢部，以上肢部为常用。

(二) 小儿穴位按摩法

小儿穴位按摩法，要结合小儿生理上脏腑娇嫩、形气未充、生机蓬勃、发育迅速，病理上易感外邪、起病容易、传变迅速、易趋康复的特点，手法特别强调轻快柔和、平稳着实。选穴多为小儿特有穴位，多分布于小儿两肘以下。另外临床上小儿以外感病和内伤饮食者居多，手法多用解表、清热、消导为主的方法。

1. 推法

(1) 直推法：以拇指桡侧，或者指面，或者示、中二指指面做直线推动。

(2) 旋推法：以拇指指面做顺时针方向推动。

(3) 分推法：用两手拇指桡侧或者指面，或者示、中二指指面自穴位向两旁分向推动。

操作时要有节律，每分钟 100~300 次。由指尖推向指根为补法；反之则为泻法；来回反复推为平补平泻，又称清法。

2. 揉法　以中指，或拇指指端，或掌根，或大鱼际，吸附于一定部位或穴位，做顺时针或逆时针方向旋转揉动。操作时以腕部发力，用力轻柔而均匀，手指不可离开皮肤，不可摩擦。频率为每分钟 200 次。

3. 运法　以拇指或中指指端在一定穴位上由此及彼做弧形或环形推动。注意运法宜轻不宜重，宜缓不宜急，要在体表做旋绕摩擦推动，不带动深层组织。频率为每分钟 80~120 次。

4. 按法　以拇指或掌根用力向一定部位或穴位下按。操作过程中注意压力由轻而重，富有渗透性。

5. 摩法　以手掌或示、中、无名指指面附于一定部位或穴位上，以腕关节连同前臂做顺时针或逆时针方向环形移动摩擦。操作时用力要轻，动作要缓，速度要均匀，频率为每分钟 150~180 次。

6. 捏法　用拇指桡侧缘抵住皮肤，示、中指前按，三指同时用力提拿皮肤，双手交替捻动向前；示指屈曲，以示指中节桡侧顶住皮肤，拇指前按，两指用力同时提拿肌块，双手交替捻动向前。操作时捏起皮肤多少与用力大小要适当，切不可拧转，需直线前进。

(三) 穴位按摩在护理中的应用

1. 头痛　患者坐位，用一指禅推法从印堂向上沿前额发际至头维、太阳，往返 3~4 遍，并配合按揉印堂、鱼腰、太阳、百会等穴；再用拿法从头顶至风池，往返 4~5 遍；最后用弹法从前发际至后发际及头两侧，往返 2~3 遍。时间约为 5 分钟。

2. 牙痛　患者坐位，在颊车、下关穴处用一指禅推法治疗 3~4 分钟；再结合掐、揉合谷、内庭，治疗 3~4 分钟。

3. 胃痛

(1) 患者仰卧位，术者坐于患者右侧，先用一指禅推法、摩法在胃脘部治疗，使热量渗透于胃脘；

然后按、揉中脘、气海、天枢等穴,同时配合按、揉足三里,治疗约 10 分钟。

（2）患者俯卧位,用一指禅推法,从背部脊柱两旁沿膀胱经顺序而下至三焦俞,往返 4～5 遍;然后用按、揉法治疗肝俞、脾俞、胃俞、三焦俞,治疗约 5 分钟。

（3）患者坐位,拿肩井,循臂肘而下 3～4 遍,在手三里、内关、合谷等穴做强刺激;然后再搓肩臂及两胁部,由上而下往返 4～5 遍,治疗 5 分钟。

4. 腹胀

（1）患者仰卧位,术者用摩法在腹部沿升结肠、横结肠、降结肠顺序推摩 3 分钟,并在腹部做环形摩法 3 分钟;按中脘、天枢及双侧足三里约 3 分钟。

（2）患者俯卧位,按两侧脾俞、胃俞、大肠俞,用掌推法沿腰际两侧轻轻操作 2 分钟。

5. 便秘

（1）患者仰卧位,术者用一指禅推法在中脘、天枢、大横穴位处治疗,每穴约 1 分钟;然后按顺时针方向摩腹 10 分钟。

（2）患者俯卧位,用一指禅推法沿脊柱两侧从肝俞由上而下进行往返治疗 3～4 遍;再用按、揉、摩法在肾俞、大肠俞、八髎、长强等穴处治疗,往返 2～3 遍,治疗约 5 分钟。

6. 失眠

（1）患者仰卧位,术者坐于患者头部前方,用按法和揉法在睛明穴治疗 5～6 遍,再用一指禅推法从印堂向两侧沿眉弓至太阳穴往返 5～6 遍,并点按印堂、攒竹、鱼腰、太阳等穴位。术者用指推法从印堂向下沿鼻两侧至迎香,再沿颧骨至耳前听宫穴,往返 2～3 遍。术者用指推法从印堂沿眉弓向两侧推至太阳穴,往返 3～4 遍;再搓推脑后及颈部两侧,并点按两侧风池穴,往返 2～3 遍;最后点按百会、双侧神门及足三里穴。治疗约 10 分钟。

（2）患者仰卧位,术者按顺时针方向摩腹,并点按中脘、气海、关元穴,治疗约 6 分钟。

四、注意事项

（一）护士需要注意的事项

1. 根据患者的年龄、性别、病情、病位,帮助患者取合适的体位,并采用合适的按摩手法。

2. 操作前应定期修剪指甲,避免损伤患者皮肤。

3. 为减少阻力或提高疗效,手上可蘸水、滑石粉、石蜡油、姜汁、酒等润肤介质。

4. 在腰、腹部施术前,应嘱患者先排尿。

5. 操作中要随时遮盖不需暴露的部位,防止患者受凉。并注意观察患者全身情况,如其出现面白肢冷或剧烈疼痛,应立即停止操作。

6. 手法应熟练,并要求柔和、有力、持久、均匀,运力能达组织深部,禁用暴力以防组织损伤。一般每次 15～20 分钟。

7. 严重心脏病、出血性疾病、癌症、急性炎症及急性传染病者,以及皮肤有破损部位均禁止按摩。孕妇的腰腹部禁止按摩。

（二）患者需要注意的事项

1. 患者过于饥饿、疲劳、紧张时不宜立即进行按摩。

2. 施治过程中如有不适及时告知医护人员。

第四节　拔　罐　法

拔罐法,古称角法、吸筒法,是一种以罐为工具,借助热力排出其中的空气,造成负压,使罐吸附于施术部位,造成局部充血或瘀血现象,以达到防治疾病目的的方法。

一、适用范围

拔罐法具有温经通络、除湿散寒、消肿止痛、拔毒排脓的作用。其适用范围较为广泛,如风湿痹痛、各种神经麻痹,以及一些急慢性疼痛,如腹痛、腰背痛、痛经、头痛等均可应用;还可用于感冒、咳嗽、哮喘、消化不良、胃脘痛、眩晕等脏腑功能紊乱方面的病症。此外,如丹毒、红丝疔、毒蛇咬伤、疮疡初起未溃等外科疾病亦可用拔罐法。

二、用物准备

治疗盘、95% 酒精棉球、直血管钳、玻璃罐、竹罐或负压吸引罐、火柴(打火机)、弯盘、凡士林或按摩乳、棉签、皮肤消毒液、无菌持物镊、干棉球等。以上用物可根据拔罐方法选用。

三、操作方法

(一)罐的种类

1. 竹罐　用直径 3～5cm 坚固无损的竹子,截成 6～8cm 或 8～10cm 长的竹管,一端留节作底,另一端作罐口,用刀刮去青皮及内膜,制成形如腰鼓的圆筒,用砂纸磨光,使罐口光滑平正。其优点是取材容易、经济易制、轻巧、不易摔碎。缺点是容易燥裂漏气、吸附力不大。

2. 陶罐　用陶土烧制而成,罐的两端较小,中间略向外凸出,状如瓷鼓,底平,口径大小不一,口径小者较短,口径大者略长。优点是吸力大,但质地较重,容易破碎。

3. 玻璃罐　是在陶制罐的基础上,改用玻璃加工而成,其形如球状,罐口平滑,分大、中、小三种型号。其优点是质地透明,使用时可直接观察局部皮肤的变化,便于掌握时间,临床应用较普遍。其缺点是容易破碎。

4. 抽气罐　即用青霉素药瓶或类似的小药瓶,将瓶底切去磨平滑,瓶口的橡胶塞须保留完整,以便于抽气时使用。现有用透明塑料制成的抽气罐,上面加置活塞,便于抽气。

(二)拔罐方法

1. 火罐法

(1)闪火法:用镊子或止血钳夹住浓度为 95% 酒精棉球,点燃后在罐内绕一圈后,立即退出,然后迅速将罐扣在施术部位。

(2)投火法:将酒精棉球或纸片点燃后投入罐内,迅速将罐扣在施术部位。此法适用于侧面横位拔罐。

(3)贴棉法:将酒精棉球贴在罐壁内中部,点燃后迅速扣在施术部位。

2. 水罐法　煮锅内加水或加水后放入中药包,将竹罐投入锅内煮 5～10 分钟,用长镊子将罐夹出,罐口朝下,迅速用湿毛巾紧扪罐口,再立即将罐扣在应拔部位上,留罐 10～20 分钟。观察水罐吸附情况,如患者感到过紧疼痛或烫痛,应立即起罐。

3. 负压吸引法　选定穴位后将玻璃罩口按扣在局部皮肤上,连续抽气数次,吸牢后可留置 20～30 分钟。留置过程中,可从玻璃罩外观察皮肤呈现稍微红肿或有细小出血点,若无其他变化和不适,可增加负压,继续留置 10 分钟左右起罐。

(三)拔罐法的应用

1. 留罐　拔罐后留置 10～15 分钟,使局部皮肤充血。起罐时,以一手指按压罐口皮肤,使空气进入罐内,罐体即可取下。

2. 走罐　在施术部位和罐口涂上一层凡士林或按摩乳,将罐拔好后,用手握住,向上下或左右往返推移,直至皮肤充血为止。其适用于脊背、腰臀、大腿等肌肉丰厚,面积较大的部位。

3. 闪罐　将罐拔住后立即起下,反复多次地拔住、起下,直至皮肤潮红、充血或瘀血即可。

Note:

4. 针罐 此法是将针刺与拔罐相结合的一种方法。在针刺得气留针时,将罐拔在以针为中心的部位上,留罐与针5～10分钟,然后起罐起针。

四、注意事项

(一)护士需要注意的事项

1. 冬季拔罐注意保暖,留罐时盖好衣被。

2. 拔罐时应采取合适的体位,使之舒适持久。并尽量选择肌肉丰厚的部位拔罐。骨骼凹凸不平和毛发较多处不宜拔罐。皮肤有过敏、水肿、溃疡、肿瘤、大血管处、孕妇腰骶部、腹部均不宜拔罐。

3. 根据部位不同选择大小合适的罐,并检查罐口周围是否光滑,有无裂痕。

4. 拔罐时,动作要快、稳、准,起罐时切勿强拉。用火罐时应注意勿灼伤或烫伤皮肤。若烫伤或留罐时间太长而皮肤起水疱时,小的无需处理,防止擦破即可。水疱较大时,用消毒针将水疱刺破放出水液,涂以龙胆紫药水,或用消毒纱布包敷,以防感染。

5. 凡使用过的罐,均应消毒处理后备用。

(二)患者需要注意的事项

1. 患者过于饥饿、疲劳、紧张时不宜立即进行拔罐。

2. 拔罐过程中避免更换体位,以免罐具脱落损坏。

3. 治疗结束后,患者需休息片刻方可活动或离开。

4. 拔罐后次日观察罐斑是否淡化,若颜色加深或有血肿出现应及时就诊复查。

第五节 刮 痧 法

刮痧法是应用边缘钝滑的器具蘸取一定的介质,在患者体表一定部位或者穴位上的皮肤反复刮动,使局部皮下出现瘀斑或痧痕,使脏腑秽浊之气经腠理通达于外,从而促使气血流畅,达到防治疾病的一种治疗方法。

一、适用范围

本疗法是临床常用的一种简易治疗方法,流传甚久。其多用于治疗夏秋季时病,如中暑、外感、肠胃道疾病等。现多用于消化系统和呼吸系统疾病的防治。

二、用物准备

治疗盘、刮具、治疗碗(内盛少量清水、植物油或药液)、擦纸,必要时备浴巾、屏风等物。

三、操作方法

(一)刮痧工具

1. **刮痧板** 多用水牛角和黄牛角制成。

2. **硬币、铜钱** 取边缘较厚而又没有缺损的硬币或铜钱。

3. **小蚌壳** 取边缘光滑的蚌壳,多为渔民袭用。

4. **其他** 选取边缘光滑而没有破损的瓷碗、瓷酒盅、瓷汤匙、不锈钢汤匙、嫩竹片、玻璃棍等亦可。

(二)刮痧方法

1. 先充分暴露刮治部位,并做适当清洁。

2. 施术者手持刮具,蘸取植物油或清水,在选定的部位,从上至下、由内向外朝单一方向反复刮动,用力轻重以患者能耐受为度。刮动数次后,感觉涩滞时,须蘸植物油再刮,一般刮10～20次,以出现紫红色斑点或斑块为度。

Note:

3.一般要求先刮颈项部,再刮脊椎两侧部,然后再刮胸部及四肢部位。刮背时,应向脊柱两侧,沿肋间隙呈弧线由内向外刮,每次8～10条,每条长6～15cm。

4.如果有出血性疾病,比如血小板减少症者,无论头部还是其他部位都不能刮痧。如果有神经衰弱,最好选择在白天进行头部刮痧。

5.刮痧时间一般20分钟左右,或以患者能耐受为度。

四、注意事项

(一)护士需要注意的事项

1.刮痧工具必须边缘光滑,没有破损。不能干刮,应时时蘸取润肤介质保持润滑,以免刮伤皮肤。

2.治疗时用力应均匀,力度适中;对不出痧或出痧少的部位不可强求出痧,禁用暴力。

3.刮痧过程中要随时观察病情变化,如患者出现面色苍白、出冷汗等,应立即停刮,并报告医生,配合处理。

4.形体过于消瘦、有皮肤病变、有出血倾向者不宜用刮痧疗法;五官孔窍以及孕妇的腹部、腰骶部禁刮。

5.使用过的刮具,应清洁消毒处理后备用(注:牛角刮痧板禁用水疱处)。

6.刮痧间隔时间一般为3～6天,或以痧痕消退为准,3～5次为一个疗程。

(二)患者需要注意的事项

1.患者过于饥饿、疲劳、紧张时不宜立即进行刮痧。

2.治疗结束后,患者需休息片刻方可活动或离开。

3.刮痧后应保持情绪稳定;禁食生冷、油腻之品。

第六节　耳穴压豆法

耳穴治病具有操作简单,易于掌握的特点,其临床常用的有耳穴压豆法、耳穴毫针刺法,耳穴埋针法、耳穴放血法等。耳穴压豆法是在耳针疗法的基础上发展起来的一种保健方法。是用胶布将药豆或磁珠准确地粘贴于耳穴处,给予适度的揉、按、捏、压,使其产生热、麻、胀、痛等刺激感应,以达到治疗目的的一种外治疗法,又称耳穴埋豆法、耳郭穴区压迫疗法。

一、耳郭与耳穴

(一)耳郭的表面解剖

见图6-2。

1.**耳轮**　耳郭最外圈的卷曲部分。

2.**耳轮脚**　耳轮深入耳腔内的横行突起部分。

3.**耳轮结节**　耳轮后上方稍突起处。

4.**耳轮尾**　耳轮末端与耳垂的交界处。

5.**对耳轮**　在耳轮内侧,与耳轮相对的隆起部。其上方有两分叉,向上分叉的一支称对耳轮上脚;向下分叉的一支称对耳轮下角。

6.**三角窝**　对耳轮上、下角之间的三角形凹窝。

7.**耳舟**　耳轮与对耳轮之间的凹沟。

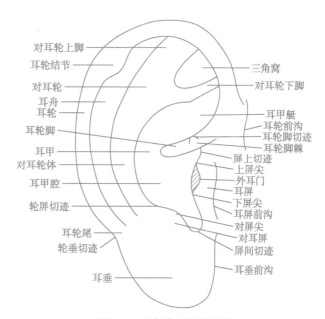

图6-2　**耳郭表面解剖名称**

8. **耳屏** 耳郭前面的瓣状突起，又称耳珠。

9. **屏上切迹** 耳屏上缘与耳轮脚之间的凹陷。

10. **对耳屏** 对耳轮下方与耳屏相对的隆起部。

11. **屏间切迹** 耳屏与对耳屏之间的凹陷。

12. **屏轮切迹** 对耳屏与对耳轮之间的稍凹陷处。

13. **耳垂** 耳部下部无软骨之皮垂。

14. **耳甲艇** 耳轮脚以上的耳腔部分。

15. **耳甲腔** 耳轮脚以下的耳腔部分。

16. **外耳道开口** 在耳甲腔内，为耳屏所遮盖处。

（二）耳穴的分布

人体发生疾病时，常会在耳部的相应部位出现"阳性反应点"，如压痛、变形、变色、水疱、结节、丘疹、凹陷、脱屑、电阻降低等，这些反应点就是防治疾病的刺激点，又称耳穴。

耳穴在耳部的分布有一定的规律，一般来说，耳部好像一个倒置的胎儿，头部朝下，臀部朝上。其分布规律：与头面部相应的穴位在耳垂或耳垂邻近；与上肢相应的穴位在耳舟；与躯干和下肢相应的穴位在对耳轮和对耳轮上、下脚；与内脏相应的穴位多集中在耳甲艇和耳甲腔；消化道在耳轮脚周围环形排列，见图6-3。

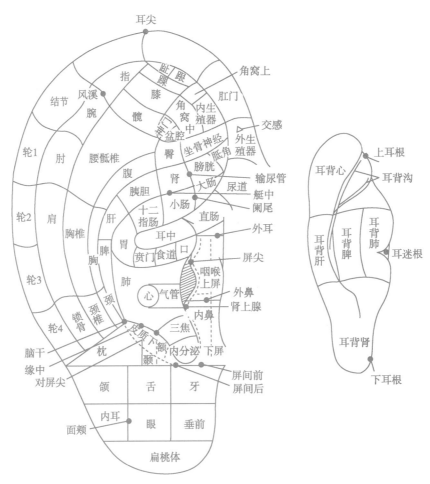

图6-3 **耳穴形象分布示意图**

（三）常用耳穴的定位与主治

见表6-1。

表 6-1　**常用耳穴的定位与主治**

解剖部位	穴名	定位	主治
耳舟部	腕	平耳轮结节突起处的耳舟部	腕部扭伤,肿痛
	肘	在腕与肩穴之间	肘痹
	肩	与屏上切迹同水平的耳舟部	肩痹
对耳轮上脚部	踝	在对耳轮上脚的内上角	踝关节炎,踝部扭挫伤
	膝	在对耳轮上脚的起始部	膝关节炎
对耳轮下脚部	臀	在对耳轮下脚外 1/2 处	坐骨神经痛
	坐骨	在对耳轮下脚内 1/2 处	坐骨神经痛
三角窝	神门	在三角窝的外 1/3 处,对耳轮上、下脚交叉之前	失眠,多梦,健忘,眩晕,荨麻疹,各种痛证
耳屏部	屏尖	在耳屏上部隆起的尖端	发热,牙痛
	肾上腺	在耳屏下部隆起的尖端	低血压,风湿,眩晕,腮腺炎,哮喘
对耳屏部	皮质下	在对耳屏的内侧面	失眠,多梦,痛症,哮喘,眩晕,耳鸣
屏间切迹部	目 1	在屏间切迹前下方	青光眼,近视眼
	目 2	在屏间切迹后下方	屈光不正,外眼炎症
	屏间(内分泌)	在屏间切迹内耳甲腔底部	生殖器功能失调,更年期综合征,皮肤病
耳轮脚周围部	胃	在耳轮脚消失处	胃痛,呃逆,呕吐,消化不良,胃溃疡,失眠
	十二指肠	在耳轮脚上方外 1/3 处	胆道疾病,十二指肠溃疡
	小肠	在耳轮脚上方中 1/3 处	消化不良,心悸
耳甲艇部	肾	在对耳轮下脚的下缘,小肠穴直上方	泌尿,生殖,妇科疾病,腰痛,耳鸣,失眠
	肝	胃、十二指肠穴的后方	肝气郁滞,眼病,胁痛,月经不调,痛经
耳甲腔部	脾	在肝穴下方,耳甲腔的外上方	消化不良,腹胀,慢性腹泻,胃痛,口腔炎,崩漏,血液病
	心	在耳甲腔中心最凹陷处	心血管系统疾病,中暑,急惊风
	肺	心穴的上、下、外三面	呼吸系统疾病,皮肤病,感冒
耳轮部	耳尖	将耳轮向耳屏对折时,耳郭上尖端处	发热,高血压,目赤肿痛,睑腺炎
耳垂部	升压点	在屏间切迹下方	低血压,虚脱
	牙痛点 1	在耳垂 1 区的外下角	拔牙,牙痛
	牙痛点 2	在耳垂 4 区的中央	拔牙,牙痛
	眼	在耳垂 5 区中央	急性结膜炎,电光性眼炎,近视
耳郭背面部	降压沟	在耳郭背面,由内上方斜向外下方行走的凹沟里	高血压

（四）耳穴探查方法

1. 观察法　用眼直接观察耳部的形态、色泽等方面的病理性改变。如硬结、丘疹、凹陷、水疱、充血、脱屑等阳性反应点。

2. 按压法　可以用探针、火柴棒、毫针柄等在与疾病相应的耳区周围进行按压寻找压痛点。

3. 电阻测定法　可以用耳穴探测仪或经络探测仪在耳郭探查导电性能良好的良导点。

Note：

二、适用范围

耳穴压豆法适用于多种疾患，如胆石症、胆囊炎、腹痛、痛经、颈椎病、失眠、高血压、眩晕、便秘、哮喘、尿潴留等。

三、用物准备

治疗盘、药豆（如王不留行籽等）或磁珠、皮肤消毒液、棉签、镊子、探棒、胶布、弯盘等。

四、操作方法

进行耳穴探查，找出阳性反应点，并结合病情，确定主、辅穴位。皮肤消毒后，左手手指托持耳郭，右手用镊子夹取割好的方块胶布，中心粘上准备好的药豆或磁珠，对准穴位紧贴压其上，并轻轻揉按 1～2 分钟。每次以贴压 5～7 穴为宜，每日按压 3～5 次，隔 1～3 天换 1 次，两组穴位交替贴压。两耳交替或同时贴用。

五、注意事项

（一）护士需要注意的事项

1. 贴压耳穴应注意防水，以免脱落。

2. 夏天易出汗，贴压耳穴不宜过多，时间不宜过长，以防胶布潮湿或皮肤感染。

3. 耳郭皮肤有炎症或冻伤者不宜采用。

4. 对过度饥饿、疲劳、精神高度紧张、年老体弱、孕妇按压宜轻，急性疼痛性病症宜重手法强刺激，习惯性流产者慎用。

（二）患者需要注意的事项

1. 患者过于饥饿、疲劳、紧张时不宜立即进行耳穴压豆治疗。

2. 患者应学会自我按压已贴的耳穴，最少每穴每次按 30 下，按压持续时间不超过 1 分钟，每天 3 次。

3. 自我按压已贴耳穴的有效表现为局部酸、麻、胀、痛、灼热感等。

4. 平时注意防水，不宜游泳，以免胶布脱落，使治疗中断。

第七节　热　熨　法

热熨法是将药物或其他物品加热后，在患病部位或特定穴位适时来回或回旋运转，借助温热之力，将药性由表达里，通过皮毛腠理，循经运行，内达脏腑，疏通经络，温中散寒，畅通气机，镇痛消肿，调整脏腑阴阳，从而防治疾病的一种方法。临床常用方法有药熨法、坎离砂法、葱熨法、盐熨法、大豆熨法及热砖熨法。

一、适用范围

热熨法主要适用于由脾胃虚寒引起的胃脘疼痛、腹冷泄泻、呕吐，或者跌打损伤等引起的局部瘀血、肿痛，或者扭伤引起的腰背不适、行动不便等，以及风湿痹证引起的关节冷痛、麻木、沉重、酸胀等病症。

二、用物准备

治疗盘、治疗碗、竹筷、陈醋、双层纱布袋、凡士林、棉签、坎离砂成品（或药物、盐、麸皮、晚蚕沙等）、炒锅、电炉、必要时备大毛巾、屏风。

三、操作方法

（一）药熨法

将药物加白酒或醋一起放入锅中混匀,文火炒至 60～70℃ 装袋,用大毛巾保温(用时 50～60℃)。根据病情取合适体位,暴露药熨部位。患处涂一层凡士林,将药袋放到患处或相应穴位用力来回推熨,力量要均匀,开始时用力要轻,速度可稍快,随着药袋温度的降低,力量可增大,同时速度减慢。药袋温度过低时,及时更换药袋。每次 15～30 分钟,每日 1～2 次。药熨过程中要注意观察局部皮肤,防止烫伤。药熨后擦净局部皮肤,协助患者取舒适卧位。

（二）坎离砂法

将坎离砂放入治疗碗内加陈醋,以坎离砂湿润为宜,拌匀后装入布袋,待发热备用。局部皮肤涂凡士林,将坎离砂袋放在患处皮肤上,来回推熨,以患者能耐受为宜。冬季可用浴巾或棉被裹住保温。每次可熨 20～30 分钟,每日 1～2 次。坎离砂可反复使用,每次用时加入陈醋,直至不能发热时再更换。

四、注意事项

（一）护士需要注意的事项

1. 热证、实证、身体大血管处,皮肤有破损及局部无知觉者禁用。
2. 腹部包块性质不明及孕妇腹部忌用。
3. 掌握好热熨温度,一般不超过 70℃,年老和婴幼儿不超过 50℃。
4. 随时观察皮肤有无潮红、水疱,如有烫伤,应立即停止热熨,局部涂以烫伤药物。

（二）患者需要注意的事项

1. 治疗前应排空小便。
2. 治疗过程中若感觉药袋过烫或施术部位疼痛明显,应及时告知护士。
3. 治疗后要注意避风保暖,不宜过度疲劳,饮食宜清淡。

第八节　熏　洗　法

熏洗法是将药物煎汤煮沸后,利用药液所蒸发的药气熏洗患部,待药液稍温后,再洗涤患部的一种技术。根据所用药物不同,分别具有疏通腠理、行气活血、清热解毒、消肿止痛、祛风除湿、去腐生肌、发汗解表、杀虫止痒等作用。熏洗法可分为四肢熏洗法、眼部熏洗法、坐浴法。

一、适用范围

熏洗法主要用于治疗体表急性炎症及风湿肿痛等病证。

二、用物准备

熏洗盆、药液、治疗盘、浴巾、水温计、弯盘、镊子、纱布,眼部熏洗时另备治疗碗、有孔巾、药液等。

三、操作方法

（一）四肢熏洗法

将煎好的药液倒入盆内,加热水至所需量,患肢架于盆上,用浴巾围盖患肢及盆,使蒸汽熏蒸患部,待温度适宜后,再将患肢浸泡在药液中浸洗。

（二）眼部熏洗法

将煎好的药液倒入治疗碗内,碗口盖上纱布,中间露一个小孔,患眼对准小孔进行熏蒸,待药温适宜时,用镊子夹纱布蘸药液洗患眼。

（三）坐浴法

操作前向患者做好解释，以取得患者合作。能够下床活动者可指导患者自己坐浴。将坐浴药物，如中药汤剂加入开水半盆，趁热放在坐浴椅上，患者暴露臀部，坐在坐浴盆上先用热药液熏，待温度降至不烫手时再用纱布浸湿，洗涤局部，坐浴结束，擦干臀部。坐浴时间每次 20～30 分钟，每日 1 次，肛门部疾患常在解大便后坐浴。如有伤口时，浴盆及溶液应为无菌。坐浴后按常规给予伤口换药。

四、注意事项

（一）护士需要注意的事项

1. 熏洗时，冬季应保暖，夏季宜避风寒，以免感冒加重病情。暴露部位尽可能加盖衣被。熏洗后，要立即将皮肤拭干。

2. 注意药液温度适宜，掌握好患部与盛药液器皿的距离，消除或减少因药液温度过高，烫伤或灼伤患部的风险；但药液温度也不可过冷，影响治疗效果。

3. 对伤口部位进行熏洗，浸渍时，应按无菌技术操作进行。

4. 被包扎的患部，熏洗时揭去敷料，熏洗完毕，应更换敷料，重新包扎。

5. 孕妇及月经期禁用坐浴。

6. 一般每日熏洗 1 次，每次 20～30 分钟，根据病情不同也可每日 2 次。

（二）患者需要注意的事项

1. 患者不宜空腹熏洗，进餐前后 30 分钟内不宜熏洗。

2. 心肺脑病、水肿、体质虚弱、老年患者熏洗时间不宜过长，以防虚脱。

3. 熏洗后要避风保暖，注意休息，不宜过度疲劳。

第九节　贴　敷　法

贴敷法分干性贴敷法和湿性贴敷法两种。干性贴敷法又称穴位贴敷法，是指在一定的穴位上贴敷药物，通过药物和穴位的共同作用以治疗疾病的一种外治方法。其中某些带有刺激性的药物贴敷穴位可以引起局部发泡化脓，又称为"天灸"或"自灸"，现代也称发泡疗法。若将药物贴敷于神阙穴，通过脐部吸收或刺激脐部以治疗疾病时，又称敷脐疗法或脐疗。湿性贴敷法，简称湿敷法，是将无菌纱布用药液浸透，敷于局部的一种治疗方法。它具有通调腠理、清热解毒、消肿散结的作用。

一、适用范围

贴敷法适用范围相当广泛，包括多种临床急、慢性疾患，还可用于防病保健。

（一）内科

感冒、咳嗽、哮喘、自汗、盗汗、胸痹、不寐、胃脘痛、泄泻、呕吐、便秘、食积、黄疸、胁痛、头痛、眩晕、口眼㖞斜、消渴、遗精、阳痿等。

（二）外科

疮疡肿毒、关节肿痛、跌打损伤等。

（三）妇科

月经不调、痛经、子宫脱垂、乳痈、乳核等。

（四）五官科

喉痹、牙痛、口疮等。

（五）儿科

小儿夜啼、厌食、遗尿、流涎等。

二、用物准备

（一）穴位贴敷法

治疗盘、膏药或新鲜中草药,根据需要准备添加的药末、酒精灯、火柴、剪刀、胶布、绷带。必要时准备备皮刀、滑石粉。

（二）湿敷法

治疗盘、药液及容器、敷布(4～5层纱布制成)、凡士林、镊子、弯盘、橡胶单、中单、纱布。

三、操作方法

（一）穴位贴敷法

1. 根据所选穴位,采取适当体位,使药物能敷贴稳妥。贴药前,定准穴位,用温水将局部洗净,或用酒精棉球擦净,然后敷药。

2. 对于所敷之药,无论是糊剂、膏剂或捣烂的鲜品,均应将其很好固定,以免移动或脱落。

3. 一般情况下,刺激性小的药物,每隔1～3天换药1次;不需溶剂调和的药物,还可适当延长至5～7天换药1次;刺激性大的药物,应视患者的反应和发泡程度确定贴敷时间,数分钟至数小时不等,如需再贴敷,应待局部皮肤基本正常后再敷药。

4. 对于寒性病证,可在敷药后,在药上热敷或艾灸。

（二）湿敷法

根据患部,取合理体位,暴露湿敷部位,下垫橡胶单、中单,局部涂以凡士林。将药液倒入容器内,置敷布于药液中浸透,用镊子拧干、抖开、折叠后敷于患处(温度以不烫手为度)。每隔5～10分钟以无菌镊子夹纱布浸药后,淋药液于敷布上,保持湿度和温度,每次湿敷30～60分钟。湿敷完毕后,擦干局部药液,取下弯盘、中单、橡胶单,协助患者穿好衣服。

四、注意事项

（一）护士需要注意的事项

1. 穴位贴敷法护士需要注意的事项

（1）凡用溶剂调敷药物时,需现调现用;用膏药贴敷应掌握好温度,以免烫伤。

（2）对胶布过敏者,可改用其他方法固定贴敷药物。

（3）对刺激性强、毒性大的药物,贴敷穴位不宜过多,贴敷面积不宜过大,贴敷时间不宜过长,以免发泡过大或发生药物中毒。

（4）对久病体弱消瘦以及有严重心脏病、肝脏病等的患者,使用药量不宜过大,贴敷时间不宜过久,并在贴敷期间注意病情变化和有无不良反应。

（5）对于孕妇、幼儿,应避免贴敷刺激性强、毒性大的药物。

（6）对于残留在皮肤的药膏等,不可用汽油或肥皂及有刺激性物品擦洗。

2. 湿敷法护士需要注意的事项

（1）药液温度不宜过热,避免烫伤。

（2）严格无菌操作,避免交叉感染。

（3）敷布应大于患部。

（4）治疗过程中应密切观察局部皮肤反应,如出现苍白、红斑、水疱、痒痛或破溃等症状时,应立即停止治疗,并做相应处理。

（二）患者需要注意的事项

1. 患者过于饥饿、疲劳、紧张时不宜立即进行贴敷。

2. 治疗结束后,患者需休息片刻方可活动或离开。

3. 治疗后要注意避风保暖,不宜过度疲劳,饮食宜清淡。

第十节 中药保留灌肠法

中药保留灌肠是将中药药液从肛门灌入直肠至结肠,使药液保留在肠道内,通过肠黏膜对药物的吸收达到治疗多种疾病的方法。临床上常用中药保留灌肠法有直肠注入法和直肠滴注法两种。

一、适用范围

本法具有导便通腑、清热解毒的作用。临床上多用于内科的肠道疾患、便秘、高热持续不退,妇科的盆腔炎、盆腔肿块等疾患。

二、用物准备

治疗盘、灌肠筒或输液器一套、弯盘内放消毒肛管(14~16 号)、温开水、水温计、石蜡油、治疗巾、橡胶单、棉签、纸巾若干、便盆、止血钳以及中药汤剂。

三、操作方法

患者取侧卧屈膝位,暴露臀部,臀下垫橡皮布、治疗巾。水温计测好药液温(39~40℃左右),倒入灌肠器或输液瓶内,连接导管,导管前端涂上石蜡油,排出空气。嘱患者张口呼气,将导管插入肛门 10~15cm,将药液徐徐灌入。灌完后轻轻拔出导管,用棉球拭净肛门,稍做按摩,嘱患者忍耐20~30分钟再排便。

四、注意事项

(一)护士需要注意的事项

1. 治疗前,先了解病变部位,以便掌握灌肠时的卧位和导管插入深度。并嘱患者排尽小便,做适当的解释说明工作,防止其精神紧张。

2. 导管插入肛门时不可用力过猛,以免损伤肠道。

3. 导后需观察大便次数、颜色、质量,如有特殊臭气或挟有脓液、血液等,应留取标本。

4. 儿童及肛门松弛者,操作时应将便盆置于臀下,以免玷污衣服。

(二)患者需要注意的事项

1. 患者精神紧张时不宜立即进行中药灌肠治疗。

2. 治疗过程中如有腹胀或便意时可做深呼吸,以减轻不适。

(丁富平)

思 考 题

---

1. 各种常用技术的操作方法和注意事项。

2. 晕针的预防与处理。

3. 查阅文献,综述耳穴贴压在临床的应用研究现状。

NURSING

第七章

中医养生保健与康复护理

07章 数字内容

--- 学 习 目 标 ---

- 知识目标
1. 掌握中医养生保健与康复护理的特点以及基本原则。
2. 熟悉传统运动养生的特点及功能。
- 能力目标
1. 列举中医养生方法在日常生活中的应用。
2. 运用中医康复护理方法在临床开展康复护理。
3. 应用四时养生、精神养生、药物养生和经络养生的方法在社区开展健康教育。
- 素质目标
通过本章知识的学习，掌握中医养生保健与康复护理知识技能，为将来更好地服务社会，为健康中国建设做贡献奠定基础。

中医养生保健与康复护理是中医药学的重要组成部分，具有系统的理论知识体系、行之有效的实践经验以及丰富多彩的方法和手段，在数千年的历史长河中，为中华民族的繁衍昌盛和健康事业做出了巨大的贡献。随着社会的进步对健康需求的变化，中医养生保健和康复护理的价值更加凸显。

 ———————————— 导入情景与思考 ————————————

段某，男，60岁。因"突发右侧肢体无力1个月余"入院治疗。门诊拟"中医：中风；西医：脑梗死"诊断收入院。患者1个月前无明显诱因出现右侧肢体无力，摔倒在地，急诊某综合性医院。经综合治疗后好转，进行康复治疗。入院症见：右侧肢体无力，可保持独立坐位，言语稍含糊，偶有头晕，二便调，舌质暗，苔白腻，脉细涩。右侧上肢肌力3级，右侧下肢肌力3级，肌张力升高；左侧肢体肌力和肌张力正常。颅脑MRI：左侧侧脑室体部旁、左侧颞叶脑梗死（新发病）。既往高血压病5年余，平素血压控制不佳。

根据本章所学内容，为该患者制订康复护理计划。

第一节 中医养生保健

古人称养生为摄生、道生等。养，即保养、培养、调养、补养、护养之意；生，即生命、生存、生长之意；养生即保养人的生命。保健，即保护健康，在中医范畴内与养生的含义基本相同。概言之，中医养生保健是人类为了自身更好的生存与发展，根据生命过程的客观规律，有意识地通过各种手段和方法进行养护身心的活动。养生保健活动贯穿于人类生、长、壮、老、已的全过程。

养生保健的根本目的就是保持健康，养性延命。随着人类疾病谱、医学模式的改变，社会激烈的竞争及治疗护理环节的迁移，中医养生保健有了新的时代意义，不仅很好地适应了当前疾病谱和医学模式的改变，也符合医药卫生服务重心前移的要求，更为社会和谐与持续健康发展提供了有力保障。

一、中医养生保健的特点

中医养生保健是历代劳动人民从千百年实践经验中总结出来的智慧结晶。它的发展轨迹是总结整理实践经验、升华理论、归纳方法后又在实践中验证，如此循环往复而不断发展和完善，其特点如下：

（一）整体动态

中医养生保健理论根植于中医基础理论。作为中医护理基本特点的整体观念和辨证施护，在中医养生保健中则深化为整体动态的特征。从整体出发，中医养生保健以"天人相应""形神合一"的整体观念为其学术核心，去认识人体生命活动及其与自然、社会的关系，特别强调人与自然环境及社会环境的协调，并用阴阳五行学说、经络学说、藏象学说结合生命发展规律来阐述人体生老病死、防病治病及延年益寿的内在规律，在整体动态中"权衡以平""审因施养"实施中医养生保健。由于人体始终处于未病、欲病、已病、病后状态中，养生保健从整体动态出发具有重要意义。

（二）和谐适度

无论在理论上还是在方法上，中医养生保健都强调和谐适度、不偏不倚。养生保健贯穿于衣、食、住、行、坐、卧各个方面，寓养生于日常生活之中。人与人之间、人与社会之间及人与自然之间的和谐是养生实践必须遵循的原则。只有各方面和谐适度，才能保证体内阴阳平衡、气血调和，以达健康长寿。如饮食要节制，静养休息适度，形劳、神劳及房劳不可太过，七情不可过亢等都体现了这一特征。晋代养生家葛洪提出"养生以不伤为本"的观点，其中"不伤"的关键即在于遵循自然及生命过程的变化规律，掌握适度，注意调节。

（三）综合实用

人类的生命活动是非常复杂的活动，影响人体健康的因素在不断变化，人体的功能状态也在不断变化。因此，健康长寿不是靠一朝一夕、一功一法的调摄就能实现的，而是应根据人体的实际状态，有针对性的多种调养方法综合地进行调摄。历代养生家都主张养生要因人、因时、因地制宜，综合辨证施养。

（四）适用广泛

养生不只是老年人的事，而是与每个人相伴终身。生命自孕育于母体之始，直至耄耋之年，每个年龄阶段都有与之相适应的养生内容。人在未病之时、患病之际、病愈之后，都有养生的必要。不同体质、不同性别、不同地区的人也都有各自适宜的养生方法。因此，中医养生保健的适用范围非常广泛。随着社会的发展、人类的进步，人们在追求生命延长的同时，也在不断追求更高的生存质量，具有广泛适应性的中医养生保健正引起人们的高度重视。健康中国促进养生保健理念及方法全民普及，提高了全民养生保健的自觉性，让养生保健活动成为人们生活的重要组成部分。

二、中医养生保健的基本原则

中医养生保健历史悠久，方法多样。上古时期，人类就开始了养生保健知识的积累，但尚未形成完整的理论体系。随着中医学理论体系的形成，中医养生保健也得到了不断地发展和完善，其基本原则有以下几个方面：

（一）正气为本

所谓"正气"，泛指人体一切正常功能活动和抗病康复能力。中医养生保健非常重视人体的正气，提出了"正气为本"的养生原则。强调以正气为中心，发挥人自身的主观能动性，通过主动对神的调摄，保养正气，增强生命活力，提高适应自然界变化的能力，从而达到强身健体、防病抗老、美容延寿等养生目的。

中医养生保健认为身体的强弱及机体是否早衰，主要取决于正气是否充盈。因此，扶正固本显得尤为重要。正气的保养重在护肾保精和调养脾胃。护肾保精应从节欲保精、运动保健、导引补肾、按摩益肾、食疗补肾、药物调养等多方面入手。调养脾胃的方法众多，如饮食调节、起居调养、精神调摄、药物调理、针灸按摩等。

（二）天人相应

"天人相应"强调养生应积极主动顺应自然，维系和协调内外关系，从而达到养生的目的。在自然界的变化中，存在着以四时、朔望、昼夜为标志的年、月、日等周期性节律变化，并由此产生了气候变化和物候变化所呈现的生、长、化、收、藏规律等。人类在长期的进化过程中，形成了与之近乎同步的生理节律和适应外界变化并做出自我调适的能力。因此，人应主动顺应天时而摄生，保持自身的生命节律与自然界阴阳消长的规律相协调，就能精神调和、形体坚实，不受外界邪气的侵害，从而达到养生延年的目的。

（三）形神合一

形与神是既对立又统一的哲学概念。"形"在人体即脏腑、经络、精、气、血、五官九窍等形体和组织。"神"在人体即情志、意识、思维等心理活动现象，以及生命活动的全部外在表现。中医养生保健强调形神共养的养生法则，认为只有做到"形与神俱"才能保持生命的健康长寿。神是先天之精所化生，出生之后，又依赖于后天之精的滋养。《黄帝内经》指出"人有五脏化五气，以生喜怒悲忧恐"。有了健康的形体，才能产生正常的精神情志活动。所以，保形全神是养生的重要法则。神在人体中起统率和协调的作用，由于神的统帅作用，生命活动才表现出整体特性、整体功能、整体行为、整体规律等。因此，中医养生保健又特别重视调神安形，通过"调神"来保养和提升人的内在生命力。

中医养生保健认为，形乃神之宅，神乃形之主，无神则形不可活，无形则神无以附，二者相辅相成,不可分离。正是形神之间的相互制约、相互影响的辨证关系,古人提出了形神共养的养生原则。但在形神关系中,"神"起着主导作用,脏腑的功能活动、气血津液的运行和敷布,必须受神的主宰。因此,中医养生保健主张形神共养,养神为先。

(四)动静结合

动与静是自然界物质运动的两种形式,有动才有静,动中包含着静,静中蕴伏着动。传统养生保健理论认为养生保健需要将运动和静养有机结合起来,才能达到形神共养。"动"包括劳动和运动。形体的动静状态与精气神的生理功能状态有着密切关系。静而乏动则易导致精气郁滞、气血凝结,久即患病损寿。适当的运动可促进气血畅达,提高抗御病邪的能力。中医养生保健主张"动以养形",并创造了许多行之有效的动形养生的方法,如八段锦、五禽戏、太极拳等。"静"是相对"动"而言,包括精神上的清静和形体上的相对安静状态。《素问》指出"静则神藏,躁则消亡",故中医养生保健提出"静以养神"的原则。

"动"与"静"都应适宜,太过或不及都可导致疾病。《素问》指出:"久视伤血,久卧伤气,久坐伤肉,久立伤骨,久行伤筋,是谓五劳所伤。"动静适宜是养生一大法则,养生实践中应通过权衡来决定动静适宜的具体量度,灵活运用以达到形神共养的效果。同时也要根据个人年龄、身体体质、锻炼与环境条件,以及个人的性格爱好等实际情况选择项目,制订方案。

(五)审因施养

审因施养是指养生要有针对性,应根据实际情况,具体问题,具体分析,找出适合个体的保健方法。审因施养的养生法则强调从三因制宜着手,包括因时制宜、因地制宜和因人制宜。

因时制宜就是根据不同的时间,调控自身精神活动、起居作息、饮食五味、运动锻炼、服药时机等,利用最适合的时间和方法来锻炼身体、增强抗病能力、延缓衰老进程,适时地避免疾病的发生,保持生命健康。因地制宜就是顺应地域差异,积极主动地采取相应的养生措施。因人制宜则是根据人的具体情况(体质、年龄、性别、职业、生活习惯等),有针对性地选择养生保健方法。

(六)综合调养

综合调养就是根据实际情况综合运用多种养生方法有重点而且全面地进行养生保健活动。人体是一个统一的有机体,养生保健应树立整体观念,关注生命活动的各个环节,综合调养。其内容主要有顺四时、慎起居、节劳逸、调饮食、戒色欲、调情志、动形体,以及针灸、推拿、药物养生等方面内容。

避风寒就是顺四时以养生,使机体内外功能协调;节劳逸就是指防劳伤和静伤以养生,使脏腑协调;戒色欲、调情志等是指对精、气、神的保养;动形体、针灸、推拿,是调节脏腑、经络、气血,以使脏腑协调,经络通畅、气血周流;药物养生则是以药物为辅助作用,强壮身体、益寿延年。从以上各方面对机体进行全面调养,使机体内外协调,适应外界变化,增强抗病能力,避免出现失调、偏颇,达到人与自然、体内脏腑气血阴阳的平衡统一。

(七)预防为主

古代医家很早就认识到治未病的重要性。《素问·四气调神大论》指出"圣人不治已病治未病,不治已乱治未乱,此之谓也。夫病已成而后药之,乱已成而后治之,譬犹渴而穿井,斗而铸锥,不亦晚乎"。这种预防为主、防微杜渐的思想受到历代医家,特别是养生家的推崇,成为中医养生保健的一条重要原则。

预防为主的原则包括未病先防、既病防变和瘥后防复。其中最主要的是未病先防,要善于防微杜渐,体察已经出现的或将可能出现的健康不利因素,提前采取相应的养生保健措施,防患于未然。其次,如果未能采取未病先防,或未病先防失败,导致疾病出现,则在疾病始萌时采取有效手段进行治疗以防其加重,同时采取相应措施防范疾病的继发和传变。再者,疾病治愈后,由于瘥后正气未复,容易因起居、饮食、外邪等再次发病。因此,瘥后同样应采取有针对性的养生措施以增强体质、预防复发。

三、常用中医养生保健方法

中医养生保健方法众多,包括四时养生、精神养生、药物养生、经络养生、运动养生、饮食养生和起居养生等。此处重点介绍四时养生、精神养生、药物养生、经络养生。传统运动养生详见本章的第二节,饮食养生和起居养生参见第五章中医护理基本知识部分。

(一)四时养生

自然界四时气候的变化对人体的生活和健康产生多方面的影响。一年四时的春温、夏热、秋凉、冬寒都有一定的限度,不能太过,亦不能不及,人体顺应这种变化则健康无病;当气候出现反常变化,或人体不能随季节更替做相应的调整时,则会产生不适,甚至导致疾病的发生。养生应了解和掌握人体在四时的生理特点和发病规律,从而采取积极主动、有针对性的预防保健措施,以达到防病养生的目的。人的情绪变化亦与四时变化密切相关,精神养生内容将在后面有论述,以下着重介绍四季养生的其他内容。

1. 春季养生　春季为一年四季之首,是阳气生发之时,五脏应于肝,也是肝条达之时。所以,春季养生在起居、情志、饮食、运动锻炼诸方面,都必须着眼于"生"字,以顺应春天阳气生发、万物萌发的特点。

(1)起居调养:春季养生在保证基本睡眠的情况下,尽可能晚睡早起,衣着宽松,披散头发,舒缓身体,在庭间漫步,使春季初生的阳气得以升发。民间历来有"春捂秋冻"之说,此时不宜过早脱去棉衣,特别是年老体弱者,减脱冬装尤应审慎,不可骤减;被褥也不宜立刻换薄,以适应春季的气候特点。

(2)饮食调养:肝旺于春,与春阳升发之气相应,喜条达疏泄。春季宜食辛甘发散之品,不宜食酸收之味,也不宜多进大辛大热之物,如人参、附子、高度白酒等,以免助热生火。另外,春天气候渐暖,人体代谢加强,各器官负荷增加,中医认为"春以胃气为本",因此春季饮食应注意改善和促进消化吸收功能,多吃富含蛋白质的食物,有利于健脾和胃,补中益气,保证营养品能被顺利充分地吸收,以满足春季人体代谢增加的需求。

(3)运动锻炼:春天适量的运动有助于人体阳气的生发,改善新陈代谢,调和气血,增强血液循环。可结合自身条件,选择合适的运动方式,如打球、慢跑、太极拳、踏青等。同时注意锻炼时间与锻炼卫生,如用鼻呼吸,可避免咽干咽痛等。春季气候温暖,多数人出现"春困"现象,这是由于季节性变化而导致的一种生理现象。改善这种情况的方法,一是要保证充足的睡眠,二是要多参加户外锻炼活动,改善血液循环。

2. 夏季养生　夏季烈日炎炎,雨水充沛,万物竞长,日新月异。阳极阴生,万物成实。夏季养生应着眼于"长"字。

(1)起居调养:夏季宜晚些入睡,早些起床,以顺应自然界阳盛阴衰的变化。"暑易伤气",安排劳动或体育锻炼时,要避开烈日炽热之时,并注意加强防护。午饭后需安排午睡,一则避炎热之势,二则可缓解疲劳。夏日不宜夜晚露宿;有空调的房间,也不宜室内外温差过大;纳凉时不宜在房檐下、过道里,且应远门窗之缝隙;可在树荫下、水亭中、凉台上纳凉,但不宜时间过长。夏日天热多汗,应勤洗勤换衣衫,久穿湿衣或穿刚晒过的衣服都会使人得病。

(2)饮食调养:夏季饮食以清淡、少油腻、易消化为原则,宜多食西瓜、绿豆、赤小豆、苦瓜等清心泻火消暑之物;可适当用些冷饮,补充水分,帮助体内散发热量,清热解暑。但切忌贪凉饮冷或过食生冷瓜果等,使脾胃功能受到影响,甚至酿生疾病。老年人、小儿体质较弱,对于过热过冷刺激反应较大,更不可过贪冷饮之类。

此外,致病微生物在夏季极易繁殖,食物易被污染而腐败、变质。这个季节是胃肠疾病多发、高发的时期,故应讲究饮食卫生,谨防"病从口入"。对于剩饭剩菜要回锅加热,经常使用的炊具、餐具、茶具等要及时消毒,妥善保管。

（3）运动调养：夏天运动锻炼，最好在清晨或傍晚较凉爽时进行，场地宜选择公园、河湖水边、庭院等处，锻炼项目以散步、慢跑、太极拳、气功、广播操为宜，有条件者到高山森林、海滨等地区疗养，不宜做过分剧烈的运动。出汗过多时，可适当饮用盐开水或绿豆汤，切不可大量饮用凉开水；不宜立即用冷水冲头、淋浴。

3. 秋季养生　秋季气候由热转寒，是阳气渐收，阴气渐长，由阳盛转变为阴盛的关键时期，是万物成熟收获的季节，人体阴阳的代谢也开始向阳消阴长过渡。因此，秋季养生，凡精神情志、饮食起居、运动锻炼，皆以养"收"为原则。

（1）起居养生：秋季起居作息宜早卧早起，早卧以顺应阳气之收，早起使肺气得以舒展，且防收之太过。初秋，暑热未尽，凉风时至，天气变化无常，应多备几件秋装，做到酌情增减，不宜添衣太快，不利于锻炼机体对气候转冷的适应，容易受凉感冒。深秋时节，应及时增加衣服，体弱的老人和儿童，尤应注意。

（2）饮食调养：秋季应尽量少食葱、姜等辛味之品，适当多食一些酸味果蔬。秋时肺金当令，肺金太旺则克肝木，故《金匮要略》又有"秋不食肺"之说。秋燥易伤津液，故饮食应以滋阴润肺为佳，可适当食用如芝麻、糯米、粳米、蜂蜜、枇杷、菠萝、乳品等柔润食物，以益胃生津，有益于健康。

（3）运动调养：秋季是开展各种运动锻炼的好时期。可根据机体的具体情况选择不同的锻炼项目，如爬山、八段锦、散步、五禽戏等。随着天气渐冷，可适当增加运动量，到严冬来临时体质会有明显的改善。注意衣物的灵活增减，并及时补充水分及水溶性维生素。运动前喝些温开水，平时饮用菜汤、牛奶、果汁，可保持黏膜正常分泌，使呼吸道湿润，皮肤润泽。

4. 冬季养生　冬天是一年中气候最寒冷的季节。人体的阴阳消长代谢也处于相对缓慢的水平，成形胜于化气。故冬季养生应着眼于"藏"字。

（1）起居调养：冬季应早睡晚起，日出而作，保证充足的睡眠。防寒保暖方面也必须根据"无扰乎阳"的养藏原则，做到恰如其分。衣着过少过薄，室温过低，则既耗阳气，又易感冒；反之，衣着过多过厚，室温过高，则腠理开泄，阳气不得潜藏，寒邪亦易于入侵。此外，冬季节制房事，养藏保精，对于预防春季温病，具有重要意义。

（2）饮食调养：冬季重于养"藏"，此时进补是最好的时机。冬季饮食既不宜生冷，也不宜燥热，最宜食用滋阴潜阳，热量较高的膳食。为避免维生素缺乏，应摄取新鲜蔬菜。冬季阳气衰微，腠理闭塞，出汗少，应减少食盐摄入量，以减轻肾脏的负担，增加苦味可坚肾养心。具体地说，冬季宜食热食，如谷类、羊肉、鳖、龟、木耳等，以保护阳气。

（3）运动调养：冬日虽寒，仍要持之以恒进行自身锻炼，但应避免在大风、大寒、大雪、雾露中锻炼。在冬天早晨，由于冷高压的影响，往往会发生逆温现象，即上层气温高，而地表气温低，大气停止上下对流活动，工厂、家庭炉灶等排出的废气，不能向大气层扩散，使得户外空气相当污浊，能见度大大降低。有逆温现象的早晨，在室外进行锻炼不如室内为佳。

（二）精神养生

精神情志是在脏腑气血的基础上产生的人体生理活动的表现之一。正常的精神情志活动可促进人体的健康，而精神情志失调，则直接影响人体脏腑气血功能，削弱或破坏人体的生理活动，有损于人体的健康。因此，中医养生保健非常重视精神的调摄。精神养生是指在中医养生保健基本原则指导下，通过主导的修德怡神、调摄情志、调气安神等方法，保护和增强人的精神心理健康，通过节制、移情、疏泄、开导、暗示等措施及时排解不良情绪，恢复心理平衡，达到形神高度统一、尽终天年的养生方法。

1. 修德怡神　以德养生，强调德性修养是养生长寿的基石和要旨。通过德性修养，达到清静怡神以保形体的养生效果。修德怡神的方法众多，常用的包括思想清净、少私寡欲、精神乐观、意志坚强。

（1）思想清净：是指思想安静而无杂念的状态，体现了中国传统静神养生的思想。《素问•上古天真论》指出"恬淡虚无，真气从之，精神内守，病安从来"。可见，思想清净，内无干扰，则精气神能够内守而不散失，抗病能力从而能够得到加强。

（2）少私寡欲：是指减少私心杂念，降低对名利和物质的要求。老子在道德经中指出"见素抱朴，少私寡欲"。《黄帝内经》中也主张"恬淡虚无""志闲而少欲"。只有少私寡欲，精神才能守持于内。

（3）精神乐观：是人体健康长寿的重要因素之一。《内经》指出"喜则气和志达，营卫通利"。乐观对于人体生理的促进作用主要有两个方面：一是调节精神，摒除不利于人体的精神情志因素；二是疏通营卫，和畅血气。精神条达，气血和畅，则生机旺盛，从而有益于身心健康。

（4）意志坚强：指为达到某种目的而产生的决断能力和一种心理状态。《素问•经脉别论》指出："勇者气行则已，怯者则着而为病也。"说明意志坚强可以避免外界的不良刺激，保持气血的流畅，增强抗病能力，预防疾病的发生。现代心理学认为，人的意志容易受环境因素及个体差异的影响，坚强的意志可以在生活和工作中通过锻炼得到。

2. 调志摄神　情志是人们对外界客观事物的正常反应。中医学认为情志是由五脏之气化生的。若情志失调，则容易损伤脏腑气血，影响人体的健康。历代养生家非常重视情志与人体健康的关系，主张调志摄神，以祛病延年。

（1）和喜怒：喜是乐观的外在表现之一，对人体的生理功能具有促进作用。但喜也要适度，不宜太过。怒是历代养生家最忌的一种情绪，它是情志致病的魁首，对人体健康的危害较大。因此，欲养生延年，戒怒是十分重要的。古人提出了两条基本原则，一是以"理"制情，使七情不致过激，二是以"耐"养性，即要有豁达的胸怀，高尚的涵养，遇事要忍耐而不使伤身。

（2）去悲忧：悲忧，即忧郁、悲伤，是对人体健康有害的一种情志，应当注意克服。《灵枢•本神》篇亦说："愁忧者，气闭塞而不行。"可见，悲忧不仅损神，而且伤气，对人体是十分有害的。

（3）节思虑：思虑是心神的功能之一，人不可无思，但过则有害。《素问•举痛论》曰："思则气结。"思虑发于心，主于脾，过度思虑，则心神过耗而不复，脾气留中而不行，常使人出现头昏、心慌、失眠、多梦等症状。

（4）防惊恐：遇到事情易惊恐亦是一种对人体十分有害的情志因素。《素问•举痛论》中说："惊则气乱""恐则气下"。惊恐往往导致心神失守，肾气不固，而易出现心慌、失眠、二便失禁，甚至神志失常等方面的病症。大惊猝恐对人体的危害更大，突然而来的剧烈惊恐，可以使人体的气机逆乱，血行失常，阴阳散败，从而导致疾病的发生，甚至危及生命，所以养生者应注意避免惊恐。

3. 四气调神　人的脏腑活动必须与外在的环境协调统一，才能保持阴阳平衡。精神意识作为人体内在脏腑活动的主宰，同样要顺应自然界四时气候的变化，使精神情志适应自然界生、长、收、藏的规律，达到养生防病的目的。

（1）春季养神：春与肝相应。春季养神，既要力戒暴怒，更忌情怀忧郁，要做到心胸开阔，乐观愉快，对于自然万物要"生而勿杀，予而勿夺，赏而勿罚"（《素问•四气调神大论》），在保护生态环境的同时，培养热爱大自然的良好情怀和高尚品德。历代养生家一致认为，在春天应该踏青问柳、登山赏花、临溪戏水等，使自己的精神情志与春季的大自然相适应，充满勃勃生气。

（2）夏季养神：夏与心相应。夏季要神清气和，快乐欢畅，胸怀宽阔，精神饱满，如同含苞待放的花朵需要阳光那样，对外界事物要有浓厚兴趣，培养乐观外向的性格，以利于气机的通泄。与此相反，举凡懈怠厌倦，恼怒忧郁，则有碍气机，皆非所宜。嵇康《养生论》指出："更宜调息静心，常如冰雪在心，炎热亦于吾心少减，不可以热为热，更生热矣。"这里指出了"心静自然凉"的夏季养生法，很有参考价值。

（3）秋季养神：秋与肺相应。秋天是宜人的季节，但气候渐转干燥，日照减少，气温渐降；草枯叶落，花木凋零，常在一些人心中引起凄凉、垂暮之感，产生忧郁、烦躁等情绪变化。故秋季养生首先要培养乐观情绪，保持神志安宁；收敛神气，以适应秋天容平之气，我国古代民间有重阳节（阴历九月九日）登高赏景的习俗，也是秋季养神之法，登高远眺，可使人心旷神怡，一切忧郁、惆怅等不良情绪顿然消散，是调节精神的良剂。

（4）冬季养神：冬与肾相应。为保证冬令阳气伏藏的正常生理不受干扰，首先要求精神安静。故《素问·四气调神大论》有"冬三月，此为闭藏……使志若伏若匿。若有私意，若已有得"之说。意思是欲求精神安静，必须控制情志活动。做到如同对待他人隐私那样秘而不宣，如同获得了珍宝那样感到满足。如是，则"无扰乎阳"，养精蓄锐，有利于来春的阳气萌生。

（三）药物养生

药物养生是在中医药理论指导下，运用药物来达到养生保健、防治疾病、延年益寿等目的的方法。药物养生保健要遵循中医药的基本理论，合理地使用药物才能起到防治疾病、延年益寿的功效。因此，使用药物养生时应注意以下方面：

1. **谨慎用药，切忌滥用**　养生保健的药物中有不少是属于补益药物。一般来说，补益药物主要用于年老体弱之人，特别是老年人，适当使用补法确可获得效果。然而，滥用补药，非但无益，反而有害。而且养生保健药物不只限于补药，要根据具体情况，当补则补，当泻则泻。如果只限于用补法，病邪留恋不去，则养痈遗患。反之，不顾老人体质多虚的特点，滥用攻下，则会诛伐太过，加重虚弱，促其早衰。

2. **天人相应，顺时选取药物**　养生要顺应主时脏腑的生理特点，五脏分主五季，"肝主春，心主夏，脾主长夏，肺主秋，肾主冬"。春季是多病之季，肝病也多在春季复发。肝气旺盛致脾胃功能受到抑制，故药物养生以清补、柔补、平补为原则；夏季阳气蒸腾，万物生长最为茂盛，药物养生以甘平、甘凉之品为宜，不宜用燥热补药，以防燥热伤津助火；长夏暑热交蒸，湿气较重，脾最恶湿喜燥，故长夏多患脾胃病，药物养生以清补之品为宜，辅以芳化运脾之药，以防滋腻困脾；秋季万物由"长"到"收"，自然界阳气渐收，阴气渐长，气候干燥，易伤人体阴津，肺旺肝弱，脾胃易受影响，故药物养生以护阴润燥为主，辅以补养气血，忌服耗散伤津之品；冬季阳气潜伏，万物生机闭藏，肾气最易耗损，方药养生要遵循冬令进补的原则，宜用性温益精之品，以补益肾气，但同时要注意冬季为人体阳气内蕴之时，不可过服温热之品以免太过伤阴，适当给予滋补阴精之品，以使阴阳互生互化。

3. **注重体质，因人用药**　体质的差异不同程度地反映了个体脏腑阴阳气血的盛衰及病理变化的不同特点。因人用药是根据个体的体质、年龄、性别等不同，有针对性地选择相应的药物进行养生保健的方法。如气虚体质者宜选用甘温益气之品，常用人参、党参、西洋参等，也可选用中成药四君子丸、人参健脾丸等。血虚体质者宜选用甘温补血之品，如熟地黄、阿胶、何首乌、当归等，也可选用中成药复方阿胶浆、人参归脾丸等。如小儿脏腑娇嫩，形气未充，发病容易，传变迅速，故在药物养生方面要注意顾护脾胃，慎用大苦大寒、大辛大热、峻下有毒之品；老年人脏腑气血等逐渐衰退，在药物养生方面应注重脾肾，兼顾五脏，宜补多泻少，药量宜轻。男女性别不同，在生理上也有其不同的特点。妇女在生理上有经、带、胎、产等特点，在药物养生方面应结合这些特点，如妊娠期妇女要慎用通经祛瘀、行气破滞及辛热滑利之品，如红花、桃仁等，禁用毒性较大或药性猛烈的药物，如巴豆、麝香等。

4. **辨别虚实，审因择药**　人的禀赋不同，其体质有强弱之分，运用方药养生要有的放矢。体虚一般表现为气血阴阳的不足，但临床表现并不一定典型，也不一定单独出现。因此，在使用补法时，应注意补勿过偏，不可矫枉过正，以免对身体造成伤害。以补益为主的养生保健方必须注意君臣佐使的配伍，阴药与阳药的并举，寒药与热药的调和，气药与血药的同用。即所谓"善补阳者，必于阴中求阳，则阳得阴助，而生化无穷；善补阴者，必于阳中求阴，则阴得阳生，而泉源不竭"。

现代人生活优越，人们往往重补而轻泻。如嗜食膏粱厚味，形体肥胖，气血痰食壅滞而易成隐患。故泻实之法也是养生保健的重要方法之一。体盛邪实者，要注意祛邪，祛邪的方法有汗、下、清、消等。根据不同的情况采用不同的方法，但攻泻不可太过，太过则易伤正气，不但起不到养生保健的作用,反而适得其反。

5. 扶正祛邪,辨证遣药 年老体虚者正气不足,往往无力抵御外邪,故易形成正虚邪盛的险候。虚则补之、实则泻之,二者截然不同,但又必须兼顾,应仔细衡量虚实孰轻孰重。虚少实多者应以攻为主,虚重实轻者应以补为主。因此,前人早有攻补兼施之法,如攻多补少,或补多攻少,或寓补于泻,或寓泻于补等。祛邪又要兼顾正气,采用扶正祛邪的方法。脾胃为后天之本,是气血津液生化之源,历代医家扶正都重视调补脾胃。肾为先天之本,五脏之伤,穷必及肾,所以扶正又要注重补肾。

6. 渐进施药,不宜骤补 衰老是一个缓慢的渐进过程,然而由于先天禀赋的不同,平素注重保养有别,所以生理年龄相同的人,体表征象却不完全一样。药物养生作为一种辅助方法,对推迟衰老确有一定疗效,但又有别于食物能饱腹之立竿见影,需要有一个循序渐进的过程,急于求成反而有害。故应渐进施药,不宜骤补,也是药物养生保健中应遵循的重要原则。

(四)经络养生

经络是古人在长期生活保健和医疗实践中逐渐发现并形成的理论,是经脉与络脉的总称,是周身气血运行的通道。经络养生法,就是运用针刺、艾灸、按摩等方法,刺激经络穴位,激发精气,达到运行气血、旺盛代谢、通利经络、增进人体健康等目的的一种养生方法。利用经络养生的方法有多种,效果也不同,一般人可根据自身病证的需要选择。

1. 针灸养生 这是通过经络治病最直接的办法,通过刺激体表穴位,疏通经气,调节人体脏腑的气血功能。针灸比较专业,需要专业医生的帮助才能施行。

(1)针刺常用的穴位:现代研究证明,针刺某些强壮穴位可以提高机体自身的新陈代谢和抗病能力,促进机体康复。常用的穴位如下:

1)足三里:在小腿外侧,犊鼻下3寸,犊鼻与解溪连线上。为全身性强壮要穴,可以健脾胃,助消化,益气增力,提高机体免疫功能和抗病能力。

2)关元:位于脐下3寸。为保健要穴,有强壮作用。

3)气海:在下腹部,脐中下1.5寸,前正中线上。有强壮作用。

4)三阴交:在小腿内侧,内踝尖上3寸,胫骨内侧缘后际。该穴对增强腹腔诸脏器,特别是生殖系统的功能有重要的作用。

5)曲池:屈肘成直角,当肘横纹外端与肱骨外上髁连线的中点。此穴能调节血压、防止老人视力衰退。

(2)艾灸养生常用的穴位

1)神阙:在脐中央,为任脉要穴。它具有补阳益气、温肾健脾的作用。

2)膏肓:位于第四胸椎棘突下旁开3寸,常灸该穴有强壮作用。

3)中脘:位于脐上4寸。为强壮要穴,具有健脾益胃、培补后天的作用。

4)涌泉:在屈足蜷趾时足心最凹陷处。该穴具有补肾壮阳、养心安神作用。

5)其他:如足三里、关元、气海等都能调整和提高人体免疫功能,增强机体的抗病能力。

2. 按摩养生 通过各种手法刺激体表经络或腧穴,以疏通经络,调畅气血,调整脏腑,达到防病治病、促进病体康复的目的。按摩养生常用的部位如下:

(1)揉太阳:用两手中指端,按两侧太阳穴旋转揉动,先顺时针转,后逆时针转,各10～15次。有清神醒脑作用,可防治头痛头晕、眼花视力下降。

(2)揉丹田:将双手搓热后,用右手示指、中指和无名指在脐下3寸处旋转按摩。可补益肝肾,填精补髓,祛病延寿。

(3)摩中脘:双手搓热,重叠放在中脘穴位,顺时针方向按摩,然后再以同样手法逆时针方向按摩。能改善消化系统,调整胃肠道功能。

（4）擦涌泉：两手搓热，再用左手掌擦右涌泉穴，右手掌擦左足涌泉穴，以感觉发热为度。有温肾健脑、调肝健脾安眠、改善血液循环、健步功效，也可防治失眠心悸、头晕耳鸣等。

第二节　传统运动养生

传统运动养生是指运用传统的导引、吐纳、武术等体育运动方式进行锻炼，通过活动筋骨关节、呼吸锻炼、意念控制、调节气息、宁心安神来疏通经络、行气活血，达到增强体质、防病治病、益寿延年的作用。传统运动养生具有体育和医疗的双重属性，旨在发挥人的主观能动性，通过自身的锻炼，有意识地自我控制心理、生理活动，取得颐养身心、增强体质、预防疾病、延年益寿的效果。

一、概述

生、长、壮、老、已是人类生命的自然规律，健康与长寿是人类普遍的愿望。我们的祖先很早就认识到了人类的生命活动具有动态的特征，因而积极提倡运动养生。《吕氏春秋》中明确指明运动养生的意义："流水不腐，户枢不蠹，动也。形气亦然，形不动则精不流，精不流则气郁。"这里以流水和户枢为例，说明运动的益处，并从形、气的关系上，明确指出了不运动的危害。历代医学家、养生家在不断的实践过程中，不但创造了很多具有养生保健功效的运动方法，而且积累了丰富的传统运动养生的理论与方法，逐步形成了自己独特的理论体系，成为中国传统养生保健学的重要组成部分。

二、传统运动养生的特点和功能

中国传统运动养生方法种类繁多，内容丰富，广而言之，中国传统的呼吸吐纳、导引、摔跤、杂耍、马球等运动，都具有养生和强身健体的作用。

（一）传统运动养生的特点

1. 整体观念　整体观是中医学理论的指导思想，同样受到中国传统运动养生学的重视。中国传统运动养生根据"天人相应""天地通气""五脏一体"的整体观内涵，通过调身、调息、调心的方法，提高机体的适应能力和抗病能力，使机体的功能全面改善。

2. 防治结合　《素问·四气调神大论》曰："是故圣人不治已病治未病，不治已乱治未乱。"传统运动养生学根据"治未病"原理，融合和创编了如吐纳、导引、太极拳等多种养生功法，通过变换姿势，调理呼吸，修炼心神，来疏通经络，和理气血，调节脏腑，平衡阴阳，从而锻炼真气，培育元气，扶植正气，达到抵御邪气、祛病强身的目的。

3. 形神兼备　传统运动养生强调练功时应内外合一、形神兼备。"内"指心、意、气等内在的情志活动和气息运动；"外"指眼、手、身、步等外在的形体活动。练功时要结合意念和呼吸，即姿势、意念、呼吸三者紧密相关，不可分割。根据动作的变化，身体内部要积极配合，呼吸方法要调整，思想杂念要克服，尽力达到形、意、神、气的协调统一。通过练功，对外利关节、强筋骨、壮体魄，对内通经络、活气血、安脏腑，使身心得到全面的调理。

4. 简便易练　传统运动养生法不受年龄、性别、体质、时间、季节、场地和器械的限制，人们完全可以根据自身的身体条件，自由地选择合适的项目来进行锻炼。在练习时间上，古人认为："不唯每晨为之，但觉自身有不理则行之。"传统运动养生法简便易练的特点十分有利于在人群中普遍开展和大力推广。

（二）传统运动养生的功能

1. 培补元气　人体的健康状况，在很大程度上取决于元气的盈亏与盛衰。传统运动养生学根据肾为先天之本、命门为真火之源的理论，总结出意守丹田、命门之法，使肾中元精充固，而"精化为气"，元气得以充沛，这对于维持机体健康、延长寿命，具有积极而重要的意义。

2. 平衡阴阳　传统运动养生的各种功法都非常重视人体阴阳的消长变化，强调“阴平阳秘”，如春夏二季，阳气日升，阴长不足，练功当以静功为主，保护人体真阴不受伤耗。秋冬二季，阳气日衰，阴气日盛，练功当以动功为主，以振奋和鼓舞人体阳气，御寒防冻。因人、因时、因地制宜地开展传统运动养生方法可平衡阴阳，达到防病治病的目的。

3. 疏通经络　经络学说不仅是中医学的一大特色，而且是中国传统运动养生学的重要理论依据之一。人体在练功时，以意引气，其实就是引导真气循经运行，通过呼吸锻炼，肢节活动，或按摩拍打，可以触动气血循经络互流，以促进百脉调和、气血充盈，这样医疗保健的作用就发挥出来了。

4. 调理气血　传统运动养生法通过意守、调身、调息、调心，从而起到调理气血的作用，恢复和重建气血的动态平衡。在练静功时，下意识地意守病变部位，以意领气，使气推动血达病灶，从而改善病变的供血状况，气行则血行，血行则百病消。在练动功时，则是在意守病变部位的同时，以意念和动作，使气推动血达病灶，加强营养，祛邪外出，恢复健康。

三、传统运动养生的方法

传统运动养生方法是通过呼吸吐纳、身心松弛、意念集中等有节律的动作来达到健身祛病、延年益寿目的的锻炼方法。因其动作简单，易学易练，深受人们喜爱。比较有代表性的有八段锦、五禽戏、太极拳等。

（一）八段锦

八段锦为中医学导引按跷中绚丽多彩之瑰宝。古人把这套动作比喻为“锦”，意为动作舒展，如锦缎般柔和优美，又因其由八段动作组成，故名为“八段锦”。它起源于北宋，距今已有800多年的历史，是作用较好的一套健身操。全套动作精炼，运动量适度，简单易学，适合各类人群练习，尤其是老年人和慢性病患者。

1. 作用　八段锦可以柔筋健骨、通经活络，具有行气活血、调和阴阳、协调脏腑之功能。长期坚持练习可增强体质，防病保健，对人体有较好的养生保健作用。八段锦的每一段都有锻炼的重点，而综合起来，则是五官、头颈、躯干、四肢、腰、腹等全身部位都进行了锻炼，同时对相应的内脏及气血、经络都能起到保健调理作用。例如“两手托天理三焦”法可吐故纳新，有助于三焦气机运化，对全身脏腑亦有调节作用，能消除疲劳、滑利关节（尤其是对上肢和腰背），起到通经脉、调气血、养脏腑的效果。“背后七颠百病消”法可疏通背部经脉，调整脏腑功能，有保津益气、补肾强筋骨的作用。“攒拳怒目增气力”法可激发经气，加强血运，增强肌力。“两手攀足固肾腰”法可增强腰部及下腹部的力量，亦有强体增智、醒脑宁神的作用。中医理论认为肾为先天之本，肾气旺盛则人精力充沛、思路开阔、动作强劲有力。

现代研究也已证实，这套功法能改善神经体液调节功能和加强血液循环，对腹腔脏器有柔和的按摩作用，对神经系统、心血管系统、消化系统、呼吸系统及运动器官都有良好的调节作用。

2. 动作要领　练习八段锦应精神安定，意守丹田，头似顶悬，闭口，舌抵上腭，双目平视，全身放松，呼吸自然。

（1）呼吸均匀：练习八段锦时呼吸要自然、平稳，做到呼吸深、长、匀、静。同时呼吸、意念与每个动作的要领相配合，利用意识引导练功。

（2）意守丹田：八段锦的运动要求“用意念引导动作”。意动形随、神形兼备，动作不僵不拘。保持心情愉悦，神安心定，意识与动作配合融会一体，促进真气在体内的运行，以达强身健体的功效。

（3）刚柔相济：练习八段锦时要求全身肌肉、神经均放松而不松懈，身体重心平稳，虚实分明，轻柔徐缓。练习时始终注意松紧结合，动静相兼，松力时要轻松自如、舒展大方，用力时要均匀有力。

八段锦包括八段连贯的动作，具体内容如下：双手托天理三焦；左右开弓似射雕；调理脾胃需单举；五劳七伤往后瞧；摇头摆尾去心火；背后七颠百病消；攒拳怒目增力气；两手攀足固肾腰。

Note:

（二）太极拳

所谓"太极拳"，就是以"太极"哲理为依据，以太极图形组编动作的一种拳法。其形在"太极"，意在"太极"，故而得名。太极拳是一种身心兼修的健身法，其动作舒缓柔和，注重外柔内刚、动静结合、意体相随，通过调身、调心、调息以疏通经络、调和气血、平衡阴阳。长期练习不仅能锻炼身体，亦能防病保健，因其功效显著、易学易练，而受到全世界人民的欢迎。

1. 作用 太极拳是练身、练气、练脑的高度和谐的身心整体运动。它是在大脑的精微控制下，形体、呼吸、意识三者密切配合的全身运动，既练内，又练外，内外俱练，对人体的循环系统、神经系统、呼吸系统等不仅有积极的保健养生作用，而且还能提高各系统的功能。

（1）调节心血管系统功能：太极拳动作包括各肌肉、关节的活动，其动作自然舒展，在放松肌肉的同时舒张了血管，有效促进了人体血液、淋巴的循环。经常练习太极拳，可以提高心肌功能、降低血管阻力和血黏度，能对心脑血管疾病起到良好的防治作用。

（2）调节神经系统功能：练习太极拳要求做到心平气和、心无杂念、全神贯注、用意念引导动作，使人的意念始终集中在动作上，故使大脑专注于指挥全身各器官系统功能的变化和协调动作，提高神经系统自我意念控制能力，从而改善神经系统的功能，有利于大脑充分休息，消除机体疲劳。

（3）调节呼吸系统功能：练太极拳时要求气沉丹田，呼吸匀、细、深、长、缓，有意地运用腹式呼吸，加大呼吸深度，有效锻炼人的膈肌和腹部肌肉，有利于改善呼吸功能。

2. 动作要领

（1）虚灵顶劲：就是要清气上升，虚达于百会穴。始终保持头容端正，百会穴轻轻向上领起，有绳提之意。《拳论》说："顶劲者，是中气上冲于头顶者也。"眼要自然平视，嘴要轻闭，舌抵上腭，项部保持自然竖直，转动灵活，不可紧张，以保持身体重心平稳。

（2）含胸拔背、沉肩垂肘：胸要舒松微含，不可外挺或故意内缩；背要舒展伸拔，不可弓驼；肩要平正松沉，不可上耸、前扣或后张平齐；肘要松垂，肘关节微屈。

（3）手眼相应，以腰为轴，移似猫行：打拳时必须上下呼应，融为一体，要求动作出于意，发于腰，动于手，眼随手转，两下肢弓步和虚步分清而交替，练到腿上有劲，轻移慢放没有声音。

（4）意体相随，动静结合：用意念引导肢体动作，形动于外，心静于内。动作要轻灵沉着，外柔内刚，刚柔相济，随意用力，发劲完整，富有弹性，不可使用拙力。

（5）意气相合，呼吸自然：气受意的指挥，在体内运行，一举一动均要用意为力，先意动而后形动，意到气到，意气相合。意念与腹式呼吸配合，呼吸平稳，深匀自然，一吸一呼与一开一合之动作合为一体。

（6）连贯协调，分清虚实：连贯协调指每一招一式的动作快慢均匀，而各式之间又是连绵不断，衔接和顺。分清虚实指周身上下，四肢百骸，皆有虚实之分，练习太极拳所有动作都必须分清虚实。动作分清虚实，即可灵活转化，耐久不疲，张弛轻重匀运转换，不致困顿。

（三）五禽戏

五禽是指虎、鹿、熊、猿、鸟五种禽兽。戏，即游戏、戏耍之意。所谓五禽戏，就是指模仿虎、鹿、熊、猿、鸟五种禽兽的动作，组编而成的一套保健强身的方法。它是我国传统健身法之一，为我国后汉著名医家华佗所创编，故又称华佗五禽戏。坚持练习五禽戏具有防病治病、强壮筋骨、延年益寿功效，因其行之有效，而备受后世推崇。1982年6月28日，中国卫生部、教育部和当时的国家体委发出通知，把五禽戏等中国传统健身法作为在医学类大学中推广的"保健体育课"的内容之一。2003年中国国家体育总局把重新编排后的五禽戏等健身法作为"健身气功"的内容向全国推广。2011年5月23日，华佗五禽戏经国务院批准列入第三批国家级非物质文化遗产名录。

1. 作用 五禽戏每一戏都各具特色，连起来又浑然一体。经常练习可起到调气血、益脏腑、通经络、活筋骨、利关节的作用。亦可以疏通经络，调畅气血，使肺主呼吸、肾主纳气的功能得到加强，气通则血通，气足则神旺，气的功能改善，整个人体的经络血脉畅通，从而促进身体健康。西医学研

Note:

究也证明，作为一种医疗体操，五禽戏不仅使人体的肌肉和关节得以舒展，而且有益于提高心肺功能，改善心肌供氧量，提高心肌排血力，促进组织器官的正常发育。

2. 动作要领　五禽戏是一种外动内静、动中求静的功法，锻炼时要注意全身放松，意守丹田，呼吸均匀，做到外形和神气都很像五禽，达到有刚有柔、刚柔并济，练内练外、内外兼备的效果。

（1）全身放松：练功时，首先要全身放松，保持愉悦情绪。要求松中有紧，柔中有刚，切不可僵硬。

（2）呼吸均匀：呼吸要自然平稳，用腹式呼吸，均匀和缓。吸气时，口要合闭，舌尖轻抵上腭。"吸气用鼻，呼气用嘴"。

（3）专注意守：要排除杂念，精神专注，根据各戏意守要求，将意志集中于意守部位，以保证意气相随。

（4）动作自然：五禽戏动作各有不同，如熊之沉缓、猿之轻灵、虎之刚健、鹿之温驯、鸟之活泼等。练功时，应据其动作特点而进行，动作宜自然舒展，不要拘谨。

知 识 拓 展

易筋经

易筋经是一种改变肌肉、筋骨质量的特殊锻炼方法。它除锻炼肌肉、筋骨外，同时也练气合意，是一种意念、呼吸、动作紧密结合的功法。在古本十二式易筋经中，所设动作都是仿效古代的各种劳动姿势而演化成的。例如春谷、载运、进仓等动作，均以劳动的各种动作为基础形态。活动以形体屈伸、仰俯、扭转为特点，以达到"伸筋拔骨"的效果。对于青少年来说，这种方法可以纠正身体的不良姿态，促进肌肉、骨骼的生长发育；对于年老体弱者来讲，经常练此功法，可以防止老年性肌肉萎缩，促进血液循环，调整和加强全身的营养和吸收，对慢性疾病的恢复，以及延缓衰老都有益处。

第三节　中医康复护理

中医康复护理是以整体观、证障合辨施护观和功能观为基础，运用传统康复的护理方法，配合康复医疗手段、传统康复训练等方法，对老年疾病、慢性疾病、伤残损伤、精神疾病、疾病或损伤急性期与恢复早期的患者进行积极的康复护理，使机体的生理功能和精神情志得到最大限度的恢复，以提高患者的生活质量和重返家庭、社会生活的能力。

一、概述

康复译自英语 rehabilitation，是指通过综合、协调地应用各种措施，消除或减轻病、伤、残者身心及社会功能障碍，达到或保持最佳功能水平，同时改善患者与环境的关系，增强患者的自立能力，使其重返社会。

在中国古代文献中，康复是指疾病痊愈，等同于恢复（recovery）。由于中西方对"康复"一词的解释不同，社会上形成了康复就是疾病恢复的认识误区。实际上，在临床上虽然对疾病或创伤进行了积极的医疗救治，但其身心功能、社会功能受到了损伤，导致了躯体、心理、精神和社会能力的功能障碍，形成了残疾，健康水平无法恢复到伤病前状态。康复就是针对这些功能障碍进行相应的康复治疗，从生理、心理以及社会等方面进行全面康复，使其恢复功能、改善残存功能和提高潜在能力，达到患者独立生活、学习和工作的能力。因此，康复不是百分之百的恢复，它以功能障碍为主导，主要研究功能障碍的预防、评定和治疗等问题。在临床上，凡是因疾病、损伤、先天畸形、老龄及亚健康状态等情况导致的各种功能障碍，均属于康复的治疗范畴。

Note:

中医康复护理体系完整，内涵丰富。在理念上，中医康复护理牢牢抓住整体观与功能观，强调天人相应、形神合一、顺应自然、适应社会，即在护理工作过程中要以"功能"为中心，利用综合护理的方法达到人体形神功能与社会活动功能的全面康复。在对象上，主要包括各类残疾者（伤残病证、精神疾病）、年老体弱者、慢性病患者、疾病或损伤急性期与恢复早期的患者。在方法上，因康复护理的对象为功能障碍者，故中医康复护理在辨证施护基础上结合了辨障施护，即除了考虑"病""症"与"证"之外，根据功能障碍的评定结果给予相应的护理。在技术上，具有独特的护理方法，如中医情志康复护理、中医饮食康复护理、传统运动康复护理、自然因子康复护理、穴位按摩、穴位敷贴等传统的中医护理技术，其技术简、便、廉、验，且养生康复保健效果良好，可向社区和家庭延伸。

中医康复护理与中医养生保健既有联系，又有区别。二者在方法上有一些共同相似之处，均采用药食、针灸、推拿、运动等方法。但二者在本质上存在区别。中医康复护理是以最大程度的功能康复、回归家庭和社会为宗旨，以老年人、急慢性病患者、残疾人等功能障碍人群为主要适用对象。中医养生保健是以延缓衰老、健康长寿为宗旨的一种自觉保健活动，以健康和亚健康人群为主要适用对象。

中医康复护理源于中医护理，应用时须以"功能"为导向，针对患者的躯体、精神、社会等方面的功能障碍，运用独特的中医康复护理方法结合患者的自我康复训练，使患者的残存功能和潜在能力得到最大限度的发挥和恢复，达到康复的目的。

二、中医康复护理的特点和原则

（一）中医康复护理的特点

1. 整体护理　整体护理是中医理论体系中整体观的具体体现，包括了人与自然一体观、人与社会一体观和人的形神一体观。中医整体康复护理，强调在康复的过程中要以患者为中心，既要关注人体内在的病理生理特点，也要重视人与自然和社会的关系；对局部的功能障碍应从整体考虑，利用综合的康复护理措施达到人体形神功能与社会活动能力最大限度的恢复，体现了中医康复护理学"全面康复"的思想。

2. 证障合辨　辨证施护是中医护理的基本特点之一，是中医对疾病的一种特殊的研究和护理方法。与临床各科室中医护理一样，中医康复护理过程也贯穿着辨证施护的思想；由于康复护理对象为功能障碍者，证与障碍又不完全相同，故中医康复护理同时要注重辨障施护，也即"证障合辨施护"。辨证，是将四诊所收集的资料、症状和体征，通过分析、综合，辨清疾病的原因、性质、部位及邪正关系，概括、判断为某种性质的证；辨障，则是在康复医学评定的基础上，收集相关资料并进行量化、评价、分析，进而判断康复患者现存的功能状态和潜在的能力。辨证与辨障是全面认识患者整体状态的基础，是决定中医康复护理计划的前提和依据，施护是根据证障合辨的结果，确定相应的中医康复护理原则和方法。在患者康复过程中采用因人、因证、因障而异的个体化证障合辨护理，可使中医康复护理更有针对性，进而提高护理效果。

3. 自主护理　由于疾病常导致患者生活自理能力暂时性受限，患者处于接受照顾的被动状态，更衣、擦浴、移动、翻身等通常由护理人员替代完成，此为"替代护理"。而对于需要康复、期待早日回归家庭和社会的患者来说，各种功能障碍常常导致不同程度且长期的生活自理能力下降。为使其残存功能和潜在能力早日得到最大程度的恢复，早日回归家庭和社会，可通过耐心的引导、教育、鼓励和帮助，让患者通过坚持各种训练，变替代护理为自我照顾的"自主护理"。这对于患者恢复自我照顾能力、适应新生活和重返社会具有重要意义。

4. 自然康复　自然康复是指尽量利用自然界赋予的客观条件，通过自然界物理因素的影响，促进人体身心康复。自然物理因素包括自然之物和自然环境，如空气、阳光、温泉、泥土、花草、森林等。由于人依赖自然界生存，不同的自然因素必然对人体产生不同影响。于是，选择有针对性的自然因素进行康复护理产生空气疗法、日光疗法、温泉疗法、泥土疗法等自然康复护理方法。同时，全力调动人体自身的主观康复积极性，使患者积极配合完成康复全过程，外避虚邪贼风，内重恬淡虚无，注重饮食起居，运动康复，顺应自然，促进身体康复。

（二）中医康复护理的基本原则

1. 功能导向　中医康复护理以功能障碍者为主要服务对象，着眼于功能与相关能力的恢复。故应在中医理论体系指导下，始终以功能为导向，采用包括中医情志康复护理、中医饮食康复护理、传统运动康复护理、中药外用法、刮痧、拔罐等独特的中医康复护理方法，最大限度地改善患者的生理和心理的整体功能，使其在精神和职业上得到康复，为重返社会创造条件。

2. 形神兼养　形神兼养是将调摄精神与三因制宜相结合，强调既要注重形体的保健，更要重视心理和精神的调养，以此来制订康复护理计划。中医养神以养形调神、动静结合和动中求静为原则，其实质是取动静结合来调和人体阴阳气血的运行，促进机体康复。"形神兼养"对于精神残疾的患者具有更为实用的意义。

3. 循证护理　在临床护理实践中，可利用的最适宜的护理研究结论综合护士的个人技能，临床经验，患者的实际情况、价值观和愿望对患者进行循证护理。循证护理的研究结论促使护理人员运用批判性的思维对现存的实践模式寻求实证，体现了"以疾病为中心"向"以患者为中心"的转变。中医康复护士可根据待解决的护理问题进行文献检索，并对其进行系统评价后，对结论的有效性和推广性进行审慎判断，寻求最佳的护理方法作为临床最佳中医康复护理措施决策的依据，用于对患者的康复护理服务中。

4. 全面康复护理　全面康复护理是综合应用医疗、工程、教育、职业和社会康复护理等手段，协同中医康复护理各种方法，使老年人、急慢性病患者、残疾人等运动功能、精神心理、日常生活能力等获得最大限度的康复。全面康复护理要体现内外相扶、药食并举、动静结合的治、调、养、护的综合护理措施，使功能障碍患者形神功能最大限度地正气恢复，回归职业和社会生活。

三、中医康复护理的方法

中医康复护理除了遵循中医护理的基础护理方法之外，还应在起居护理、饮食护理、情志护理、五音康复和传统运动护理等方面突出中医康复护理的特点。

（一）起居护理

1. 起居环境　中医的整体观强调"天人相应"，人与周围环境要和谐统一。安全舒适的起居环境有利于患者全面康复目标的实现。康复病房除要注意整洁、安静、空气清新、光线适宜、病室陈设简单整齐、安全舒适等与其他常规病房环境要求一致外，病室的环境设施还应符合方便伤残患者活动无障碍设施的要求。

2. 起居有常　中医学生命观强调"天人合一，顺应自然"，人的一切生命活动均与自然界密切相关，应始终与之保持一致。人的起卧作息与日常生活要遵循一定的规律，使其符合自然界和人体的生理常度。在中医康复护理工作中，应根据四时气候变化和昼夜时辰变化时人体气血、阴阳的相应改变来指导患者生活起居。要遵循"春夏养阳，秋冬养阴"的补养理论。春季阳气生发，万物生机蓬勃，应"夜卧早起，广步于庭"；夏季阳气旺盛，易于向外发泄，应"夜卧早起，无厌于日"，并适当的午休以消除疲劳；秋季阳气渐消，阴气渐长，应"早卧早起，与鸡俱兴"；冬季阴气盛极，气候寒冷，宜"早睡晚起，必待日光"。中医发现一日之中昼夜节律的变化也影响着人体阳气的表里趋向，《素问·生气通天论》指出："故阳气者，一日而主外，平旦人气生，日中而阳气隆，日西而阳气已虚，气门乃闭。"人体阳气白天多趋向于表，夜晚人体阳气多趋向于里，应遵循人体阳气的昼夜生理变化节律进行"日出而作，日落而息"，才能达到良好的康复效果。

3. 劳逸适度　劳与逸之间是一种既相互对立，又相互协调的辨证统一关系，二者的有机结合是机体生理功能正常发挥的需要。护理人员应在康复过程中指导、督促患者保持劳逸适度，有常有节，才能使气血通畅、体魄强健，保持旺盛的生命活力，从而有利于康复。

此外，起居护理还包括了协助体位维持、体位转移的方式和注意事项等与康复护理学相同的内容，具体在此不做赘述。

（二）饮食康复护理

康复期患者的机体一般均处于脾胃虚弱，或气阴两虚、津液亏损、余邪未尽等的病理状态，而通过合理的饮食调护配合疾病的康复治疗，能够增强脾胃的吸收运化功能，提高机体的免疫力，从而起到去除外邪、促进患者病后康复的作用。饮食康复护理基本要求如下：

1. 饮食有节，适时适量　饮食有节即要求饮食应有规律、有节制，以定时、定量为宜。正如《吕氏春秋·季春纪》所言："食能以时，身必无灾，凡食之道，无饥无饱，是之谓五脏之葆。"对一般患者而言，应每日安排 3 餐，每餐进食时间和两餐间隔时间固定；对胃肠疾患康复期或年老体弱的患者，应少量多餐，每日可安排 4～5 次进餐。各餐的能量应合理分配，早餐占全天能量的 25%～30%，午餐占 40%，晚餐占 30%～35%。饮食以适量为度，并且要因证制宜地调整食物摄入量，切忌过饥过饱，过饥使气血生化乏源，久而久之则气血亏虚，过饱则增加脾胃负担，使脾胃功能失调。

2. 软硬冷热，注意卫生　根据康复患者的病证情况决定给予不同性状的食物，如流质、半流质、普通或特殊饮食等。并视患者体质和季节等情况的不同调整食物的冷热寒温，避免过冷造成对脾胃阳气的损伤，避免过热损伤食管、胃黏膜和耗伤脾胃阴津，从而不利于患者的全面康复。另外，由于康复患者抵抗力较为低下，饮食上还应保证食物新鲜，忌生冷、不洁的食物，营造整洁安静的进食环境，指导患者饭前洗手、饭后漱口，防止病从口入。

3. 结构合理，不宜偏嗜　食物有四气、五味和归经的不同，对于人体的作用也各不相同，如《素问·五脏生成》说："多食咸，则脉凝泣而变色；多食苦，则皮槁而毛拔；多食辛，则筋急而爪枯；多食酸，则肉胝皱而唇揭；多食甘，则骨痛而发落。"四气之性的偏嗜会直接影响脾胃的运化功能，进而直接影响患者的康复效果。《灵枢·师传》指出："食饮者，热无灼灼，寒无沧沧。"因此应指导患者清淡饮食，合理搭配，尽可能全面而均衡地摄取食物，保证营养全面，同时注意调配食物的寒热温凉，以满足患者各项生理功能康复的需要。

4. 三因制宜，辨证施食　疾病有寒、热、虚、实之分，食物有四气五味之别，饮食指导时同样要根据辨证，因时、因地、因人制宜地选择膳食。人体的脏腑功能活动、气血运行与四时气候变化密切相关，故患者的饮食也要顺四时寒温而进行调节。春季阳气生发，气血通畅，饮食宜清润平淡，可食用瓜果豆类，忌油腻、辛辣和耗气之品；夏季阳气旺盛，多夹湿邪，脾胃容易受困，饮食宜甘寒、少油、清淡，可食用时鲜瓜果蔬菜等，忌温热、生火、助阳之品，并防过食生冷或不洁食物；秋季阳消阴长，燥气袭人，饮食宜滋润收敛，可食用清淡蔬菜水果等生津润燥之品，忌辛辣燥热之物；冬季阳气潜藏，阴气盛极，易受寒邪，饮食宜温补，忌生冷寒凉之品。由于地域不同，地势高低、寒热燥湿、水土、风俗、习惯和体质均存在差别，患者的饮食调护也应具体问题具体分析。东南地区气候温暖潮湿，阳气容易外泄，易感风热，宜选择偏凉性食物；西北地区气候严寒干燥，阳气内敛，易感风寒，宜选择偏温性食物。此外，饮食调护还应根据患者的年龄、体质、病证、病位和病性等因素进行合体搭配，遵循"寒者热之，热者寒之，虚则补之，实则泻之"的原则，注意各种疾病的饮食宜忌。如体胖之人多痰湿，饮食宜清淡，忌肥甘油腻；体瘦之人多阴虚血亏，饮食宜滋阴生津、养血补血，忌辛辣燥烈；老年人脾胃功能虚弱，饮食宜清淡、温软易消化，忌坚硬、黏腻之物；小儿脾常不足，脏腑娇嫩，处于生长发育期，饮食应注重运脾养胃，食物宜多样化、富含营养、易消化，不可偏嗜。

（三）情志康复护理

情志的正常与否对疾病的康复具有重要影响。"欲治其疾，先治其心。"情志康复护理是指以中医学治神、调神、护神、医心等理论为指导，以良好的护患关系为桥梁，通过运用科学的护理方法来改善和消除患者的不良情绪，以及由此产生的种种躯体症状，增强战胜疾病的信心，使患者能在最佳情志状态下接受治疗和护理，从而达到促进患者身、心全面康复的目的。情志康复护理的方法有多种，可根据患者的具体病情选择合适的方法，以取得较好的效果，详见第五章中医护理基本知识部分。

（四）五音康复护理

五音康复护理是以中医传统理论为基础，应用宫、商、角、徵、羽5种不同调式乐曲的声波波动与所归经络产生共振，通过经络的循行来起到调和阴阳、调节脏腑气血和情志的作用，从而达到"阴平阳秘，精神乃治"的和谐稳定状态。五音（宫、商、角、徵、羽）分属五行（土、金、木、火、水），通五脏（脾、肺、肝、心、肾），应五志（思、悲、怒、喜、恐），不同调式的音乐各有其不同的代表曲目，可通过调节情志活动作用于五脏，被历代医家广泛应用。清代外治大师吴师机在《理瀹骈文》中写道："七情之病也，看书解闷，听曲消愁，有胜于服药矣。"《乐记》也指出："乐者乐也，琴瑟乐心；感物后动，审乐修德；乐以治心，血气以平。"由此可见，五行音乐对人体的身心健康具有重要的调理作用，能够通过感染情绪、调理心境，进而平衡人体阴阳，促进身心健康。在临床上应用时应全面分析患者病情，根据病证对应的脏腑、经络和阴阳五行的生克制约关系，结合患者的兴趣、爱好、民族、文化等选择乐曲进行康复护理。

（五）传统运动康复护理

1. 传统运动在康复护理中的作用

（1）调摄情志：接受康复护理的患者由于病程长、负担重，常常存在不同程度的悲观、易怒、抑郁等不良情绪和心理障碍，进而影响机体脏腑功能和气血运化等，不利于患者的康复。传统运动则能够对人体的形、气、神进行综合锻炼与调控，西汉典籍《淮南子·原道训》指出："形为生之舍，气为生之充，神为生之制"；其次，传统运动可通过筋骨皮的锻炼牵引来畅通气血，调畅脏腑经络的气机，达到"气和则志达"的作用；另外，传统运动中的某些特定动作能起到对神进行针对性调节的作用，如双掌合于胸前，可达到气定神敛的功效。

（2）协调脏腑功能：中医认为，人体生命活动的正常延续是以脏腑功能的协调稳定为前提的，十二脏腑通过经络形成一个有机的整体，并在心的主导下，相互依赖，相互配合，彼此制约，保证各种生理活动的正常进行。传统运动可通过多种形式的手段与方法来协调脏腑的功能活动，以维护其系统的稳定，从而避免和纠正脏腑功能太过或不及的病理状态。如八段锦以身躯的伸展、俯仰，肢体的伸屈，结合呼吸运动的调控来加强对脏腑的功能性锻炼；八式太极拳招势练习过程中通过以腰为轴，带动四肢，旋腰转脊，螺旋缠绕，达到从上到下，从简单到复杂的立体螺旋运动模式，这与现代康复治疗训练中的 Bobath 技术、神经肌肉本体促进技术（proprioceptive neuromuscular facilitation，PNF）技术等训练技术的运动形式大同小异，因此可以将太极拳的力学原理和训练方法引入偏瘫患者日常康复护理训练中。此外，从现代医学角度而言，传统运动属有氧运动范畴，运动强度适宜可控，长期训练可对机体各大系统产生积极影响，有利于患者的康复。

（3）促进肢体功能康复：传统运动多数均有筋骨肢节的运动，是促进肢体功能康复的有效方法。正如张介宾在《类经》注解中指出："导引，谓摇筋骨，动肢节，以行气血也""病在肢节，故用此法"。传统运动可加强全身及患肢的功能锻炼，能够畅通经络，促使患者气血流通，营养筋骨与肌肉，并能增加滑液分泌而改善软骨功能，进而有利于功能障碍的消除和促进肢体功能的康复。

（4）促进机体的代偿功能：在康复护理工作中，有些病、伤、残者的机体功能受损严重，经长期康复治疗护理后仍无法恢复到原有状态，在患侧功能恢复无望的情况下，可通过有指导的传统运动对健侧肢体或脏器进行锻炼，最大限度地发挥机体的代偿功能，使整个机体尽量恢复协调，维持正常的整体功能。另外，传统运动能够促进气血运行、协调脏腑功能、匡扶正气，提高机体抵御病邪的能力和修复能力，从而有利于身心功能的康复。

2. 传统运动在康复护理的应用原则

（1）把握要领：习练传统运动功法需理解和掌握其练功要领，否则会影响康复效果，甚至产生不良反应。传统运动讲究的是对形、气、神三位一体的锻炼与调控。以意领气，以气动形，最为关键的是对意识的把控，只有将精神专注于形与气，才能宁神静息、吐纳均匀、运行气血。通过内练精气神，外练筋骨皮，使内外阴阳平衡，气血周流，机体得到整体、全面的锻炼。

（2）强调适度：中医讲究"中庸之道"，任何的"过犹不及"都会对健康产生影响，如"气有余便是火""血有余则易瘀"等。传统运动要注意计划适宜的运动量，运动量过小达不到康复促进的作用，过大则反而会使身体过劳而受损。除了以呼吸、心率、脉搏等客观指标作为测量运动量的标准外，也应加入一些主观指标。如运动之后增进了食欲、睡眠良好、情绪放松、精力充沛，说明运动量适宜；如果运动之后食欲缺乏、头痛头昏、自觉劳累汗多、精神倦怠，则说明运动量过大，应酌情减少。

（3）三因制宜：按照中医理论指导，传统运动康复护理也要遵循因人而异、因时制宜、因地制宜的原则。首先做到因人而异，根据患者的病情与功能障碍情况、体质差异、禀赋强弱、年龄阶段、性别区分等，有针对性地选择适宜的运动方法。如体质虚弱者，应多取坐式、卧式，体质较强者，可选行功、站桩功等。其次，传统运动要顺应自然界的四时变化和地域特点，使人体的生理功能与自然界相互协调，增强人体对自然环境的适应能力。如春夏秋三个季节早晨空气最新鲜，运动宜选择早晨为好；冬季气候严寒、大气压低，应在太阳出来以后再进行运动。

（4）循序渐进，持之以恒：传统功法往往无法在短时间内奏效，切不可急于求成，盲目增加运动量，以免损伤机体，诱发痼疾。应遵循先简后繁、从易到难的原则，制订有针对性的个人阶段性运动计划，选择合适的运动方法、运动频率和运动强度，坚持锻炼。人体的各大系统、器官和肢体的功能康复需要长期适当运动的刺激与强化方能得以巩固和发展，故研习传统运动应持之以恒，这既是对身体的锻炼，也是对意志力的锤炼。

知 识 拓 展

颈椎病的太极拳运动处方

运动方式：云手。

动作操练：松静站立，两脚开立，两臂前举，转腰落掌，左右换手，转腰左云手，左转看手，左右换手，转腰右云手，右转看手，左右换手，转身平抹，落手开立，两脚开立，松静站立，按揉后溪穴。

技术要求：身体转动以腰为轴，松腰、活胯，不可忽高忽低。两臂随腰的转动而转动，自然圆活，速度缓慢、均匀。

运动频率：重复多次。

运动时间：5分钟以上。

运动强度（心率）：20～39岁：126～135次/min；40～64岁：113～125次/min；≥65岁：不超过112次/min。

注意事项：练习前热身，练习后拉伸；练习前期由专业人员指导动作要领与要求，定期对运动处方进行评估；严重心脑血管疾病、重伤未愈及其他类型重症患者、不宜剧烈活动者应避免发力动作的练习。

（葛　莉）

Note:

思 考 题

1. 中医养生保健的特点及基本原则。
2. 根据中医养生的要求如何做好顺时养生。
3. 如何开展传统运动养生指导。
4. 中医康复护理的原则与方法。

第八章

中医护理健康教育

08章 数字内容

学习目标

- 知识目标
  1. 了解健康、健康教育与健康促进的含义。
  2. 熟悉健康教育的功能与特点。
  3. 熟悉健康教育与健康促进的作用和意义。
  4. 掌握中医护理健康教育的内容与方法。
- 能力目标
  通过本章学习,具备开展健康教育的能力。
- 素质目标
  明晰护士在健康教育中的职责和义务,更好地发挥护士在健康教育中的作用。

健康是人类生命存在的正常状态，是经济发展、社会进步、民族兴旺的保证，也是人类最宝贵的财富。中医护理健康教育是护理人员把健康与教育有机结合，在中医理论指导下，将中医护理的知识、方法与技能与其他健康相关的知识与信息结合起来，通过丰富多彩的形式和方法进行有针对性健康教育的活动。

第一节　健　　康

随着社会经济的发展、科学技术的进步、人民生活水平的提高，人们对健康内涵的认识不断深化。历史条件不同，社会发展水平不同，人们对它们的理解也自然不同。健康是一个动态的概念，提供全生命周期的健康服务，提高全民健康水平，是人类共同的理想和目标，也是实现"健康中国"战略的需要。

一、疾病观的演变

据远古病理学的记载，地球上出现生物的同时也出现了疾病，在我国殷墟出土的甲骨文中就有了 200 多种疾病的记载，如疾首、疾目、疾足等。由于远古时期人类生产力极低，认知世界的能力十分低下，人类根本无法正确认识疾病的本质，只能把疾病看作独立于人体而存在的东西。人们把疾病看成是超自然力量的结果，这是人类医学的萌芽。这种疾病观完全是人类对外部世界和自身认识无能为力的表现。随着人类对疾病认识的经验的积累，人类对人体和疾病产生了自然而朦胧的经验认识，如古希腊的四体液说、原子论和我国的阴阳五行论。这种自然哲学疾病观使医学转变为一门科学。近代工业和资本主义制度的兴起，使科学纳入实验和实证的轨道后，人们开始从解剖学、生理学等生物科学的观点看待疾病，这种自然科学疾病观通过观察和实验使人类对疾病的认识更加深入和准确，并且找到了有效的治疗方法，从而建立了现代医学的基础。现代医学的建立使人类大大减轻了疾病的威胁，提高了人类平均寿命和生存质量。第二次世界大战后，世界经济的快速发展使人类的生活水平和生存质量明显提高，但人类却面临着新的疾病的威胁，常见疾病的致病因素发生变化，不良行为和生活方式成为首要的致病因素，其次是环境因素（包括自然环境和社会环境），而生物学和卫生服务因素排在前二者之后。人们开始认识到征服疾病不能仅仅从人的自然属性出发，还要充分考虑人的社会属性，根据人的自然和社会双重属性，综合自然科学和社会科学的成果来认识和征服疾病，这就是符合生物—心理—社会医学模式的现代疾病观。

二、健康的含义

健康是人类永远追求的理想目标，无论是从人类发展历史角度看，还是从健康与社会发展的互动关系上看，人类健康的概念是动态发展的，健康的需求具有无限性的特征，它是人类社会发展的终极目标。世界卫生组织（WHO）明确提出了"健康不仅是没有疾病或不虚弱，而是一种在身体上、精神上和社会适应上的完好状态"的三维健康观。1989 年 WHO 在对健康进行了重新定义，把道德健康列入健康范畴，即从道德的观念出发，每个人不仅对个人的健康负有责任，同时对社会健康承担义务。WHO 提出的健康概念打破了传统的健康就是没有疾病的认识，阐明了健康包含生理的、心理的、社会的、道德的四个方面，从人的整体阐述健康的含义。

1. **生理健康**　即肉体健康，它是指人体的结构完整和生理功能正常。这是生物医学的基本认识。人体的生理功能指以结构为基础，以维持人体生命活动为目标，协调一致的复杂而高级的运动形式。生理健康是其他健康的基础。

2. **心理健康**　即精神健康，它是以生理健康为基础并高于生理健康，是生理健康的发展。判断心理是否健康的三项原则：①心理与环境的同一性，指心理反应客观现实，无论在形式或内容上均应同客观环境保持一致；②心理与行为的整体性，指一个人的认识、体验、情感、意识等心理活动和行为在自身是一个完整和协调一致的统一体；③人格的稳定性，指一个人在长期的生活经历过程中形成的独特的个性心理特征，具有相对的稳定性。

3. 道德健康 道德健康以生理健康和心理健康为基础并高于生理健康和心理健康，是生理健康和心理健康的发展。道德健康的最高标准是"无私利他"；基本标准是"为己利他"；最低标准是"不损害他人"。不健康的表现是"损人利己"和"损人不利己"或"纯粹害人"。

4. 社会适应健康 主要指人在社会生活中的角色适应，包括职业角色、家庭角色及婚姻、家庭、工作、学习、娱乐中的角色转换与人际关系的适应。社会适应良好，不仅要具有生理健康、心理健康和道德健康，而且要具有较强的社会交往能力、工作能力和广博的文化科学知识；不仅能胜任个人在社会生活中的各种角色，而且能创造性地取得成就贡献于社会，达到自我成就，自我实现，这是健康的最高境界。缺乏角色意识，发生角色错位是社会适应健康不良的表现。所以，社会适应健康是以生理健康、心理健康、道德健康为基础而发展了的高级健康层次。

构成健康的四个方面并非孤立的或简单的相加，而是相互支持、相互影响，任何一方面的不健康，都会影响其他三方面的健康。当身体有病时，不但不能正常生活和工作，还会带来许多精神上的烦恼和痛苦。此外，许多事实证明，良好的心理状态可使人体的生理功能处于最佳状态或加快疾病的康复，反之，则会破坏其中的生理功能，引发各种疾病或加重原有疾病的病情。

三、健康的特性

人体的健康状况始终处于变化之中，并且具有以下特性：

1. 相对性 从健康的概念中可以看出绝对的健康在现实中是不存在的，人类只能达到相对的健康或接近健康。

2. 动态性 健康是一个动态的概念，只有使健康经常处于动态的平衡之中，才能保持和促进健康。

3. 可得性 每个人都可通过自身的努力获得健康，如学习卫生保健知识，提高自我保健能力，改变不良生活方式和习惯，合理营养，起居有常，适当锻炼，改善生活和工作环境，自我调适心理等。

四、健康与疾病的关系

健康与疾病是两个复杂的概念，是连续、动态的过程，处于同一条连线上，其活动范围从最佳健康到濒临死亡。任何人任何时候的健康状况都占据这条连线上的某一位置，这条连线上的任何一点都是身心、社会文化等方面功能的综合表现，而非单纯的生理疾病表现。健康是一种状态，是不断变化的，因此没有绝对静止的健康状态。健康和疾病这对矛盾在一定条件下相互转化，健康和疾病之间很难找到明显的界限，每个人每时每刻都处在健康和疾病的连续过程中的某一点上，并不断变化着。最佳健康更多的是强调促进健康和预防疾病的保健活动，而不是单纯的治疗活动。

五、影响健康的因素

影响健康的因素很多，但最主要的影响因素包括生物因素、环境因素和生活方式因素以及医疗保健服务因素等四大因素。

1. 生物因素

（1）遗传因素：由某些遗传和非遗传的缺陷而导致人体发育畸形、代谢障碍、内分泌失调和免疫功能异常。

（2）生物性致病因素：由病原微生物引起的传染病、寄生虫病和感染性疾病。

（3）个人的生物学特征：包括年龄、性别、形态和健康状况等。例如，不同的人处在同样的危险因素下，对健康的危害性大不相同。

Note:

2. 环境因素　环境是人类赖以生存和发展的社会和物质条件的总和,人类是在不断变化的环境中生存和发展的。环境包括自然环境和社会环境。通常情况下,人类依赖环境而生存,但环境中也存在着大量危害健康的因素。

(1)自然环境:自然环境包括阳光、空气、水、气候、地理等,是人类赖以生存和发展的物质基础,是人类健康的根本。生态破坏和环境污染必然对人体健康造成危害,而且这种危害具有效应慢、周期长、范围大、人数多、后果重的特点。保持自然环境与人类的和谐,对维护、促进健康有着十分重要的意义。

(2)社会环境:又称文化 - 社会环境,包括社会制度、法律、经济、文化、教育、人口、民族、职业等。社会制度确定了与健康相关的政策和资源保障;法律、法规规定了对人类健康权利的维护;经济决定着与健康密切相关的衣、食、住、行;文化决定着人的健康观及与健康相关的风俗、道德、习惯;人口拥挤会给健康带来负面影响;民俗影响着人的饮食结构、生活方式;职业决定着人们的劳动强度、方式和环境等。社会环境还包括人际关系、社会状态等。

3. 行为和生活方式因素　行为和生活方式因素是指因自身不良行为和生活方式,直接或间接给健康带来的不利影响。行为是影响健康的重要因素,几乎所有影响健康因素的作用都与行为有关。生活方式是人们一切生活活动的总和,它包括人们的生活水平、生活习惯、爱好、生活目标和人们对生活的态度等。人的生活方式受家庭、社会、文化、宗教和风俗的影响,形成的行为和习惯与健康密切相关。良好的行为和生活方式可增进健康,防治疾病,不良的行为和生活方式则严重危害健康。如平时不注意建立健康的行为,极易因此而造成营养不良、肥胖病、高血压、糖尿病、冠心病和精神性疾病等。

4. 卫生保健服务因素　卫生保健服务是卫生保健机构和专业人员为防治疾病、增进健康而运用卫生资源和医疗手段,有计划、有目的地向个人、群体和社会提供必要的服务活动的过程。卫生保健服务的主要任务是做好三级预防,即以改善环境、增进健康为目的的一级预防;在疾病的临床前期及时采取"三早"措施(早期发现、早期诊断、早期治疗)的二级预防;以防止病残,促进康复为目的的三级预防。在卫生保健服务中,卫生资源的分配、卫生保健人员的素质和数量、医疗服务的优劣、医疗服务制度的完善程度以及人民群众获得卫生保健服务的便利与否,都会对人类的健康产生重大的影响。

第二节　健康教育与健康促进

随着医学模式和健康观念的转变,健康教育的理论和实践得到了快速的发展,在卫生健康事业发展中发挥着越来越重要的作用。

一、健康教育

健康教育是通过信息传播、认知教育和行为干预,帮助个人和群体掌握卫生保健知识,树立健康观念,自愿采纳有利于健康的行为和生活方式的教育活动和过程。它是一种有计划、有组织、有系统和有评价的教育活动,是联结卫生知识和健康行为改变的桥梁。其目的是通过传播和教育手段,向社会、家庭和个人传授卫生保健知识,教育人们树立健康意识,提高自我保健能力,养成健康行为,纠正不良习惯,消除或减轻影响健康的危险因素,预防疾病,促进健康和提高生活质量。健康教育是提高卫生保健服务质量的战略和方法,其实质是一种干预,它提供人们行为改变所必需的知识、技术与服务(如免疫接种、定期体检)等,使人们在面临促进健康、疾病的预防、治疗、康复等各个层次的健康问题时,有能力做出行为抉择。健康教育与传统意义上的卫生宣传不同,卫生宣传是健康教育的重要措施,而健康教育是整个卫生事业的组成部分,也是创造健康社会环境的"大卫生"系统工程的一部分。根据 1988 年第 13 届世界健康教育大会提出了新概念:健康教育是一门研究以传播保健知识和技术,影响个体和群体行为,消除危险因素,预防疾病,促进健康的科学。它重点研究知识传播和行为改变的理论、规律和方法,以及社区教育的组织、规划和评价的理论与实践。

（一）健康教育的功能

1. 帮助个体和群体掌握卫生保健知识和技能,树立健康观念,自愿采纳有利于健康的行为和生活方式。

2. 使人们有效地预防、减少、推迟高血压、糖尿病等各种慢性非传染性疾病的发生。

3. 有效地控制传染病的传播与流行。

4. 预防和减少慢性疾病发生,有效降低医疗费用支出,遏止医疗费用的急剧上涨。

5. 促进健康素养,提高人们自我健康管理和有效利用医疗服务的能力,满足日益增长的不同健康服务需求。

（二）健康教育的特点

1. 多学科性和跨学科性　健康教育学是一门交叉学科,涉及医学、社会学、行为学、教育学、传播学、心理学等多学科理论知识。从大学科的角度看健康教育既具有自然科学特征也具有社会科学特征,而且更偏重社会科学,这是健康教育的学科特点。

2. 以行为改变为目标　健康教育的一切内容都是围绕人的行为问题,所以改变人们不健康行为和帮助人们建立健康行为是健康教育的工作目标。

3. 以传播、教育、干预为手段　健康教育主要是使用传播、教育和干预的手段来促使人们的行为发生改变。将传播、教育和干预统筹进行以提高成效。

4. 注重计划设计和效果评价　全面的、完整的健康教育项目应该从科学的设计开始。要到人群和社区中去,对健康问题进行诊断（分析）,确定健康教育项目的主攻方向。对健康教育项目的实施过程和效果进行评价是健康教育的一个重要内容。

（三）健康教育的研究领域

1. 按目标人群或场所　①医院健康教育;②社区健康教育;③学校健康教育;④职业人群健康教育;⑤家庭健康教育;⑥消费者健康教育;⑦与卫生有关行业（如饮食服务、食品卫生等）的健康教育。

2. 按教育目的或内容　①疾病防治的健康教育;②人生三阶段的健康教育;③营养健康教育;④环境保护的健康教育;⑤心理卫生教育;⑥生殖健康教育（包括性疾病、艾滋病、安全性行为等）;⑦安全教育;⑧控制吸烟酗酒和滥用药物（吸毒）的教育;⑨死亡教育。

3. 按业务技术或责任　①健康教育的行政管理;②健康教育的组织实施;③健康教育的计划设计;④健康教育人才培训;⑤健康教育的评价;⑥健康教育材料的制作与媒介开发;⑦社区开发的组织。

二、健康促进

健康促进一词早在20世纪20年代已见于公共卫生文献,近20年来受到广泛重视。由于健康促进在全球的迅速发展,其内容不断扩大,出现了许多不同的解释和理解。世界卫生组织（WHO）曾经给健康促进作以下定义:"健康促进是促进人们维护和提高他们自身健康的过程,是协调人类与他们环境之间的战略,规定个人与社会对健康各自所负的责任。"健康促进作为一种宏观策略,为了促进公众健康,需要协调不同部门之间的行为。调配资源并将规划付诸行动,并为健康教育改变人们的行为提供政策和环境上的支持。

（一）健康促进的含义

1. 健康促进着眼于整体人群的健康,致力于促进个体、家庭、社会充分发挥各自的健康潜能,其中包括培养有利于健康的生活方式和行为,促进社会的、经济的、环境的以及个人有利于健康因素的发展。它包括人们日常生活的各个方面,而不仅限于造成疾病的某些特定危险因素。

2. 健康促进的活动主要作用于影响健康的危险因素。

Note:

3. 健康促进运用多学科理论,采用多种形式相配合的综合方法促进人群的健康。工作方法包括传播、教育、立法、财政、组织、社会开发等。

4. 健康促进特别强调社区群众的积极有效地参与,强调启发个体和群众对自身健康负责并且付诸行动。

5. 开展健康促进不仅需要卫生部门的努力,还要社会领域各方面的参与。

（二）健康促进的任务

1986 年在第一届全球健康促进大会通过的《渥太华宪章》提出了健康促进的 5 大任务（工作领域和内容）。

1. 制定能促进健康的公共政策　促进健康的公共政策,是指所有政策领域都必须考虑到健康、和平,并对人民健康负有责任。制定健康公共政策的主要目的是创造支持性环境使人们能够健康地生活。因此,这些政策应当使人们有选择并维护健康的权利,有利于创造一个增进健康的社会环境和自然环境。政府对健康负责是制定健康公共政策的必要条件。制定健康的公共政策,需要国家、地区和地方的各级政府共同采取行动。地方性和全国性的健康公共政策同样重要。团体、企业、非政府组织和社区组织应当建立促进健康的联盟,共同为健康行动提供动力。

2. 创造支持性环境　创造健康的支持性环境,一是改善社会生活环境,包括促进生活方式、社会规范、生活习惯、社会关系、文化传统、价值观、心理状态、工作精力、工作环境、舆论环境等因素的改善。二是改善政治生活环境,包括民主决策、将责任和资源下放、充分维护人权与和平、合理分配资源等。三是促进经济保障,包括促进健康资源的开发与利用、建立稳定的资源保障机制、提供安全适用可靠的技术等。四是充分发挥妇女的作用,包括减轻妇女的社会负担,强化针对妇女的健康教育,发挥她们在促进健康中的作用等。

创造支持性环境需要推行四个公共卫生行动策略。一是部门协调,加强卫生和其他部门在健康促进工作中的支持与配合;二是社会动员,特别是动员妇女参与创造健康支持环境工作;三是运用政策、教育等手段,使社区和个人参与创建健康环境;四是在创建健康支持环境过程中,关注各部门、各类人群的利益。创造支持性环境过程必须认识健康、环境和人类发展是不可分割的,发展必须首先包含人类生命质量的提高和健康状况的改善,同时保证环境的可持续性发展。

3. 强化社区行动　健康促进的目的是促进人的健康。各类人群都生活在不同的社区,所以充分发挥社区的力量,挖掘社区资源,促进社区积极有效地参与健康促进工作,是健康促进极其重要的方面。

强化社区行动,即促进个人、家庭、社区共同努力,改善社区居民的生活环境、工作环境和自我保健意识与能力,提高社区居民的生活质量和健康水平,具体可包括以下几个方面工作:①制定健康的公共政策;②创造健康的支持环境;③组织开展社区健康促进活动;④传播健康知识、技能;⑤调整健康服务方向。

4. 发展个体技能　个人对健康负责的前提,一是要有正确的健康观,有强烈的维护健康的意识;二是要有维护健康的知识、技能,包括正确认识维护自己健康与关注他人健康、关注健康支持环境、关注社会发展的关系;三是能有准备地应对人生各个阶段可能出现的健康问题。发展个人健康技能需要通过健康教育活动实现。社会各方面,都要采取多种形式,开展健康教育活动,改善个人的健康意识、知识、技能、行为水平。

5. 调整卫生服务方向　1995 年,WHO 发表了划时代的《健康新地平线》。《健康新地平线》提出,必须将工作的重点从疾病的本身转移到导致疾病的各种危险因素以及促进健康上来,必须将技术和财政资源用于保证持久改善健康状况和更好的生活质量上,而不是简单地应付眼前的需要。卫生干预必须是以人为中心,以健康为中心,而不是以疾病为中心。并且将有利于健康的工作作为人类发展的一部分。

（三）健康促进的基本特征

1. 健康教育是以健康为中心的全民教育,它需要社会人群自觉参与,通过自身认知态度和价值观念的改变而自觉采取有益于健康的行为和生活方式,健康教育最适于那些有改变自身行为愿望的人群。而健康促进是在组织、政治、经济、法律上提供支持环境,它对行为改变的作用比较持久并且带有约束性。

2. 健康促进涉及整个人群和人们社会生活的各个方面,而不仅限于某一部分人群或仅针对某一疾病的危险因素。

3. 在疾病三级预防中,健康促进强调一级预防甚至更早阶段,即避免暴露于各种行为、心理、社会环境的危险因素,全面增进健康素质,促进健康。

4. 社区和群众参与是巩固健康发展的基础,而人群的健康知识和观念是主动参与的关键。通过健康教育激发领导者、社区和个人参与的意愿,营造健康促进的氛围。因此,健康教育是健康促进的基础,健康促进如不以健康教育为先导,则健康促进是无源之水,无本之木,而健康教育如不向健康促进发展,其作用就会受到极大限制。

5. 相对健康教育而言,健康促进与客观的支持和主观参与融于一体。前者包括政策和环境的支持,后者则着重于个人与社会的参与意识与参与水平。因而健康促进不仅包括了健康教育的行为干预内容,同时,还强调行为改变所需的组织支持政策支持,经济支持等环境改变的各项策略。这就表明健康工程不仅是卫生部门的事业,而且是要求全社会参与和多部门合作的社会工程。

（四）健康促进的发展

1997 年 7 月召开的第四届全球健康促进大会,确定了为完成 21 世纪促进健康这个艰难任务所需要的策略和指导方向,指出 21 世纪健康促进的重点,内容包括以下六个方面:

1. **提高社会对健康的责任感**　决策者必须坚定地承担起社会责任。公共和私人部门都应通过执行政策和实践来促进健康。

2. **增加健康发展的投资**　对健康发展投资的增加需要采取多部门的途径,包括对卫生部门以及教育和住房部门增加更多的资源。对健康更多的投资以及在国家内部和国家之间对现有的投资作重新调整。健康的投资应能反映特定人群如妇女、儿童、老年人、处于边缘地区人群或经济不发达地区人群的健康需求。

3. **巩固和扩大有利于健康的伙伴关系**　健康促进需要政府不同层次的不同部门和社会各阶层之间为健康和社会发展建立起伙伴关系。现存的伙伴关系需要加强,潜在的新的伙伴关系需要开发。伙伴关系通过分享专门知识、技能和资源在健康方面得到共同的利益。

4. **增加社区的能力和给予个人权利**　健康促进由各人为自己执行,与人们一道执行,而不是对他人执行,也不是为他人执行。它提高了个体采取行动的能力以及团体、机构或社区对健康决定因素的影响能力。

5. **保证健康促进的基础设施**　为保证健康促进的基础设施,需要寻求地区的、国家的和全球的提供资金的新机制。应鼓励影响政府、非政府组织、教育机构和私人部门的行动来确保健康促进资源的开发达到最大限度。

6. **行动起来**　为了加快全球健康促进的发展,与会国同意组建全球健康促进联盟。该联盟的目标是促使执行《雅加达宣言》所提出的健康促进的重要行动。会议号召各国政府主动促进和发展建立在其他国家内部和国家之间的健康促进网络。主要由 WHO 来负责建立全球健康促进联盟并使其成员实施雅加达大会提出的任务。WHO 要促使各国政府、非政府组织、发展银行、联合国机构、地区间组织、双边机构、劳工运动、合作团队以及私人部分将健康促进活动的重点进一步推向前进。

三、健康教育与健康促进的作用和意义

（一）健康教育与健康促进的作用

1. 主动争取和有效促进领导和决策层转变观念,从政策上对健康需求和有利于健康的活动给予支持,并制定各项促进健康的政策。

2.促进个人、家庭和社区对预防疾病、促进健康、提高生活质量的责任感。通过为群众提供信息，发展个人自控能力，以帮助人们改变不良生活方式和行为习惯，排除各种影响健康的危险因素，使人们在面临个人或群体健康相关的问题时，能明智、有效地做出抉择。通过提高社区自助能力，实现社区资源（人、财、物）等的开发。

3.创造有益于健康的外部环境。健康教育和健康促进必须以广泛的联盟和支持系统为基础，与相关部门协作，共同努力逐步创造良好生活环境和工作环境。

4.积极推动医疗部门观念与职能的转变，使医疗部门的作用向着提供健康服务的方向发展。

5.在全民中，尤其在广大农村中深入开展健康教育。教育和引导人民群众破除迷信，摒弃陋习，养成良好的卫生习惯，提倡文明、科学、健康的生活方式，培养健康的心理素质，提高全民族的健康素质和科学文化水平，详见表8-1。

表8-1　卫生宣传、健康教育、健康促进的目标、内容与策略

	卫生宣传	健康教育	健康促进
目标	改善个体卫生知识水平 改善个人、环境卫生状况 预防疾病	改善个体卫生知识水平 改善个体、群体、社区健康状况 预防疾病、改善健康相关行为	促进健康
内容	传播卫生知识 宣传卫生工作	有组织有计划有系统的教育活动 传播卫生知识、宣传卫生工作 进行社会动员 强调干预健康相关行为 促进个体、群体、社区参与	制定健康公共政策 创造支持的环境 加强社区行动 发展个人技能 调整卫生服务方向
策略	行政干预	行政干预 进行广泛的社会动员 运用先进的健康教育模式 运用适宜的传播策略和技巧 以人为中心，以健康为中心开展活动	以健康教育为基础多部门传播、多部门参与 倡导、协作、参与 资源保障

（二）健康教育和健康促进的意义

1.健康教育与健康促进是实现初级卫生保健的先导。《阿拉木图宣言》把健康教育列为初级卫生保健八项任务之首，并指出健康教育是所有卫生问题、预防方法及控制措施中最为重要的。1983年第36届世界卫生大会和世界卫生组织委员会第68次会议根据初级卫生保健原则重新确定了健康教育的作用，提出"初级卫生保健中的健康教育新策略"，强调健康教育是策略而不是工具。1989年第42届世界卫生大会通过了关于健康促进、公共信息和健康教育的决议，再次强调《阿拉木图宣言》的重要性并紧急呼吁把健康促进和健康教育作为初级卫生保健的内容。为完成初级卫生保健其他七项任务，必须有健康教育作为基础和先导。同时，实现初级卫生保健的目标所需的最根本性的条件，如领导重视，群众参与，部门协作均需有健康教育的开发、动员、组织与协调。可以说，健康教育是能否实现初级卫生保健任务的关键，健康教育在实现所有健康目标、社会目标和经济目标中具有重要的地位和价值。

2.健康教育与健康促进是卫生保健事业发展的必然趋势。当今发达国家和中国的疾病谱、死亡谱发生了根本性变化，其主要死因除了传染性疾病外，冠心病、肿瘤、中风已成为这些国家的主要死因。研究证实不良行为和生活方式是这些慢性疾病的危险因素。解决行为和生活方式问题不能期望医药，而只能依靠社会性措施的突破。健康教育和健康促进的核心是促使人们建立新的行为和生活方式，制订一系列使行为和生活方式向有益于健康发展的策略，减低危险因素，预防各种"生活方式

病"，这正是一种社会性的突破。

3．健康教育与健康促进是一项低投入、高产出、高效益的保健措施。健康教育引导人们自愿放弃不良的行为和生活方式，减少自身制造的危险，追求健康的目标，从成本—效益的角度看是一项投入少、产出高、效益大的保健措施。健康促进在促使环境改变中虽需要一定的资源保证，但它所需的资源投入与高昂的医疗费用形成鲜明的对照。

4．健康教育与健康促进是提高广大群众自我保健意识的重要渠道。自我保健是指人们为维护和增进健康，为预防、发现和治疗疾病，自己采取的卫生行为以及做出的与健康有关的决定。自我保健包括了个人、家庭、邻里、同事、团体和单位开展的以自助为特征（也包括互助）的保健活动。它是保健模式从"依赖型"向"自助型"发展的体现，它能发挥自身的健康潜能和个人的主观能动性作用，提高人们对健康的责任感。自我保健不能自发产生，只有通过健康教育和健康促进才能提高居民自我保健意识和能力，增强其自觉性和主动性，促使人们实行躯体上的自我保护，心理上的自我调节，行为生活方式上的自我控制和人际关系上的自我调整，提高整体医学文化水平，提高人口健康素质。

四、健康教育与健康促进的关系

健康教育和健康促进密不可分。健康教育是针对行为问题采取的一系列科学的干预步骤，它要解决的是帮助人们提高保健知识和技能、改变不健康的行为、建立健康的行为和生活方式的问题。健康教育是提高健康素养的重要途径，通过健康教育的有效实施，可以提高健康素养。健康素养可以作为单一指标反映健康教育效果。而健康促进是一项社会策略和社会行为，重点解决社会动员、社会倡导和相关部门协调问题。健康教育和健康促进的最终目标是维持健康，提高生命质量，但不能等同对待，两者的区别点可归纳为以下两个方面。

1．**范畴不一**　健康教育是以健康为中心的全民教育，通过社会人群的参与，改变其认知态度和价值观念，从而使其自觉采取有益于健康的行为和生活方式。而健康促进是在健康教育的基础上，进一步从组织、政治、经济和法律等方面提供支持性环境，使其对行为改变的作用比较持久并带有约束性。也就是说，健康促进不仅是卫生部门的事业，而且是一项要求全社会参与和多部门合作的社会系统工程。

2．**途径不一**　健康教育是通过改善健康危险行为教育，开发个体自我健康管理能力，最终达到维持健康；而健康促进是通过制定促进个体或群体健康的相关法规、制度、环境建设等，推动健康生活实践，最终达到维持健康。

第三节　中医护理健康教育

中医护理健康教育是护理人员把健康与教育有机结合，在中医理论指导下，将中医护理的知识、方法与技能与其他健康相关的知识与信息结合起来，通过丰富多彩的形式和方法进行有针对性健康教育的活动。国际护士协会早在1953年即通过了《护士伦理学国际法》，规定："护士的基本职责包括三个方面：保护生命、减轻病痛和促进健康。"随着医学模式与健康观念的转变，人们对健康的需求已不仅仅停留在维持生命和没有病痛的水平上，而是要不断地保持和促进健康。护士不仅要对患者的疾病提供治疗和护理，还要为促进个体的健康提供服务，指导有关的护理知识和技能，使其对疾病防患于未然，正确地对待疾病，减轻其心理负担，调动主观能动性，自觉地配合医疗、护理，减少可能出现的并发症和避免疾病复发，增强患者的自护能力，提高生活质量。

一、中医护理健康教育的特色与内容

中医护理学是中医药学的重要组成部分，是随着中医药学的形成和发展而逐渐兴起的学科。它是在中医学理论体系指导下，以整体观念为主导，应用辨证施护的方法以及传统的护理技术，指导临

床护理、预防保健、康复养生等方面，以保护人民健康的一门应用学科。中医护理学理论体系具有整体观念、辨证施护、防护结合以及独特的护理方法技术等方面的特点。

（一）中医护理健康教育的特色

中医护理的整体观念是指"天人合一"的整体观，是中医护理学关于人体自身的完整性及人与自然、社会环境的统一性的认识。整体观念认为人体是一个由多层次结构构成的有机整体。构成人体的各个部分之间，各个脏腑形体官窍之间，结构上不可分割，功能上相互协调、相互为用，病理上相互影响。人生活在自然和社会环境中，人体的生理功能和病理变化，必然受到自然环境、社会条件的影响，人类在适应和改造自然与社会环境的斗争中维持着机体的生命活动。整体观念作为方法论和指导思想，贯穿于生理、病理、诊法、辨证、养生、治疗、康复、护理等整个中医理论体系之中，构成了中医护理学的一大特点。辨证施护是中医护理的精髓，它是运用中医理论，从整体观出发，将四诊（望闻问切）所收集的有关资料进行综合分析，判断疾病的病因、病变部位、性质、邪正盛衰等情况，辨明病证，从而制订护理计划，实施护理措施的过程（包括辨证施药、辨证施膳、辨证施养等）。辨证是实施护理措施的前提和依据，施护是辨证的目的，辨证与施护是护理疾病过程中相互联系、不可分割的两个方面，是理论和实践相结合的体现，是指导临床各科开展中医病证护理的基本法则。防护结合是指采取一定的预防与护理措施，防止疾病的发生和发展。中医学强调防护结合。早在《黄帝内经》中就有了"治未病"的记载。如《素问•四气调神大论》中说："不治已病治未病，不治已乱治未乱……"阐述了未病先防和既病防变的理论与方法，强调"固护人体正气、防止病邪侵入"是护理预防工作的两个重要方面。人体要顺从四时寒暑的变化，保持与外界环境的协调统一；要调摄情志，应尽量减少不良的精神刺激和过度的情绪变动；生活起居要有规律，注重保养正气；要养成良好的饮食习惯，注重饮食质与量合理安排及饮食卫生；要锻炼健身，固护正气，增强机体抗御外邪的能力等，以上这些预防医学的思想，都延续至今，指导着疾病防护实践，也是中医护理健康教育的重要内容。独特的护理方法与技术是指伴随着中医学的发展，经过几千年的锤炼形成的中医护理在养生保健、治疗康复等方面，如生活起居护理、预防护理、情志护理、饮食护理和中药用药护理等独特的方法以及具有操作简便、疗效确切、安全易行等特点的传统护理技术，常见的有艾灸、拔罐、刮痧、穴位按摩、耳穴压豆、穴位贴敷、药熨、熏洗、中药保留灌肠等，在临床护理、预防保健、康复养生中具有独特的作用，体现了中医护理的特色。

（二）中医护理健康教育的内容

在我国传统医药学中一直包含着丰富的中医护理内容，许多护理理论和护理技术都散在记录于历代医药学文献中。我国现存最早的由春秋战国时期各医家著成的医学典籍《黄帝内经》中，就论述了疾病护理、饮食护理、起居护理、情志护理、养生康复护理、服药护理等护理方法。比如在饮食起居调理方面，提出"动则以避寒，阴居以避暑""饮食有节，起居有常，不妄作劳"。在心理护理方面，认为患者的精神状态对疾病的发展、预后有着很大影响，指出"精神不进，志意不治，故病不可愈"，并告诫医护人员应了解患者各方面的喜恶，量其所宜，随顺调之，对骄恣纵欲，不遵守疾病禁忌的人，应耐心开导，使其消除疑虑，遵守禁忌，服从治疗。《黄帝内经》的"顺四时而适寒暑"理论，指出了四时养生起居的规律，也是人与天地相应的整体观体现。对五脏病证的护理，《黄帝内经》指出："病在脾……禁温食饱食，湿地濡衣""病在肺……禁寒饮食寒衣"。在饮食护理方面，《黄帝内经》中亦有具体的论述："谷肉果菜食养尽之，无使过之，伤其正也""饮食自倍，肠胃乃伤""春食凉，夏食寒以养阳，秋食温，冬食热以养阴"。这些内容指出饮食要有节，食物的寒凉温热要与季节相适应。在情志护理方面，《黄帝内经》强调了不良的情志刺激可导致人体气血失调，脏腑功能紊乱，能诱发和加重病情，如"怒则气上""喜则气缓""悲则气消""恐则气下""惊则气乱""思则气结"，以及"喜伤心""怒伤肝""思伤脾""悲伤肺""恐伤肾"等。数千年来，在历代医家的共同努力下，中医护理的内容不断得到充实和发展，为中医护理提供了较为系统的理论依据和更加丰富的实践经验，并逐渐成为一门独立的学科。

Note:

中医护理以整体观和辨证观为指导,不仅注重生理护理,也注重心理(情志)、社会等方面的护理。中医护理方法和技术是护理实践中的重要手段,在临床护理、预防保健、康复养生中具有明显的优势和特色,中医护理还强调预防为主的护理原则,它与现代护理健康教育的内容和目的完全吻合。因其实用性、可操作性和具有的特色效果赢得民众的欢迎以及应有的价值和地位。随着中医药事业的发展,健康观念和疾病谱的改变,中医护理在健康教育和健康促进中的地位和作用越来越受到了国际护理界的关注和青睐,护理人员如何利用健康教育的各种方法和手段,丰富健康教育的内容,运用独特的中医护理理论和方法技术进行健康教育,更好地发挥中医护理的特色优势,与现代护理健康教育内容融为一体,使两者结合起来,取长补短,指导养生保健、防病治病,好地发挥健康教育的作用,提升健康教育的效果,促进民众身心健康,提高健康水平,对建立中国特色的护理健康教育模式,更好地服务健康中国战略具有重要的意义。

二、中医护理健康教育的原则与程序

(一)中医护理健康教育的原则

护理健康教育的目标是使受教育者获取中医护理以及相关方面的健康知识,并进一步建立健康行为。因此在开展护理健康教育时,应遵循以下原则:

1. **实用性原则**　健康教育的内容十分广泛,护士在对患者或健康人进行教育时,应该首先选择那些对受教育者实用的内容和形式,通过教育使其受益,从而增加接受健康教育的兴趣。

2. **可行性原则**　护士对患者健康教育必须考虑患者接受和实施的可行性。

3. **针对性原则**　护理健康教育必须考虑教育对象,根据不同的群体和个体的特点及需求分类进行(如妇女、老人、孩子以及职业情况等)。因为不同的教育对象,其接受能力及行为习惯都可能不同,有针对性的教育内容和教育手段,将使受教育者更容易接受,并获得教育效果。

4. **保护性原则**　任何护理措施包括护理健康教育措施都必须注意对患者及家属的身心保护。如对癌症初期患者,医护人员与家属需共同采取必要的保护性措施,使患者避免突如其来的心理打击。护理人员可通过逐步的健康教育措施,增加患者的适应性,使患者安然度过心理危险期。

5. **阶段性原则**　根据患者的疾病发展或健康人的身心发展不同阶段采取相应的护理健康教育措施。如对心血管病初期的患者应引导其正确对待疾病,克服心理压力;在恢复阶段,则要引导患者学习康复知识,进行必要的行为指导。

6. **程序性原则**　护理健康教育与临床护理一样,必须贯彻护理程序,即通过评估、诊断、计划、实施、评价的过程,保证护理健康教育的及时和有效。贯彻护理健康教育程序是开展护理健康教育最重要的保证。

护理健康教育是一项复杂的知识传播和行为改变的过程,护理人员在遵循这些基本原则的同时,还必须根据每个受教育者不同的情况,灵活多样地选择教育内容和手段,以获得最佳的教育效果。

(二)中医护理健康教育的程序

护理程序是开展整体护理的基本框架,同时也是开展护理健康教育的基本框架。它是一种有计划、有目标、有评价的系统教育活动。通过教育活动,帮助人们形成正确的行为和观念,以促进人们的身心健康。只有严格按照护理健康教育程序,评估患者需求,确定教育目标,制订教育计划,实施教育措施,评价教育效果,才能有效地达到向患者传播健康知识、建立健康行为的目标。

1. **评估**　评估是系统地收集受教育者及家属有关的学习需求的资料,以及身体、心理、社会、文化等各方面信息,并加以分析和评价的过程。评估内容的重点:学习的兴趣、学习的能力、学习的方法、生理和心理状态等。评估还包含对受教育者及家属的态度和需求评估等。由于疾病的发展是不断变化的,所以护士在进行评估活动时,应该连续跟踪进行评估,及时掌握个体情况变化,了解教育对象对自身健康的认识以及对治疗、护理、检查、操作、手术、用药的态度与反应。通过评估,有助于建立符合个体实际情况的护理健康教育诊断。

2. **诊断**　诊断是对受教育个体及家属所需健康知识和帮助的一种判断,它建立在评估的基础上,所有的教育计划活动由此而引发,并作为制订护理健康教育计划的依据。

3. **计划**　计划是对将开展的健康教育活动做出安排,是护理健康教育活动的指南,是护理健康教育实施和评价的基础,包括对教育诊断项目次序的排列、教育目标的确定、教育方法的选择、学习资源的利用等。

4. **实施**　实施是将护理健康教育计划中的各项教育措施落实于教育活动中的过程,包括了实施的方法、实施前的准备、时间的合理安排、实施记录等。在实施健康教育的过程中,护理人员的作用受专业水平、表达能力、应变能力、观察能力、决策能力、沟通技巧和社会信誉等因素的影响;受教育者的作用主要受兴趣、态度和文化背景等因素的制约。在健康教育的过程中护士与受教育者之间是互相影响的。因此,护理人员是保证健康教育计划得以实施的关键,同时还必须充分发挥患者的作用。

5. **评价**　对教育效果做出判断,必要时进行重新评估。评价是评审教育活动的结果,对教育目标的达成度和护理教育活动取得的效果做出客观判断的过程。主要包括评价教育目标是否实现和重审护理健康教育计划。评价的重点应该放在知识的掌握和行为的改变上,评价的标准要以患者为中心。

三、护理健康教育分类与方法

（一）护理健康教育分类

护理健康教育是一个十分宽泛的概念,按教育场所可分为医院护理健康教育、社区护理健康教育、学校健康教育、行业健康教育、家庭健康教育等;按目标人群可分为儿童护理健康教育、青少年护理健康教育、妇女护理健康教育、老年护理健康教育等;按教育的目的或内容可分为疾病护理健康教育、营养护理健康教育、生理与病理健康教育、心理护理健康教育等。开展不同领域的护理健康教育实践和研究,对丰富护理健康教育理论和实践,建立具有中国特色的护理健康教育学科体系,具有十分重要意义。

（二）护理健康教育的方法

有效地应用教育学的方法开展健康教育活动是进行中医护理健康教育的有效途径。不同的教育方式具有不同的教育效果,而有针对性的教育手段会给我们开展护理健康教育提供最佳的教育方法。

1. **语言教育方法**　又称作口头教育方法,即通过语言的交流与沟通,讲解及宣传中医护理以及相关的护理健康教育知识,增加受教育者对健康知识的理性认识,如讲授法、谈话法、咨询法、座谈法等。语言教育特点是简便易行,一般不受客观条件的限制,不需要特殊的设备,随时随地都可进行,具有较大的灵活性。

（1）讲授法:讲授是指教育者通过循序渐进的叙述、描绘、解释等向学习者传递信息,传授知识,阐明概念,以帮助学习者理解和认识健康问题,树立健康的态度和信念。护理健康教育课程的讲授主要是针对患有相同或近似疾病的多数患者或健康人群,通过集中讲授某一专题的健康内容,达到向听讲者传递健康知识以及中西医护理疾病防治和康养知识方法的目的。

（2）谈话法:谈话法是教育者根据所教育者已有的知识和经验,通过提问,引导受教育者对所提问题得出结论,从而获得知识并解决问题的一种教学方法。谈话法的方式可分为正式交谈与非正式交谈。按教育程序进行的谈话属于正式交谈,要有谈话计划及谈话记录。在护理工作中进行的非正式交谈是对正式交谈的一种补充,可进一步巩固教育效果并密切护患关系。

（3）咨询法:咨询法是提供帮助和指导的一种形式。护理健康教育咨询是指护士解答有关疾病、健康及生活中的各种疑问,帮助其避免或消除不良心理、行为、社会因素的影响,做出健康行为决策,以增进身心健康的过程。咨询是一种双向交流形式,交流双方都有共同的求知探索欲望。护士对于咨询者的提问,要细心聆听,并快速思考恰当的答案,但不要急于做出结论,必要时可向咨询者提出有关问题,以丰富问题内涵,掌握更多的信息,以便准确地回答问题。

(4)座谈法:座谈法是通过召开座谈会的方式,大家畅所欲言,各抒己见,就一个或多个问题展开讨论,取得共识的一种教育方法。应用座谈会开展护理健康教育有助于及时了解多数患者的健康状况,针对共性问题给予解答,扩大患者之间以及护患之间的了解和认识。座谈会要有计划和主题,座谈主题应该是参加人员共同关心和感兴趣的问题,座谈过程中要加以引导,座谈结束要做出总结。

2. 文字教育方法　通过一定的文字传播媒介和受教育者的阅读能力来达到健康教育目标的一种方法,如读书指导法、作业法、标语法、传单法、墙报法等。其特点是不受时间和空间条件限制,既可针对大众进行广泛宣传,又可针对个体进行个别宣传,而且受教育者可以对宣传内容进行反复学习,花费上也比较经济。

(1)读书指导法:读书指导法是护士指导受教育者通过阅读教育手册和参考书以获得知识或巩固知识的方法。患者健康知识的获得,固然有赖于护士的讲授,但要领会、消化、巩固和扩大知识还必须靠他们自己去阅读,护士应善于利用成人学习的特点,帮助患者掌握读书方法,提高自学能力。同时,护士要帮助受教育者选择书籍,制订大概的学习计划和目标,及时检查读书效果,解答读书中遇到的疑问。

(2)实习作业法:实习作业法是根据教学目标的需要,组织受教育者进行实际操作,将理论知识用于实践的一种教学方法。在护理健康教育中,通过实习作业使受教育者掌握促进身心健康的康复作业方法,达到自我护理与促进健康的目的。运用实习作业法的基本要求:让患者明确实习作业的目的和要求;按照实习作业项目的规定,在相应的理论指导下进行;在实习作业进行过程中,要加强指导,给患者以具体的帮助;实习作业结束时,护士应对患者的实习作业活动进行检查和评价。

(3)传单法:传单一般是指单页的文字及美术宣传品,可结合实际,针对读者的需要,比较详尽地阐述某一问题。传单制作简便,成本较低,覆盖面较广。在使用传单法进行护理健康教育时,应掌握以下一些原则:传单宣传的内容要科学、准确、通俗、易懂,要有针对性和可读性;传单制作最好图文并茂,如在文字间配合一些图片、漫画、表格等,可起到直观、形象的宣传效果;传单一般是一种单向性传播知识的宣传形式,可放在护士站固定的地方,便于患者或家属自取阅读;某些传单宣传内容是相对稳定的,一次印量可多一些,以减少印刷成本,供长期使用。

(4)墙报法:墙报是布置在墙上黑板、橱窗、展牌等宣传形式,其设备简单,形式多样,图文并茂,为群众所喜闻乐见。

(5)标语法:标语是一种大众化的宣传形式,内容简练,意义明确,既有鼓励性和号召性,又有感染性和说理性,广泛应用于各种宣传场合。

3. 形象教育方法　利用形象艺术创作健康教育宣传材料,并通过人的视觉的直观作用进行护理健康教育的方法。例如,美术摄影法、标准模型法等。形象教育方法要求制作者有较高的绘画、摄影、制作等技能,否则,粗糙的形象会影响护理健康教育效果。

4. 实践教育方法　通过指导受教育者的实践操作,达到掌握一定的健康护理技能,并用于自我或家庭护理的一种教育方法。例如,指导糖尿病患者掌握血糖自测法,指导高血压患者掌握自测血压法,指导骨折患者掌握功能锻炼法等。

5. 新媒体技术应用方法　新媒体作为一种新兴的大众媒介,使健康传播渠道更加多元化。所谓新媒体,是相对于传统媒体而言的,是在报刊、广播、电视等传统媒体以后发展起来的新的媒体形态,是利用数字技术,网络技术,移动技术,通过互联网、无线通信网以及计算机、手机、数字电视机等终端,向用户提供信息和娱乐的传播形式和媒体形态。新媒体技术具有互动性、个性化、及时性、交融性等传播特点,已成为健康传播的新工具。它能将平面媒体信息获取的枯燥性、延迟性、非互动性等不足的方面整合,运用数字技术、无线技术和互联网三方面改善了健康教育受众群体对于信息量冗杂的劣势,使得信息在保证量的基础上更加能使多个受众群体得到及时的沟通反馈,更大程度上清除了信息的冗余。新媒体技术以其形式丰富、互动性强、渠道广泛、覆盖率高、精准到达、性价比高、推广方便等特点,已经在护理健康教育领域逐渐发挥越来越重要的作用。

6. 综合教育方法　将口头、文字、形象、电化、实践等多种健康教育方法适当配合、综合应用的一种健康教育方法。例如,举办健康教育展览或知识竞赛等。综合性的健康教育方法具有广泛的宣传性,适合大型的宣传活动,而在医院病房,可以举办一些小型的专题展览,如糖尿病区举办"糖尿病护理健康教育展览",也将收到有针对性的良好健康教育效果。

四、护理健康教育学科属性

护理健康教育是健康教育大系统中的一个重要分支,是护理学与健康教育学相结合的一门综合应用学科,也是护理学科体系中的一门新兴的、边缘的和交叉的学科。在诸多相关学科中以预防医学、社会医学、教育学、健康传播学、健康心理学、健康行为学等与健康教育和健康促进的关系最为密切。护理健康教育以患者及其家属为研究对象,利用护理学和健康教育学的基本理论和基本方法,通过对患者及其家属进行有目的、有计划、有评价的教学活动,提高患者的自我保健和自我护理能力,达到预防疾病、保持健康、促进康复、建立健康行为、提高生活质量的目的。护理健康教育一方面采用有关学科的原理、方法进行研究;另一方面将护理实践知识和经验加以总结,不断地从护理学、健康教育学和其他相关学科领域吸取知识,以构成护理健康教育理论体系和研究方法,使之逐步发展成为具有独特观点和体系的一门独立学科。

五、护理人员在健康教育中的地位和作用

随着"健康中国"战略的实施和以人的健康为中心的护理模式的推进,使护理的内涵不断丰富,护士的职能也随之扩大,向各类人群开展具有护理特色的健康教育已成为社会发展和医学进步赋予护士的一项新的重要职能。

(一)健康教育是护士的职责和义务

回顾护理学发展史,护士履行教育义务的观念早已有之,早在南丁格尔时代就提出"护士应当同时也是卫生导师和宣传教育家"的科学论断。我国 1997 年颁布的第一部《护士注册法》,也明确规定健康教育是护士应尽的义务。现代护理学赋予护士的根本任务是"帮助患者恢复健康,并帮助健康人提高健康水平"。其中帮助的含义不仅体现了患者渴望得到护士和其他医务人员帮助的生理心理需要,而且也表明,帮助患者是护士应尽的义务和责任。根据这一任务,护理活动被分为两大类,一类是帮助患者保持生命、减轻痛苦、恢复健康的临床护理活动;另一类是帮助患者获得健康知识,预防疾病、提高自我保健能力、建立健康行为的健康教育活动。对患者而言,两种活动所起的作用是相辅相成的,对护士而言,两种活动所赋予护士的职责也同等重要。即护士不仅要担负促进患者康复的照顾义务,而且应承担起促进健康的教育义务。

(二)护理人员在健康教育中的地位

1. 护理人力资源丰富且分布广泛　护理工作是医疗卫生工作的重要组成部分。2019 年全国注册护士总数已达到 445 万人(国家卫健委发布)。护士是专业卫生人员队伍中的一支重要力量,也是健康教育的主力军。护士的分布几乎涉及各级各类医疗卫生机构的所有科室以及社区卫生院等,丰富的人力资源为健康教育的实施提供了保障。

2. 护理人员是与患者接触最密切的群体　护士不论是在医院,还是在社区卫生服务中,是接触患者最多的人,最有时间和机会对患者进行健康教育。频繁接待入院、出院,大量的基础护理,多次反复的治疗、护理操作,面对面的监护等,都为护士履行教育义务提供了机会。而在社区护理中,健康教育又是社区护理中最基本、最重要的组成部分之一。

3. 护理人员在健康教育中具有独特的优势　护士受过系统的专业培训,具有丰富的疾病护理知识与技能,大量的临床实践使护士积累了丰富的疾病护理经验,尤其是随着高等护理教育的发展和优质护理的开展,使护士的专业服务水平和健康教育的理念能力得到明显进步和提升。

（三）护士在健康教育中的角色作用

护士在健康教育中扮演着教育者、咨询者、组织管理者、协调者、代言者、联络者和研究者的角色，其作用主要体现在以下三个方面：

1. 桥梁作用 健康教育是一种特殊的教学活动，护士作为教育者不同于一般意义上的教师。学校教师关心的是教育，其职责是将知识传授给学生。而护士关心的是提供教育服务，其职责不仅传授知识，而且还要关注学习者的行为。教育的目的是帮助患者建立健康行为。因此，护士的作用是按健康教育的知 - 信 - 行模式，在不健康行为与健康行为之间架起一座传授知识和矫正态度的桥梁。这种桥梁作用要求护士必须把教学重点放在帮助患者建立健康行为上。

2. 组织作用 护士是患者教育的具体组织者和实施者，健康教育计划的制订、教育内容、教育方法的选择和教学进度的控制都由护士来策划和决定。有目的、有计划、有评价的教育活动就是通过护士的组织来实现的，护士组织教学的能力强弱对健康教育效果有直接影响。因此，护士必须掌握健康教育的基本原则和基本技能，创造性地做好患者的教学组织工作。

3. 协调作用 健康教育是一个完整的教育系统，虽然教育计划可由护士来制订，但在实施教育中，需要各类人员的密切配合，护士作为联络者应担负起与医生、专职教育人员、营养师、物理治疗师的协调作用，以满足患者的教育需求。

（孙秋华）

思 考 题

1. 健康与疾病的关系及影响健康的因素。

2. 健康促进的任务与基本特征。

3. 中医护理健康教育的内容与方法。

4. 护士在健康教育中的作用。

NURSING

第九章

辨 证 施 护

09章 数字内容

学 习 目 标

- **知识目标**

1. 掌握辨证施护的原则与方法。

2. 熟悉常见病的辨证要点、证候表现与护理措施。

3. 掌握疫病的分类、发病特点及护理措施。

- **能力目标**

能运用辨证施护的原则与方法,在临床护理中开展辨证施护和健康教育。

- **素质目标**

培养学生的中医辨证思维和开展辨证施护能力,增强职业责任感和使命感。

中医学理论体系的建立和不断完善,为中医护理学的发展奠定了基础。我国传统的中医药学中,一直包含着丰富的中医护理内容,在长期的医疗护理实践中,逐渐形成了比较完整的辨证施护理论体系。

所谓辨证施护,就是从整体观出发,通过望、闻、问、切四诊,收集患者有关疾病发生、发展的资料,进行整理、分析、综合,辨明病因、病机和病位,判断为何种性质的证,从而制订相应的护理计划与护理措施的过程。

第一节　辨证施护的原则与方法

辨证与施护是疾病护理过程中相互联系、不可分割的两个方面,是理论和实践相结合的体现。辨证是实施护理措施的前提和依据,施护是辨证的目的。

一、辨证施护的原则

辨证施护的原则是中医学中的"治则"在护理学中的延伸,它是指导临床辨证施护的法则。其内容包括护病求本,调整阴阳,扶正祛邪,同病异护、异病同护及因时、因地、因人制宜等。

（一）护病求本

疾病在发展过程中会表现出许多症状,但症状只是疾病的现象而非本质,只有在中医理论指导下,综合分析所收集的资料,才能透过现象看本质,找出疾病的根本原因,从而确立相应的治疗及护理措施。护病求本是指治疗与护理都必须抓住疾病的本质,并针对疾病的本质进行施护,这是辨证施护的根本原则。

1. 正治与正护法　又称逆治与逆护法,是指在疾病的本质和现象相一致情况下,逆其证候性质而治疗护理的一种常用法则。如临床上常用的"寒者热之""热者寒之""虚则补之""实则泻之"等均为正护法。它适用于疾病的征象与本质相一致的病证。

（1）寒者热之:寒性病证表现寒象,用温热性质的药物和方法来治护,如表寒证运用辛温解表的方法,里寒证运用辛热温里的方法等。

（2）热者寒之:热性病证表现热象,用寒凉性质的药物和方法来治护。如表热证运用辛凉解表的方药,里热证运用苦寒攻里的方药等。

（3）虚则补之:虚损病证表现虚弱的征象,用补益性质的药物和方法来治护。如阳气虚用温补阳气的方药,阴液亏少用滋阴养血的方药等。

（4）实则泻之:邪实病证表现实证的征象,用攻邪泻实的药物和方法来治护。如火热毒盛用清热解毒泻火的方药,阳明腑实、积滞内结证用通腑泻热的方药,瘀血疼痛证用活血化瘀的方药等。

2. 反治与反护法　又称从治与从护法,是指疾病的征象与本质不相一致甚至相反情况下的治护方法,即顺从疾病的现象而治护的方法。常用的有"热因热用""寒因寒用""塞因塞用""通因通用"等。

（1）热因热用:即用热性药物、温热方法治疗护理具有假热症状的病证,适用于真寒假热证。如内脏虚寒、阴邪太盛者出现阳气上浮,反见面红的假热症状时,应用温热治疗护理方法护其真寒假热证。

（2）寒因寒用:即用寒性药物、寒凉方法治疗护理具有假寒症状的病证,适用于真热假寒证。如四肢厥冷、脉沉等,似属寒证;但其身寒而不喜加衣被,脉沉而有力,并可见口渴喜冷饮、咽干口臭、小便短赤、大便燥结等热象。故在治疗护理过程中,用寒凉护理法护其真热假寒证。

（3）塞因塞用:即用补益药物和方法治疗护理因虚而闭塞不通的真虚假实证。如脾胃虚弱、中气不足、脾阳不运引起腹胀便秘时,用补中益气、温运脾阳、以补开塞的治护措施,使脾气健运,即为塞因塞用。

（4）通因通用:即用通利的药物和方法治疗护理具有实热通泄症状的真实假虚证。如热痢腹痛、里急后重、泻下不畅等病证,治疗护理采用消导泻下法,这就是以通治通的通因通用法。

反治和反护法是指顺着疾病的假象来进行治疗护理。就其本质而言,实际上还是正治与正护法。因此,用寒药治疗护理真热假寒证,虽然它的假象是寒,本质是热,但在服药时要注意给予温热药,以减少患者服药格拒。

3. 标本缓急 标和本是一个相对的概念,它主要说明病变过程中矛盾的主次关系。标是指现象,本是指本质;本是事物的主要矛盾,标是事物的次要矛盾。从疾病本身来分,病因是本,症状是标。治疗护理的原则一般是先护治本,后护治标,即所谓"治病必求其本";但在病情发生变化,标病转为矛盾的主要方面时就有急则护治其标、缓则护治其本、标本同护治的不同。掌握疾病的标本就能分清护治的主次。

(1)急则护治其标:当标病甚急,成为疾病的主要矛盾,如不及时解决就要危及生命,或影响本病的预后时,必须采取紧急措施先护治其标。如大出血患者,无论何种出血,均应采取紧急措施先止血,补充血容量,对症处理,待血止后再护治其本。急则护治其标是在应急情况下的权宜之计,为护治本创造有利条件,最终是为了更好地护治本。

(2)缓则护治其本:因标产生于本,本解决了,标亦自然随之而愈。对于慢性病或急性病恢复期患者,如肺痨咳嗽、热病伤阴等证,虽见有其标证,如咳嗽等,亦应针对其肺肾阴虚之本加以治疗护理。

(3)标本同护治:当标本同时俱急时,则标本兼顾,采用标本同护治法。如素体气虚又患外感,护治宜益气解表,益气为治本,解表是护标。疾病的标本关系在一定条件下可以互相转化,临证时须掌握标本转化规律,根据病情变化灵活应用各种护治方法。

(二)调整阴阳

疾病的发生,其本质是由于机体阴阳的相对平衡遭到破坏,造成体内阴阳偏盛偏衰的结果。因此,在治疗和护理疾病时,调整阴阳,补偏救弊,恢复阴阳的相对平衡,促进阴平阳秘,是治疗护理疾病的根本法则之一。

1. 损其偏盛 损其偏盛是针对阴或阳的一方过盛有余的病证,采用"损其有余"的治疗护理方法。如阳热亢盛的实热证,用"热者寒之"的方法,以清泻其阳热;阴寒内盛的实寒证,用"寒者热之"的方法,以温散其阴寒。

2. 补其偏衰 补其偏衰是针对阴或阳一方虚损不足的病证,采用"补其偏衰"的治疗护理方法。如对阴虚、阳虚、阴阳两虚的病证,分别采用滋阴、补阳、阴阳双补的方法以补其不足。如阴虚的患者常表现为虚热证,则应给予滋阴制阳的治疗护理方法。在阴阳偏盛偏衰的疾病过程中,一方的偏盛或偏衰,亦可导致另一方的相对有余或不足,因此在损其有余、补其不足的同时,还要兼顾另一方面,以免造成新的失衡。

(三)扶正祛邪

疾病的演变过程,是正气与邪气双方互相斗争的过程。邪正斗争的胜负决定疾病的转归和预后,邪胜于正则病进,正胜于邪则病愈。通过扶正祛邪,可以改变邪正双方的力量对比,使其有利于向疾病痊愈方向转化,这是治疗护理中的一个重要法则。

1. 扶正 是使用扶助正气的药物或其他疗法以增强体质,提高机体抗邪能力,达到战胜疾病、恢复健康的目的。这种"扶正以祛邪"的原则适用于正虚为主的病证,临床上可根据患者正虚的具体内容,运用具有益气、养血、滋阴、助阳等作用的治疗和护理方法。

2. 祛邪 是使用攻泻、祛邪的药物或其他疗法以祛除病邪,达到邪去正复的目的。这种"祛邪以安正"的原则适用于邪实为主的病证,临床上可根据患者邪实的具体内容,运用具有发汗、攻下、清热、温寒、消导等作用的治疗和护理方法。

3. 扶正与祛邪 扶正与祛邪的方法虽然不同,但二者相互为用,相辅相成。扶正可使正气加强,有助于机体抗御和祛除病邪;祛邪能够排除病邪的侵害和干扰,使邪去正安,有利于正气的保存和恢复。

（四）同病异护与异病同护

同病异护与异病同护是辨证施护的重要原则，是指导护理实践的重要法则。

1. 同病异护　指同一种疾病，由于病情的发展和病机的变化，以及邪正消长的差异，机体的反应性不同，所表现的证候不同，治疗护理上应根据其具体情况，运用不同的方法进行治疗和护理。如同为感冒，有风热、风寒、暑热、气虚等不同，治护方法也各有不同。

2. 异病同护　指不同的疾病，在其病情发展过程中，会出现相同的病机变化或同一性质的证候，可以采用相同的治疗护理方法。如久痢脱肛、子宫下垂、胃下垂等是不同的疾病，辨证如均表现为中气下陷的证候，则可用升提中气的护治法则。

（五）三因制宜

疾病的发生、发展与转归受多方面因素的影响，如时令气候、地理环境、情志、饮食等都对疾病的发生和发展有一定的影响，特别是人的体质因素对疾病的影响更大。因此，在治疗和护理疾病时，应充分考虑这些因素，区别不同情况，做到因时、因地、因人而异，制订适宜的治疗和护理措施。

1. 因时制宜　是指根据不同季节和气候特点来选用不同的治疗和护理方法。四时气候的变化对人体的生理功能、病理变化均产生一定的影响，如春夏季节，气候由温渐热，阳气升发，人体腠理疏松开泄，即使患外感风寒，也不宜过用辛温发散药物，以免开泄太过，耗伤气阴；而秋冬季节，气候由凉变寒，阴盛阳衰，人体腠理致密，阳气内敛，此时若非大热之证，当慎用寒凉药物治护，以防伤阳。

2. 因地制宜　是指根据地理环境的特点制订相适宜的治疗和护理方法。不同地区，由于地势高低、气候条件及生活习惯各异，人的生理活动和病变特点也不尽相同，治疗和护理方法应根据当地环境及生活习惯而有所变化。如西北地高气寒，病多燥寒，治护宜辛润，寒凉药物与方法必须慎用；东南地低气温多雨，病多温热或湿热，治护宜清化，而温热及助湿药物与方法必须慎用。

3. 因人制宜　是指根据患者的个体情况，如年龄、性别、体质、生活习惯等不同进行治疗和护理。不同年龄的生理状况和气血盈亏不同，老年人生机减退，气血亏虚，属残阳，患病多虚，治护宜偏于补益；小儿生机旺盛，但气血未充，脏腑娇嫩，属稚阳，易寒易热，易虚易实，病情变化较快，故治护忌峻攻、大补，用药量宜轻；妇女有经、带、胎、产等情况，治疗和护理时应根据具体情况加以考虑。又如人的体质有强弱与寒热之偏，阳盛或阴虚之体慎用温热药物及方法，阳虚或阴盛之体慎用寒凉伤阳药物及方法。

因时、因地和因人制宜三者密不可分，相互联系，充分体现了中医的整体观和辨证观在实践运用中的灵活性和原则性，只有在全面分析病证的基础上，才能有效地实施辨证施护。

二、辨证施护的方法

辨证与施护是护理疾病过程中相互联系、不可分割的两个方面，是理论和实践相结合的体现，是指导临床各科开展中医病证护理的基本法则。

（一）收集辨证资料

通过望、闻、问、切四诊方法收集患者健康与疾病的相关资料，分析判断病情，为提出护理问题、进行辨证施护提供依据。资料信息应包括患者的病史、症状、体征、医技辅助检查等，同时还应了解患者的生活习惯、饮食起居、情志状态、家庭状况、社会环境以及患者对疾病的认识等。总之，应正确运用望、闻、问、切的方法，收集可靠的资料，四诊合参进行辨证分析，为辨明疾病的证型打下基础。

（二）分析判断病证

临床上因病机不同，患者的病情复杂多变，表现形式也有个体差异，护理人员应通过四诊所得的健康与疾病的相关资料，运用八纲辨证、脏腑辨证等方法进行分析，辨清患者的病因、病位、病性，明确判断疾病的证型，找出患者现存的和潜在的健康问题，为制订护理计划提供依据。

（三）制订护理计划

根据四诊所获得的临床病证资料，在辨证分析的基础上，应用中医护理的知识和技能，按照主次顺序归纳出需要通过护理手段来减轻或解决的患者身心健康问题，并遵循辨证施护原则，制订出要达到的预期目标和详细的护理措施，为解决患者的健康问题明确方向。

（四）实施护理措施

按照"急则护标，缓则护本，标本同护"的护理原则，根据不同的证型实施相应的护理措施，并注意观察护理的效果以及病证转归情况，及时调整护理计划，在辨证施护原则指导下，因人、因时采取有效的护理措施，护理措施既要切实可行，又要真正体现以患者的健康为中心。

（五）客观评价记录

护理记录是患者在住院期间，护理人员对患者实施护理措施、进行护理全过程的记录，具有真实性、动态性，亦是评价患者的健康问题是否好转或解决的依据。在实施护理计划的过程中应及时观察患者病情转归，通过各种反馈信息对护理效果进行评价，并及时、客观、准确地做好记录。

（六）进行健康宣教

健康宣教是护理工作的重要内容之一。宣教必须遵循因人、因时、因地制宜的原则，在生活起居、情志调节、饮食调理、用药指导、运动保健等方面，根据患者的个体情况开展教育。指导患者学会自我调养、自我保健，提高自我康复和保健的能力，从而提高健康教育的针对性和有效性。

综上所述，中医临床护理应以中医学理论为指导，根据护病求本、扶正祛邪、同病异护和异病同护、三因制宜的原则，观察患者疾病的动态变化，及时采取或调整护理措施。

（李明今）

第二节　常见病证护理

本节选择各科临床常见病证如感冒、哮证、心悸、不寐、中风、头痛、眩晕、便秘、消渴、痔疮、乳痈、盆腔炎、积滞、小儿高热、眼干燥症、肥胖十六种，分别就其基本概念、病因病机、辨证要点、辨证分型、护理措施、健康教育等内容予以阐述。

一、感冒

感冒是因感受触冒风邪，邪犯卫表，以鼻塞、流涕、喷嚏、头痛、恶寒、发热、全身不适等为主要临床表现的常见外感病证。感冒病情有轻重之不同，轻者多为感受当令之气，通称为伤风或感冒、冒寒；重者多因感受非时之邪所致，称为重伤风。若感受时行疫毒，且在一个时期内广泛流行，具有较强的传染性，证候又相类似者，称为时行感冒。若正气虚弱，易受外邪，导致感冒反复发作者，称为体虚感冒。一般而言，感冒易愈，少数可诱发其他宿疾而使病情恶化。老年、婴幼儿、体弱患者容易传变或同时夹杂其他疾病。本病一年四季均可发生，但以冬春季节多见。

西医学中的普通感冒、流行性感冒及其他上呼吸道感染表现为感冒症状者，均可参照本病证辨证施护。

【病因病机】

感冒的发生与外邪侵袭和正气失调有关。风、寒、暑、湿、燥、火六淫之邪或时行疫毒之气，均可侵袭人体而致病。风邪为主因，在不同季节，常与其他当令时气相兼伤人。如冬季多风寒，春季多风热，夏季夹暑湿，秋季兼燥邪，其中尤以风寒、风热为多见。感受外邪是否发病，关键在于正气的强弱，正气不足，卫外能力减退易感受邪气发病。

本病病位在肺卫，病理性质多属于表实证。风夹时邪从口鼻或皮毛而入，侵犯肺卫，卫阳被遏，营卫失和，邪正相争，肺气失宣而致感冒。本病的主要病机是卫表失司、肺气失宣。若感受时行疫毒则病情较重,且有变生他症的可能。

【辨证施护】

（一）辨证要点

1. 辨风寒风热　主要从寒热、有汗无汗、咽部红肿及舌脉特点来辨别。恶寒重,发热轻,无汗,头痛,咽痒不肿或淡红微痛,苔白,脉浮紧者属风寒,多见于一般体质或阳虚体质,冬季为多;发热重,恶寒轻,咽痛,苔白少津或薄黄,脉浮数者属风热,多见于一般体质或阴虚或阳盛之体,春季易发。

2. 辨兼夹症　夹湿者以身热不扬,头胀如裹,骨节疼痛,胸闷口淡或黏为特征,多见于梅雨季节;夹暑者以身热有汗,心烦口渴,小便短赤,苔黄腻为特征,多见于长夏;夹燥者,以身热头痛,鼻燥咽干,咳嗽无痰或少痰,口渴,舌红为特征,多见于秋季。

3. 辨气虚与阴虚　气虚感冒者,在感冒诸症的基础上兼有恶寒甚,倦怠无力,气短懒言,身痛无汗,咳痰无力,脉浮等气虚证;阴虚感冒者则兼见身微热,手足发热,心烦口干,少汗,干咳少痰,舌红,脉细数等阴虚证。

（二）辨证分型

1. 风寒束表

证候表现:恶寒重,发热轻,无汗,头痛,肢节酸痛,鼻塞声重,时流清涕,咽痒咳嗽,痰稀薄色白,口不渴或渴喜热饮,舌质淡润,苔薄白,脉浮或浮紧。

护治法则:辛温解表(治疗代表方:荆防败毒散加减)。

2. 风热犯表

证候表现:身热重,微恶风,汗出不畅,头胀痛,面赤目胀,咳嗽,痰黏或黄,咽燥,口渴欲饮或咽喉乳蛾红肿疼痛,鼻塞,流黄浊涕,舌苔薄白微黄,边尖红,脉浮数。

护治法则:辛凉解表(治疗代表方:银翘散或桑杏汤加减)。

3. 暑湿伤表

证候表现:身热微恶风,汗少,肢体酸重或疼痛,头昏重胀痛,咳嗽痰黏,鼻流浊涕,心烦,口渴,或口中黏腻,渴不多饮,小便短赤,胸闷,脘痞,泛恶,便溏,舌苔薄黄而腻,脉濡数。

护治法则:清暑祛湿解表(治疗代表方:新加香薷饮加减)。

4. 体虚感冒

（1）气虚感冒

证候表现:经常感冒,反复不愈。恶寒较甚,发热,无汗,身楚倦怠,咳嗽,咳痰无力,舌苔淡白,脉浮无力。

护治法则:益气解表(治疗代表方:参苏饮加减)。

（2）阴虚感冒

证候表现:身热,微恶风寒,少汗,头昏,心烦,口干,干咳少痰,舌红少苔,脉细数。

护治法则:滋阴解表(治疗代表方:加减葳蕤汤加减)。

（三）护理措施

1. 病情观察　密切观察患者恶寒发热、口渴、咽喉肿痛、脉搏、舌象、体温、汗出及有无变生他症的情况。高热者每4小时测量体温1次,若高热不退,应注意神志、皮肤等全身情况,必要时遵医嘱给予退热药。注意观察服解表药后反应,若汗出热解,脉静,胃纳佳为顺;若大汗淋漓,口渴引饮,热降复升,脉不静,且伴有心烦、胸闷、纳呆等,则应警惕津液耗伤,需防出现传变入里或竭阴亡阳等并发症。

2. 起居护理　保持病室清洁、舒适、安静。病室空气新鲜,避免直接吹风。风寒、气虚感冒者,室温可稍高,注意防寒保暖;风热、阴虚感冒者,室内宜凉爽、湿润;暑湿感冒者,宜凉爽通气;对感受疫疠邪气,恶寒发热者宜做好消毒隔离工作,预防传染,室内每日可用食醋熏蒸,或用紫外线照射进行空气消毒。恶寒发热严重者宜卧床休息,减少外出,热退后可适当下床活动,防止劳复。保持床单

Note:

清洁干燥，汗出热退时，宜用温毛巾或干毛巾擦身后更换衣被，使患者舒适，同时注意保暖，以防复感。外感发热，邪在卫分者可用温水擦浴，禁用酒精擦浴及冷敷，以防腠理闭塞加重病情。

3. 饮食护理 饮食宜清淡、富含营养，忌辛辣、油腻之品。风寒感冒宜热食，多喝热稀粥或饮生姜红糖茶，亦可用糯米、生姜、连须葱白煮制葱姜粥，趁热食用，忌生冷、油腻；风热感冒宜食凉润之品，多补充水分，多食蔬菜和水果，忌辛辣、油腻、煎炸之品；热盛口渴多汗者可给淡盐水、冬瓜汤、芦根茶等；暑湿感冒宜清淡饮食，忌食冷、甜、黏、油炸之品，多食西瓜、薏苡仁粥、绿豆汤等清热解暑之品；体虚感冒宜根据不同的体质选用滋补类食物，气虚感冒可选食山药粥、黄芪大枣粥、牛奶等健脾补气之品；阴虚感冒可食用银耳、海参、甲鱼等滋阴清补之品。

4. 情志护理 感冒恶寒发热、头身疼痛等症状较甚者，可有心烦、焦虑等表现，应做好解释和安慰，指导患者了解疾病的发生、发展过程，积极配合治疗，保持情志舒畅，乐观开朗，以利于增强正气，祛邪外达。年老体虚患者，病情容易反复，应指导患者的生活起居，合理调整情志。

5. 用药护理 解表药多为辛散轻扬之品，故汤药宜武火快煎，不宜久煎，以防有效成分散失。外感风寒或体虚外感者汤药宜热服，服后卧床休息，盖被以利周身微微出汗，或喝热稀饭或热米汤以培汗源，以利祛邪外达，注意防止过汗或汗出当风，以免复感外邪；外感暑湿、风热者汤药宜温服，不宜凉服。服发汗药后，忌服酸醋及生冷之品，以免收涩，影响发散效果，中病即止，不可过汗，以防伤阴。

6. 适宜技术 风寒而见恶寒发热无汗者，可行背部捏脊，取督脉及膀胱经腧穴，直至背部发热或遵医嘱针刺风池、合谷、大椎、曲池等穴位，也可用温水擦浴；汗出不畅者，可艾灸大椎、曲池穴以透汗；高热者可针刺十宣放血以退热。外感暑湿见发热伴头身疼痛者，可用刮痧和拧痧法，取脊背两侧、颈部、胸肋间隙、肩、臂、肘窝、腋窝等部位，刮痧用力均匀，以出现紫色出血点为止。鼻塞流涕者可针刺或按摩迎香、列缺、外关等穴，或用热毛巾敷鼻、额部，头痛可按摩头面部穴位，如印堂、太阳、百会等。素体虚弱者，可耳穴埋籽，取肾上腺、内分泌、肾、肺等穴以扶正祛邪。

（四）健康教育

1. 慎起居、适寒温，冬春之季注意防寒保暖，盛夏不可贪凉露宿，根据气候变化及时增减衣服，避免汗出当风。

2. 劳逸结合，加强运动锻炼，选择适合自身体质的运动方式，如太极拳、跑步、快走、球类运动等，以增强体质，抵御外邪。

3. 易患感冒者，可坚持每天按摩迎香、太阳、风池穴。如时邪毒盛，流行广泛时，可服用防治方药。

4. 在流行季节，应尽量少去人口密集的公共场所，外出时戴好口罩，室内可用食醋熏蒸，防止交叉感染。

知 识 拓 展

伤风、感冒古记载

感冒首见于北宋《仁斋直指方·诸风》篇："感冒风邪，发热头痛，咳嗽声重，涕唾稠黏。"此感冒为感受之意。张仲景在《伤寒论·辨太阳病脉证并治》中，用桂枝汤治疗太阳表虚证，用麻黄汤治表实证，为后世治疗感冒辨表实、表虚奠定了理论基础。朱丹溪《丹溪心法·伤风》中提出"伤风属肺者多，宜辛温或辛凉之剂散之"，确立了感冒治疗的辛温、辛凉两大法则。及至明清，对虚人感冒有了进一步的认识，清代李用粹《证治汇补·伤风》云："有平昔元气虚弱，表疏腠松，略有不慎即显风症者，此表里两因之虚也。"提出扶正达邪的治疗原则。清代不少医家进一步强化了本病与感受时行之气的关系，林珮琴在《类证治裁·伤风》中明确提出了"时行感冒"之名。

二、哮证

哮证是由于宿痰伏肺，遇诱因或感邪引触，导致痰阻气道、气道挛急，肺失肃降，肺气上逆，以发作性痰鸣气喘，发时喉中哮鸣有声，呼吸急促困难，甚则喘息不能平卧为主要临床表现的病证。"哮"指声响言，是指喉中有哮鸣声；"喘"指气息言，为呼吸气促困难。后世医家鉴于哮必兼喘，故一般通称"哮喘"，为与喘证区分故定名为"哮病"，简称"哮证"。哮证是一种反复发作缠绵难愈的疾病。部分儿童、青少年至成年时，肾气日盛，正气渐充，辅以药物治疗，可以终止发作。但中老年、体弱久病者，难以根除，可发展为肺胀。

西医学的支气管哮喘、喘息性支气管炎以及其他急性肺部过敏性疾患所致的以哮喘为主要表现者，均可参照本病证辨证施护。

【病因病机】

哮病的发生，乃宿痰内伏于肺，复因外感、饮食、情志、劳倦等诱因引触，以致痰阻气道，气道挛急，肺失肃降，肺气上逆所致。外感风寒或风热之邪，未能及时表散，邪气内蕴于肺，壅遏肺气，气不布津，聚液生痰而成哮；贪食生冷，或嗜食酸咸肥甘，或因进食海膻等发物，而致脾失健运，痰浊内生，壅阻肺气而发哮；忧郁恼怒，思虑过度，或郁怒伤肝，致脾失健运，水湿蕴成痰浊，阻遏肺气发为哮；素体禀赋薄弱，或病后体弱，致痰浊内生，成为哮病之因。

本病病位在肺，涉及脾肾。其病理因素以痰为主，痰的产生责之于肺不能布散津液，脾不能转输精微，肾不能蒸化水液，以致津液凝聚成痰，伏藏于肺，成为哮病发生的"夙根"。发作时的基本病理变化为痰阻气闭，以邪实为主。本病若长期反复发作，寒痰伤及脾肾之阳，痰热耗灼肺肾之阴，则可从实转虚，在平时表现为肺、脾、肾等脏气虚弱之候。

【辨证施护】

（一）辨证要点

1. 辨已发未发　哮证发作期和缓解期临床表现不同。发作期以喉中哮鸣有声，呼吸气促困难，甚则喘息不能平卧等为典型临床表现。一般发作多由气候变化、饮食不当、情志刺激、劳累等因素诱发，突然发作，或先有鼻痒、喷嚏、咳嗽、胸闷等先兆症状，继而发作，持续时间不等。缓解期无典型症状，若病程日久，反复发作，导致身体虚弱，平时可有轻度哮证，而以肺、脾、肾虚损为主要表现。

2. 辨证候虚实　哮证属邪实正虚之证，发作时以邪实为主，症见呼吸困难，呼气延长，喉中痰鸣有声，痰黏量少，咳吐不利，甚则张口抬肩，不能平卧，端坐俯伏，胸闷窒塞，烦躁不安，或伴寒热，苔腻，脉实。未发时以正虚为主，肺虚者，气短声低，咳痰清稀色白，喉中常有轻度哮鸣音，自汗恶风；脾虚者，食少，便溏，痰多；肾虚者，平素短气息促，动则为甚，吸气不利，腰酸耳鸣。

3. 辨痰性质　发作期痰阻气道，气道挛急，肺失肃降，以邪实为主，痰有寒痰、热痰、痰湿、风痰之异，分别引起寒哮、热哮、痰哮、风哮。一般寒哮内外皆寒，其症喉中哮鸣如水鸡声，咳痰清稀，或色白如泡沫，口不渴，舌质淡，苔白滑，脉浮紧；热哮痰热壅盛，其症喉中痰鸣如吼，胸高气粗，咳痰黄稠胶黏，咳吐不利，口渴喜饮，舌质红，苔黄腻，脉滑数；痰哮寒热征象不明显，喘咳胸满，但坐不得卧，痰涎涌盛，喉中曳锯，咳痰黏腻难出；风哮反复发作，时发时止，发时喉中哮鸣，止时如常人，或伴恶风、汗出，或咽干口燥、面色潮红或萎黄不华。

（二）辨证分型

1. 发作期

（1）寒哮

证候表现：呼吸急促，喉中哮鸣有声，胸膈满闷如塞。兼有咳不甚，痰少咳吐不爽，或清稀呈泡沫状，口不渴，或渴喜热饮，面色晦暗带青，形寒怕冷，或小便清，天冷或受寒易发，或恶寒，无汗，身

Note:

痛,舌质淡,苔白滑,脉弦紧或浮紧。

护治法则:温肺散寒,化痰平喘(治疗代表方:射干麻黄汤加减)。

(2)热哮

证候表现:气粗息涌,喉中痰鸣如吼,胸高胁胀。兼有咳呛阵作,咳痰色黄或白,黏浊稠厚,咳吐不利,烦闷不安,不恶寒,汗出,面赤,口苦,口渴喜饮,舌质红,苔黄腻,脉滑数或弦滑。

护治法则:清热宣肺,化痰平喘(治疗代表方:定喘汤加减)。

2. 缓解期

(1)肺虚

证候表现:气短声低,咳痰清稀色白,喉中常有轻度哮鸣音,每因气候变化而诱发。兼有面色㿠白,平素自汗,怕风,常易感冒,发前喷嚏频作,鼻塞流清涕,舌质淡,苔薄白,脉细弱或虚大。

护治法则:补肺固卫(治疗代表方:玉屏风散加减)。

(2)脾虚

证候表现:气短不足以息,少气懒言,每因饮食不当而引发。兼有平素食少脘痞,痰多,便溏,倦怠无力,面色萎黄不华,或食油腻易腹泻,或泛吐清水,畏寒肢冷,或少腹坠感,脱肛,舌质淡,苔薄腻或白滑,脉细软。

护治法则:健脾化痰(治疗代表方:六君子汤加减)。

(3)肾虚

证候表现:平素短气息促,动则为甚,吸气不利,劳累后哮喘易发。兼有腰酸腿软,头晕耳鸣;或畏寒肢冷,面色苍白;或颧红,烦热,汗出黏手,舌淡胖嫩,苔白,脉沉细或细数。

护治法则:补肾摄纳(治疗代表方:金匮肾气丸或七味都气丸加减)。

(三)护理措施

1. 病情观察 观察哮证发作的持续时间、诱发因素、生命体征、神志、面色,有无恶寒、发热、汗出、咳嗽等伴随症状,尤其是呼吸频率、节律、强弱及呼吸道是否通畅。急性发作期患者应加强监护,尤其是在夜间和凌晨易发作,及时发现危重症状或并发症。持续发作或病情严重者应积极救治,并严密观察呼吸、心率、血压,警惕喘脱危候的发生。如哮喘持续发作或痰阻气道咯吐不利,见胸部憋闷如室、汗出肢冷、面青唇紫、烦躁不安或神昏嗜睡、脉大无根等,要立即报告医师救治。

2. 起居护理 保持室内整洁、空气新鲜,温湿度适宜。冷哮病室宜阳光充足,热哮病室宜凉爽通风。环境整洁、安静、安全,避免接触花粉、动物皮毛等致敏物质及烟尘异味刺激。哮证发作时绝对卧床休息,给氧。缓解期适当下床活动,循序渐进地加强锻炼身体。肺阴亏虚者易感外邪,应注意防寒保暖;肾气亏虚者宜起居有常,节制房事,避免劳欲过度。

3. 饮食护理 饮食宜清淡富有营养,忌食生冷、辛辣、肥腻、海腥发物及曾诱发哮喘的食物,不宜过饱、过咸、过甜;戒烟酒。寒哮者饮食宜温不宜凉,可用豆豉、葱白、生姜等辛温之品或干姜茯苓粥、杏苏莱菔粥,以助散寒;热哮者宜凉性饮食,但不可过食生冷,可服用荸荠、枇杷、柚子、海蜇等以清热化痰,禁食辛辣、胡椒、肉桂等辛辣燥热之品;肺气亏虚者可适当食用黄芪、莲子、百合等;脾气亏虚者饮食要定时、定量、少食多餐,宜食山药、红枣、薏苡仁等;肾气亏虚者可食用核桃、黑木耳、桑葚、蛤蚧、紫河车、冬虫夏草等。

4. 情志护理 由于哮喘发作大都来势凶猛,患者多表现为紧张、烦躁不安、惊恐万分等心理反应,可加重或诱发呼吸困难,故应稳定患者及家属情绪,避免七情过极而加重症状。在哮证恢复期要注意调养性情,克服急躁易怒、忧愁郁闷等不良习性,培养乐观情绪。

5. 用药护理 出现哮证发作先兆时,可选择气雾剂立即给药,制止发作。根据患者不同证型,寒哮、肺虚、脾虚、肾虚患者汤药宜温服,热哮患者汤药宜凉服。发作有规律者,可在发作前1~2小时服药,有利于控制病情。服用含麻黄的汤药以后,注意观察心率、血压的变化及汗出情况。行敷贴疗法时注意观察局部皮肤有无红肿痒痛等反应。

Note:

6. 适宜技术　发作期,热哮患者可行拔火罐疗法,取双侧肺俞、大椎、风门、伏兔、丰隆等穴;针刺膻中、列缺、肺俞、尺泽等穴,以清热宣肺平喘,或行刮痧疗法,取肺俞、定喘、膻中、中府、天突、天府、尺泽、列缺等穴。寒哮患者针刺定喘穴,艾灸天突、膻中、气海等。缓解期可艾灸肺俞、肾俞,或拔罐大椎、双侧肺俞、双侧膈俞,或根据"冬病夏治法"进行穴位敷贴。哮证反复发作者可针刺定喘、膏肓、肺俞、太渊等穴,或用梅花针轻叩鱼际、前臂内侧、手太阴肺经循行部位、两侧胸锁乳突肌,或行耳穴压豆法,取肺、气管、肾上腺、交感等穴。

(四)健康教育

1. 避免诱发哮证的各种因素。注意气候变化,防止外邪诱发。避免接触刺激性气体及易导致过敏的灰尘、花粉、食物、药物和其他可疑异物。平时饮食宜清淡而富有营养,忌生冷、肥甘、厚味、辛辣、海腥发物等。宜戒烟酒。

2. 保持心情舒畅,鼓励患者根据个人状况,选择运动锻炼,增强体质,扶助正气,预防感冒。劳逸结合,防止疲劳过度。

3. 指导患者及家属认识长期防治哮证的重要性,做好哮喘日记,记录发病的症状、发作规律、先兆症状、用药情况及药后反应等。动员家属参与对哮喘患者的管理,提供躯体、心理及社会各方面的支持。

4. 指导患者学会在急性发作时能简单、及时地处理,掌握常用支气管舒张剂的用法、用量,以快速缓解支气管痉挛。

三、心悸

心悸是指气血阴阳亏虚,或痰饮瘀血阻滞,致心失所养,心脉不畅,心神不宁,以自觉心中悸动,惊惕不安,甚则不能自主为主要临床表现的一种病证。心悸包括惊悸和怔忡。惊悸是因惊恐而诱发的自觉心跳不安的病证,怔忡是不因惊恐而自发的自觉心中悸动,惊惕不安,甚至不能自主的一种病证。心悸一般多呈阵发性,每因情绪悸动或过度劳累而诱发,发作时常伴有气短、胸闷,甚至眩晕、喘促、晕厥,脉象或数或迟,或节律不齐。

西医学中各种原因引起的心律失常,如心动过速、心动过缓、期前收缩、心房颤动或扑动,以及心功能不全、神经症等,凡具有心悸临床表现的,均可参照本病证辨证施护。

【病因病机】

心悸的形成常与体质虚弱、饮食劳倦、情志失调、感受外邪或药物中毒等有关。先天禀赋不足,素体虚弱、脾胃虚弱、久病失养,房劳过度,致气血阴阳亏虚,心失所养,而发心悸;嗜食肥甘厚腻,煎炸炙煿,蕴热化火生痰,或损伤脾胃,痰浊内生,痰火扰心而发心悸;或平素心虚胆怯,如突遇惊恐或悲伤过极,忤犯心神,心神动摇,不能自主而心悸;心气素虚,风寒湿杂至,合而为痹,痹病日久,内舍于心,痹阻血脉,心血运行不畅,而发心悸;用药过量或毒性较大,损及心脏,如乌头、附子,或西药洋地黄、阿托品、奎尼丁等,均能引发心悸。

心悸的病位主要在心,但其发病与脾、肾、肺、肝四脏功能失调相关。心悸有虚实之分,但一般是虚多实少,气血虚或心阳虚为其本,痰火瘀阻为其标。如及时治疗,多能好转或痊愈;若病久,气血阴阳严重亏虚,治疗颇为棘手,预后较差;病情继续发展,可见阴阳俱损、心阳暴脱等危重证候,若得不到及时抢救,可致猝死。

【辨证施护】

(一)辨证要点

1. 辨虚实　心悸证候特点多为虚实相兼,故当首辨虚实,虚指脏腑气血阴阳的亏虚,实指痰饮、瘀血、火邪上扰。其次,当分清虚实之程度,在正虚方面,即一脏虚损者轻,多脏虚损者重。在邪实

Note:

方面，一般来说，单见一种夹杂者轻，多种合并夹杂者重。临床以虚实夹杂者多，但总属虚多实少。

2. 辨脉象变化　脉搏的节律异常为本病的特异征象，故辨脉象可以帮助判定心悸的寒热虚实属性。一般认为，数脉主热，迟脉主寒，脉有力为实，无力为虚。阳盛则促，阴盛则结。数滑有力为痰火，涩脉多提示有瘀血，迟而无力为虚寒，脉象迟、结、代无力者，一般多属虚寒，结脉多提示气血凝滞，代脉常见元气虚衰、脏气衰微。若脉虽数、促而沉细、微细，伴有面浮肢肿，动则气短，形寒肢冷，舌淡者，为虚寒之象。其中凡久病体虚而脉象弦滑搏指者为逆，病情重笃而脉象散乱模糊者为病危之象。

3. 辨心悸的轻重　从引起心悸的原因、发作的频率、病程的长短及伴随症状区分心悸的轻重。如因惊恐而发，时发时止，伴有痰热内扰，胆气不舒者较轻；心悸频发，病程已久，脏气虚损，痰瘀阻滞心脉者较重。即惊悸较轻，怔忡较重，发作急骤，伴有亡阳者多危重。

（二）辨证分型

1. 心虚胆怯

证候表现：心悸不宁，善惊易恐，稍惊即发，劳则加重，兼有胸闷气短，自汗，坐卧不安，恶闻声响，少寐多梦而易惊醒，舌淡红，苔薄白，脉数，或细弦。

护治法则：镇惊定志，养心安神（治疗代表方：安神定志丸加减）。

2. 心脾两虚

证候表现：心悸气短，失眠多梦，思虑劳心则甚，兼有神疲乏力，眩晕健忘，面色无华，口唇色淡，纳少腹胀，大便溏薄，舌淡苔薄白，脉细弱。

护治法则：补血养心，益气安神（治疗代表方：归脾汤加减）。

3. 肝肾阴亏

证候表现：心悸失眠，眩晕耳鸣，兼有形体消瘦，五心烦热，潮热盗汗，腰膝酸软，视物昏花，两目干涩，咽干口燥，筋脉拘急，肢体麻木，急躁易怒，舌红少津，苔少或无，脉细数。

护治法则：滋补肝肾，养心安神（治疗代表方：一贯煎加减）。

4. 心阳不振

证候表现：心悸不安，动则尤甚，形寒肢冷，兼有胸闷气短，面色苍白，自汗，畏寒喜温，或伴心痛，舌质淡，苔白，脉虚弱，或沉细无力。

护治法则：温补心阳（治疗代表方：桂枝甘草龙骨牡蛎汤加减）。

5. 水饮凌心

证候表现：心悸眩晕，肢面水肿，下肢为甚，甚至咳喘，不能平卧，兼有胸脘痞满，纳呆食少，渴不欲饮，恶心呕吐，形寒肢冷，小便不利，舌质淡胖，苔滑，脉弦滑，或沉细而滑。

护治法则：振奋心阳，化气利水（治疗代表方：苓桂术甘汤加减）。

6. 血瘀气滞

证候表现：心悸，心胸憋闷，心痛时作，兼有两胁胀痛，善太息，形寒肢冷，面唇紫黯，爪甲青紫，舌质紫暗，或有瘀点、瘀斑，脉涩，或结，或代。

护治法则：活血化瘀，理气通络（治疗代表方：桃仁红花煎加减）。

7. 痰浊阻滞

证候表现：心悸气短，胸闷胀满，兼有食少腹胀，恶心呕吐，或伴烦躁失眠，口干口苦，纳呆，小便黄赤，大便秘结，舌苔白腻或黄腻，脉弦滑。

护治法则：理气化瘀，宁心安神（治疗代表方：导痰汤加减）。

（三）护理措施

1. 病情观察　观察心悸发作的规律、持续时间及诱发因素，以及心率、心律、血压、脉象等变化，给予心电监护进行检测，做好记录。若见脉结代、呼吸不畅、面色苍白等心气衰微表现，立即予以吸氧。心率持续在每分钟 120 次以上或 40 次以下或频发期前收缩，及时报告医师，予以处理。心阳不

Note:

振,心力衰竭者,应注意观察其有无呼吸困难、喘促、咳吐粉红色泡沫痰的情况,可给予氧气吸入,必要时加20%～30%酒精湿化后吸入,协助患者采取半卧位、坐位或垂足坐位。若患者出现胸中绞痛、喘促大汗、面色苍白、四肢厥冷等心阳暴脱危象,应及时配合医师进行抢救。

2. **起居护理** 保持病室环境安静整洁,空气新鲜,温湿度适宜,注意四时气候变化,防寒保暖,以免外邪侵袭诱发或加重心悸。避免噪声及恐慌刺激。起居有节,劳逸适度。心悸发作时宜卧床休息,有胸闷、头晕、喘息等不适应高枕卧位或半卧位,吸氧。水饮凌心、痰阻心脉等重症应绝对卧床。年老体弱、长期卧床、活动无耐力的患者,做好皮肤护理,预防压疮。养成良好的生活习惯,进餐不宜过饱,保持大便通畅,睡前放松身心。

3. **饮食护理** 饮食宜低脂、低盐,进食营养丰富而易消化吸收的食物,忌过饥、过饱,避免烈酒、浓茶、咖啡等刺激性饮品。心阳不振者,饮食宜温补,可选羊肉、海参等,可用桂皮、葱、姜、蒜等调味,忌过食生冷;气血亏虚者,以补益气血之品为宜,如鸡肉、鸽肉、莲子、银耳、红枣、山药等,以及含铁丰富的食物;阴虚火旺者,以滋阴降火、清心安神之品为宜,如梨、百合、小麦、鸭肉等,忌辛辣炙煿;心虚胆怯者,以养心安神之品为宜,如桑葚、荔枝、猪心、蛋类、五味子等;心血瘀阻者,以活血化瘀之品为宜,如玫瑰花、山楂、红糖等;痰火扰心者,忌食膏粱厚味、煎炸炙煿之品;水饮凌心者,以健脾养胃、温阳化饮之品,应限制钠盐和水的摄入。

4. **情志护理** 心悸每因情志刺激诱发,故应加强疏导,关心体贴患者,避免不良情绪刺激。多和患者进行沟通,选择说服、劝解、安慰、鼓励等方法疏导患者,使其保持心情愉快,精神乐观,情绪稳定。对心虚胆怯及痰火扰心、阴虚火旺等引起的心悸,应避免惊恐刺激及忧思恼怒等。进行各种治疗和检查前,向患者做好解释。

5. **用药护理** 遵医嘱使用各种抗心律失常药,注意观察药物的不良反应。心阳不振者中药汤剂应趁热服,补益药宜早晚温服,利水药宜空腹或饭前服用,安神药宜睡前服用。阴虚火旺者,中药汤剂宜浓煎,少量频服,睡前凉服,服药期间忌饮浓茶、咖啡,平时可用莲子心沸水泡后代茶饮,有清心除烦的功效。静脉输注抗心律失常药物和血管扩张药物时,应严格遵医嘱控制剂量和滴速,密切观察心率变化及中毒反应,服用前测心率,低于每分钟60次时应停药,若出现恶心、呕吐、脉结代等症状应立即报告医师处理。使用利尿药的患者,要准确记录出入量。

6. **适宜技术** 心悸发作时,可行耳穴埋豆,取心、神门、脑、肝、肾、交感、皮质下等耳穴。心阳不足者,可灸心俞穴,或针刺神门、内关等穴,以安神定惊;心虚胆怯者,可按揉心俞、内关、神门、胆俞等穴。失眠者可取神门、交感、心等耳穴进行按压,或睡前用热水泡脚及按摩脚心以宁心安神。阵发性心悸脉搏明显加速而并无结代者,可用屏气法,深吸气后屏气几秒,再用力做呼气动作以止悸;或用压迫眼球法,患者轻闭双眼并下视,用拇指压迫一侧眼球上部,逐渐增加压力,感到轻微疼痛、心悸减轻为止;或用压迫颈动脉窦法,以拇指轻压一侧颈动脉窦10～20秒,若不缓解可再重复一次,两侧可交替进行。注意切不可两侧同时压迫,或在一侧压迫时间过长,以免发生意外。

(四)健康教育

1. 生活起居有常,保持充足的睡眠和休息,适寒温,预防外邪的侵袭,避免剧烈活动。对水饮凌心、心血瘀阻等重症心悸,应嘱其卧床休息,生活有规律。养成良好的排便习惯,临厕切忌努责。

2. 重视自我调节情志,保持乐观开朗的情绪,避免不良情绪刺激。丰富生活内容,怡情悦志,使气血条达,心气和顺。

3. 饮食有节,进食营养丰富而易消化吸收的食物,忌过饥、过饱,烟酒、浓茶,宜低脂、低盐饮食。平时应多吃新鲜蔬菜、水果,适当进食麻油、蜂蜜,以保持大便通畅。

4. 积极治疗原发病,在医师指导下合理应用药物。随身携带急救药品,如硝酸甘油片等,心慌伴有胸闷、胸痛时,可及时舌下含服。如出现心悸频发且重,伴有胸闷、心痛,尿量减少,下肢水肿,呼吸气短或喘促等时,应及时就医。

四、不寐

不寐是以经常不能获得正常睡眠为特征的病证，表现为睡眠时间和深度不足，且不能消除疲劳、恢复精力，又称为失眠。轻者入睡困难，或寐而不酣，时寐时醒，或醒后不能再寐，严重者彻夜不寐，常影响人们正常的工作、生活、学习和身心健康，发病患者群以中老年人多见。

西医学中的神经症、慢性消化不良、贫血、更年期综合征、动脉粥样硬化症等以不寐为主要临床表现时，可参考本病证辨证施护。

【病因病机】

不寐常因饮食不节，情志失常，劳倦，思虑过度，年迈体虚，病后等因素，导致心神不安，神不守舍所致。暴饮暴食，宿食停滞，致脾胃受损，而不得安寐；情志不遂，肝气郁结，或五志过极，心火内炽，或过度惊恐，心虚胆怯，神魂不安，而夜不能寐；劳倦，思虑过度伤及心脾，阴血暗耗，不能上奉于心，则心神失养而不寐；年迈血少，久病血虚，致心血不足，心神失养而不寐；或房劳过度，肾阴耗伤，水火不济，心火独亢，神志不宁而不寐。

本病的病位主要在心，与肝、脾、肾密切相关。其病因虽多，但总属阳盛阴衰，阴阳失交，或阴虚不能纳阳，或阳盛不得入于阴。其病理性质多属虚证或虚实兼夹。不寐的预后一般较好，但若病因不除或治疗不当，易产生情志病变，使病情更加复杂。

【辨证施护】

（一）辨证要点

1. **辨虚实**　虚证多因阴血不足，心失所养；实证多因邪热扰心。虚证临床表现为形体瘦弱，神疲懒言，面色无华，心悸健忘；实证症见口苦咽干，心烦易怒，便秘溲赤。

2. **辨病位**　不寐是由于心神不安或失养而神不守舍所致，其病位主要在心，且与肝、胆、脾、胃、肾相关。如症见急躁易怒而不寐，多为肝火内扰；脘闷苔腻而不寐，多为胃腑宿食，痰热内盛；肢倦神疲而不寐，多属脾虚不运，心神失养；心烦心悸，头晕健忘而不寐，多为心肾不交，阴虚火旺；面色少华，心烦不寐，触事易惊，多属心胆气虚等。

（二）辨证分型

1. **肝火扰心**

证候表现：急躁易怒，不寐多梦，甚则彻夜不眠，伴头晕，头胀，耳鸣，面红目赤，口干口苦，不思饮食，溲赤便秘，舌红苔黄，脉弦而数。

护治法则：疏肝泻火，镇心安神（治疗代表方：龙胆泻肝汤加减）。

2. **痰热扰心**

证候表现：心烦不寐，胸闷脘痞，泛恶嗳气，伴头重，目眩，口苦，舌红，苔黄腻，脉滑数。

护治法则：清化痰热，和中安神（治疗代表方：黄连温胆汤加减）。

3. **心脾两虚**

证候表现：入睡困难，多梦易醒，心悸健忘，伴头晕目眩，神疲倦怠，食少，纳差，腹胀便溏，面色少华，舌淡苔薄，脉细无力。

护治法则：补益心脾，养血安神（治疗代表方：归脾汤加减）。

4. **心肾不交**

证候表现：心烦不寐，心悸多梦，伴头晕耳鸣，腰膝酸软，潮热盗汗，五心烦热，咽干少津，女子月经不调，男子遗精，舌红少苔，脉细数。

护治法则：滋阴降火，清心安神（治疗代表方：六味地黄丸合交泰丸加减）。

5. 心胆气虚

证候表现：虚烦不寐，多梦易醒，触事易惊，心悸胆怯，终日惕惕，伴气短自汗，倦怠乏力，舌淡，脉弦细。

护治法则：益气镇惊，安神定志（治疗代表方：安神定志丸合酸枣仁汤加减）。

（三）护理措施

1. **病情观察** 注意观察患者睡眠的状况，如睡眠的习惯、时间和形态，是否伴有眩晕、耳鸣、心悸、烦躁不安等症状。识别不寐的诱发因素，及时消除或缓解相关病因。

2. **起居护理** 病室环境宜安静，避免噪声和强光的刺激，床铺软硬适度、清洁，创造良好的睡眠环境，并指导患者生活要有规律，建立良好的作息时间，按时就寝，适当参加体育锻炼以促进睡眠，避免睡前过度兴奋。心脾两虚者，应注意劳逸适度，避免思虑过度，鼓励其多参加体育活动；心肾不交、阴虚内热者，应注意休息，忌恼怒，节房事。

3. **饮食护理** 以清淡、易消化为原则，少食肥甘厚味、辛辣刺激之品，忌烟酒，睡前避免饮用咖啡、浓茶等。肝火扰心者，宜食用清肝泻火之品，如白萝卜、柑橘、芹菜、菊花等；心脾两虚、心胆气虚者，宜食用补气养血安神之品，如莲子、大枣、酸枣仁、桂圆等；阴虚内热者，宜多食养阴生津之品，如百合、银耳、海参、淡菜、牡蛎等；痰热扰心者，宜食用清热化痰之品，如山药、海带、荸荠等。

4. **情志护理** 重视情志调摄对改善睡眠的作用，指导患者放松心情，鼓励患者学会自我情绪调节，保持心情舒畅，做到喜怒有节，避免过度兴奋、焦虑、惊恐等不良情绪。

5. **用药护理** 安神药应于睡前服用以利于改善睡眠状况，中药汤剂以温服为主，服药后观察睡眠的习惯、时间和形态，以及眩晕、耳鸣、心悸等伴发症状是否得到缓解。严格遵医嘱定时定量服药，避免长期依赖安眠药物。

6. **适宜技术** 夜卧不安者取皮质下、神门、心、脾、交感进行耳穴埋豆，肝火扰心证加肝、枕；心胆气虚证加肾、胆。或睡前用温水泡脚30分钟后，交替按摩涌泉穴。局部按摩经络腧穴，心脾两虚者，按揉头面部和背部的经络，取印堂、神庭、太阳、睛明、攒竹、百会、心俞、脾俞、神门；肝火扰心者，取风池、肩井、肝俞、胆俞、太冲等穴按揉；阴虚火旺者，取心俞、肾俞、命门、神门、劳宫、涌泉、神门等穴按揉。

（四）健康教育

1. 帮助患者建立规律的作息制度，养成定时就寝的习惯，鼓励其参加适当的体力活动或体育锻炼，增强体质，促进睡眠。

2. 积极进行情志调整，克服过度的紧张、兴奋、焦虑、惊恐、愤怒等不良情绪，尽量以放松的、顺其自然的心态对待睡眠，保持精神舒畅。

3. 强调营造良好、安静的睡眠环境的重要性，居室光线要柔和，尽量减少噪声的刺激，床铺舒适，消除影响睡眠的不利因素。

五、中风

中风又名卒中，是由于气血逆乱，导致脑脉痹阻或血溢于脑，以突然昏仆，不省人事，半身不遂，口眼㖞斜，不语或言语謇涩为主要临床表现的病证。轻者仅见半身不遂和口眼㖞斜，重者可见剧烈头痛、呕吐、昏仆等症。分为中经络与中脏腑两类。中风具有起病急、变化快的特点。其多见于中老年人，四季皆可发病，但以冬春两季最为多见。它的发病率、致残率、病死率均较高，是严重影响人类生命和生存质量的重大疾病之一。

西医学中的急性脑血管疾病，出现中风表现者，可参照本病证辨证施护。

【病因病机】

本病多在内伤积损的基础上，复因劳逸失度、情志不遂、饮酒饱食或外邪侵袭等触发。年老气血本虚，或劳倦过度，使气血再衰，气虚则血行不畅，脑脉瘀阻，阴血虚则阴不制阳，风阳动越，挟气血痰火上冲于脑，蒙蔽清窍而发病；五志过极，阴阳失调，气血逆乱，迫血上涌于脑而发病；过食肥甘醇酒，脾失健运，聚湿生痰，痰湿化热，引动肝风，挟痰上扰，可致病发；气血不足，脉络空虚，风邪乘虚入中经络，气血痹阻，肌肉筋脉失于濡养，或痰湿素盛，外风引动痰浊，闭阻经络，而致此病。

本病病位在心、脑，与肝、肾密切相关。其主要病机为阴阳失调，气血逆乱。本病的病性属于本虚标实、上盛下虚。标实为风、火、痰、气、瘀；本虚为气血阴阳不足，以阴虚、气虚较多见，而以肝肾阴虚为根本，二者可互为因果。急性期，多以标实证候为主；恢复期及后遗症期，多虚实夹杂，或以本虚证候为主。

【辨证施护】

（一）辨证要点

1. 辨中经络与中脏腑　根据病位浅深、病情的轻重缓急，中风分为中经络和中脏腑，二者可以相互转化。其根本区别在于中经络一般无神志改变，病情轻，表现为不经昏仆而猝然发生口眼㖞斜、语言不利、半身不遂；中脏腑病情重，表现为突然昏仆、不省人事或神志不清、迷蒙，而伴见口眼㖞斜，半身不遂。

2. 辨闭证与脱证　中脏腑者，因邪正虚实的不同，有闭证和脱证之分，均为危重症。闭证为邪气内闭清窍，症见神昏，牙关紧闭，口噤不开，两手握固，肢体强痉，多属实证；脱证为正气外脱，症见昏愦无知，目合口开，鼻息低微，四肢瘫软，肢冷汗多，二便自遗，为五脏正气衰弱欲绝表现，属虚证，多为中风危候。

3. 辨阳闭与阴闭　闭者，邪气内闭清窍，症见神昏、牙关紧闭、口噤不开、肢体痉强，属实证，根据有无热象，又有阳闭、阴闭之分。阳闭为痰热闭阻清窍，症见面赤身热，气粗口臭，躁扰不宁，舌苔黄腻，脉象弦滑而数；阴闭为湿痰内闭清窍，症见面白唇黯，静卧不烦，四肢不温，痰涎壅盛，舌苔白腻，脉象沉滑或缓。

4. 辨分期　中风的病程分为急性期、恢复期、后遗症期三个阶段。急性期指发病后2周以内，中脏腑类可至1个月；恢复期指发病2周后，或1个月至半年以内；后遗症期指发病半年以上。区别不同病期，能抓住各期不同的病理特点，给予有针对性的辨证施治及调护，有利于疗效的提高。

5. 辨病势顺逆　注意辨别和观察患者神志和瞳孔的变化。中脏腑者，起病即现昏愦无知，多为实邪闭窍，病位深，病情重。如患者渐至神昏，瞳孔变化，甚至呕吐、头痛、项强者，说明正气渐衰，邪气日盛，病情加重。先中脏腑，如神志逐渐转清，半身不遂未再加重或有恢复者，病由重转轻，病势为顺，预后多好。若目不能视，或瞳孔大小不等，或突见呃逆频频，或突然昏愦、四肢抽搐不已，或背腹骤然灼热而四肢发凉乃至手足厥逆，或见戴阳及呕血症，均属病势逆转，难以挽救。

（二）辨证分型

1. 中经络

（1）风痰入络

证候表现：半身不遂，口眼㖞斜，舌强言謇或不语，偏身麻木，头晕目眩，舌质黯淡，苔白或白腻，脉弦滑。

护治法则：祛风化痰通络（治疗代表方：真方白丸子加减）。

（2）风阳上扰

证候表现：素有眩晕头痛，突然发生口眼㖞斜，半身不遂，偏身麻木，舌强言謇或不语，或面红目赤，口苦咽干，心烦易怒，尿赤便干，舌质红，苔薄黄，脉弦有力。

护治法则：平肝潜阳，通络息风（治疗代表方：天麻钩藤饮加减）。

（3）阴虚风动

证候表现：素有眩晕耳鸣，腰酸膝软，烦躁失眠，五心烦热，手足蠕动，突然出现半身不遂，口眼喝斜,语言不利,舌质红或暗红,少苔或无苔,脉细弦或细弦数。

护治法则:滋阴潜阳,息风通络(治疗代表方:镇肝熄风汤加减)。

2. 中脏腑

(1)闭证

1)痰热腑实

证候表现:平时多有眩晕,头痛,痰多,肢体麻木,面红目赤,心烦易怒,便秘等症,突然出现昏仆,不省人事,半身不遂,口眼喝斜,语言不利,肢体强硬拘急,舌质暗红,苔黄腻,脉弦滑或弦涩。

护治法则:通腑泻热,息风化痰(治疗代表方:桃仁承气汤加减)。

2)痰火瘀闭

证候表现:突然昏仆,不省人事,半身不遂,口眼喝斜,语言不利,肢体强痉拘急,项强身热,躁扰不宁,甚则手足厥冷,频繁抽搐,鼻鼾痰鸣,气粗口臭,偶见呕血,舌质红,苔黄腻,脉弦滑数。

护治法则:息风清火,豁痰开窍(治疗代表方:羚角钩藤汤加减)。

3)痰浊瘀闭

证候表现:突然昏仆,不省人事,半身不遂,口眼喝斜,口吐痰涎,语言不利,肢体强痉拘急,面白唇黯,四肢不温,甚则四肢厥冷,舌质淡,苔白腻,脉沉滑或沉缓。

护治法则:化痰息风,醒脑开窍(治疗代表方:涤痰汤加减)。

(2)脱证(阴竭阳亡)

证候表现:突然昏仆,不省人事,半身不遂,肢体软瘫,口眼喝斜,语言不利,目合口张,鼻鼾息微,手撒肢冷,冷汗淋漓,大小便自遗,舌痿软,脉细弱或脉微欲绝。

护治法则:益气回阳,救逆固脱(治疗代表方:参附汤合生脉散加减)。

3. 恢复期

(1)风痰瘀阻

证候表现:半身不遂,口眼喝斜,舌强言謇或失语,舌紫,苔腻,脉弦滑。

护治法则:搜风化痰,行瘀通络(治疗代表方:解语丹加减)。

(2)气虚络瘀

证候表现:半身不遂,口眼喝斜,舌强言謇,口角流涎,偏身麻木,面色萎黄,气短乏力,自汗出,舌质淡紫,或见瘀斑,苔薄白或白腻,脉沉细涩或细弱。

护治法则:益气养血,化瘀通络(治疗代表方:补阳还五汤加减)。

(3)肝肾亏虚

证候表现:半身不遂,患肢僵硬,拘挛变形,肢体肌肉萎缩,口眼喝斜,语言不利,眩晕耳鸣,腰膝酸软,舌质红,少苔或无苔,脉细弦或细弦数。

护治法则:滋养肝肾(治疗代表方:左归丸合地黄饮子加减)。

(三)护理措施

1. 病情观察　密切观察瞳孔、面色、呼吸、汗出、脉象之变化,如患者渐至神昏,瞳孔变化,甚至呕吐、头痛、项强者,说明正气渐衰,邪气日盛,病情加重。如神志逐渐转清,半身不遂未再加重或有恢复者,病由重转轻,病势为顺,预后多好。若目不能视,或瞳孔大小不等,或突见呃逆频频,或突然昏愦、四肢抽搐不已,或背腹骤然灼热而四肢发凉乃至手足厥逆,均属病情恶化。若见昏迷进行性加深,血压升高,脉搏慢而有力,或脉微欲绝,呼吸慢而不规则,或呼吸微弱,一侧瞳孔改变等症状时,为脑疝先兆,应立即报告医师,协助抢救。痰涎壅盛者,观察其呼吸情况,若出现烦躁不安,面白肢冷,喉中痰鸣,汗出淋漓者,应考虑气道阻塞。邪热炽盛而发热者,密切观察体温变化。

2. 起居护理　病室环境安静,光线柔和,温湿度适宜。减少探视,急性期患者,需卧床休息,保持肢体功能位,注意保暖。头抬高 15°～30°,有利于减轻脑水肿,有痰时应将头部偏向一侧,以利排痰,防止窒息。肢体强痉或躁扰不宁者,应加床挡并适当约束保护,防止跌仆。牙关紧闭者,应取下义齿,使用牙垫,防止舌损伤。卧床期间,加强生活护理及口腔、皮肤、眼睛、会阴护理,预防感染及压疮。注意保持肢体功能位,用沙袋或软枕辅助,防止关节挛缩。

3. 饮食护理 饮食以清淡、低盐、易消化为原则,忌肥甘、辛辣食物,戒烟酒。意识障碍、吞咽困难者,可采用鼻饲。中脏腑者病初48～72小时内宜禁食,病情稳定后可给予清淡、易消化的流质饮食;恢复期则以清热养阴、健脾和胃为主,予清淡、易消化的半流质饮食。肝阳上亢者,宜食清淡甘寒,如绿豆、菠菜、冬瓜、梨等;痰热腑实者,宜食清热化痰润燥为主,如萝卜、芹菜等;风痰阻络者,宜食祛风化痰通络之品,如黑豆、藕、香菇、桃、梨等;气虚血瘀者,宜食益气健脾通络之品,如山药薏苡仁粥、黄芪粥、莲子粥、木耳等;阴虚风动者,宜以养阴清热为主,如百合莲子薏苡仁粥、甲鱼汤、银耳汤等。

4. 情志护理 中风患者心火暴盛,应做好情志护理。避免暴怒、焦虑、恐惧等不良情绪刺激,使患者心平气和,情绪稳定。恢复期,要详细、耐心地讲解肢体及语言康复的重要性和方法,取得患者和家属的配合。中脏腑神志昏蒙者,应加强对家属的安慰和指导,介绍疾病相关知识,给予情感支持。

5. 用药护理 中药汤剂应偏凉服,少量频服。丸、片、丹剂型的药物应研碎水调后灌服或鼻饲,避免因吞咽不利而呛咳,造成误吸。遵医嘱正确使用降压药、脱水药,注意观察血压、尿量、神志等变化。

6. 适宜技术 骤然中风昏迷者可针刺人中、十宣、合谷等穴;脱证者加灸气海、关元、膻中等穴。口噤不开者,可用乌梅、南星研磨擦舌,或用开口器。失语者针刺廉泉、哑门、绝骨、承浆、大椎。口眼㖞斜者,可针刺人迎、地仓、颊车、下关等穴,或用白附子、蝎尾、僵蚕研末,用酒调后涂药于患处,以祛风活血通络。半身不遂者可按摩、针灸肩髃、曲池、外关、合谷、阳陵泉、足三里、下关、委中、阴陵泉、三阴交等穴,使气血运行通畅。盗汗明显者可用五倍子粉醋调外敷神阙穴。尿潴留者,可艾灸关元穴、中极穴,或用葱白切碎炒热,以布包敷脐。便秘者可用缓泻剂或开塞露,必要时灌肠。

7. 康复护理 急性期过后应尽早进行偏瘫肢体和语言的康复训练,从被动锻炼开始,循序渐进,增加训练强度,并逐渐过渡到主动运动。对中风言语謇涩或失语患者,应指导患者语言训练,配合针灸、循经推拿、按摩、理疗等综合康复治疗护理方法。

8. 预防并发症 中风起病急剧,变化迅速,极易产生并发症,且对预后转归影响很大,应加强皮肤护理,勤翻身,保持衣物、床单干燥平整,以改善局部血液循环,防止压疮发生。鼓励患者咳痰,或勤吸痰,保持呼吸道通畅,加强口腔护理,防止肺部感染、口腔感染等。昏迷患者予鼻饲,神志清醒者以流质为主,进食宜慢,以防窒息。注意会阴部卫生以防感染,导尿并保留尿管患者应积极进行膀胱冲洗,预防尿路感染。

(四)健康教育

1. 起居有常,避免过劳,谨避外邪,以防复中。春阳升发之时,肝肾阴虚,肝阳上亢者易受气候骤然变化的影响而发病;而气虚血瘀者,则在立冬前后,骤然感寒而猝发中风。病情恢复后,可适当进行体育锻炼,使气机宣畅,血脉畅达。

2. 平素饮食宜清淡易消化,忌食肥甘厚味、动风、辛辣刺激之品,戒烟酒。多食瓜果蔬菜,保持大便通畅。发生便秘时,切忌努责,可适当服用缓泻剂以润肠通便。根据不同的体质特点进行饮食调护,可常食药粥药膳。

3. 保持心情舒畅,戒恼怒、忧思等不良情绪。保证睡眠,睡前可循经按摩督脉、心经,点按三阴交、百会、安眠穴等或按揉劳宫、涌泉穴以助眠。

4. 坚持康复训练,增强自理能力,早日回归社会。康复训练应循序渐进,肢体训练从被动运动过渡到主动运动,从卧床过渡到坐立行走。语言训练从手势、笔谈沟通,训练唇、舌运动,发展到单字、单词、单句、会话、朗读。

5. 积极治疗原发病,原有高血压、高血脂、糖尿病、冠心病等患者,坚持遵医嘱服药治疗。每天定时监测血压变化,出现手指麻木、头痛眩晕频发时,提示中风先兆,应及早诊治。

六、头痛

头痛是以头部经脉绌急或失养,致清窍不利所引起的以头部疼痛为主要症状的一种病证。根据病因,可分为外感头痛和内伤头痛。头痛是临床上常见的自觉症状,可以单独出现,也可以发生在多种急慢性疾病中,有时亦是某种相关疾病加重或恶化的先兆。头痛常反复发作,大多经祛邪治疗后,可逐渐好转,甚至痊愈;若头痛进行性加重,或伴视力障碍,或伴肢体半身不遂者,多病情较重。

西医学中的血管神经性头痛、高血压、脑动脉硬化等颅脑疾病,以头部疼痛为主要表现者,均可参考本病证辨证施护。

【病因病机】

头痛多因六淫外邪上犯清空或情志失调、饮食不节、劳倦体虚及跌仆损伤等,导致肝阳上扰,痰瘀痹阻脑络;或精气亏虚,经脉失养。外感六淫所致之头痛以风邪为主,多夹寒、热、湿等时气而发病。情志不和,郁怒伤肝,气郁化火,火邪上扰清空之窍而致头痛;肾精亏虚,脑髓化生不足,脑髓空虚则见头痛;脾胃虚弱,气血化源不足,致使营血亏虚,不能上荣于脑髓脉络而致头痛;如饮食不节,嗜酒肥甘,脾失健运,痰湿内生,阻遏清阳,上蒙清窍而为头痛。外伤或久病入络,导致气滞血瘀,瘀血阻于脑络,不通则痛,头痛随之而发。

本病病位在脑,与肝、脾、肾关系密切。因于肝者,多为肝气郁结化火,上扰清空。因于脾者,或为痰浊内生,痰浊上蒙清窍;或为生化之源不足,气血亏虚,脉络失养。因于肾者,或为肾虚,无以生髓,髓海空虚;或为肾水亏虚,水不涵木,肝阳偏亢,上扰清空。此外,跌仆外伤,久病入络,也可致瘀血内阻而致病。

【辨证施护】

(一)辨证要点

1. 辨外感内伤 可根据起病方式、病程长短、疼痛性质等特点进行辨证。外感头痛,一般发病较急,病势较剧,病程短,多表现掣痛、跳痛、胀痛、重痛、痛无休止,常伴外邪犯肺卫之征。内伤头痛,一般起病缓慢,痛势较缓,病程较长,多表现隐痛、空痛、昏痛、痛势悠悠,遇劳则剧,时作时止。

2. 辨疼痛性质 辨疼痛性质有助于分析病因。掣痛、跳痛多为阳亢、火热所致;重痛多为痰湿;冷感而刺痛,为寒厥;刺痛固定,常为瘀血;痛而胀者,多为阳亢;隐痛绵绵或空痛者,多精血亏虚;痛而昏晕者,多气血不足。

3. 辨疼痛部位 辨疼痛部位有助于分析病因及脏腑经络。一般气血、肝肾阴虚者,多以全头作痛;阳亢者痛在枕部,多连颈肌;寒厥者痛在巅顶;肝火者痛在两颞。就经络而言,前部为阳明经,后部为太阳经,两侧为少阳经,巅顶为厥阴经。

4. 辨诱发因素 因劳倦而发,多为内伤,气血阴精不足;因气候变化而发,常为寒湿所致;因情志波动而加重,与肝火有关;因饮酒或暴食而加重,多为阳亢;外伤之后而痛,应属瘀血。

(二)辨证分型

1. 外感头痛

(1)风寒证

证候表现:起病急,全头痛,其痛如破,痛连项背,常喜裹头,恶风畏寒,遇风尤剧,口淡不渴,舌质淡红,苔薄白,脉多浮紧。

护治法则:疏风散寒(治疗代表方:川芎茶调散加减)。

(2)风热证

证候表现:头痛而胀,甚则头痛如裂,发热恶风,口渴欲饮,面红目赤,便秘,溲黄,舌质红,苔薄黄,脉浮数。

Note:

护治法则:疏风清热(治疗代表方:芎芷石膏汤加减)。

(3)风湿证

证候表现:头痛、头重如裹,肢体困重,身热不扬,胸闷纳呆,小便不利,大便或溏,舌淡红,苔白腻,脉濡或滑。

护治法则:祛风胜湿(治疗代表方:羌活胜湿汤加减)。

2. 内伤头痛

(1)肝阳证

证候表现:头胀痛而眩,或抽掣而痛,头痛多为两侧,头晕目眩,心烦易怒,口苦胁痛,夜寐不宁,舌质红,苔薄黄或少苔,脉沉弦有力或弦细数。

护治法则:平肝潜阳(治疗代表方:天麻钩藤饮加减)。

(2)肾虚证

证候表现:头痛而空,每兼眩晕,腰膝酸软,神疲乏力,遗精带下,耳鸣少寐;偏肾阳虚则见畏寒肢冷;偏肾阴虚则见面色潮红,五心烦热,盗汗;舌淡胖,或舌红,苔薄白,或少苔,或剥苔,脉沉细无力或细数。

护治法则:补肾填精(治疗代表方:大补元煎汤加减)。

(3)气血虚证

证候表现:头痛隐隐,缠绵不休,面色少华,头晕,心悸不宁,遇劳则重,失眠多梦,自汗气短,畏风,神疲乏力,面色苍白,舌质淡,苔薄白,脉细而弱。

护治法则:气血双补(治疗代表方:八珍汤加减)。

(4)痰浊证

证候表现:头痛昏蒙而重,胸脘满闷,呕恶痰涎,纳呆,眩晕,倦怠无力,舌胖大有齿印,苔白腻,脉滑或弦滑。

护治法则:健脾化痰,降逆止痛(治疗代表方:半夏白术天麻汤加减)。

(5)瘀血证

证候表现:头痛经久不愈,其痛如刺,固定不移,日轻夜重,或头部有外伤史,舌紫或有瘀斑、瘀点,苔薄白,脉沉细或细涩。

护治法则:活血化瘀,行气止痛(治疗代表方:通窍活血汤加减)。

(三)护理措施

1. 病情观察 注意观察头痛的性质、发作时间、疼痛部位及发作规律、诱发因素、伴随症状。风寒头痛者,多头痛剧烈且痛连项背;风热者,头胀痛如裂;风湿者,头痛如裹;头胀痛兼见目眩者,多为肝阳上亢;瘀血头痛者,多为刺痛、钝痛,痛处固定不移;夹痰者,常见昏痛、胀痛;阴虚而致的头痛,其疼痛性质多表现为空痛、隐痛;气血亏虚头痛常头痛绵绵;肝肾阴虚的头痛则为头痛且空。头痛发有停时,多为内伤头痛。密切观察神志、瞳孔、血压、呼吸、脉搏、面色、四肢活动等变化,如有异常,应及时采取措施。

2. 起居护理 病室环境安静、整洁、空气新鲜、避免对流风。风寒头痛者,病室应温暖,恶风严重可用屏风遮挡;风热头痛者室温不宜过高,光线应柔和;风湿头痛者病室应温暖、干燥。头痛重者需卧床休息,待疼痛缓解后方可下床活动。平时应保证睡眠充足,避免用脑过度,酌情进行体育锻炼,注意劳逸结合,养成起居规律的生活习惯。

3. 饮食护理 外感头痛应膳食清淡,慎用补虚之品。风寒头痛宜食有助于疏风散邪的食物,如姜、豆豉、芹菜、菊花等;风热头痛者宜食具有清热泻火作用的食物,如绿豆、苦瓜、生梨等,忌食辛辣、香燥之品;风湿头痛者忌生冷、油腻、甘甜之类助湿生痰之品;气血亏虚者饮食应注意营养,多食血肉有情滋补之品,如瘦肉、蛋类、奶类等以补养气血,忌食辛辣、生冷之品;肝肾阴虚宜多食补肾填精食物,如核桃、芝麻、黑豆、甲鱼等,忌辛辣、刺激、烟酒。

4. 情志护理 情志变化可诱发加重头痛，头痛患者常伴有恼怒、忧伤等负性情绪。指导患者消除不良情绪，保持心情舒畅，以积极的态度和行为配合治疗。血虚头痛者睡前应放松，避免不愉快的交谈和情绪激动，卧时枕头不宜过高。积极疏导患者，使其了解情志调摄对疾病的重要性。

5. 用药护理 外感头痛多用疏散外邪的中药，汤药不宜久煎，以温热服为好，服药后稍加衣被，并进适当的热饮料或热粥，助其微微汗出，以助药力。治疗内伤头痛的多为补益药，汤剂宜久煎，以利于有效成分的析出，宜空腹服药。

6. 适宜技术 可针刺太阳、风池、合谷、大椎等穴。前额痛加刺印堂、攒竹、内庭；偏头痛加刺头维、外关、列缺、足临泣；枕后头痛加刺天柱、后溪、涌泉。按摩印堂、头维、百会、风池、太阳、鱼腰等穴位，以疏经活络，疏通血脉而止痛。风寒头痛者，用白附子、肉桂、川芎、细辛等份，研细末调糊状，外敷太阳穴。瘀血头痛，痛有定处者，可施药熨法或穴位封闭疗法。可根据不同病证遵医嘱选用耳穴疗法、体针疗法、耳络放血治疗等。

（四）健康教育

1. 起居有常，劳逸结合，睡眠充足。加强锻炼，改善体质，增强抗病能力。

2. 内伤头痛多因禀赋不足，肾精不足或饥饱劳倦，病后失养所致，故应注意休息，防止劳累，保证充足的睡眠，以利于正气的恢复。

3. 注意保持心情舒畅，使气血流通，防止因情而诱发疾病。根据疾病性质和体质情况合理选择饮食。如突然头痛发作，应及时诊治。

七、眩晕

眩晕由风阳上扰、痰瘀内阻等导致脑窍失养，脑髓不充，以头晕目眩、视物旋转为主要临床表现的病证。眩指目眩，即视物昏花，模糊不清，或眼前发黑；晕为头晕，即感觉自身或周围景物旋转不定。二者常同时出现，一般通称为"眩晕"。轻者闭目可止，重者如坐车船，旋转不定，不能站立，或伴有恶心、呕吐、出汗、面色苍白等症状。严重者可突然仆倒。眩晕是临床常见的一种病证，发病者多为中老年人，亦见于青年人。本病可反复发作，妨碍正常的工作和生活，严重者可发展为中风或厥证、脱证而危及生命。

西医学中耳源性眩晕、脑性眩晕、眼源性眩晕、中毒性眩晕等各种病证，以眩晕为主要表现时，均可参照本病证辨证施护。

【病因病机】

眩晕多由饮食不节、情志内伤、年高虚损、病后体虚、跌仆外伤等，导致气血肾精亏虚，脑髓失养；或肝阳痰火上逆，扰动清窍所致。久病伤肾，禀赋不足，年老肾亏，房劳过度，过服温燥劫阴之品，皆可致肾阴亏虚，脑海失充，上下俱虚，则发眩晕；素体阳盛，恼怒焦虑，气郁化火，灼伤肝阴，阴不制阳，阴亏于下，阳亢于上；肾阴素亏，水不涵木，肝阳上亢，肝风内动，上扰清空，发为眩晕；久病不愈、耗伤气血，或失血之后、虚而不复，或脾胃虚损、气血两虚发生眩晕；嗜酒肥甘，饥饱劳倦，伤于脾胃，健运失司，以致水谷不化精微，聚湿成痰，痰浊中阻，则清阳不升，浊阴不降，引起眩晕。跌仆损伤，颅脑外伤或气滞血瘀导致脑络闭阻，气血不能荣养头目，脑失所养而发作眩晕。

本病病位在清窍，由脑髓空虚，清窍失养，或痰火上逆，风邪外犯，扰动清窍，或瘀血痹阻脑络引起，且与肝、脾、肾三脏关系密切。眩晕的病性以虚者居多，如肝肾阴虚，虚风内动；气血亏虚，清窍失养；肾精亏虚，脑髓失充。眩晕实证多见痰浊阻遏，升降失常；痰火气逆，风邪外犯，上犯清窍；瘀血闭窍。眩晕的发病过程中，各种病因病机可以相互影响，相互转化，形成虚实夹杂。

【辨证施护】

（一）辨证要点

1. 辨脏腑 眩晕虽病在清窍，但与肝、脾、肾三脏功能失调关系密切。肝阴不足，肝郁化火，均可导致肝阳上亢,其眩晕兼见头胀头痛、面红等症状;脾虚气血生化之源不足,眩晕兼有纳呆、乏力、面色无华等;脾失健运,痰湿中阻,眩晕兼有纳呆、呕恶、耳鸣等;肾精不足之眩晕,多兼有腰酸腿软、耳鸣如蝉等。

2. 辨虚实 眩晕以虚证居多,夹痰夹火兼有之。一般新病多实,久病多虚;体壮者多实,体虚者多虚;呕恶、面赤、头胀痛者多实;体倦乏力、耳鸣如蝉者多虚;面白形肥为气虚多痰,面黑而瘦为血虚有火。病久常虚中有实,虚实夹杂。

3. 辨标本 眩晕以肝肾阴虚、气血不足为本,风、火、痰、瘀为标。其中阴虚多见咽干口燥,五心烦热,潮热盗汗,舌红少苔,脉弦细数;气血不足则见神疲倦怠,面色不华,爪甲不荣,纳差,食少,舌淡嫩,脉细弱。标实又有风性主动,火性上炎,痰性黏滞,瘀血留著之不同,要注意辨别。

（二）辨证分型

1. 肝阳上亢

证候表现:眩晕耳鸣,头胀头痛,每因烦劳或恼怒而头晕、头痛加剧,面色潮红,急躁易怒,少寐多梦,口干口苦,腰膝酸软,头重足飘,舌质红,苔黄,脉弦细数。

护治法则:平肝潜阳,滋养肝肾(治疗代表方:天麻钩藤饮加减)。

2. 痰浊中阻

证候表现:眩晕,头重如裹,胸闷恶心,时吐痰涎,食少多寐,舌淡胖,苔白厚腻,脉滑或弦滑,或濡缓。

护治法则:燥湿化痰,健脾和胃(治疗代表方:半夏白术天麻汤加减)。

3. 气血亏虚

证候表现:头晕目眩,劳累则甚,气短声低,神疲懒言,面色淡白,唇甲不华,发色不泽,心悸少寐,饮食减少,舌淡胖嫩,且边有齿印,苔少或薄白,脉细弱。

护治法则:补益气血,健运脾胃(治疗代表方:归脾汤加减)。

4. 肾精不足

证候表现:头晕而空,健忘耳鸣,腰酸遗精,齿摇发脱。偏于阴虚者,少寐多梦,颧红咽干,烦热形瘦,舌嫩红,苔少或光剥,脉细数;偏于阳虚者,精神萎靡,四肢不温,形寒肢冷,舌质淡,脉沉细无力。

护治法则:补肾养精,充养脑髓(治疗代表方:左归丸加减)。

5. 瘀血阻窍

证候表现:眩晕发作,反复不愈,头痛,唇甲紫黯,舌有瘀点、瘀斑,伴有善忘,夜寐不安,心悸,精神不振及肌肤甲错等,脉弦涩。

护治法则:祛瘀升新,活血通窍(治疗代表方:通窍活血汤加减)。

（三）护理措施

1. 病情观察 注意观察眩晕发作的时间、程度、规律、诱发因素和伴随症状;检测血压、脉象变化,如出现剧烈头痛、呕吐、视物模糊、言语謇涩、肢体麻木、血压持续上升或胸闷、胸痛、冷汗等,应考虑中风、厥脱之危象,应立即卧床,迅速报告医师,及时救治。

2. 起居护理 病室环境应安静,光线柔和,温湿度适宜,避免强光和噪声刺激。眩晕发作时卧床休息,轻症者可闭目养神,减少头部的转侧活动。指导患者变换体位或蹲起、站立时应动作缓慢,避免头部动作幅度过大。床铺平稳,避免他人碰撞摇动,下床活动时要陪护在旁。病情缓解后可适当活动,劳逸结合。肝阳上亢,肾精不足者居处宜凉爽;气虚血亏、瘀血阻窍者居处室温稍偏高,做好保暖工作,预防外感;痰浊中阻居处宜干燥、温度适宜。保证充足睡眠。外出不宜乘坐高速车、船,避免登高或高空作业。

3. 饮食护理 饮食宜清淡、低脂、低盐,防止暴食暴饮,忌过食肥甘,提倡戒烟酒。肝阳风动者宜食清淡,如山楂、紫菜、海带、香菇等,禁食辛辣、油腻、黏滑及过咸之品;痰浊中阻者宜多食薏苡仁、红小豆等清热利湿之物,禁忌甜黏、生冷、油腻饮食;气血亏虚者宜食富含营养、易于消化的食物为佳,如蛋类、奶类等,亦可配合黄芪粥、党参粥等食疗粥;肾精不足者宜多食补益类食物,如黑芝麻、胡桃肉、红枣、山药等。

4. 情志护理 指导患者自我调控情志的方法,避免去易引起烦恼、易怒的环境。加强与患者的交流,鼓励其抒发心中的郁闷和不快,改善不良情绪。肝阳上亢者,情绪易激动,应指导患者移情怡性,减轻患者的精神压力;肾虚者,避免不必要的惊恐。

5. 用药护理 中药汤剂宜早晚温服,观察用药后反应。眩晕发作时暂停服用中药汤剂。呕吐严重者,可将药液浓缩,少量多次频服,或以姜汁数滴滴在舌上后以止呕。肝阳上亢者汤药宜凉服;气血亏虚者宜温服;补益药宜早晚温服。

6. 适宜技术 眩晕发作时,可按揉风池、风府、太阳、百会等穴;或用耳穴贴压法,取内耳、额、枕、神门、肝、脾等耳穴。气血亏虚者可针刺足三里、血海、百会、脾俞、三阴交等穴,也可用艾条灸百会穴;痰浊中阻者可针刺中脘、丰隆、内关、风池穴;肝阳上亢者可针刺风池、太冲、合谷、曲池、少海穴,眩晕严重,不省人事者,加针人中穴;也可用三棱针点刺头维、太阳、耳尖放血。伴有头痛者,可用皮肤针于太阳、印堂、阿是穴重叩出血,加拔罐,以缓解症状;伴有恶心呕吐者可按压内关、合谷等穴。

(四)健康教育

1. 注意劳逸结合,适当锻炼,增强体质。避免从事繁重的脑力和体力劳动,不宜从事高空作业的工作。因颈椎病引起的眩晕,不宜伏案过久,不宜睡卧高枕。平素避免做头部旋转动作,外出时不宜乘坐高速车、船。

2. 学会自我调节情绪,切忌忧思恼怒,以免诱发或加重眩晕症状。重视原发病的治疗,严格遵医嘱服药,不得擅自增减药量。

3. 饮食宜清淡,忌暴饮暴食或肥甘厚腻之品,戒烟酒。肝阳上亢者,可常食芹菜粥,或直接以芹菜凉拌佐食;气血亏虚者,可服食黄芪粥、莲子红枣粥等;痰浊中阻者,可用荷叶粥,以升清降浊。

4. 眩晕伴有恶心呕吐、出冷汗,头痛、肢体发麻、语言不利,胸闷、胸痛、心悸、全身乏力等症状时,应及时就诊,以防并发症或中风、厥脱等危重症。

八、便秘

便秘是指由于大肠传导失司,致粪便秘结不通,在肠内滞留过久,排便周期延长,或周期虽不长,但粪质干结,排出艰难,或粪质不硬,虽有便意,但便而不畅的病证。便秘是临床多种急慢性疾病的常见症状,多发于中老年人,尤以女性多见。

西医学的功能性便秘,肠易激综合征、直肠及肛门疾患、内分泌疾病引起的便秘,药物性便秘,以及肌力减退所致的排便困难者,可参考本病证辨证施护。

【病因病机】

便秘的病因主要有饮食不节、情志失调、劳逸失当、年老体虚及感受外邪。恣食生冷,则阴寒凝滞,胃肠传导失司,或过食辛辣肥甘厚味、饮酒过度,导致肠胃积热,大便干结,均可造成便秘;忧愁思虑过度,或久坐少动,致气机郁滞,通降失常,糟粕内停,不得下行,而致便秘;年老体虚、病后及产后者,气血两虚,气虚则大肠传送无力,血虚则津枯肠道失润,阴虚则肠道失于荣养,导致大便干结,便下困难,阳虚则肠道失于温煦,阴寒内结,大便艰涩;热病后耗伤津液,肠胃燥热,大肠失润,致大便干燥,排便困难,或外感寒邪,凝滞胃肠,失于传导,糟粕不行而成冷秘。

便秘的病机主要是大肠传导失司,其病位在大肠,与肺、脾、胃、肝、肾等脏腑的功能失调有关。若为单纯性便秘,其预后较佳;老年性便秘和产后便秘,多属虚证,则病程较长;若为疾病兼便秘者,则须观察病情的新久轻重而定。长期便秘者易发生痔疮和肛裂。

【辨证施护】

（一）辨证要点

辨寒热虚实：便秘的病理性质可概括为寒、热、虚、实四个方面，根据粪质特点、伴随症状及舌苔脉象等，先分虚实，再辨寒热。实证者应辨冷秘、热秘和气秘；虚证者应辨气、血、阴、阳不足的偏重。阴寒积滞者，属冷秘，症见大便艰涩，伴有脘腹胀满，拘急腹痛，手足不温，面色㿠白，尿清肢冷，苔白润，脉沉迟；燥热内结于肠胃者，属热秘，症见大便干燥坚硬，肛门灼热，伴面赤身热，口臭唇疮，尿赤，苔黄燥，脉滑实；气机郁滞者，属气秘，症见欲便而不得出，伴脘腹胀痛，嗳气频作，胸胁痞满，苔薄腻，脉弦；气虚秘症见粪质并不干硬，但临厕努挣乏力，甚则汗出短气，伴神疲气怯，舌嫩苔薄；血虚秘症见粪便干燥，排出艰难，伴面色无华，头晕心悸，舌质红而少津；阴虚秘症见粪质如羊屎状，伴潮热盗汗，五心烦热，头晕耳鸣；阳虚秘症见大便不干结但排出困难，伴四肢不温，脘腹冷痛，小便清长。

（二）辨证分型

1. 实秘

（1）热秘

证候表现：大便干结，脘腹胀满，口干口臭，面红身热，心烦不安，小便短赤，舌红，苔黄燥，脉滑数。

护治法则：泻热导滞，润肠通便（治疗代表方：麻子仁丸加减）。

（2）气秘

证候表现：大便干结或不甚干结，欲便不得出或便而不爽，腹中胀痛，胸胁痞满，纳差，食少，嗳气频作，肠鸣矢气，舌苔薄腻，脉弦。

护治法则：顺气导滞，降逆通便（治疗代表方：六磨汤加减）。

2. 虚秘

（1）气虚秘

证候表现：大便并不干硬，虽有便意，但努挣用力仍排出困难，汗出气短，便后面色苍白，神疲乏力，肢倦懒言，舌淡胖，苔薄白，脉细弱。

护治法则：益气润肠（治疗代表方：黄芪汤加减）。

（2）血虚秘

证候表现：大便干结，排出困难，面色无华，心悸气短，头晕目眩，失眠健忘，舌淡苔白，脉细数。

护治法则：养血润肠（治疗代表方：润肠丸加减）。

（3）阴虚秘

证候表现：大便干结，如羊屎状，形体消瘦，两颧红赤，潮热盗汗，心烦不寐，头晕耳鸣，腰膝酸软，舌红少苔，脉细数。

护治法则：滋阴通便（治疗代表方：增液汤加减）。

（4）阳虚秘

证候表现：大便艰涩，排出困难，面色㿠白，四肢不温，腹中冷痛，腰膝酸冷，小便清长，舌淡苔白，脉沉迟。

护治法则：温阳通便（治疗代表方：济川煎加减）。

（三）护理措施

1. 病情观察 注意观察患者排便的周期、次数，粪质的性状、颜色、气味，以及是否伴有腹胀、腹痛的情况，以辨别寒、热、虚、实的证候特点。注意患者有无因用力排便而出现的变证，如老年人努挣用力排便容易诱发胸痹，习惯性便秘者易导致肛裂和脱肛。

2. 起居护理 为患者提供隐蔽舒适的排便环境，如用屏风遮挡等。指导患者纠正忍便的不良行为，养成定时排便的习惯，避免久坐不动，鼓励患者每天进行适量的体育锻炼，进行顺时针摩腹和提肛运动,以促进肠蠕动,改善排便状况。保持肛周皮肤的清洁干燥,如有肛门疾病患者,可于便后用高锰酸钾溶液或苦参、五倍子等清热燥湿中药煎汤后坐浴,肛裂者可于坐浴后外敷黄连膏。

3. 饮食护理　饮食宜清淡、易消化,多吃新鲜的水果和蔬菜,多饮水,宜食具有润肠通便作用的食物,了解患者的饮食习惯,避免辛辣刺激、煎炸之品,忌烟酒。热秘者,饮食宜清热凉润之品,如麦冬、鲜芦根等煎水代茶饮或蜂蜜水,以泄热润肠通便;气秘者,宜多食行气润肠通便之品,如柑橘、萝卜、佛手、木香、花生等;阳虚者,饮食宜选温阳润肠之品,如肉苁蓉、韭菜、羊肉、狗肉、核桃等,多喝热饮或热果汁,忌食生冷瓜果;气虚者,宜食健脾益气之品,如山药、无花果、黄芪、党参等;血虚者,宜食养血润肠通便之品,如大枣、黑芝麻、枸杞、当归等。

4. 情志护理　患者长期便秘给生活和工作带来极大的不便和痛苦,由此加重焦虑、抑郁的不良情绪。应向患者说明情志失调也是导致便秘的重要因素,指导患者学会自我放松、调摄情志的方法,避免过度紧张、忧思,保持心情舒畅。

5. 用药护理　严格遵医嘱给予通便泄泻的药物,不可滥用。服药后应注意观察排便的次数、量和粪质的特点。热秘者,中药汤剂宜饭前空腹或睡前凉服,大黄煎煮时应后下;虚证便秘者,中药汤剂宜空腹温服,气虚秘者,可多服用补气养阴的茶饮,如党参茶。

6. 适宜技术　实秘者,可按揉或推按天枢、中脘、足三里、大肠俞、支沟、曲池;虚秘者可轻揉中脘、足三里、脾俞、胃俞、大肠俞后,横擦肾俞、命门和八髎穴,以透热为度。耳穴埋豆可选穴大肠、直肠、交感、皮质下、脾、三焦。热秘者可用大黄、芒硝、枳实、厚朴研成细末后,用香油调制外敷于神阙穴;冷秘者可用葱白、生姜、食盐制圆药饼敷于神阙穴。阳虚秘者可用肉苁蓉或吴茱萸炒热后于腹部进行热熨,以温补肾阳。

（四）健康教育

1. 了解患者的饮食习惯,向患者及家属强调饮食调理的重要性,合理膳食,以清淡为主,多吃粗纤维的食物,勿过食辛辣厚味或饮酒无度。

2. 指导患者养成定时排便的习惯,勿过度依赖泻下药物,指导家属协助患者平时多做腹部按摩,以促进排便。

3. 保持心情舒畅,进行适量体育锻炼,特别是腹肌的锻炼,避免久坐少动,以利于胃肠功能的改善。

九、消渴

消渴是由于先天禀赋不足,复因饮食不节、情志失调等导致机体阴虚燥热,出现以多饮、多食、多尿、形体消瘦为主要临床表现的病证。临床表现简称"三多一少",根据"三多"症状的主次,有上、中、下三消之分。随着病情发展,可出现多种并发症,严重危及人体健康。

西医学的糖尿病、尿崩症等疾病,以口渴、多尿、善饥、消瘦为主要表现者,可参考本病证辨证护理。

【病因病机】

消渴的病因比较复杂,禀赋不足、饮食不节、情志失调、劳欲过度等均可导致消渴的发生。先天禀赋不足是引起消渴的重要内在因素,其中以阴虚体质最易发病;长期过食肥甘厚味、醇酒辛辣,或温燥壮阳的药物,致脾胃运化失职,积热内蕴,化燥伤津,消谷耗液,发为消渴;长期过度的精神刺激,如郁怒伤肝,气郁化火,或劳心竭虑,心火内燔,消灼肺胃阴津而发为消渴;房事不节,劳欲过度,损耗肾精,虚火内生,上蒸肺胃,终至肾虚肺燥胃热俱现,发为消渴。

消渴的病机主要在于阴津亏损,燥热偏盛,而以阴虚为本,燥热为标。二者互为因果,阴愈虚则燥热愈盛,燥热愈盛则阴愈虚。病变的脏腑主要在肺、胃、肾,尤以肾为关键。三脏之中,虽有所偏重,但往往又互相影响。

Note:

【辨证施护】

（一）辨证要点

1. 辨病位　消渴病根据其程度的轻重不同，有上、中、下三消之分，以及肺燥、胃热、肾虚之别。通常对以肺燥为主，多饮症状较突出者，称为上消；以胃热为主，多食易饥症状较为突出者，称为中消；以肾虚为主，多尿症状较为突出者，称为下消。

2. 辨标本　本病以阴虚为主，燥热为标，二者互为因果。阴越虚则燥热越盛，燥热越盛则阴越虚。一般初病多以燥热为主，病程较长者则阴虚与燥热互见，日久则以阴虚为主，进而由于阴损及阳，导致阴阳俱虚。

3. 辨本证与并发症　易发生诸多并发症为本病的特点。常见并发症有眼疾、痈疽、肺痨、胸痹、中风、水肿、肢体麻木等。一般以本证为主，并发症为次。多数患者，先见本证，随病情的发展而出现并发症。少数中老年患者，"三多一少"的本证不明显，常因各种并发症为首发症状而就诊，最后确诊为本病。

（二）辨证分型

1. 上消（肺热津伤）

证候表现：烦渴多饮，口干咽燥，小便量多，舌质红，苔薄黄，脉洪数。

护治法则：清热润肺，生津止渴（治疗代表方：消渴方加减）。

2. 中消（胃热炽盛）

证候表现：消谷善饥，大便秘结，口干尿多，形体消瘦，苔黄，脉滑有力。

护治法则：清胃泻火，养阴增液（治疗代表方：玉女煎加减）。

3. 下消

（1）肾阴亏虚

证候表现：尿频量多，浑如脂膏，头晕目眩，耳鸣，腰膝酸软，视物模糊，口干唇燥，失眠心烦，舌红无苔，脉细弦数。

护治法则：滋阴补肾，润燥止渴（治疗代表方：六味地黄丸加减）。

（2）阴阳两虚

证候表现：尿数，甚则饮一溲一，色浑如膏或小便清长，面容憔悴，耳轮干枯，腰膝酸软，消瘦显著，畏寒面浮，阳痿或月经不调，舌淡，苔白，脉沉细无力。

护治法则：温阳滋阴，补肾固涩（治疗代表方：金匮肾气丸加减）。

（三）护理措施

1. 病情观察　注意观察饮水量、进食量及种类、尿量及体重等变化，并做好记录。定期监测血糖、尿比重、尿糖、糖化血红蛋白及各项生化指标。密切观察有无低血糖反应，若患者出现心慌、头晕、汗出过多、面色苍白、饥饿、软弱无力、视物模糊等症状应立即进食高糖食物，如糖水、糖块等。注意观察其他并发症的早期征象，有无头晕、气喘、心悸、胸前区憋闷疼痛、手足麻木疼痛、视物模糊不清、皮肤瘙痒、疮疡等，若见烦渴、头痛呕吐、呼吸深快、烦躁不安、口有烂苹果气味应考虑酮症酸中毒，若见四肢麻木应考虑周围神经病变。

2. 起居护理　病室应环境整洁、空气清新。衣着柔软宽松，寒暖有节。保持口腔、皮肤、足部、外阴的清洁卫生。每天检查双脚有无破损、裂口、溃疡、水疱、鸡眼等，及时治疗甲沟炎、鸡眼、脚癣等，避免继发感染。注意四肢末梢保暖，慎用热水袋，防止烫伤。活动以不感到疲劳为度，避免过劳和懒动，重症患者应卧床休息，肾阴亏虚、阴阳两虚患者要节制房事。

3. 饮食护理　控制饮食是消渴病最基本的治疗措施。护理人员应根据患者的性别、年龄、体重、体力活动程度，协助营养师共同制订饮食计划。嘱患者按个体化饮食计划执行，定时定量进食，避免随意添加食物，忌食油腻、甜食、辛辣，禁烟酒。主食提倡粗制米面和适量杂粮，多食新鲜蔬菜。肺热津伤者饮食宜清淡,多食清热养阴生津之品,如黄瓜、番茄等,少食油炸、油煎食物,口干烦渴者,可用鲜芦根、天花粉、麦冬、沙参等泡水代茶饮,以生津止渴、润肺养阴;胃热炽盛者尤要节制饮食,多食粗杂粮,如燕麦片、荞麦面,可用山药、麦冬、石斛等煎水代茶饮,以清热润燥,不可过食生冷之品,以防再伤脾胃;肾阴亏虚者选用地黄粥、枸杞粥、桑葚汁等以滋阴补肾;阴阳两虚者可用猪胰、猪肾、黑豆、黑芝麻等补肾助阳,如猪肾与杜仲或核桃炖熟服用,或猪胰与黄芪水煎服食。

4. 情志护理 消渴是终身疾病,患者易产生悲观、失望、焦虑情绪,应体贴安慰患者,耐心开导,让那些病情控制良好的患者做示范,鼓励患者增强信心,消除各种思想顾虑,积极配合治疗,战胜疾病。

5. 用药护理 中药宜按时服用,汤剂宜温服,服药时间以饭后半小时为宜。使用口服降糖药物及胰岛素治疗时,注意给药时间、剂量要准确,指导按时进餐,并加强巡视。患者如出现面色苍白、头晕、软弱乏力、心慌、饥饿感、抽搐、烦躁等低血糖症状,告知医生,及时处理。若出现大便秘结者,可服用麻仁丸,或用枸杞子、决明子煎水代茶饮。

6. 适宜技术 不宜针刺,慎用灸法,可做按摩。肾阴亏虚患者可按摩足少阴肾经、足厥阴肝经及任督二脉,取肾俞、关元、三阴交等穴。用红外线等理疗温度不宜过高,以防烫伤。消渴患者若出现肢体麻木,可选用糖痛外洗方进行手足部中药熏洗。

(四)健康教育

1. 消渴是终身疾病,健康教育被公认是其治疗成败的关键。要指导患者及家属掌握与疾病相关的知识,提高自我管理的能力,有效控制血糖,防止或延缓并发症的发生,做好消渴病的三级预防工作。

2. 指导患者养成良好的行为习惯,纠正不良嗜好,合理饮食,戒烟限酒,保持良好心态,适当运动锻炼,以增强正气,提高抗病能力。

3. 注意个人卫生,保持全身和局部清洁,尤其要注意口腔、外阴、足部皮肤的防护,防止皮肤损伤,如有感染征象立即就医。

4. 指导患者掌握在家中测量血糖和尿糖的方法,以利监测病情。教会患者及家属应对低血糖的方法,如患者出现心慌、出冷汗,甚至晕倒等表现时,应立即给予服用糖水以缓解症状。告诉患者在外出时要随身携带糖块,以便在出现低血糖时服用。

5. 嘱患者随身携带保健卡,注明姓名、病名、住址、联系人姓名及电话等,以便发生意外时能及时得到救治。

知 识 链 接

多尿、甜尿远古记载

公元前1550年,古埃及用莎草纸记载了一种叫作"多尿病"的病名。早在春秋战国时期,《黄帝内经》就将这类疾病描述为"消渴""脾瘅",并提出"治之以兰,除陈气也"的治疗方法。5—6世纪,中国、阿拉伯地区和日本的医生们也都先后发现"甜尿"这一病症。到了16世纪,瑞士医生Von Hohouheim发现"多尿病"患者尿液蒸发后产生一种白色粉末物质,并认为是"由于盐在肾脏的异常积淀所引起的"。17世纪,英格兰人Thomas Willis发现"多尿病"的"甜尿"事实,比东方各国晚了1 000余年。18世纪起使用的糖尿病病名"Diabetes Mellitus"意思是指尿液中有蜂蜜的味道。后来,人们终于证明了那些白色粉末根本不是盐,而是葡萄糖。

十、痔疮

痔是直肠末端黏膜下和肛管皮肤下的直肠静脉丛发生扩大、曲张而形成的柔软的静脉团,并由此产生出血、栓塞或团块脱出。痔是常见病,男女老幼均可发生,好发于成年人,在肛门直肠疾病中,发病率最高,症状严重时可影响工作与生活。根据发病部位的不同,有内痔、外痔和混合痔之分。

内痔指发生于肛管齿线以上,直肠末端黏膜下的痔内静脉丛扩大、曲张所形成的柔软静脉团,又称里痔,以便血、痔核脱出、肛门不适感为主要临床表现,好发于截石位的3点、7点、11点处。外痔指发生于肛管齿线以下,由痔外静脉丛扩大曲张或痔外静脉破裂或反复炎症纤维增生而成的疾病,以自觉肛门坠胀、疼痛,有异物感为其主要临床表现。混合痔是指内、外痔静脉丛曲张,相互沟通吻合,使内痔部分和外痔部分形成一整体者,兼有内痔、外痔的双重症状。

西医学中的各期内痔和各种炎性外痔,可参考本病证辨证施护。

【病因病机】

多因饮食不节、过食辛辣,便秘、久泻、久痢,情志郁怒化火,妊娠多产,负重远行等原因导致湿热下注,血行不畅,经络阻滞,瘀血浊气下注肛门而形成。内痔的发生主要是由于静脉壁薄弱,失去了正常的弹性,加之饮食不节,燥热内生,下迫大肠,以及久坐、远行、负重等,导致血行不畅,热与血相搏,结滞不散而成。外痔的发生多因湿热下注或肛门裂伤、毒邪外侵等,导致气血运行不畅,经脉阻滞,湿热结聚肛门,瘀结不散而成。

【辨证施护】

(一)辨证要点

1. 辨内外痔　生于肛管齿线以上,黏膜下的痔内静脉丛发生扩大和曲张所形成的静脉团为内痔;生于肛管齿线以下,痔外静脉丛扩大曲张或反复发炎而形成的为外痔。内痔的主要症状为便血,较大的内痔伴有脱垂;外痔的主要症状为坠胀、疼痛和异物感。

2. 辨虚实　内痔实证者下血鲜红,或便前便后,或量多量少,或如射如滴。湿热下注者,其血色污浊;虚证者,下血色淡而清,或晦而不鲜。内痔较大者伴有肛门脱垂。气虚者,痔核脱出不纳,肛门有下坠感。血虚者,痔核脱出,便血量多色淡。

(二)辨证分型

1. 内痔

(1)风伤肠络

证候表现:大便带血,呈滴血或喷射状,颜色鲜红,兼有肛门瘙痒,舌红苔薄黄,脉浮数。

护治法则:清热解毒,凉血祛风(治疗代表方:凉血地黄汤加减)。

(2)湿热下注

证候表现:便血颜色污浊,量较多,肛内肿物外脱,可自行回纳,肛门灼热,舌红苔黄腻,脉弦滑或弦数。

护治法则:清热利湿,凉血止血(治疗代表方:脏连丸加减)。

(3)气滞血瘀

证候表现:肛内肿物易脱出,易因炎症、水肿而发生嵌顿,触痛明显,肛管紧缩,坠胀疼痛,甚则肛缘有水肿、血栓,舌黯红,苔白或黄,脉弦细涩。

护治法则:清热利湿,活血化瘀(治疗代表方:止痛如神汤加减)。

(4)脾虚气陷

证候表现:肛门松弛有下坠感,痔核脱出,不能自行回纳,需手法复位,便血色鲜或淡,面色无华,少气乏力,食少便溏,舌淡胖边有齿痕,苔薄白,脉弱。

护治法则:补气升提(治疗代表方:补中益气汤加减)。

2. 外痔

(1)湿热下注证(静脉曲张性外痔)

证候表现:排便后肛缘肿物隆起不缩小,坠胀感明显,灼热疼痛,伴有小便短赤,大便秘结,舌红,苔黄腻,脉滑数。

护治法则：清热利湿，活血散瘀（治疗代表方：萆薢化毒汤合活血散瘀汤加减）。

（2）血热瘀结证（血栓性外痔）

证候表现：肛缘肿物突起，疼痛剧烈难忍，色暗紫，肛门坠痛，可触及硬结节，伴口渴、便秘，舌质紫黯，苔薄黄，脉弦涩。

护治法则：清热凉血，消肿止痛（治疗代表方：凉血地黄汤合活血散瘀汤加减）。

（3）湿热蕴结证（炎性外痔）

证候表现：肛缘肿物肿胀疼痛，坐位时痛甚，伴有溲赤便干，舌红，苔黄腻，脉滑数。

护治法则：清热祛风利湿（治疗代表方：止痛如神汤加减）。

【外治法】

1. 内痔

（1）熏洗法：适用于各期内痔及内痔脱出时。将药物加水煮沸，先熏后洗，或湿敷患处。其具有活血止痛、收敛消肿等作用。常用药物有五倍子汤、苦参汤等。

（2）敷药法：适用于各期内痔及手术后换药，将药膏或药散敷于患处，具有消肿止痛、收敛止血、生肌收口等作用。常用药物有马应龙痔疮膏、黄连膏、消痔散、桃花散、生肌玉红膏等。

（3）塞药法：适用于各期内痔，将药物制成栓剂，塞入肛内，具有消肿、止痛、止血的作用，如化痔栓、痔疮宁栓。

2. 外痔

（1）熏洗法：可用五倍子汤、苦参汤煎水先熏后洗或湿热敷于患处，以便预防感染。

（2）敷药法：外痔肿痛时，用痔疮膏或黄连膏外涂。

（三）护理措施

1. 病情观察　注意观察痔核大小及脱出情况，是否伴有充血、疼痛、表面糜烂情况等，排便时如痔核脱出，应及时回纳；观察出血是否与粪便相混，是否便中带血，或是排便前后滴血或射血；观察出血量、色以及患者面色、神态、脉象等；观察大便的颜色、外形、质地等，如果大便变扁、变细，或者表面有条状凹陷，要警惕大肠癌等。

2. 起居护理　病室温湿度适宜，鼓励患者多饮水，注意休息，保持肛门清洁卫生，手纸、内裤要清洁柔软。养成定时排便的习惯，起床前可行腹部顺时针按摩10～15分钟，促进肠蠕动，便后、睡前做深呼吸、提肛的动作，便后用温水冲洗，或用热水熏洗，促进血脉畅通。对脾虚气陷、湿热下注者避免久蹲久坐，适时更换体位。内痔下血量多者或脾虚气陷证者，宜卧床休息。内痔脱出嵌顿疼痛剧烈，取健侧卧位。严重的内痔及手术后患者以侧卧为妥。外痔伴有感染或发生嵌顿，或突发血栓外痔者应卧床休息并报告医师处理。

3. 饮食护理　饮食宜清淡有规律，富含粗纤维，多饮水，多吃新鲜蔬菜与水果，如芹菜、荠菜、菠菜、木耳、香蕉等，忌辛辣刺激、肥甘厚味之品，忌饮酒，以免湿热内生，加重病情。避免暴饮暴食，以免加重胃肠负担。风伤肠络证，宜多食性味偏凉、清热凉血的食物，如鲜藕汁、槐花饮等；脾虚气陷证，宜多食补中益气之品，如莲子、山药、党参、瘦肉等，食疗方可用黄芪炖猪肚，并忌酸冷食物；气滞血瘀者给予行气活血化瘀之品，如黑木耳粥、红糖金针汤等；湿热下注者宜食用淡渗利湿兼以清热的食物，如薏苡仁、莲子、茯苓、赤小豆、绿豆、冬瓜等，可用鲜菊花、马齿苋、鱼腥草、蒲公英、金银花等煎汤代茶饮，或常食绿豆粥。

4. 情志护理　该病易反复发作，痔核脱出、疼痛、便血易造成患者精神紧张，焦虑急躁。应耐心解释开导，解释与疾病有关的知识，消除患者的紧张、恐惧心理，使其保持心情舒畅，配合治疗。

5. 用药护理　中药汤剂一般温热服，清热泻火之汤剂宜凉服，观察服药后效果。用具有活血消肿、止痛止痒、收敛作用的药液熏洗肛门或热湿敷，或用痔疮锭、九华锭等塞入肛内，起消肿、止痛、止血等作用；大便秘结者，可用番泻叶代茶饮，或蜂蜜两匙睡前冲服。

6. 适宜技术 内痔突发嵌顿者,用中药苦参汤煎水熏洗坐浴;气滞血瘀疼痛者,可用艾条灸肛周,以止痛;肛周水肿者,用石榴皮、芙蓉叶、蒲公英、黄柏、五倍子、厚朴、芒硝煎汤熏洗;风伤肠络者用具有活血消肿、止痛止痒、收敛作用的药液熏洗肛门或热湿敷;湿热下注者可用清热解毒熏洗剂坐浴;脾虚气陷者可取百会等穴艾灸;术后并发小便困难,可针灸关元、三阴交、中极等穴,或用车前子代茶,或小腹部热敷。根据证候特点,给予相应的中药汤剂 50～100ml 进行中药保留灌肠,如风伤肠络证可选用十灰散加云南白药粉,湿热下注证可选用济川平肠散,气滞血瘀证可选用消肿止痛汤,脾虚气陷证可选用济川补肠散或补中益气汤。

（四）健康教育

1. 养成良好的生活习惯,定时排便,不要久忍大便或长期服用泻剂;保持肛门清洁卫生,经常清洗,保持干燥。

2. 注意饮食有节,多吃蔬菜水果,忌辛辣刺激之品及助热生痰之物。保持积极乐观情绪,劳逸结合,睡眠充足。加强锻炼,增强体质,避免负重远行、久坐久立等不良生活习惯。

3. 指导患者进行提肛运动,以改善肛门局部血液循环,锻炼肛门括约肌,减少痔疮复发。积极防治可引起腹内压增高的疾病,如便秘、腹泻、肝硬化门静脉高压等。

十一、乳痈

乳痈是由热毒侵入乳房所引起的一种急性化脓性疾病,又名"吹乳"。临床表现为乳房局部结块,红肿热痛,伴全身发热,有容易传囊的特点。其多见于哺乳期妇女,尤以初产妇多见,好发于产后3～4周,也可在怀孕期,或非哺乳期及非怀孕期发生。根据发病时期的不同,将在哺乳期发生的称为"外吹乳痈",在怀孕期发生的称为"内吹乳痈",在非哺乳期和非怀孕期发生的称为"不乳儿乳痈"。

西医学中的急性化脓性乳腺炎,可参照本病证进行辨证施护。

【病因病机】

乳汁淤积是最常见的病因。乳头破损、畸形和内陷,或乳汁多而少饮,或因毒邪外袭,均可使乳汁淤积,乳络不畅,乳管阻塞,败乳蓄积,化热而成痈肿。情志不畅,肝气不和,或产后饮食不节,胃中积热,肝气不舒,厥阴之气不行,失于疏泄,胃热壅滞,与阳明之热蕴结,以致经络阻塞,气血瘀滞而成乳痈。新产妇体虚,汗出腠理疏松,或露胸哺乳外感风寒之邪,或乳儿含乳而睡,口中热毒之气侵入乳孔,均可使邪热蕴阻于肝胃之经,乳络郁滞不通,化热乃成痈。

【辨证施护】

（一）辨证要点

辨虚实:乳痈以实证为多,新病多实,久病多虚;体壮者多实,体弱者多虚。实证可见患乳肿胀、疼痛、皮肤焮红、脓汁稠厚,伴发热、口渴、便秘溲赤、舌红苔黄腻、脉洪数。虚证可见患乳成脓,收口时间较长,疮口脓水淋漓,脓汁清稀,常伴全身乏力,面色少华,或低热不退,饮食减少,舌淡苔薄,脉弱无力。

（二）辨证分型

1. 气滞热壅

证候表现:乳房肿胀疼痛,皮肤微红或不红,肿块或有或无,乳汁分泌不畅,伴有恶寒发热,头痛,胸闷不舒,舌红苔薄黄或黄腻,脉象弦数。

护治法则:疏肝清热,通乳消肿（治疗代表方:瓜蒌牛蒡汤加减）。

2. 热毒炽盛

证候表现:肿块逐渐增大,皮色焮红,疼痛加重,硬块中央变软,按之有波动感,壮热不退,口渴喜饮,溲赤便秘,舌红苔黄腻,脉弦数。

护治法则：清热解毒，托里透脓（治疗代表方：透脓散加减）。

3. 正虚邪恋

证候表现：破溃出脓后，一般热退、肿消、痛减，逐渐愈合。此型肿块破溃后，脓出不畅，肿痛不减，身热不退，或肿痛虽有减轻，但脓液清稀淋漓，疮口日久不愈，甚则形成乳漏，舌淡，苔薄，脉弱无力。

护治法则：排脓托毒（治疗代表方：托里消毒散加减）。

【外治法】

1. 初起 乳汁郁积导致乳房结块、疼痛者，可用热敷加乳房按摩，以推出郁滞乳汁；皮肤嫩红灼热者，宜玉露散或金黄散外敷；或用鲜菊花叶、鲜蒲公英、仙人掌去刺捣烂外敷；亦可用 50% 芒硝溶液湿敷。皮色微红或不红者，宜冲和膏外敷；有肿块者改用太乙膏掺红灵丹外贴。

2. 成脓 宜切开排脓。切口呈放射状，以免损伤乳络；切口位置宜取较脓肿位置稍低位，以便引流通畅，避免形成袋脓。脓肿小而浅者，可用针穿刺抽脓或用火针放脓。

3. 溃后 八二丹或九一丹药线引流，外敷金黄膏。待脓净仅有黄稠滋水时，改用生肌散收口。如有袋脓现象，可在脓腔下方用垫棉法加压，以免脓液滞留。如有乳汁从疮口流出，可用垫棉法束紧患侧乳房，促使收口；若成传囊乳痈，可在疮口一侧用垫棉法加压，如无效则另做一切口以便引流。形成乳房窦道者，先用七三丹药捻插入窦道腐蚀管壁，脓净后改用生肌散、红油膏盖贴直至愈合。

（三）护理措施

1. 病情观察 注意观察乳汁分泌情况，观察患乳肿胀范围、皮肤色泽，评估局部皮肤温度、疼痛程度，有无肿块，全身有无恶寒发热，是否伴有胸闷头痛、恶心呕吐及同侧腋窝淋巴结肿大、压痛等情况。注意观察病情发展，注意成脓期的症状表现，如乳房肿块疼痛伴持续性搏动性跳动，按之有波动感，说明已发展至成熟期。观察溃后脓液的量、色、质、气味及疮口有无乳汁排出，引流是否通畅，有无"袋脓"或"传囊"。及时更换敷料，保持敷料清洁干燥。

2. 起居护理 病室宜安静整洁，忌吹对流风，嘱患者注意休息，避免过度劳累。保持患侧乳房局部清洁，哺乳妇女暂时停止患侧乳房哺乳，定时抽吸乳汁，防止乳汁淤积，或用乳罩把乳房托起，以减少疼痛。若乳房切开排脓，卧位时取向切口侧卧，以利于脓液流出。热毒炽盛者，应保持口腔、皮肤清洁，多饮水、多食新鲜水果和蔬菜，或进行腹部按摩，以保持大便通畅。

3. 饮食护理 饮食宜清淡，富于营养，易消化，多食蔬菜水果、豆制品、瘦肉、鸡蛋等，忌食肥甘、辛辣刺激性食物和海腥发物。高热患者嘱多饮水。气滞热壅者可选用蒲公英薄荷饮，以理气清热、通乳消肿。热毒炽盛者宜食清热生津之品及清凉饮品，正虚邪恋者宜多进食高营养、血肉有情之品，如黄芪粥、当归牛肉汤等补益气血。

4. 情志护理 伴有精神紧张或愤怒郁闷者，应积极疏导，使其消除紧张，保持心情舒畅，正确对待治疗与哺乳的关系，积极配合治疗。

5. 用药护理 中药汤药一般宜温服，热毒炽盛者宜凉服。若局部红肿疼痛明显，无法继续哺乳者或断乳者，可给予中药回乳，如用麦芽、谷芽煎汤代茶饮，或用芒硝外敷。初起局部肿痛、乳汁不通、淤乳明显者，可用金黄散、玉露散或双柏散湿敷。成脓期，脓肿小而浅者，可用针吸穿刺抽脓，并外敷金黄膏；脓肿大而深者，应及时切开排脓，排脓后每日换药，至疮口脓液排尽为止。外敷药物引起过敏反应者应立即停用。

6. 适宜技术 乳汁瘀滞，乳房肿痛初起者，可用热敷和乳房按摩，先轻揪乳头数次，再用五指从乳房四周向乳头方向按摩。初期乳房肿痛者还可采用拔火罐法，取侧卧位，选与患处相对应的背部，以火罐拔之。初期可取乳根、中脘、天枢、气海、肝俞、脾俞等穴进行穴位按摩，配以摩法、揉法、按

Note：

法、拿法等手法，促进郁积的乳汁排出以消散肿块。若有袋脓现象，可在脓腔下方用垫棉法加压，形成窦道者，先用七三丹，脓净后改用生肌散、红油膏盖敷。

（四）健康教育

1. 保持乳头清洁，妊娠后期常用温水清洗乳头，或用酒精擦洗乳头，及时纠正乳头内陷，治疗乳头破损或身体其他部位的化脓性疾病，并注意乳儿口腔清洁。

2. 指导产妇合理哺乳，养成定时哺乳的习惯，保持乳汁排出通畅，防止乳汁淤积。断乳时应逐渐减少哺乳次数，然后再行断乳。

3. 保持情志舒畅，避免情志失调而致病。饮食宜清淡有营养，忌食辛辣煎炸、油腻厚味及生火之品。

十二、盆腔炎

盆腔炎是对女性内生殖器官及其周围结缔组织、盆腔腹膜发生炎症的总称。盆腔炎涉及的范围较广，可局限于某一部位，也可同时累及几个部位，有急性盆腔炎和慢性盆腔炎之分。本病是生育期妇女的常见病，近年来，发病率有上升趋势。盆腔炎是西医病名。中医古籍中无盆腔炎之名，但 1983 年《中国医学百科全书·中医妇科学》已将"盆腔炎"编入，作为中西医通用的病名之一。

根据盆腔炎的特点，与古籍中散在记载的"热入血室""带下病""经病疼痛""妇人腹痛""癥瘕""不孕"等病证相似。汉·张仲景在《金匮要略·妇人杂病脉证并治》云："妇人中风，七八日续来寒热，发作有时，经水适断，此为热入血室，其血必结，故使如疟状，发作有时。"又说："妇人腹中诸疾痛，当归芍药散主之。"这是有关急、慢性盆腔炎临床症状的最早记载。在治疗上，《金匮要略·妇人杂病脉证并治》曰："妇人腹中诸疾痛，当归芍药散主之。"《傅青主女科》云："黑带者，乃火热之极也。……其症必腹中疼痛，小便时如刀刺，口中必热渴……是火结于下，治法惟以泄火为主，火热退而湿自除"，为盆腔炎的中医治疗提供了参考。

西医学中的子宫内膜炎、子宫肌炎、输卵管炎、输卵管卵巢炎、输卵管卵巢脓肿、输卵管卵巢囊肿、盆腔结缔组织炎、盆腔腹膜炎等疾病，可参照本节辨证施护。

急性盆腔炎：女性盆腔内生殖器官及其周围结缔组织和腹膜的急性炎症，称为急性盆腔炎。急性盆腔炎治疗不及时，可使热毒秽浊邪气侵入营血，引起弥漫性腹膜炎、败血症、感染性休克，严重者可危及生命。若在急性期未能得到彻底治愈，则可转为慢性盆腔炎，往往日久不愈并可反复发作。

【病因病机】

急性盆腔炎多发生在经期、产后、流产后、宫腔内手术后，此时胞脉空虚，热毒、湿热等邪气乘虚侵袭，郁滞胞宫、脉络，与气血相搏结，邪正交争，而发热、腹痛，若热毒秽浊邪气侵入营血，可致急性腹膜炎、感染性休克。

1. **热毒壅盛** 经期、产后、流产后，手术损伤，此时胞脉空虚，气血不足，若性交、不洁等原因，致热毒乘虚而入，客于胞宫，滞于冲任，致高热，腹痛不宁。

2. **湿热瘀阻** 经行产后，余血未净，热邪或湿热内侵，瘀血与热邪内结，阻滞冲任、胞宫，则腹痛，带下量多臭秽，缠绵难愈。

【辨证施护】

（一）辨证要点

辨轻重缓急：本病的发生与发展有轻重缓急之别，故应视具体病情加以区别。病情重者，病情发展迅速，病势凶险，易发展为急性腹膜炎、败血症、感染性休克，甚至危及生命，应及时治疗。病情较轻的，治疗也要及时，若迁延不愈可转为慢性盆腔炎，导致不孕或异位妊娠。

Note：

（二）证候分型

1. 热毒壅盛证

证候表现：高热恶寒或寒战，下腹部疼痛拒按，甚至全腹剧痛，口干，纳差，大便秘结或溏泄，小便频数短赤，带下量多臭秽，色黄质黏稠或呈脓样，舌红，苔黄燥或黄腻，脉滑数。

护治法则：清热解毒，利湿排脓（治疗代表方：五味消毒饮合大黄牡丹汤）。

2. 瘀热互结证

证候表现：下腹部刺痛或胀痛拒按，或有包块，腰骶酸痛，经期疼痛加重，或热势起伏，寒热往来，带下量多、色黄、质稠、气臭秽，月经量多，色暗有块，舌紫暗或尖边有瘀点瘀斑，苔黄腻，脉沉细数。

护治法则：清热理气，化瘀止痛（治疗代表方：仙方活命饮加减）。

（三）护理措施

1. 病情观察 注意观察腹痛的部位、性质、程度及伴有的全身情况，有无腹肌紧张、压痛、反跳痛等腹膜刺激症状。观察白带及月经的色、质、量、气味等。严密监测患者的生命体征、舌象、神志、尿量等内容，尤其是发热情况，预防危证，若出现高热、腹痛或面色苍白、四肢冰冷、大汗淋漓等，为阳气亡脱征象，应立即报告医生采取急救措施。

2. 起居护理 保持居室清洁，温湿度适宜。室温可偏凉。半卧位卧床休息，以利于脓液及带下引流。避风寒，保持会阴部清洁。

3. 饮食护理 饮食宜清淡、消化、富有营养，忌食生冷、辛辣、煎炸、油腻，以免损伤脾胃。热毒壅盛者宜食清热解毒之品，如蒲公英、薏苡仁、金银花、野菊花、马齿苋、土茯苓等煎水频服；湿热瘀阻者宜食清热利湿之品，如绿豆薏苡仁粥、山药、扁豆、冬瓜葫芦汤等。高热者，多喝水，可给予养阴生津流质。

4. 情志护理 关心体贴患者，帮助患者消除紧张情绪。耐心与患者沟通，稳定情绪，向患者和家属宣教有关疾病的知识，减轻忧虑和压力，积极配合治疗。

5. 用药护理 汤药一般宜温凉服。若兼有外感，可武火急煎，热服，药后加盖衣被或饮热粥，以助药效。高热患者若服药后热势不退，可行物理降温。若联合应用抗生素，应注意用药效果及不良反应。

6. 适宜技术 可行中药保留灌肠、中药热敷、艾灸、拔罐等方法，减轻症状，促进康复。可用双柏散或四黄散用温水及蜂蜜调成糊状，试温后轻敷于患者下腹部，胶布或绷带固定。注意敷药后的疗效及有无皮肤反应，如有异常应及时停止外敷并对症处理。也可用复方毛冬青灌肠液等进行保留灌肠，药液温度宜偏凉，灌肠后嘱患者卧床休息，保留药液1小时以上。湿热瘀阻可选肝俞、肾俞、血海、地机、三阴交等穴拔罐。热盛者可用耳尖放血法或针刺合谷、外关、大椎、曲池等穴。

（四）健康教育

1. 注意经期、孕期、产褥期个人卫生。患病期间避免洗盆浴及一些不必要的妇科检查，禁房事。避免劳累和剧烈运动，选择合适的锻炼方式，增强体质，提高抗病能力。

2. 保持情志舒畅，避免七情过极而加重病情。选择合适的饮食结构，加强营养。

3. 积极治疗内生殖器邻近器官疾病，如阑尾炎、结肠炎等。预防炎症蔓延而形成盆腔炎。引导患者积极对待病情，急性期要治疗彻底，防止转为慢性，以免缠绵难愈。

附：

慢性盆腔炎

女性盆腔内生殖器官及其周围结缔组织、盆腔腹膜发生慢性炎症性的病变，称为慢性盆腔炎。慢性盆腔炎往往由急性盆腔炎失治、误治，或治疗不彻底，或患者体质虚弱，病程迁延演变所致。本病经积极有效治疗，大多数可好转或治愈。

【病因病机】

慢性盆腔炎多因经行、产后、手术后，胞门未闭，正气未复或素体亏虚，寒湿、湿热秽浊邪气乘虚而入，蕴积于胞宫，滞于冲任，损伤带脉，影响肝经，阻碍气机，血行不畅，病变日久又耗伤气血，致病证虚实错杂，缠绵难愈。

1. 湿热瘀阻　湿热之邪内侵，阻滞气血，导致湿热瘀血内结冲任、胞宫，而湿邪的黏滞特性，致病证缠绵日久。

2. 气滞血瘀　七情内伤，肝气郁结，气机不畅，气滞则血瘀，致冲任、胞宫脉络不通。

3. 寒湿凝滞　素体阳虚，水湿内停，或寒湿之邪乘虚而入，致冲任气血失调，瘀血阻滞胞宫，寒湿瘀血凝结为病。

4. 气虚血瘀　素体正气不足或邪气滞留耗伤正气，气虚推动无力，血行不畅，瘀血停聚，致气虚血瘀。

【辨证施护】

（一）辨证要点

辨寒热虚实：本病常为有形实邪阻滞胞宫，不通则痛。有形实邪可虚可实，可寒可热，因热者常见湿热瘀阻，每由湿热之邪内侵，阻滞气血；因寒者常见寒湿凝滞，阳不化水，生湿生痰，与胞宫内余血浊液相结，阻滞胞宫气血；因实者可因气机不畅，气滞血瘀，阻滞冲任胞宫；因虚者可因正气不足，运血无力，瘀血停聚而致。慢性盆腔炎因病程较久，常见虚实夹杂，寒热互结，病情较为复杂，故临床上应仔细辨证。

（二）证候分型

1. 湿热瘀阻证

证候表现：小腹及少腹部隐痛或刺痛拒按，痛连腰骶，经行或劳累时加重，低热起伏，身热不扬，带下量多，色黄黏稠，气臭秽，胸闷纳呆，口干不欲饮，大便溏或秘结，小便黄赤，舌红或紫暗，舌体胖大，苔黄腻，脉弦数或滑数。

护治法则：清热祛湿，化瘀止痛（治疗代表方：银甲丸）。

2. 气滞血瘀证

证候表现：小腹或少腹部胀痛或刺痛或坠胀不适，经行腰腹疼痛加重，经血量多有块，瘀块排出则痛减，带下量多，婚久不孕，经前乳房胀痛，情志抑郁或急躁易怒，胸胁胀满，舌紫暗或有瘀点瘀斑，苔薄白，脉弦涩或弦细。

护治法则：活血化瘀，理气止痛（治疗代表方：膈下逐瘀汤）。

3. 寒湿凝滞证

证候表现：小腹或少腹冷痛，腰骶酸痛，得热痛减，经行或劳累后加剧，月经后期，经血量少，色黯有块，带下量多，色白清稀，神疲乏力，畏寒肢冷，小便频数，婚久不孕，舌淡紫或有瘀点瘀斑，舌胖大，苔白腻，脉沉细迟或沉紧。

护治法则：祛湿散寒，逐瘀止痛（治疗代表方：少腹逐瘀汤合当归四逆汤）。

4. 气虚血瘀证

证候表现：下腹部刺痛或坠痛，或有包块，痛连腰骶，经行加重，经血量多有块，淋漓不尽，带下量多，神疲乏力，倦怠懒言，食少纳呆，舌淡紫或有瘀点瘀斑，苔白，脉弦细或弦涩无力。

护治法则：益气健脾，化瘀散结（治疗代表方：黄芪建中汤合失笑散）。

（三）护理措施

1. 病情观察　观察腹痛情况，包括腹痛部位、性质、程度、发生及持续时间，与月经有无关系，是否伴随腰酸、发热等；观察患者带下的量、色、质、味及外阴阴道情况，根据腹痛、带下及其伴随症状辨别寒热虚实以对证施护。观察患者的情绪改变情况，若出现明显的焦虑或抑郁症状，应及时疏导并与医生及家属沟通。

Note：

2. 起居护理 居室安静整洁,通风良好,温湿度适宜,切忌潮湿。注意休息,忌过度劳累。经期避免涉水和淋雨。指导患者注意个人卫生,保持外阴清洁。避免经期同房。

3. 饮食护理 饮食宜清淡、富营养、易消化。勿过食生冷,以免损伤脾胃;勿食辛辣、煎炸、油腻之品,以免蕴湿生热。湿热瘀阻者,宜健脾利湿清热之品,如土茯苓赤小豆汤,豆芽猪骨汤、赤小豆汤、冬瓜薏苡仁猪骨汤等;气滞血瘀者,应多食疏肝理气、活血祛瘀之品,如莲藕、萝卜、玫瑰花、山楂、月季花等,可选用三七煲鸡,玫瑰花粥、莲藕排骨汤等;寒湿凝滞者,可在膳食中添加高良姜、扁豆、陈皮、洋葱、砂仁、胡椒等温中祛湿之品,可选择胡椒猪肚汤,陈皮扁豆粥、生姜大枣茶等;气虚血瘀者,多摄入益气活血之品,根据体质炖服人参、山药、当归、黄芪、三七等。

4. 情志护理 关心体贴患者,向患者和家属宣教有关疾病的知识,患者因病常有心烦、脾气暴躁等表现,应理解患者,耐心倾听患者的诉说,加强沟通,稳定情绪,消除紧张心理,减轻压力,配合治疗。

5. 用药护理 虚证者汤药宜饭前空腹温服,实证者汤药宜饭后温服。理气药多芳香之品,汤剂不宜久煎,具有温中性质的中药可偏热服。伴有呕吐者,可于服药前在舌面滴数滴姜汁,或按压合谷、内关、足三里等穴。观察服药后的效果及有无不良反应,如出现异常,及时停药并处理。也可选用妇科千金片、妇炎康片等中成药口服治疗,或选用保妇康栓、康妇消炎栓等外用药治疗。

6. 适宜技术 可采用按摩、推拿、艾灸、刮痧、拔罐等方法护理。气滞血瘀者可按摩血海、三阴交、归来、中极、太冲等穴,或用耳穴埋豆法,取盆腔、腹、交感、肝等穴;寒湿凝滞者,可艾灸足三里、脾俞、胃俞、关元等穴,或用花椒、艾叶、杜仲、当归、川芎、干姜等煎水沐足;湿热瘀阻者可用刮痧法,取血海、阴陵泉、膈俞、丰隆等穴。根据不同证型选择中药保留灌肠,药液温度适宜,肛管插入要达到一定的深度,尽可能延长药液在肠道内的保留时间,灌肠后嘱患者卧床休息。

(四)健康教育

1. 避免劳累、剧烈运动,可选择合适的锻炼方法,增强体质,提高抗病能力。患病期间禁盆浴及游泳。

2. 注意经期、孕期、产褥期个人卫生。根据不同的体质选择适合的饮食结构。

3. 积极治疗内生殖器邻近器官疾病,如阑尾炎、结肠炎等,预防炎症蔓延而形成盆腔炎。引导患者积极对待病情,急性期要治疗彻底,防止转为慢性,以免缠绵难愈。

十三、积滞

积滞是小儿内伤乳食,停于中焦,积聚不化,滞而不行所致的一种常见胃肠疾病,其主要临床特征是不思乳食,食而不化,脘腹胀痛,嗳腐酸馊,大便不调等。本病虽各年龄段儿童均可发生,但以婴幼儿多见。先天禀赋不足,脾胃虚弱,病后失调及人工喂养者更易患病。临床可单独出现,亦可兼夹出现于感冒、肺炎喘嗽、泄泻等其他疾病的病程中。本病一般预后良好,少数患儿可因积滞日久,失治迁延不愈,进而伤及脾胃,致气血生化乏源,营养不良,影响生长发育,发展为疳证,故有"积为疳之母,无积不成疳"之说。

西医学中的小儿消化功能紊乱、功能性消化不良等出现积滞症状时,可参考本节辨证施护。

【病因病机】

积滞的病因主要为乳食不节,喂养不当,损伤脾胃,致脾胃运化失司,或脾胃素虚,失于腐熟运化,乳食滞而不化。基本病机为乳食停聚中脘,积聚不化,滞而不行。乳食不知自节,或喂养不当,调护失宜,则易致乳食所伤;或暴饮暴食,过食肥甘厚腻、煎炸炙煿之品,或贪凉饮冷、坚硬难化之食,或添加辅食过多过快,脾胃受纳运化失司,宿食停聚不化,则成积滞。若先天不足,脾胃素虚;或过用寒凉之品;或病后失调,脾气虚弱,均可致脾胃虚寒,腐熟运化不及,乳食稍过量,即停滞不化,而成积滞。若积滞日久,失治迁延,则可损伤脾胃,导致气血生化乏源,营养不足,生长发育障碍,形体日渐消瘦,病情发展,转为疳证。

【辨证施护】

(一)辨证要点

本病病位在脾胃,病属实证。但如患儿素体脾胃虚弱,则可出现虚实夹杂证,积滞内停,又有寒积或化热的病变,可依据病史、伴随症状以及病程来辨别其虚、实、寒、热。

1. **辨虚实** 初病多实,久病则虚实夹杂,或实多虚少,或实少虚多。若素体脾虚,腐熟运化不及,乳食停聚,日久形成积滞者为虚中夹实证。

2. **辨寒热** 若素体阴虚,喜食肥甘辛辣之品,致不思乳食,脘腹胀痛,遇凉稍缓,得热则甚,呕吐酸腐,口气臭秽,烦躁易怒,唇红面赤,大便秘结臭秽,手足胸腹灼热,舌红苔黄厚腻,此属热证;若素体阳虚,贪凉饮冷,或过用寒凉药,而致脘腹胀闷,喜温喜按,唇淡面白,四肢欠温,朝食暮吐或暮食朝吐,呕吐腥味,大便溏薄,小便清长,舌淡苔白腻,此为寒证。

3. **辨轻重** 轻者,常见不思饮食,呕吐酸腐,大便臭秽常夹有食物残渣;重者,还伴有面黄肌瘦,恶食,脘腹胁肋胀满,手足胸腹灼热,午后或夜间加重,烦躁易怒,夜寐不安等症。

(二)辨证分型

1. **乳食内积**

证候表现:不思乳食,呕吐食物、乳片或嗳腐酸馊,脘腹胀满,疼痛拒按,大便臭秽,哭闹不宁,夜眠不安,舌质淡红,苔白腻,脉弦滑,示指指纹紫滞。

护治法则:消乳化食,和中导滞(治疗代表方:消乳丸或保和丸加减)。

2. **食积化热**

证候表现:不思乳食,口干,脘腹胀满,腹部灼热,手足心热,心烦易怒,夜寐不安,小便黄,大便秘结臭秽,舌质红,苔黄腻,脉滑数,示指指纹紫。

护治法则:清热导滞,和中消积(治疗代表方:枳实导滞丸加减)。

3. **脾虚夹滞**

证候表现:面色萎黄,形体消瘦,神疲乏力,四肢倦怠,不思乳食,食则腹满饱胀,喜按,大便稀溏,夹有乳片或不消化食物残渣,有腥味,舌质淡,苔白腻,脉细滑,示指指纹淡滞。

护治法则:健运脾胃,消食化滞(治疗代表方:健脾丸加减)。

(三)护理措施

1. **病情观察** 注意病情变化,给予适当处理。主要观察小儿乳食的食量、次数的变化,食后脘腹胀满、疼痛情况,呕吐物的性状、味道,二便量、色、质、味的变化,形体消瘦状况以及睡眠和情绪的变化情况。

2. **起居护理** 病室环境宜整洁,经常通风,保证空气清新,光线柔和,温湿度适宜。注意保持病室安静,避免影响小儿睡眠的激惹因素。衣被寒暖有节。保持口腔、外阴的清洁卫生。

3. **饮食护理** 乳食宜定时定量,宜清淡,富含营养,易于消化。忌暴饮暴食、过食肥甘炙煿或生冷瓜果,偏食零食及妄加滋补。积滞患儿应暂时控制乳食,给予药物调理,积滞消除后,逐渐恢复正常饮食,根据小儿生长发育需要,按照月龄科学添加辅食,恢复和促进脾胃功能。呕吐者,可暂停饮食,给予生姜汁数滴加少许糖水饮服;便秘者,可予蜂蜜汁冲服。

4. **情志护理** 积滞患儿易激惹,哭闹不停,夜寐不安。因此,护理人员应体贴关爱患儿,并耐心开导,鼓励患儿增强信心,消除各种思想顾虑,积极配合治疗,战胜疾病。嘱咐家属稳定患儿情绪,避免不良刺激。

5. **用药护理** 中药汤剂以温服为宜。因小儿喂食中药困难,故汤药宜浓煎,分次少量频服。丸药宜用温热水溶化后喂服。服药期间,密切观察患儿服药后的反应,如出现异常,及时处理。

6. **适宜技术** 取胃、大肠、神门、交感、脾等穴,用王不留行籽贴压。取中脘、足三里等穴,进行揉按,用于乳食内积证,若补脾经,则用于脾虚夹积证。酒糟入锅内炒热,分次装袋,交替放腹部热

Note:

熨。毫针刺法,取足三里、中脘、梁门等穴,中等刺激,不留针,实证用泻法为主,辅以补法,虚证用补法为主,辅以泻法。三棱针刺四缝法,用三棱针针刺示指、中指、无名指及小指近端指关节的中央,刺后用手挤出黄白色黏液,用于乳食内积证。

(四)健康教育

1. 要指导患儿家属掌握与积滞疾病相关的知识,提高自我管理的能力,防止病情迁延失治,发展成疳证。

2. 倡导母乳喂养,饮食定时定量,辅食添加循序渐进,由一种到多种,由少到多,由稀到稠。养成良好的饮食习惯,少食寒凉、肥甘厚味、煎炸之品,避免偏食或吃零食。

3. 注意口腔、外阴卫生,防止皮肤损伤或感染,如有感染征象立即就医。

4. 养成良好的生活起居习惯,注意生活规律,安排好作息时间,保证充足睡眠,适当运动。保持良好心态,以增强正气,提高抗病能力。

十四、小儿高热

小儿高热,是指以体温(腋温)高于39℃为主要临床特征的儿科常见急症,也称为"大热""壮热""身灼热""体若燔炭"。临床上分外感与内伤两类,外感高热为邪毒内侵,正邪相争;内伤高热则为正气虚损,阴阳失调。其亦可分为感染性和非感染性,多见于急性感染性或传染性疾病等。小儿体温过高或持续高热,易出现痉、厥、闭、脱等证。

西医学中的细菌、病毒引起的呼吸道、消化道、尿路及皮肤急性感染疾病,变态反应性疾病、血液病、结缔组织疾病及自主神经功能紊乱和代谢疾病所引起的高热,可参考本节辨证施护。

【病因病机】

小儿高热的病因复杂,多为外感邪毒、内伤疾病。六淫邪毒由口鼻、皮毛而入,侵袭于肺,束于肌表,郁于腠理,正邪交争,则发高热。感受暑湿或寒邪,从阳郁而化热,均可引起高热;若邪盛正实愈甚,交争愈剧烈,热势愈高。若外感邪毒入里化热,或温热疫毒直中于里,或小儿嗜食肥甘辛辣厚味,肺胃蕴热,可致里热炽盛,发为高热。邪热充斥内外上下,闭塞气机,可出现邪热蕴肺、热炽阳明、热入营血等诸证;热毒炼津为痰,痰火上扰清窍,引动肝风,亦可变证丛生,甚至出现闭、脱等危候。亦有感邪之后,正邪交争于半表半里,邪郁少阳者,可见寒热往来。若肝胆疏泄功能失常,则可伴见咽干、口苦、胸胁苦满、目眩、心烦喜呕等症。

病位因病因不同而各异,其主要病机是机体营卫气血失和,脏腑阴阳失调。病性多为实热证,亦有虚中夹实者。

【辨证施护】

(一)辨证要点

高热是一个临床症状,可见于多种疾病中,应根据患儿发病季节、发热程度、持续时间、热型,以及伴随症状、体征等综合分析病因,进行辨证,包括病变部位、性质,区别感染性或非感染性疾病。根据临床表现特点、示指指纹及舌脉辨别表、里、虚、实;注意有无兼夹证。

由于病因和病情发展进程不同,故小儿高热的热型亦有不同。

1. 发热恶寒并见 外感常因感受六淫邪毒所致,多见高热,兼有鼻塞、流涕、咳嗽等肺卫表证。

2. 寒热往来 邪郁少阳,正邪相争所致。出现恶寒时不发热、发热时不恶寒,恶寒与发热交替出现,定时或不定时发作等表现,常伴有咽干、口苦、目眩、胸胁苦满、心烦喜呕等症。

3. 但热不寒 若正盛邪实,正邪交争,多属实证。病邪入里化热,出现但热不寒表现。而且临床上可因病位不同表现为邪热蕴肺、热炽阳明、热结肠道、湿热郁蒸、暑热伤气及热入营血等证候。

4. 日晡潮热　如胃肠燥热内结,阳明腑实,正邪斗争剧烈,则出现此热型。即在下午3～5时(即申时)出现发热,或热势加重。

（二）辨证分型

1. 外感风热

证候表现:高热,微恶风,头身疼痛,鼻流浊涕,喷嚏咳嗽,口渴,咽红或喉核赤肿,舌苔薄黄,脉浮数,指纹浮紫。

护治法则:辛凉解表(治疗代表方:银翘散加减)。

2. 里热炽盛

证候表现:高热,头痛,面赤气粗,大汗出,烦渴,神昏谵语,斑疹透露,舌质红或绛,苔黄,脉洪大。

护治法则:清热凉血(治疗代表方:清瘟败毒饮加减)。

3. 胃肠积热

证候表现:日晡潮热,腹胀拒按,呕吐酸腐,大便秘结,小便短赤,烦躁不安,舌质红,苔黄燥,脉沉大。

护治法则:清热通腑(治疗代表方:大承气汤加减)。

4. 邪郁少阳

证候表现:寒热往来,胸胁苦满,心烦喜呕,不思饮食,口苦咽干,目眩,舌边红,苔薄白,脉弦数。

护治法则:和解少阳(治疗代表方:小柴胡汤加减)。

（三）护理措施

1. 病情观察　注意观察体温、脉象、呼吸、神志、大小便、出汗、口渴、斑疹等情况的变化。每4小时测一次体温。保持大便通畅,观察排泄物性状,注意留取标本,并及时送检。密切观察神志情况,若出现面色苍白,冷汗,四肢厥冷,脉微,气促等厥脱危象,应立即报告医生,及时采取有效护理措施。注意观察服药后的反应。

2. 起居护理　病室环境宜整洁,温湿度适宜。保持空气新鲜,通风良好,避免冷风直接吹袭,并及时擦干汗液,松解衣裤以利散热。衣被不宜过暖。注意保持病室安静,患儿应卧床休息。

3. 饮食护理　宜清淡,易于消化,忌食肥甘辛辣之品,注意多饮开水或清凉汁液,如梨汁、藕汁、萝卜汁,以生津止渴,有利于小便以泻热。

4. 情志护理　护理人员应关爱患儿,鼓励患儿增强信心,使其克服病痛,消除各种思想顾虑,积极配合治疗。嘱咐家属稳定患儿情绪,避免不良刺激。

5. 用药护理　中药汤剂以凉服为宜。外感发热,汤剂宜武火快煎,应热服,并服药后加盖衣被,或啜热稀粥,以助发汗,托邪外出。汤药宜急煎、浓煎,鼻饲法灌服或少量频服,鼻饲者宜空腹给药。对曾有过高热惊厥者,在使用退热药的同时,适当加镇静药,以防出现高热惊厥。密切观察患儿服药后的反应,如出现异常,及时处理。

6. 适宜技术　选大椎、曲池、合谷等穴,用毫针刺法,强刺激,不留针;或取十宣穴或耳尖三棱针放血;或用生石膏、柴胡、大黄、金银花、芦根等煎汤取汁,行直肠保留灌肠;或在脊柱两侧膀胱经腧穴进行刮痧。小儿高热里实证者,可行中药(如石膏等)煎汤擦浴。3岁以上小儿高热夹惊,或伴神昏者,可选用清开灵注射液静脉注射。

（四）健康教育

1. 嘱咐患儿家属掌握与小儿高热疾病相关的知识,提高自我管理的能力,防止失治误治。

2. 合理喂养患儿,配合医护人员调理饮食。

3. 定期带患儿到医院进行体格检查。年龄小于3个月的婴儿出现急性发热,必须进行全面检查,积极治疗原发病。

4. 按时预防接种。详细掌握患儿预防接种和传染病接触史情况,及筛查败血症的危险因素。在呼吸道疾病流行期间,不去人多的公共场所,以防感邪。

5. 保证充足睡眠,适当运动。对于体质弱、易感冒的患儿,家长要鼓励其加强体育锻炼,气候骤变时,注意防寒保暖,避免着凉,提高抗病能力。

6. 小儿高热,禁用冷敷法,以防止闭邪入里。对于痰多患儿,应鼓励其咳嗽排痰。

十五、眼干燥症

眼干燥症,是由于泪液的量或质异常引起泪膜不稳定和眼表损害导致眼部干涩、畏光、眼痒、易疲劳、异物感和刺痛感等不适症状的一类疾病。近年来,随着人们生活和工作环境的变化、电脑的普及和空气污染等因素,眼干燥症的患病率呈上升趋势,已成为眼科常见病之一。

【病因病机】

眼干燥症的病因及发病机制较复杂,但由于泪液的生成和排泄与肝气血密切相关,肾与人体津液的运行密切相关,因此,眼干燥症的主要病因是肝肾功能失调。其主要病机是肝肾精血亏虚,不能上润于目,双目失于濡养。

本病的发生多与阴阳不调,或五脏不济,或精血不充有关。本病多属本虚标实,虚多实少。本病与脏腑功能密切相关,五脏功能失调,受"燥"所伤,必会导致肺、肝、肾津液耗伤,失于濡养而发本病。肝肾阴虚,阴液不足,是本病发生的主要原因。肺之宣降失职,燥伤肺阴不能上荣于目,亦可发为本病。

【辨证施护】

(一)辨证要点

辨虚实:虚者主要责之于肺、肝、肾阴虚,多因脏腑功能失调,气阴不足,虚火上炎所致,以眼干、夜盲、目珠无华、眼干灼热,兼阴虚见症为辨证要点。实者主要责之于燥热瘀血,多因肝经郁热,椒疮邪毒瘀滞所致。以素体肝有郁热,伴有椒疮病史,烦躁易怒,眼干少泪,灼热刺痛,黑睛生翳为辨证要点。亦可结合脏腑功能状态,综合辨证。另外,眼干燥症亦有由手术创伤,风邪乘袭所致者,可从表证风邪辨证施护。

(二)证候分型

1. 肺阴不足证

证候表现:目珠干涩不爽,磨痛有异物感,久视疲劳,时常白睛隐隐发红,舌红少津,脉细数。

护治法则:滋阴润肺(治疗代表方:养阴清肺汤加减)。

2. 气阴两虚

证候表现:目珠干燥无光泽,涩磨畏光,眼疲劳,视物模糊,甚至眼睑痉挛,口干少津,神疲乏力,舌淡红,苔薄,脉细。

护治法则:益气养阴,益肾养阴(治疗代表方:生脉饮、杞菊地黄丸、六味地黄丸加减)。

3. 肝经郁热

证候表现:目珠干燥,灼热刺痛,口苦咽干,烦躁易怒、大便干或小便黄,舌红苔薄黄或黄厚,脉弦滑数。

护治法则:清肝解郁(治疗代表方:丹栀逍遥散加减)。

(三)护理措施

1. 病情观察　注意观察泪及目眵量、色、质地变化,观察患眼干燥、刺痒以及畏光变化。

2. 起居护理　病室环境宜整洁,保持空气新鲜,温湿度适宜。衣被不宜过暖。注意休息,保证睡眠。避免久居干燥、多风、强光的环境中,如烟尘环境、空调房间、烈日下等。

3. 饮食护理　眼干燥症患者饮食宜清淡,多食富含维生素 A、蛋白质的食物,如牛奶、鸡蛋、胡萝卜、韭菜、菠菜、西红柿、豆制品及干果仁类等。勿食辛辣刺激性强的食物,如油炸油煎食品及油

Note:

腻食物。禁烟酒、浓茶、咖啡。可食用核桃仁,每晚嚼食两个可缓解症状;或枸杞子,每日 15 克,嚼服或煮水服;或用百合、山药、薏苡仁、红枣(去核)煮粥食用;或用枸杞子、桑葚、山药、红枣、粳米一起熬粥食用。

4. 情志护理 眼干燥症导致的不适会给患者生活及学习带来不便和影响,从而会给患者心理造成一定压力而成为思想负担。同时大部分眼干燥症均在门诊诊治,因此,护士可根据患者的年龄、性别、文化程度及接受能力有的放矢地讲解眼干燥症的相关知识,使其了解治疗的目的及方法,指导患者正确用药,以缓解不适症状,同时给予情感支持,以消除患者的疑虑,减轻患者的思想负担,积极配合治疗,定期复查。

5. 用药护理 中药汤剂饭后温热用,服药后观察药效和不良反应,也可用决明子、菊花、山楂等煎汤代茶饮。

6. 适宜技术 选用睛明、攒竹、瞳子髎、丝竹空、太阳、四白、风池、合谷、足三里、三阴交、太溪、太冲等穴位,根据病情采用头针、耳针、眼针、耳穴敷贴、雷火灸等;或取攒竹、阳白、睛明、四白、鱼腰、太阳、瞳子髎、丝竹空等穴,以点按、指揉手法为主,进行穴位按摩。

(四)健康教育

1. 注意用眼卫生。避免过度用眼。如避免长时间使用计算机、手机等电子产品;避免长期佩戴隐形眼镜。

2. 发病后,应及时到医院检查眼睛的泪膜、泪液分泌量等,确定干眼的程度,进行眼科专科治疗。

3. 了解可引发本病的常见药物,如降压药、抗抑郁药、利尿药等。

4. 日常可做熨目法、运目法、眨眼法等简易的眼部保健操,以促进气血运行,有效刺激泪液分泌,保证眼部湿润,降低眼干燥症的发生率。

十六、肥胖

肥胖是由于摄入过多、运动过少等多种原因导致体内膏脂堆积过多,体重超过一定范围,或伴有头晕、气短、乏力、神疲懒言等症的一种疾病,常可继发消渴、中风、偏枯、痿厥等多种疾病。《灵枢•卫气失常》将肥胖分为肥、膏、肉三个类型,其中以膏人"纵腹垂腴"为首,并根据皮下脂肪的多少,对肥胖进行分型。《灵枢•阴阳二十五人》记载肥胖者有"气有余"体质。东汉张仲景认为肥胖者易于发生骨的病变。《丹溪心法》及《医门法律》均记载肥人多痰湿,而明代张介宾认为肥人多气虚。

西医学中的单纯性(体质性)肥胖、代谢综合征等疾病,可参考本节辨证施护。其他具有明确病因的继发性肥胖,应以治疗原发病为主。

【病因病机】

肥胖的病因与饮食、年龄、先天禀赋、缺乏运动等多种因素有关。胃强脾弱者,易生痰湿,导致气血运行不畅,郁而生热,导致肥胖及相应病理变化;暴饮暴食,摄入过量肥甘厚味,困遏于脾,久之致脾运化失职,致水谷不能化为精微,变生膏脂,流窜停留于筋膜腔隙,形成肥胖;或壮年之后,阳气渐弱,阴气渐盛,起居变衰,致肺、脾、肾主水失职,痰浊内生,导致肥胖。肥胖发病具有一定的遗传特性,有家族多发性。

本病病位主要在脾胃及肌肉,但与肾气虚衰密切相关,并可累及五脏。其病机为胃强脾弱,酿生痰湿,致气滞、血瘀、内热壅塞。本病有虚、实不同,但总体上实多虚少。肥胖日久,常变生他病,如极度肥胖者,常易合并消渴、头痛、眩晕、胸痹、中风、胆胀、痹证等。

【辨证施护】

(一)辨证要点

1. 辨脏腑病位 以脾胃为主,波及五脏。肥胖而多食,或伴口干、大便干,病多在胃;肥胖伴乏力,少气懒言,疲倦少动,或伴大便溏薄,四肢欠温者,病多在脾;若伴腰酸背痛,或腿膝酸软,尿频清长,畏寒足冷,病多在肾。久病入络,或痰凝血瘀,则常累及心肝。

2. 辨标本 本病之标主要是膏脂堆积,可同时兼有水湿、痰湿壅滞。而导致膏脂堆积的根本,多在于胃热消灼、脾虚失运、脾肾阳气不足等,痰湿、气滞、瘀血久留,也是导致膏脂堆积不化的原因。

3. 辨虚实 本病辨证虽有虚、实不同,但由于实邪停滞是导致体重增加的根本,故总体上是实多而虚少。实主要在于胃热、痰湿、气滞血瘀。虚主要是脾气亏虚,进而可出现脾肾阳气不足。虚实相兼者,又当细辨其虚与实孰多孰少之不同。

(二)辨证分型

1. 胃热火郁

证候表现:肥胖多食,消谷善饥,可伴有大便不爽或干结,尿黄,或口干、口苦,喜冷饮,舌质红,苔黄,脉平或数。

护治法则:清胃泻火,佐以消导(治疗代表方:白虎汤合小承气汤加减)。

2. 痰湿内盛

证候表现:形体肥胖,肢体困重,脘痞胸满,可伴头晕,口干而不欲饮,大便少行,嗜食肥甘醇酒,喜卧懒动,舌质淡胖或大,苔白腻或白滑,脉滑。

护治法则:利湿化痰,佐以理气(治疗代表方:导痰汤合四苓散加减)。

3. 气郁血瘀

证候表现:肥胖懒动,善太息,胸胁满闷,面晦唇暗,手足色泽不鲜,或青紫,可伴有便干,不寐,男子性欲下降或阳痿,女性月经不调、量少或闭经,经血色暗或有瘀块,舌质暗或有瘀点、瘀斑,舌苔薄,脉滑或涩。

护治法则:理气解郁,活血化瘀(治疗代表方:血府逐瘀汤加减)。

4. 脾虚不运

证候表现:形体壅肿,神疲乏力,身体困重,脘腹痞闷,或四肢轻度水肿,朝轻暮重,劳累后加重,饮食尚可或偏少,既往多有暴饮暴食史,小便不利,大便溏或便秘,舌质淡胖,边有齿印,苔薄白或白腻,脉濡细。

护治法则:健脾益气,淡渗利湿(治疗代表方:参苓白术散合防己黄芪汤加减)。

5. 脾肾阳虚

证候表现:形体肥胖,易于疲乏,四肢不温或四肢厥冷,喜食热饮,小便清长,舌淡胖,舌苔薄白,脉沉细。

护治法则:补益脾肾,温阳化气(治疗代表方:真武汤合苓桂术甘汤加减)。

(三)护理措施

1. 病情观察 注意观察饮食、体重、大小便、出汗、舌脉等情况的变化。保持二便通畅。肥胖者因代谢紊乱和多脏器功能障碍,产生气急、关节痛、水肿及肌肉酸痛等躯体症状,心血管病、糖尿病等相关疾病可增加,因此需密切注意观察患者血糖、血压、血脂等情况。

2. 起居护理 养成良好的生活方式,控制饮食,持之以恒,坚持运动锻炼,保持气血调畅。肥胖患者如能坚持锻炼,动静结合,亦可以达到减肥的作用,如走路、跑步、游泳、打球、登山、打太极拳等。长期肥胖者,应在医生指导下进行。

3. 饮食护理 饮食治疗适合肥胖患者的各个阶段,养成良好的饮食习惯,严格控制饮食,忌多食和暴饮暴食。饮食宜清淡、低脂、低盐,忌肥甘醇酒厚味、辛香燥烈的高热量饮食,多食蔬菜、水果,适当补充蛋白质。脾虚不运者可选青鸭羹、白茯苓粥等;痰湿内盛者,可食鲜拌莴苣、桑葚粥等;气郁血瘀者可食决明山楂粥;重度肥胖患者,可选用加味赤小豆粥等。

4. 情志护理 多数肥胖患者表现为心情不畅、自卑焦虑等。根据患者心理情绪异常类型,结合中医辨证分型,分别进行说理开导、节制郁怒或疏泄法等情志调护,减轻患者心理压力,减少"情志为病"的因素,使其配合治疗和护理,达到最佳效果。

5. 用药护理 中药汤剂宜饭后服用。临证时在辨证施护基础上,可酌情选用具有减肥作用的中药,如何首乌、荷叶、山楂、莱菔子、防己、泽泻、赤小豆、薏苡仁、猪苓、茯苓、柴胡、菊花、茵陈、大黄、芦荟、女贞子、墨旱莲、苍术、夏枯草、三棱、丹参、决明子、番泻叶、冬瓜皮、车前子、昆布、海藻等。

6. 适宜技术 选用内分泌、脑、肺、胃、口、饥点、零点等耳穴,用王不留行籽行耳穴贴压。可行循经点穴推拿减肥,循肺、胃、脾、肾经走行路线进行推拿,点中府、云门、提胃、升胃、腹结、府舍、中脘、气海、关元等穴,然后换俯卧位,推拿膀胱经,点脾俞、胃俞、肾俞等穴。可选取外陵、天枢、滑肉门等行针灸治疗。或用穴位埋线法,选取中脘、天枢、带脉、气海、脾俞、胃俞、肾俞、三阴交、丰隆、足三里等穴,将可吸收的药用羊肠线置入穴位内,一周后取出。

(四)健康教育

1. 肥胖必须早期综合治疗。终身坚持非药物治疗。非药物疗法必须持之以恒,否则极易复发。久胖者,降低体重较难,最终并见胸痹、消渴、眩晕、水肿等多种病证。

2. 肥胖治疗的关键是控制饮食和增加体力活动。科学的生活方式是治疗肥胖的根本,必须持之以恒,严格控制饮食,坚持运动。运动只有在配合饮食控制的条件下才能取得良好效果,必须同步进行。

3. 本病重在预防。肥胖的预防应从儿童开始就养成良好的生活习惯。

（陆静波 杨 艳）

第三节 疫病护理

疫病是一类传染性极强,可造成大面积流行,起病急骤,危害大,患者临床表现相似的疾病的总称。疫病包含的病种较多,临床上,为了便于归类及实际应用,常将疫病分为寒疫、温疫和杂疫。疫病的病因为"杂气",是一种客观存在的物质。杂气种类繁多,其中为病颇重者,称为疠气或疫气。不同的杂气侵袭不同的物种,引起不同的疫病,同一种杂气导致的疫病临床表现亦相似。杂气的流行不受季节和地域的限制。其传播途径,多从口鼻而入,经空气或接触传播。感受疠气是否致病,取决于人体正气的盛衰和感邪的轻重。但是,疫病的发病与流行,还与环境、社会因素、政治因素关系密切。中医疫病的预防原则包括未病先防、既病防变、病后防复三个方面。

一、寒疫

寒疫,是中医伤寒病中具有强烈传染性、并可引起流行的一类疾病,其来势凶猛,病情严重,易引起大面积流行。寒疫病性属寒,以六经传变为特点,患者临床表现相似。本病可参照现代医学的多种急性传染性疾病、急性感染性疾病和其他一些发热性疾病,进行辨证施护。

【病因病机】

寒疫的病因病机由于太阳、阳明、少阳、太阴、少阴、厥阴等六经的不同而各异。

1. **太阳病** 寒疫太阳病多因感受风寒外邪所致。由于平素体弱,正气不足,抗御外邪能力下降,故风寒袭表,太阳首当其冲,营卫失和,而形成太阳病。

2. **阳明病** 寒疫阳明病感受邪气,由本经直接受邪或由他经传来。但皆与阳明素来阳盛津亏或食积等内因相关。阳明本经直接受邪者,邪气循经入里,化热伤津、化燥成实;由他经传入阳明者,可因太阳病失治误治,或少阳病误治,导致津伤化燥,邪传阳明,或太阴脏邪还腑,阴病出阳,但皆可见大便硬结症状。

3. **少阳病** 寒疫少阳病由本经受邪者,多因素体虚弱,抗邪无力,外邪直犯而成;由他经传来者,多因太阳病失治误治,传入少阳,或厥阴正气来复转出少阳。少阳病经证由邪入少阳,经气郁滞所致;少阳病腑证由胆火内郁,枢机不利,脾胃失和所致。

4. 太阴病　寒疫太阴病病因包括三类。一是先天禀赋不足,脏气虚弱,脾阳素虚,寒湿直中;二是内伤生冷,或过服苦寒之品,损伤脾阳,健运失司;三是太阳病误用下法,邪陷太阴,或阳明病过用苦寒之品,脾阳受损,邪入太阴,病由阳转阴。

5. 少阴病　寒疫少阴病由外邪直中者,或年高体弱,或肾阳虚衰,外感寒湿,直中少阴,而形成少阴病;由他经传来者,多因太阳和太阴经疾病失治误治,损伤正气,邪传少阴。当少阴阳气不足、抗邪无力时,太阳之邪尤易内陷少阴,即所谓"实则太阳,虚则太阴";当太阴虚寒下利严重时,每易子病犯母,伤及肾阳而邪传少阴。

6. 厥阴病　寒疫厥阴病有来自传经之邪者,如三阳病失治误治,正气虚损,邪陷厥阴而发病;太阴、少阴病延治,邪入厥阴而发病。也有外邪直中厥阴经而发病者,但较少见。若病邪侵入厥阴,则肝失条达,气机不畅,阴阳失调,从阴化为寒证,从阳化为热证。正邪相争,邪胜则病进、正复则病退,故阴阳胜复,寒热错杂,为厥阴病的特征。

【辨证施护】

（一）辨证要点

本病属于外感疾病,其辨证多结合人体正气的强弱、脏腑经络的病理变化以及外感疾病特点,从太阳、阳明、少阳、太阴、少阴、厥阴等六经的证候特征进行辨证分析。

1. 辨六经　寒疫初起,风寒侵袭肌表,太阳经表受邪,营卫失和,症见恶寒发热、头项强痛、脉浮等症,形成太阳病。寒疫太阳病极期,邪入里化热,邪热炽盛,症见但热不寒、口渴、汗出,甚至腹痛胀满拒按、大便秘结等胃肠燥实症状,形成阳明病。寒疫阳明病发展过程中,邪正交争于半表半里,症见寒热往来、口苦、咽干、目眩、胸胁苦满、心烦喜呕、默默不欲饮食等胆腑气郁、枢机不利症状,形成少阳病。寒疫病邪深入三阴,致脾阳虚弱、寒湿内蕴,见腹满而痛、喜温喜按、呕吐、下利等症,即形成太阴病;致心肾阳虚、阴寒内盛,则见恶寒无热、手足厥冷、下利清谷、精神萎靡、昏沉欲睡、脉沉微细等症,即形成少阴病;致上热下寒、寒热错杂,见消渴、气上撞心、心中疼热、饥而不欲食、食则呕吐、下利等症,则形成厥阴病。

2. 辨八纲　太阳、阳明、少阳等三阳经病证,为邪气初犯人体,邪气虽盛,但正气不衰,故表现为正气旺盛,抗病力强,人体脏腑组织器官功能呈现亢奋状态。其病变部位在表、在腑;病性以热证、实证为主,故皆属阳证。太阴、少阴、厥阴等三阴病证,为正气衰弱,抗病力弱,人体脏腑组织器官功能呈现低下状态;其病变部位在里、在脏;病性以寒证、虚证为主,故皆属阴证。

（二）辨证分型

[太阳经]

1. 伤寒表实证

证候表现:发热,恶风,无汗,头身疼痛,咳喘,脉浮紧。

护治法则:发汗解表,宣肺平喘（治疗代表方:麻黄汤加减）。

2. 中风表虚证

证候表现:发热,恶风,自汗,干呕,鼻鸣。

护治法则:祛风解肌,调和营卫（治疗代表方:桂枝汤加减）。

3. 蓄水证

证候表现:小便不利,口渴,水入即吐,微热、脉浮或浮数。

护治法则:化气利水,兼以解表（治疗代表方:五苓散加减）。

4. 蓄血证

证候表现:热重于瘀者,见少腹满,大便急结,色黑,小便自利,烦渴,夜间发热,谵语或如狂,或下瘀块,舌质紫,脉沉涩;瘀重于热者,见少腹急满硬痛,便结色黑,小便自利,身黄,健忘,发狂,妇女经闭,舌质紫或绛,脉沉结或沉涩。

护治法则:清热通腑,破血逐瘀(治疗代表方:桃核承气汤或抵挡汤加减)。

[阳明经]

1. 阳明热证

证候表现:身大热,汗大出,口大渴,欲冷饮,口舌干燥,谵语,或腹满,或身重难以转侧,若发为热厥,则见四肢厥逆,苔黄燥,脉洪大或浮滑。

护治法则:清热生津(治疗代表方:白虎汤加减)。

2. 阳明腑实证

证候表现:但热不寒,蒸蒸发热,心烦,汗出,腹胀满,便结,或口渴,或谵语,苔黄,脉滑。

护治法则:泄热和胃,软坚润燥(治疗代表方:调胃承气汤加减)。

[少阳经—少阳本证]

证候表现:寒热往来,目眩,咽干,口苦,胸胁苦满,心烦喜呕,默默不欲饮食,苔白薄,脉弦。或胸中烦而不呕,或身有微热,渴或不渴,咳嗽,腹中痛,胁下痞硬,心下悸,小便不利,经水时来时断,寒热如疟状。

护治法则:和解少阳(治疗代表方:小柴胡汤加减)。

[太阴经]

1. 太阴本证

证候表现:下利,完谷不化,腹满隐痛、喜温,口不渴,口淡无味,乏力,苔白滑,脉迟。

护治法则:温中散寒,补气健脾(治疗代表方:理中汤或四逆汤加减)。

2. 太阴发黄证

证候表现:身目黄,色晦暗,畏寒肢冷,身倦,口不渴,便溏,舌质胖嫩,脉沉迟无力。

护治法则:祛湿散寒,温阳健脾(治疗代表方:茵陈五苓散加减)。

[少阴经]

1. 阳虚阴盛证

证候表现:无热或有微热,留恋不已,恶寒,手足厥冷,嗜睡,神情萎靡,呕吐,下利清谷,小便清长,或大汗,舌质淡,苔白滑,脉微细,或四肢挛急,腹中拘急,身痛,或腹胀满,口不渴或渴喜热饮,脉浮迟。

护治法则:回阳救逆(治疗代表方:四逆汤加减)。

2. 阴虚阳亢证

证候表现:心烦不得卧,舌红少苔,脉细数。或手足心热,口燥咽干,小便短黄,舌红绛少津。

护治法则:滋阴清热除烦,补益心肾(治疗代表方:黄连阿胶汤加减)。

[厥阴经]

1. 寒热相格证

证候表现:胸膈痞闷,或呕吐频作,或食入即吐,下利,舌质淡,苔薄黄,脉虚数。

护治法则:清上温下,辛开苦降(治疗代表方:干姜黄芩黄连汤加减)。

2. 血虚寒凝证

证候表现:手足麻木,厥冷,甚至青紫,恶寒,腹中冷痛或挛痛,或肩部及下肢冷痛,或头痛、痛经、寒疝,或口淡、呕恶,舌质淡,苔白滑,脉细欲绝。

护治法则:温经散寒,养血通络(治疗代表方:当归四逆汤加减)。

3. 厥阴湿热证

证候表现:下利脓血,肛门灼热,里急后重,舌红苔黄,脉滑数;或发热,口渴,苔灰黄,脉沉弦数。

护治法则:清热燥湿,凉肝解毒(治疗代表方:白头翁汤加减)。

Note:

4. 寒厥证

证候表现：发热，恶寒，手足厥逆，汗大出，腹中拘挛急迫，四肢疼痛，下利，舌质淡，苔白滑，脉微细。

护治法则：回阳救逆（治疗代表方：四逆汤或通脉四逆汤加减）。

5. 热厥证

证候表现：手足厥逆，胸腹灼热，口舌干燥，尿黄赤，脉滑。

护治法则：清热回厥（治疗代表方：白虎汤加减）。

（三）护理措施

1. **病情观察** 应密切观察生命体征、咳嗽、气喘、口渴、神色、大便、小便、舌脉等情况。若口渴喜冷饮或大渴引饮，则热邪炽盛伤津，宜多食清凉饮料或水果、果汁等；热结阳明，大便秘结患者，可缓泻通便；若出现吐衄、便血等，为里热炽盛，热入营血，应按血证进行护理；若突然面色苍白、冷汗、四肢厥冷、表情淡漠、气促，脉微，则为厥脱的危象，应立即报告医生，并采取急救措施。

2. **生活起居护理** 病室温度适宜，避免加重病情。保持病室整洁、安静。卧床休息，避免劳累而耗伤正气，保持口腔清洁，晨起、睡前及饭后协助患者用银花甘草液漱口。出汗后及时用干毛巾或湿热毛巾擦身，更换衣裤及被褥，定时翻身，预防压疮。

3. **饮食护理** 注意饮食调护，防止六经传变，加重病情，出现兼夹证。饮食宜清淡，易于消化，低脂、低盐，忌食肥甘厚味、辛香燥烈等。风寒闭肺者，可用苏叶和生姜煎汤代茶饮，以散寒止咳；风热或痰热闭肺者，宜食梨汁、藕汁、萝卜汁、荸荠汁等，以生津止渴，清热化痰；阴虚肺热者宜食百合红枣汤等，以养阴生津。

4. **情志护理** 应加强巡视，多关心、安慰患者。开展有利于患者身心愉悦的活动，减少恐惧感。鼓励患者坚定战胜疾病的信心，消除各种顾虑，保持心态平和，情绪稳定，积极配合治疗。

5. **用药护理** 服用汤药一般以温热为宜，饭后服用，密切观察用药后的反应。高热患者服药困难时，可将药液浓煎，或用鼻饲给药法灌服，鼻饲法应在空腹时给药，以利于发挥药效。风寒闭肺者汤药宜热服，服药后进热粥或热饮促使发汗，注意加盖衣被，以取全身微汗，汗出后避免直接吹风；内陷厥阴者，汤药温服，冲服紫雪丹或牛黄清心丸，丸药烊化后服用。

6. **适宜技术** 高热者，可选合谷、大椎、风池、曲池、少商等穴，用三棱针点刺放血；或用柴胡注射液、银黄注射液取曲池、足三里进行穴位注射；或在脊柱两侧膀胱经腧穴行刮痧护理。里实证者，可行中药（如荆芥、石膏）煎汤擦浴，针刺十宣放血，取风门穴拔罐，中药煎汤灌肠，或使用退热滴鼻剂等方法降温。痰液黏稠者，可推拿定喘、丰隆、肺俞等穴；心阳虚衰时，可隔姜灸百会、气海、关元、神阙等穴。

（四）健康教育

1. 指导患者及其家属掌握防疫知识，树立治未病思想，提高自我防护能力，既病做到五早，即早发现、早诊断、早隔离、早疗护、早预防。防止病情迁延失治而致不治。

2. 做好饮食调护。病后宜先进粥饮，由半流食逐渐调整为固体饮食。少食坚硬、肥甘厚味、煎炸之品。预防"食复"。分餐饮食。可用苍术、贯众、赤小豆等进行饮用水消毒。

3. 搞好环境和个人卫生。在疫情期间，遵守国家关于防疫的法律、法规，做好防疫。应继续进行14天的隔离管理和健康状况监测，外出佩戴口罩，有条件的居住在通风良好的单人房间，减少与家人的近距离密切接触。勤洗手。定期进行室内环境消毒，开窗通风。

4. 病后做好起居调护，保证作息规律，保证充足睡眠，劳逸结合，适当运动，以补益正气，提高抗病能力，避免"劳复"。疫情期间，应减少活动，避免到人员密集的公共娱乐场所等。做好防寒保暖，减少发病诱因。

5. 药物预防，可用贯众、板蓝根、大青叶水煎服，或用大蒜汁滴鼻等。

6. 做好心理调摄。加强与家人的沟通与交流，保持良好心态，培养战胜疾病的信心。

知识拓展

中医防疫的历史

在 1911 年以前,中国至少发生瘟疫达 352 次。在西医进入中国之前,中国的疫情都是由中医药防治的。东汉张仲景在《伤寒杂病论》中描述的伤寒病即为传染病。明清吴又可所著《温疫论》是一部中医瘟疫专著。在中医发展史上,诸多中医临床大家,也擅长诊疗热病,救治急症。中华人民共和国成立后,我国经历数次瘟疫大流行,中医药均发挥了举足轻重的作用。1955 年石家庄市暴发流行性乙型脑炎,中医药治疗大大降低了病死率及后遗症发生率;2009—2010 年甲型 H1N1 流感暴发,以"麻杏石甘汤合银翘散"为基础方的中药在退热时间上有明显优势。研发的"金花清感颗粒"已广泛应用于临床。

二、温疫

温疫是指病性属温热或湿热,以卫气营血或三焦传变为特点的一类疫病,可分为温热类和湿热类。温热类瘟疫包括暑燥疫和部分传染性强的温毒,如疫喉痧、大头瘟等,以卫气营血传变为特点;湿热类瘟疫以三焦传变为特点。中医药治疗的原则是早预防、早治疗、重祛邪、早扶正、防传变。本病可参照现代医学的多种急性传染性疾病、急性感染性疾病和其他发热性疾病进行辨证施护。

【病因病机】

温疫的病因是疫邪,又称"疠气",疫邪又有风热疫邪、暑热疫邪、湿热疫邪之别。疫邪致病力极强,具有较强的传染性,可引起不同程度的流行。气候骤变、战乱、饥饿、恶劣环境及卫生条件等诸多原因,均可形成疫邪,侵袭人体而发病。不同原因所致的疫邪,其致病亦有差异。如冬春季节,气候过暖时,疫邪属性偏温热;夏季,暑热偏盛时,疫邪属性偏暑热;夏秋时节,外湿偏盛时,则其性偏湿热。温疫发病与否,取决于邪气盛衰和人体正气强弱两个方面。外因疫疠病邪,内因正气不足,邪盛正不胜邪而发病。若人体正气盛,则疫邪不易伤人,不能引起发病;即使发病,病情亦较轻。疫邪太盛,超过人体的御邪能力,则人体正气难以抵御疫邪的侵犯而发病。正如吴又可的《温疫论》所云:"本气充满,邪不易入;本气适逢亏欠,呼吸之间,外邪因而乘之。""无问老少强弱,触之者即病。"

疫邪虽种类不同,但致病性质均暴戾,侵袭人体后,传变迅速,常充斥人体表里、上下、内外,弥漫三焦,累及多个脏腑组织器官。因病邪性质、受邪方式、邪蕴部位不同,故温疫发病后,病机变化与临床表现十分复杂,病情多变。

1. **卫气同病** 温热疫邪从口鼻而入,发病初起即见里热炽盛之证;邪热怫郁于表,与卫气相争,郁遏卫气,腠理开合失司,则见发热,恶寒,无汗或有汗;疫邪充斥头身,郁阻气机,则见头痛,项强,肢体酸痛;疫邪伤津,可见口渴;上扰心神,则见烦躁;疫邪内扰胃肠,则见恶心呕吐,腹胀,便结。

2. **温热疫邪充斥三焦** 温热疫邪怫郁于里,由里外发,充斥三焦,则见壮热,不恶寒反恶热;疫邪炎上,则见头身痛,目眩;疫邪伤津,清窍失润,则见口渴欲饮,口燥咽干,鼻干,口苦;热扰心神,见烦躁;火热内壅,阻遏气机,见胸膈胀闷,心痛,腹痛,便结,小便短赤。

3. **湿热疫毒阻遏膜原** 湿热疫邪多从口鼻而入,直达膜原,阻遏气机,阳气不能外达,则见畏寒或寒战;湿热郁久蕴蒸,则见但热不寒;邪热上扰清窍,见面红,目赤,头痛;热扰营血,见发斑出疹;湿热疫毒阻滞经络,则见四肢酸楚沉重;湿热阻遏中焦,脾胃失于建运,见脘腹满闷胀痛,纳呆,呕吐或呃逆,口臭;湿热疫毒蕴结下焦,泌别失司,则见腹泻或便秘,小便短赤。

4. **阳明热盛** 感受暑热疫邪,直传阳明胃腑。阳明热炽,则见壮热,一晡尤甚,口渴引饮,烦躁不宁,斑色红赤,甚或紫黑;胃腑热毒由内达外,则发斑先见于胸部,后及背、腹、四肢等处;邪毒蕴结肠胃,热结腑实,见腹满,便秘。

5. 气营两燔 邪毒炽盛,充斥上下内外。表里俱热,邪犯太阴、阳明两经,则见壮热,两目昏瞀,头痛如劈;热毒走窜肾经,则见身痛,骨节烦痛;邪毒窜入心营,上扰神明,可见狂躁,谵妄;毒火炽盛伤津,见口渴引饮。

6. 血热妄行 火热疫毒侵入心营,上扰心神,内陷心包,则见身热,心烦,失眠,神昏谵语或昏愦不语;邪入血分,灼伤血络,迫血妄行,则见衄血,便血;血外溢肌肤,则见斑疹显露,颜色深紫,疏密不匀。

7. 肝风内动 疫毒炽盛,毒火引动肝风,则见牙关紧闭,两目上视,颈项强直,手足抽搐,惊厥;火毒犯胃,胃气上逆,则见呕吐频作;舌质红绛,脉细数为营热炽盛之象。

8. 正气暴脱 疫毒亢盛,阳气外脱,则见面色苍白,气短息微,大汗淋漓,四肢湿冷;出血过多,气血逆乱,正气暴脱,正不胜邪,火热邪毒内陷,则见身热骤降,斑疹暗晦或突然隐退;阳气外脱,心阳衰弱,神不守舍,则见心烦不安或神昏谵语。

9. 正衰邪恋 素有内伤,复感疫邪,火毒内郁,则见身热、脉数;温疫日久,气血瘀滞,疫邪深入厥阴,阻滞络脉,则见胁下刺痛,或四肢疼痛时作;邪毒损及阴阳,气血不畅,神失所养,则见神识不清,默默不语。

本病疫邪乘虚深入,病变常可波及十二经,致使变证蜂起,危象毕现。若患者出现痉厥,甚至明显失神和正气外脱症状,则病势多凶险,预后不良。若邪来凶猛,病变迅速,则可无明显发展过程,而诸候并见,病情危重。病之后期,还可出现阴液耗伤、脾胃虚弱、心神失常、热流经络等表现。

【辨证施护】

(一)辨证要点

1. 辨病性 温疫由疫疠病邪引起,各种疫邪的致病特点不同,所以应强调辨明病邪的属性。温热疫邪,发病初起,临床表现多以但热不恶寒,烦躁,头身痛,口燥咽干,便结等为主;湿热疫邪,发病后,临床表现多以身热不扬,或憎寒发热,周身重着,胸脘痞闷,苔腻,或白如积粉为主;暑热疫邪,发病后,临床表现多以壮热,口渴,唇干舌燥,肌肤斑疹,尿少,便干为主。但温疫为病,多兼夹秽浊之气,故辨证时,对出现胸闷、呕恶、腹胀、泄泻、苔腻等症状的患者,应注意辨别有无秽浊之邪。

2. 辨病位 因温疫发病急骤,病情复杂,传变迅速,可在短期内危及患者的生命。故应分辨疫邪的卫气营血层次,明确病变所在脏腑。

3. 辨病势 温疫发病后,病情复杂,瞬息万变。因此,正确预测病势,判断预后吉凶,对及时制订有效的治护方案,至关重要。一般可从热势、神志、斑疹色泽及分布等方面进行判断。若身热骤降,呼吸急促,甚至喘憋,神志由烦躁转为昏愦,甚至发生厥脱,生风动血,肌肤斑疹色深稠密,甚至融合成片,多提示病势凶险,预后不良。反之,若身热势渐降,或身热夜甚转为昼盛,呼吸平稳,神清,虽发斑疹,但色泽浅而明润,则多提示病势好转,预后较好。

(二)辨证分型

1. 卫气同病

证候表现:发热,恶寒,无汗或少汗,头痛,项强,肢体酸痛,口渴唇焦,恶心呕吐,腹胀,便结,或精神不振,嗜睡,或烦躁不安,舌边尖红,苔微黄或黄燥,脉浮数或洪数。

护治法则:表里双解(治疗代表方:增损双解散加减)。

2. 疫斥三焦

证候表现:壮热,不恶寒反恶热,心烦,头目身痛,心腹疼痛,胸膈胀满,口燥咽干,口渴引饮,口苦,鼻干,大便干,小便短赤,舌红苔黄,脉洪大而滑。

护治法则:清泄里热,升清降浊(治疗代表方:升降散加减)。

3. 疫遏膜原

证候表现：初始憎寒而后发热，继而但热不寒，面红目赤，头身重痛，肢体沉重酸楚，胸脘痞闷，纳呆，呕吐或呕逆，口臭，腹满胀痛，腹泻或便秘，小便短赤，舌质红绛，苔白厚腻，或白如积粉，脉濡数。

护治法则：化浊疏利，透达膜原（治疗代表方：达原饮加减）。

4. 阳明热炽

证候表现：壮热，日晡益甚，烦躁不宁，口渴引饮，或腹满便秘，斑色红赤，甚或紫黑，初期见于胸部，后迅速蔓延至背、腹及四肢等处，舌质红，苔黄燥而干，脉洪大或沉实。

护治法则：清胃凉血，解毒化斑（治疗代表方：化斑汤加减）。

5. 气营两燔

证候表现：发病急骤，壮热，两目昏瞀，头痛如劈，身痛如杖，骨节烦痛，或狂躁谵妄，口渴引饮，舌质红绛，苔焦或生芒刺，脉浮大而数，或沉细而数。

护治法则：气营两清，解毒化斑（治疗代表方：清瘟败毒饮加减）。

6. 血热妄行

证候表现：身热，心烦，失眠，斑疹融合成片，色紫黑，或兼有衄血、便血，舌质深绛紫暗，脉数。

护治法则：清热解毒，凉血止血（治疗代表方：犀角地黄汤加减）。

7. 肝风内动

证候表现：身灼热，牙关紧闭，两目上视，颈项强直，手足抽搐，惊厥，呕吐频作，神昏谵语或昏愦不语，舌质红绛，脉细数。

护治法则：清热凉血，平肝息风（治疗代表方：清宫汤合羚角钩藤汤加减）。

8. 正气暴脱

证候表现：身热骤降，面色苍白，气短息微，大汗，四肢湿冷，心烦不安或神昏谵语，斑疹暗晦，或突然隐退，或见出血，舌质淡，脉微欲绝。

护治法则：益气固脱，回阳救逆（治疗代表方：生脉散或四逆汤加减）。

9. 正衰邪恋

证候表现：低热，口不渴，默默不语，神识不清，或胁下刺痛，或肢体疼痛时作，脉数。

护治法则：扶正祛邪，活血通络（治疗代表方：三甲散加减）。

（三）护理措施

1. 病情观察 由于本病起病急，变化快，病死率高，因此，应随时注意观察发热、喘憋、神志、汗出、痉厥、发绀、乏力、二便、舌脉等情况，了解邪正消长，确定转归。注意观察咳喘的特点；高热者，应每4小时测量体温，并遵医嘱给予退热剂，防止惊厥。若患者出现鼻翼扇动，呼吸困难，口唇发绀或青紫，喉间痰堕，为重证；若出现面色苍白，四肢不温，呼吸浅促，神志不清，为变证，属危象；若患者烦躁不安、气喘加剧，面色青紫，冷汗淋漓，或出现抽搐、手足厥冷、意识丧失等，则并发心阳虚衰重症，应立即通知医生，积极抢救。

2. 生活护理 保持病室空气新鲜，安静，温湿度适宜。注意休息，增强体质，提高抗病能力。温疫流行期间，减少外出活动。不宜骤减衣被，对汗出过多者，应随时擦干汗液，及时更换衣被，避免着凉。注意保护患者安全，病床应设有床栏。呼吸困难者取半卧位，并协助翻身、叩背排痰，注意保持呼吸道通畅、保持口腔清洁。

3. 饮食护理 发热期饮食宜清淡、高营养、易消化的流质或半流质饮食，以素食、流食为主，鼓励多饮水；忌生冷、辛辣、油腻、荤腥发物及其他不易消化的食物。喘憋期，以营养丰富、易于消化、清淡不生痰的食物为主，忌食辛辣刺激、油腻生痰之品。可食用新鲜水果蔬菜等，或用鲜芦根、梨、贝母等煎水饮用。恢复期，多用益气养阴，醒脾开胃之品，慎用温补之品，以防敛邪碍胃。可食用山药薏米粥、枸杞百合粥、竹叶荷叶粥、银耳雪梨羹等。

4. 情志护理 针对患者出现的孤独、恐惧、焦虑、急躁、自卑、自闭等异常情志变化，护士应加强与患者的交流、沟通。组织一些活动，分散患者的注意力。帮助患者消除不良心理因素，树立战胜疾病的信心，使患者保持心态平和，情绪稳定，气机调畅，从而使患者积极配合治护，以利于早日康复。

5. 用药护理 服中药汤剂时，汤剂应浓煎。痰热闭肺者，汤药宜温服或凉服，少量多次频服。心阳虚衰者，汤药宜急煎，频频温服。内陷厥阴者，汤药温服，或丸药烊化后喂服。高热期及喘憋期，可用双黄连粉针剂、清开灵注射液、穿琥宁注射液、鱼腥草注射液等静脉滴注。内闭外脱证可用参附注射液、参麦注射液，静脉滴注，或静脉推注。夹瘀者可用丹参注射液、川芎嗪注射液静脉滴注。

6. 适宜技术 患者高热惊厥时，可按压人中、涌泉或针刺十宣放血；如出现喘憋，可针刺中府、肺俞、孔最；疫病后期可于肩胛骨双侧下部行拔罐疗法。痰黏稠不易排出时，可推拿定喘、丰隆、肺俞等穴，或行雾化吸入。

（四）健康教育

1. 居室应保持空气新鲜、流通，冬、春季节尽量不到人群聚集的公共场所；气候剧变时注意防寒保暖，避免受凉，防止外邪从皮毛口鼻侵入。

2. 注重饮食养生。合理膳食，增加营养，提高机体抗病能力。

3. 适当锻炼，劳逸结合。患者在发热期、喘憋期，因发热、喘憋等原因，体力消耗较大，因此当注意休息，减少活动。在恢复期，患者体温正常，肺功能逐步恢复后，可以适当活动。开始活动量小不宜大，活动时间宜短不宜长，动作宜慢不宜快，应循序渐进，量力而行，可以采取床边活动（如拍胸拍背、展胸伸臂、活动上身等）、散步、健身球、太极拳等。

4. 注意个人卫生，勤洗手，咳嗽时用手帕或纸巾捂嘴，不随意吐痰，防止病菌污染空气而传染他人。

5. 出院使用激素的患者，按医嘱用药减量，防止病情反弹。

6. 患者出院后应定期检查肺、心、肝、肾功能，有问题及时就诊。

7. 在疫情高发地区或高发季节，可选用神阙、足三里、关元、气海、大椎、命门、膏肓等保健要穴，实施灸法，提高抗病能力，预防疾病发生。

（李明今）

思 考 题

1. 王某，女，70 岁。2010 年 1 月 15 日初诊。患者因"四肢乏力 1 周"入院，患者于 2010 年 1 月 12 日晨起时自觉四肢乏力酸软，行走时左脚稍有拖步，神清，无肢体麻木抽搐，无头晕头痛，无言语不利，无二便失禁，无饮食呛咳，未做特殊处理，至今日患者症状未见好转，来院就诊。现症：四肢乏力，面色㿠白，唇周、额头暗。舌淡暗、边有齿痕，舌苔薄白，左脉涩，右脉沉细。诊断为中风，属气虚痰瘀证。治以补气活血、活血化瘀。方拟补阳还五汤加减。

（1）根据患者的临床表现，阐述病情观察的要点。

（2）根据治疗方药，提出服药护理的具体措施。

（3）阐述该案例的辨证施护要点及健康教育内容。

2. 朱某，女，24 岁。2009 年 2 月 24 日初诊。患者 1 年前因吸入花粉、气候变化或进食生冷后出现憋闷，曾在当地医院就诊，诊断为支气管哮喘，用地塞米松及喘定有效。20 日前受凉后咳喘再次加重，自服氨茶碱 0.1g，3 次 /d，泼尼松 10mg，1 次 /d，症状稍有好转，来院就诊。现症：憋闷，喉中哮鸣有声，尚可平卧，动则喘甚，咳痰，痰黏稠色黄，量多，尚易咳出，伴恶寒发热，气逆胸闷，汗出较多，纳差，眠差，二便调，患者平素畏寒；舌质红，苔黄腻，脉滑数。诊断为哮证，属痰热内壅、风热表虚证。治以清热化痰，降气平喘。方拟定喘汤加减。

Note:

（1）根据患者的病情，在起居护理方面应注意哪些问题？

（2）分析判断患者存在的护理问题，并制订相应的护理计划。

3．李某，男，64岁。2012年6月10日初诊。患者4年来排便时有颗粒状物脱出肛外，常于劳累、久站或下蹲时发病，遂来就诊。患者自述大便时肛内有颗粒状物脱出肛外，需用手托方能回纳，伴大便排出困难，但粪质不干硬。现症：患者屏气努挣时，可见齿线以上内痔核呈环状脱出肛外，食欲欠佳，全身乏力，少气懒言，舌淡苔薄白，脉弱。诊断为内痔，属脾气虚弱证。给予补中益气、润肠通便之法，方用补中益气汤加减。服药7剂后，患者精神有所好转，大便排出较前通畅，但仍有脱出，医生嘱补中益气丸常年服用，并定期复诊。

（1）根据诊断和临床表现，阐述患者的饮食宜忌。

（2）根据痔疮健康教育内容和要求，指导患者如何预防痔疮复发。

4．郭某，女，31岁。2010年8月12日初诊。患者自述8年前经行时受凉后出现痛经，经行第1～2日小腹坠痛，有血块，曾口服止痛药、中药调理，痛经仍反复发作，遂来我院就诊。现症：患者正值经期，小腹坠痛，有血块，块下痛缓，经量中，色红，白带量多，色黄，无阴痒，伴腹坠腰酸，乳房胀痛，时感恶心，呕吐，冷汗出，纳可，眠浅，多梦，二便调，舌红润少苔，脉细弦。诊断为痛经，属气滞血瘀证。予活血行气止痛之法，方用膈下逐瘀汤加减。

（1）根据患者病情，简述行经期间生活起居的注意事项。

（2）根据诊断和临床表现，为患者进行健康指导。

5．贺某，男，7岁。2018年8月17日初诊。患儿平素身体瘦弱，食少纳呆，周身无力，阵发性腹痛，腹痛持续3～5分钟，可自行缓解，脘闷不舒。近日，因贪凉饮冷，腹痛剧烈难忍，无呕吐，故赴某医院就诊，自述体格检查、化验均未发现异常。暂投西药镇静剂治疗，腹痛有所缓解，但1小时后腹痛复发，遂来我院就诊。现症：腹部胀痛拒按，身体瘦弱，语声低微无力，不思饮食，强食则哕，大便2日未行，唇干，舌淡，苔少而薄白，脉弦细。诊断为积滞，属脾虚食滞证。给予健脾消导之法，方用枳术丸加减。

（1）根据患儿病情，阐述辨证要点内容。

（2）根据治疗方药，简述服药护理措施（煎药方法、服药时间、剂量、温度）。

（3）试述患儿的施护要点。

6．谢某，女，56岁。2020年6月12日因出现高热、咳嗽，咳痰黄黏，喘憋气促而入院。入院时，伴有大便不畅，小便短赤，舌红，苔黄腻，脉滑数。入院诊断为新型冠状病毒肺炎。入院第2日，即出现呼吸困难，呼吸衰竭，行气管插管机械通气，病情进一步加重，6月15日进行ECMO生命支持治疗，出现神昏，烦躁，汗出，肢冷，舌质紫暗，苔厚腻，脉浮大无根。遵医嘱，益气固脱，通腑泄热，以"人参、生大黄、葶苈子"为基本处方，配合给予安宫牛黄丸。患者病情逐步稳定，于6月26日患者成功撤除ECMO，7月3日撤除呼吸机。

（1）根据患者的病情，阐述其辨证要点。

（2）根据患者的临床表现，简述病情观察的主要内容。

附录　中医护理常用术语简要解释

一、面容表情

形容消瘦：体貌肌肉消减瘦弱。

阴虚面红：阴虚火旺，面部升火而见面红。

唇焦口燥：唇干燥呈焦色，口中干燥。

目睛斜视：眼珠偏斜，视一为二的眼病。

面赤潮热：面红发热如潮水般有定时，有虚实之别。

身重倦卧：肢体沉重，活动不便，蜷缩而卧。

倦怠乏力：精神疲倦，浑身无力，少气懒言。

表情呆滞：表情呆板呆滞。

表情淡漠：表情迟钝，少言懒语，呈无欲貌。

面色苍白：面色淡而带青，失去红活荣润之感。

面色晦暗：面色灰暗而失去光泽，表现为容貌憔悴。

二、意识状态

角弓反张：头项强直，腰背反折，向后弯曲如角弓状。

循衣摸床：形容神志昏迷的患者用手摸弄衣服或抚摸床椽的症状。

手足躁动（扰）：手足扰动不宁。

心中懊憹：胸膈间自觉有一种烧灼嘈杂的感觉。

烦躁不安：胸中热而不安叫"烦"，手足扰动不宁叫"躁"。

神昏谵语：在神志不清时妄言乱语。

撮空理线：意识不清，二手伸向空间，像要拿东西样的症状，称"撮空"。如二手向上，拇指和示指不断地捻动，称"撮空理线"。

目睛上视：在神志不清情况下，二眼向上凝视，目睛无神之状。

意识模糊：神志不清程度较浅，唤之能醒。

目合口张：两目闭合，口唇张开的现象，常见于昏迷脱症。

牙关紧闭：牙齿咬紧不张开的现象。

嗜睡：昏昏多睡，难以自制。

精神恍惚：神志似清非清，恍恍惚惚。

狂躁怒骂：狂言妄语，手足躁扰，动而易怒，善骂终夜不休之神志逆乱状态。

昏迷不醒：在昏厥状态下意识不清，呼之不应。

闭目呻吟：在高热或剧痛情况下，闭着双眼痛苦地低声哼叫。

精神萎靡：精神萎软，疲乏无力，懒于言行。

喜笑不休：癫狂患者精神失常的一种表现。

手撒尿遗：中风脱症患者四肢撒开，小便自遗。

口吐涎沫：口中吐出白色黏涎与泡沫。

辗转不安：卧床翻来覆去，烦躁不安的一种状态。

谵妄：意识模糊、胡言乱语、有错觉幻觉、情绪失常，或有兴奋激动等症状。

神不守舍：思想分散、注意力不能集中或神志失常及精神错乱。表现为无神、失眠、惊悸、不安，甚至谵妄。

三、寒热

发热恶寒：发热怕冷。

寒热往来：发热与发冷交替。

形寒肢冷：畏寒，手脚发冷。

四肢厥冷：四肢冰冷。

手足心热：手心、足心热，多为阴虚生内热。

手足不温：手足扪之较凉。

恶寒潮热：发热、怕冷，如潮水般有定时。

寒战鼓栗：冷得发抖。

烦热：发热的同时又有心烦，或烦躁而有闷热的感觉。

壮热：实证出现的高热，一般属温病在气分的热型。

身热不扬：体表初扪之不觉很热，但扪之稍久则觉灼手。

但热不寒：只发热不怕冷。

热重寒轻：发热较发冷重。

四、皮肤黏膜

盗汗：人体睡眠时出汗，醒时即止，多为阴虚。

自汗：指醒时经常汗出，活动后尤甚的症状。

汗出如油：疾病垂危时，汗出不止，且汗的性状如油样黏腻。

冷汗淋漓：汗出身冷，淋漓而下，多为亡阳。

动则汗出：稍活动后汗出较多。

黄疸：以身黄、目黄、小便黄为主症的病证。

白痦：湿温病过程中出现在颈、项、胸、腹等处皮肤上的白色粟米状水疱，状如水晶。

斑疹：点大成片，不高于皮肤，扪之不碍手称斑，形如粟米，高出皮肤为疹。

丘疹：色红，如米粒大小，高出皮肤，扪之碍手。

疱疹：高出皮肤水疱状，里有水液。

紫癜：皮色紫，成片或点状，不高出皮肤。

痈疽：痈分内痈和外痈，内痈相当于西医各脏器的脓肿，如肺痈；外痈相当于体表的急性化脓性疾患。疽分为有头疽和无头疽，有头疽即发于肌肉间的急性化脓性炎症，易向深部及四周扩散；无头疽相当于急性化脓性骨髓炎、化脓性关节炎。

疔疖：突起根浅，色红而痛，出脓即愈者为疖。形小根深坚硬如钉者为疔。

鼓胀：腹大腹胀如鼓，腰腹青紫暴露。

一身尽肿：全身水肿。

五、疼痛

目赤肿痛：眼睛发红，眼睑肿胀疼痛。

头项强痛：头部和颈项部疼痛，板滞而不灵活。

头重如裹：头部自觉重坠，并觉头如被布带捆裹的感觉。

头痛绵绵：痛势不剧，但持续疼痛。

头昏目眩：头晕眼花。

项背强硬：颈项连及背部强直不适。

胸闷胸痛：胸部闷胀疼痛。

胸胁胀痛：胸胁部胀满疼痛。

胸脘痞闷：中上腹部胀满发闷。

心痛彻背：胸部疼痛向背部放射。

腹痛喜按：腹部疼痛，用力按之，感觉舒服。

腹痛拒按：腹部疼痛因按、摸而疼痛加重或不舒而拒绝按之。

痛无定处：疼痛无固定的位置。

乍痛乍止：疼痛突然发作，突然停止。

腹部板硬：腹部坚硬如板状。

绕脐而痛：环绕脐周疼痛。

嗳腐泛恶：消化不良，嗳出酸臭味或有恶心。

腹痛肠鸣：腹部疼痛，肠道蠕动作声。

少腹急痛：下腹部疼痛较剧。

腰酸背痛：腰及背脊部酸楚作痛。

腰膝酸软：腰部酸楚，膝软无力。

屈伸不利：关节屈伸受限、活动不便。

六、咳嗽与痰

痰多喘息：痰多同时出现张口抬肩，呼吸短促。

咳嗽气促：咳嗽伴有呼吸急促。

咳嗽痰多：咳嗽伴痰多。

咳痰不利：痰不易咳出。

久咳不愈：咳嗽时间很长，仍未痊愈。

痰气壅塞：因痰多，咯出不爽而造成呼吸困难。

痰黄黏稠：咳出的痰色黄、质黏、厚。

喉中痰鸣：喉中有痰声鸣响。

痰涎壅盛：痰液唾液甚多，向外涌出。

咽燥声嘶：咽喉干燥，声音嘶哑。

七、呼吸

动则喘甚：活动后气喘加剧。

少气：即气虚不足。表现为气息低微，说话时感觉气不够用、懒言、倦怠、脉弱。

短气：呼吸短促而不相接续之意。

气急发喘：呼吸急促而张口抬肩。

呼吸衰微：呼吸无力而微弱。

点头呼吸：呼吸困难，吸气时头稍抬，呼气时头稍低，如点头样。

张口抬肩：呼吸时口张开，两肩抬起，是气喘的表现。

心悸：自觉心中急剧跳动、惊慌不安、不能自主。

八、二便

便溏腐臭：大便溏薄有腐臭味。

里急后重：未大便前腹痛，欲大便时迫不及待，叫"里急"。大便时窘迫，但排出不畅，肛门有重坠的感觉，叫"后重"。

虚坐努责：便意频繁，但却排不出大便。

大便难行：有便意感但解不出。

泻下清稀：大便泄泻如稀水。

完谷不化：大便中夹有不消化食物，便冷不臭。

下利清谷：泻下的粪便如清水，伴有不消化的食物残渣，无粪臭味。

大便脓血：大便中夹有脓血，多见于痢疾。

五更泄：每于清晨天未亮之前肠鸣腹泻，多由肾阳虚、脾阳不振所致。

小便清长：小便色清而量多。

小便短赤：小便短少，色偏深，或色红。

尿频尿急：小便次数多，而且一有尿意，即急迫想解。

癃闭：排尿困难，甚至小便不通。

遗溺：小便不能随意控制而排出。

九、饮食

食已即吐：进食后片刻即呕吐。

胃纳呆滞：胃口不好，常有饱滞之感。

呃逆：喉间呃呃有声、声短而频令人不能自制的症状。

朝食暮吐：早晨吃的东西，黄昏时吐出。

食后昏困：又称饭醉。进食后困倦，神昏欲睡。因脾气虚弱不胜食气所致。

消谷善饥：食欲过于旺盛，食后不久即感饥饿，进食量多。

饥不欲食：患者虽有饥饿感，但不欲食或进食不多。

渴不欲饮：口渴却不想饮水。

烦渴不止：心中烦热，口渴不止。

食欲缺乏：胃口不好，吃食物没有味道。

泛恶吞酸：恶心吐酸水。

漾漾作恶：胃中常常泛泛恶心样。

纳后痞闷：进食后胃中感到胀闷。

嘈杂干呕：胃脘部感到嘈杂不适并有干呕。

十、夜寐

卧不入寐：睡在床上而不能入睡。

彻夜不寐：整夜睡不着。

时寐时醒：一会儿睡着，一会儿醒着，形容睡的不熟。

少寐梦多：睡着的时间少，而睡着时做梦较多。

梦多易醒：睡觉时多梦而且容易醒。

少睡即醒：睡着时间少，一会儿就醒来。

躁扰不卧：烦躁不安，不能入睡。

十一、舌脉

淡白舌：舌色较正常人的淡红色浅，甚至全无血色者，称为淡白舌。主虚证、寒证或气血两亏。

红舌：舌质较淡红色为深，甚至呈鲜红色者，称为红舌。主热证。

绛舌：舌质较红舌更深的红色，称为绛舌。主病有外感与内伤之分。在外感病若舌绛或有红点、芒刺，为温病热入营血；在内伤杂病，若舌绛少苔或无苔，或有裂纹，则是阴虚火旺。

紫舌：舌质色紫，即为紫舌。主病有寒热之分。绛紫而干枯少津，属热盛伤津、气血壅滞；淡紫或青紫湿润者，多为寒凝血瘀。

木舌：由心脾积热上冲所致，多见于小儿。症见舌肿胀，木硬满口，不能转动，无疼痛。

舌謇：又名舌涩，多因脾胃积热，津液灼伤所致。症见舌体卷缩，转动不灵，言语不清。

黄苔：舌苔由于热邪熏灼，所以苔现黄色。一般主里证、热证。淡黄热轻，深黄热重，焦黄为热结。

灰苔：灰苔即浅黑色，常由白苔转化而来，也可与黄苔同时并见。主里证，常见于里热证，也见于寒湿证。

黑苔：黑苔较灰苔色深，多由灰苔或焦黄苔发展而来，常见于疫病严重阶段。主里证，或为热极，或为寒盛。

腐苔：苔质颗粒疏松，粗大而厚，形如豆腐渣堆积舌面，揩之可去，腐苔多因阳热有余，蒸腾胃中腐浊邪气上升而成，多见于食积痰浊为患，也见于内痈和湿热口糜。

腻苔：苔质颗粒细腻致密，揩之不去，刮之不脱，上面罩一层油腻状黏液，称为"腻苔"。其主病为湿浊、痰饮、食积、湿热、顽痰等。

光剥舌：舌苔全部退去，以致舌面光洁如镜，称为"光剥舌"。其主病为胃阴枯竭，胃气大伤。

花剥苔：若舌苔剥落不全，剥脱处光滑无苔，余处斑斑驳驳地残存舌苔，界限明显，称为"花剥苔"。此苔是胃之气阴两伤所致。

地图舌：舌苔不规则地大片脱落，边缘厚苔界限清楚，形似地图，又称"游走性舌炎"。

平脉：指正常人的脉象。平脉形态是三部有脉，一息四至（相当于 72～80 次 /min），不浮不沉，不大不小，从容和缓，柔和有力，节律一致。

浮脉：轻取即得，重按稍减而不空，举之泛泛有余。主表证，亦主虚证。

沉脉：轻取不应，重按始得。主里证，有力为里实，无力为里虚。

迟脉：脉来迟缓，一息不足四至（相当于每分钟脉搏 60 次以下）。主寒证，有力为寒积，无力为虚寒。

数脉：一息脉来五至以上（相当于每分钟脉搏在 90 次以上）。主热证，有力为实热，无力为虚热。

虚脉：三部脉举之无力，按之空虚。主虚证。

实脉：三部脉举按均有力。主实证。

弦脉：端直而长，如按琴弦，挺然指下。主肝胆病、诸痛、痰饮、疟疾。

促脉：脉来数而时一止，止无定数。主阳盛实热、气血痰饮宿食停滞，亦主肿痛。

结脉：脉来缓而时一止，止无定数。主阴盛气结、寒痰血瘀、癥瘕积聚。

代脉：脉来一止，止有定数，良久方来。主脏气衰微、风证、痛证、七情惊恐、跌打损伤。

[1] 陈立典. 传统康复方法学 [M]. 3 版. 北京：人民卫生出版社，2020.

[2] 陈佩仪. 中医护理学基础 [M]. 2 版. 北京：人民卫生出版社，2017.

[3] 杜世正，胡雁. 美国医师协会 2017 版腰背痛非侵入性管理指南要点解读 [J]. 上海护理，2020，20（9）：1-7.

[4] 龚婕宁. 中医四时养生学 [M]. 北京：人民卫生出版社，2019.

[5] 胡慧，石国凤. 中医护理基础 [M]. 北京：中国中医药出版社，2020.

[6] 罗颂平，刘雁峰. 中医妇科学 [M]. 3 版. 北京：人民卫生出版社，2019.

[7] 马烈光. 中医养生康复学 [M]. 上海：上海浦江教育出版社，2018.

[8] 邱模炎，刘美嫦，林明欣. 疫病学中医名著选编 [M]. 北京：中国医药科技出版社，2020.

[9] 史丽萍，何富乐. 中医药膳食养学 [M]. 北京：人民卫生出版社，2020.

[10] 孙秋华. 中医护理学 [M]. 4 版. 北京：人民卫生出版社，2017.

[11] 王兰，姜良铎. 论中医防疫的特色与优势 [J]. 医学研究杂志，2020，49（12）：5-6.

[12] 杨晓玮，岳树锦. 中医护理技术 [M]. 北京：人民卫生出版社，2014.

[13] 张伯礼，吴勉华. 中医内科学 [M]. 4 版. 北京：中国中医药出版社，2017.

[14] 郑洪新. 中医基础理论 [M]. 北京：中国中医药出版社，2019.

[15] KOLASINSKI S L，NEOGI T，HOCHBERG M C，et al. 2019 American College of Rheumatology/Arthritis Foundation guideline for the management of osteoarthritis of the hand，hip，and knee[J]. Arthritis & Rheumatology，2020，72（2）：149-162.